"十三五"高等医学院校本科规划教材

供基础、临床、护理、预防、口腔、中医、药学、医学技术类等专业用

局部解剖学
Regional Anatomy
（第2版）

主　编　汪华侨　金昌洙　高　艳

副主编　刘　星　李艳君　徐　飞　陈传好　黄明玉

编　委　（按姓名汉语拼音排序）

蔡昌平（川北医学院）　　　　　　宋永红（河北工程大学医学院）
陈传好（蚌埠医学院）　　　　　　汪华侨（中山大学中山医学院）
陈胜国（新疆医科大学）　　　　　王德贵（兰州大学基础医学院）
高　尚（内蒙古医科大学）　　　　王　军（深圳大学医学部）
高　艳（首都医科大学）　　　　　王　岩（齐齐哈尔医学院）
黄明玉（青海大学医学院）　　　　徐　飞（大连医科大学）
金昌洙（滨州医学院）　　　　　　杨　喜（内蒙古医科大学）
李建华（青海大学医学院）　　　　翟丽东（天津医科大学）
李艳君（佳木斯大学基础医学院）　赵振美（泰山医学院）
刘　星（牡丹江医学院）　　　　　周正丽（西南医科大学）
罗　涛（中山大学中山医学院）

秘　书　罗　涛

绘　图　王　杨

北京大学医学出版社

JUBU JIEPOUXUE（DI 2 BAN）

图书在版编目（CIP）数据

局部解剖学 / 汪华侨，金昌洙，高艳主编．—2 版．
—北京：北京大学医学出版社，2018. 12（2025. 3 重印）
ISBN 978-7-5659-1896-4

Ⅰ．①局…　Ⅱ．①汪…②金…③高…　Ⅲ．①局部解
剖学　Ⅳ．① R323

中国版本图书馆 CIP 数据核字（2018）第 248799 号

局部解剖学（第 2 版）

主　　编：汪华侨　金昌洙　高　艳
出版发行：北京大学医学出版社
地　　址：（100191）北京市海淀区学院路 38 号　北京大学医学部院内
电　　话：发行部 010-82802230；图书邮购 010-82802495
网　　址：http://www.pumpress.com.cn
E-mail：booksale@bjmu.edu.cn
印　　刷：北京金康利印刷有限公司
经　　销：新华书店
责任编辑：杨　杰　　责任校对：靳新强　　责任印制：李　啸
开　　本：850 mm×1168 mm　1/16　印张：19.25　字数：550 千字
版　　次：2013 年 12 月第 1 版　2018 年 12 月第 2 版　2025 年 3 月第 3 次印刷
书　　号：ISBN 978-7-5659-1896-4
定　　价：65.00 元

修订说明

国务院办公厅颁布《关于深化医教协同进一步推进医学教育改革与发展的意见》、以"5+3"为主体的临床医学人才培养体系改革、教育部本科临床医学专业认证等一系列重要举措，对新时期高等医学教育人才培养提出了新的要求，也为教材建设指明了方向。

北京大学医学出版社出版的临床医学专业本科教材，从 2001 年开始，历经3 轮修订、17 年的锤炼，各轮次教材都高比例入选了教育部"十五""十一五""十二五"国家级规划教材。为了顺应医教协同和医学教育改革与发展的要求，北京大学医学出版社在教育部、国家卫生健康委员会和中国高等教育学会医学教育专业委员会指导下，经过前期的广泛调研、综合论证，启动了第 4 轮教材的修订再版。

本轮教材基于学科制课程体系，在院校申报和作者遴选、编写指导思想、临床能力培养、教材体系架构、知识内容更新、数字资源建设等方面做了优化和创新。共启动 46 种教材，其中包含新增的《基础医学概论》《临床医学概论》《诊断学》《医患沟通艺术》4 种。《基础医学概论》和《临床医学概论》虽然主要用于非临床医学类专业学生的学习，但须依托于临床医学的优秀师资才能高质量完成，故一并纳入本轮教材中。《诊断学》与《物理诊断学》《实验诊断学》教材并存，以满足不同院校课程设置差异。第 4 轮教材修订的主要特点如下：

1. 为更好地服务于全国高等院校的医学教育改革，对参与院校和作者的遴选精益求精。教材建设的骨干院校结合了研究型与教学型院校，并注重不同地区的院校代表性；由各学科的委员会主任委员或理事长和知名专家等担纲主编，由教学经验丰富的专家教授担任编委，为教材内容的权威性、院校普适性奠定了坚实基础。

2. 以"符合人才培养需求、体现教育改革成果、教材形式新颖创新"为指导思想，以深化岗位胜任力培养为导向，坚持"三基、五性、三特定"原则，密切结合国家执业医师资格考试、全国硕士研究生入学考试大纲。

3．部分教材加入了联系临床的基础科学案例、临床实践应用案例，使教材更贴近基于案例的学习、以问题为导向的学习等启发式和研讨式教学模式，着力提升医学生的临床思维能力和解决临床实际问题的能力；适当加入知识拓展，引导学生自学。

4．为体现教育信息化对医学教育的促进作用，将纸质教材与二维码技术、网络教学平台相结合，教材与微课、案例、习题、知识拓展、图片、临床影像资料等融为一体，实现了以纸质教材为核心、配套数字教学资源的融媒体教材建设。

在本轮教材修订编写时，各院校对教材建设提出了很好的修订建议，为第4轮教材建设的顶层设计和编写理念提供了详实可信的数据储备。第3轮教材的部分主编由于年事已高，此次不再担任主编，但他们对改版工作提出了很多宝贵的意见。前3轮教材的作者为本轮教材的日臻完善打下了坚实的基础。对他们的贡献，我们一并表示衷心的感谢。

尽管本轮教材的编委都是多年工作在教学一线的教师，但囿于现有水平，书中难免有不当之处。欢迎广大师生多提宝贵意见，反馈使用信息，以臻完善教材的内容，提高教材的质量。

"十三五"高等医学院校本科规划教材评审委员会

序

　　国务院办公厅《关于深化医教协同进一步推进医学教育改革与发展的意见》（以下简称《意见》）指出，医教协同推进医学教育改革与发展，加强医学人才培养，是提高医疗卫生服务水平的基础工程，是深化医药卫生体制改革的重要任务，是推进健康中国建设的重要保障。《意见》明确要求加快构建标准化、规范化医学人才培养体系，全面提升人才培养质量。要求夯实5年制临床医学教育的基础地位，推动基础与临床融合、临床与预防融合，提升医学生解决临床实际问题的能力，推进信息技术与医学教育融合。从国家高度就推动医学教育改革发展作出了部署、明确了方向。

　　高质量的医学教材是满足医学教育改革、培养优秀医学人才的核心要素，与医学教育改革相辅相成。北京大学医学出版社出版的临床医学专业本科教材，立足于岗位胜任力的培养，促进自主学习能力建设，成为临床医学专业本科教学的精品教材，为全国高等医学院校教育教学与人才培养工作发挥了重要作用。

　　在医教协同的大背景下，北京大学医学出版社启动了第4轮教材的修订再版工作。全国医学院校一大批活跃在教学一线的专家教授，以无私奉献的敬业精神和严谨治学的科学态度，积极参与到本轮教材的修订和建设工作当中。相信在全国高等医学院校的大力支持下，有广大专家教授的热情奉献，新一轮教材的出版将为我国高等医学院校人才培养质量的提高和医学教育改革的发展发挥积极的推动作用。

前　言

局部解剖学是连接基础医学和临床医学的"桥梁学科"，这凸显其在医学教学和疾病诊断中的重要性。随着近代自然科学技术的发展，局部解剖学这门学科取得了长足的进步，既促进了"关联学科"的发展，又从中获益，自身得以提高。现今，人们对于局部解剖学的认识已由原来将其视为医学基础课程逐渐转变到目前将其定位为一门临床基础课程。

教材是知识传播和教学的重要载体，是学科发展和知识进步的展示平台，同时也是保障教学质量、提高教学水平的关键环节。学科的发展和知识的进步都应该尽快地反映、更新到教材的建设中，以更好地发挥教材在教学中的导向性和关键性作用。《局部解剖学》（第2版）教材把握本学科发展的规律和趋势，按照医学人才培养的目标和需求，紧跟高等医学教育教学改革的步伐和要求，承载着学生的期待和读者的期望，以新的面貌与广大读者见面。

《局部解剖学》（第1版）是"十二五"普通高等教育本科国家级规划教材系列之一，是适应医药卫生体制改革人才需求、逐步建立以"5+3"（5年医学院校本科教育加3年住院医师规范化培训）为主体的临床医学人才培养体系的主干教材。其出版后以内容、形式、装帧设计等方面的精心设计赢得广大读者的喜爱和社会的推崇，反响良好，并以其优秀的编写质量和良好声誉吸引了众多院校的积极参编和使用。

为了进一步适应我国卫生体制改革和医学教育改革全方位的深入推进，以及医学科学不断发展的需要，北京大学医学出版社在深入调研、广泛论证的基础上，于2017年全面启动了新一轮教材的修订改版工作。修订后的第2版教材仍以全国高等学校临床医学专业五年制（"5+3"一体化）师生为主要目标读者，并可作为研究生、住院医师等相关人员的参考用书。

在本教材再版修订工作之始，编委会从精英教育的特点、医学模式的转变、信息社会的发展、国内外教材的对比等角度出发，达成了共识：我们应将医学教育综合改革精神、现代医学发展的成果落实到教材的修订工作中，以体现教材的科学性、先进性和以学生为中心的教育理念；在充分调查和分析岗位胜任力要求的基础上，将局部解剖学与临床实践相结合，精选适合临床医学5年制本科学生的编写内容，与临床接轨，落实"早临床、多临床、反复临床"；

应夯实基础知识，兼顾创新性培养和学科进展；应体现医学人文关怀，有机融入人文学科的基本理论和概念，培养学生良好的职业道德、职业情感；应利用现代数字信息技术，进行立体化教材的建设；教材应紧密结合执业医师资格考试大纲和研究生入学考试大纲的要求，体现解剖学系列教材的整体优化，减少与《系统解剖学》教材内容不必要的交叉与重复等。

因此，我们确定了《局部解剖学》（第2版）的修订思路，按照满足高等医学教育标准及学生岗位胜任培养的需求编写，秉承"继承与发展"的修订思想，在突出"三基、五性、三特定"的基础上，力求"更新、更深、更精"，即在前一版的基础上进一步"优化"，以体现"环境—社会—心理—工程—生物"的现代医学模式。同时，加强了立体化建设，即纸质教材＋数字教学平台（微课、电子试题等）＋二维码资源。

本版教材中的专业名词术语以全国人体解剖学与组织胚胎学名词审定委员会审定、全国科学技术名词审定委员会于2014年公布的《人体解剖学名词》为准；器官的变异与分型及数据以中国解剖学会主编的《中国人体质调查》为据；解剖学名词的外文均采用英文。

尽管本版教材的编写者尽了最大努力，字斟句酌，字词凝练，力求做到准确无误，希望在教材适应学生的学习习惯、适应教师的教学要求、适应科学的教学方法、适应教学改革的需求等方面有所突破，但囿于水平、人力和时间，教材中难免会有欠妥或疏漏等不尽恰当之处，恳请使用本书的教师、学生以及同道、专家和广大读者发现后，不吝指教。我们希望通过努力，使《局部解剖学》（第2版）成为一部医学精品教材，给广大医学生和高等医学院校的局部解剖学课程教学带来惊喜，更为我国医学教育做出积极的贡献。

本次修订一如既往地得到了广大医药院校的大力支持，他们都推荐出了本单位具有丰富临床、教学、科研和写作经验的优秀专家参编。最终参与修订的编写队伍很好地体现了权威性、代表性和广泛性。多位参与第1版编写工作的编者，由于种种原因不再继续承担这次修订任务，但他们的辛勤付出为这次修订打下坚实的基础。深圳大学医学部、川北医学院和中山大学中山医学院的解剖学老师也为本版教材编委会和定稿会召开付出了大量的时间和精力，我们一并表示由衷的感谢。

汪华侨　金昌洙　高　艳

2018年8月

二维码资源索引

目　录

绪 论

局部解剖学（regional anatomy）是依据人体的解剖分区分别阐明论述正常人体各区的层次结构和器官的位置毗邻关系及其功能作用与临床意义的学科。其主要任务是用自然科学的方法，主要以形态描述为主的研究模式阐明人体结构正常位置和毗邻关系及临床应用，从而为掌握疾病发生发展的规律、为防治疾病提供必要的理论基础。它是一门实用性很强的与临床医学相衔接的桥梁课程。随着医学教育改革的不断深入，人们对于局部解剖学的认识已由原来将其视为医学基础课程逐渐转变到临床基础（桥梁）课程。

一、局部解剖学与临床学科的关系

（一）局部解剖学在医学教学中的地位

医学课程主要分为基础医学和临床医学两大部分。基础医学包括解剖学、组织学与胚胎学、生理学、生物化学、细胞生物学、医学微生物学和医学寄生虫学等，研究人体形态与功能；临床医学包括内科学、外科学、儿科学和妇产科学等，研究疾病的诊断和治疗。解剖学是医学的基础学科之一。要想查清病因和有效治疗，首先应了解、熟悉正常人体的结构，解剖学就是了解正常人体结构的学科。人体组织器官结构和功能是统一的，患病时组织器官结构和功能发生变化。结构形态的变化，会引起功能异常；反之，功能异常则反映结构形态的变化。若不掌握各系统器官的正常形态、结构，就无从知晓组织器官的结构异常。若不掌握人体各部分器官的正常位置和毗邻关系，就无法进行手术和各种临床操作性诊断。因此，在我国现行的医学教学课程的设置中，将系统解剖学、局部解剖学两者分开成两门课程，能体现解剖学学科的统一性和完整性。两门课程的设置凸显课程的个性；在教学方面也有一定的优势，毕竟两者在教学手段上有所不同。但学习时要连贯互补，才能更好地理解人体结构的完整性。系统解剖学的知识是学习局部解剖学的基础，学习局部解剖学则能更好地加深对系统解剖学知识的认识和掌握。

学习局部解剖学，就是要具体掌握人体各部结构层次、毗邻，为学习后续各临床课程打下坚实的基础。对身体结构有了更详细的了解，才能更精确地处理正在做的事情，并能洞察各结构之间的彼此联系，从而找准临床问题所在及解决方案，提高疾病诊疗的准确性。一位优秀的临床外科医师，往往也是解剖学学习的佼佼者。

此外，应正确理解与应用有关解剖学术语。解剖学术语富有创新性和想象力，局部解剖学与系统解剖学不同的要点之一就是要说明各解剖结构的相互关系。学习局部解剖学后，不仅与医疗同行能用解剖学术语进行有效的沟通、交流，而且利于与患者对话。你会发现，可用的解剖学信息越多，就意味着患者在向你了解和询问有关诊断和治疗的问题时至少有足够的基本理解，并有助于解释医疗中在做什么和怎么做。同时对会诊也极其重要。

将来，只有具备一定深度和广度的人体结构知识的医学人才，才能完成日益复杂的医学研究和技术操作，从而提高诊断和治疗疾病的能力。

（二）局部解剖学在疾病诊断与治疗中的作用

局部解剖学是医学的基础，因为人体是体检、诊断和治疗疾病的重点。意识到解剖学的重要性，且获得完整的解剖学知识是保证临床医疗实践安全的核心。具有良好解剖学知识的医生，可以完成安全的医疗程序或手术，可以避免误操作而切除人体的正常结构或器官，从而避免医疗纠纷。

由肉眼（大体解剖）至分子水平的人体结构知识对于理解躯体功能，以及对理解人体结构和功能在疾病中的变化是至关重要的。现代科学技术的发展，极大地丰富了疾病诊断的手段和方法，为疾病的早期诊断和治疗提供了有利条件。过去的几十年里，临床影像解剖技术不断更新。其种类繁多，如内镜和腹腔镜检查，计算机断层扫描（computer tomography，CT）和磁共振成像（magnetic resonance imaging，MRI），以及三维可视化等先进的成像技术的出现，针对特定器官和（或）部位的微创疗法也蓬勃发展。因此，不仅对于解释这些复杂技术所生成的图像，而且在如何确定实施靶向治疗途径方面，局部解剖学的知识变得越来越重要。也可以预见，在相当长的时期内，三维可视化的解剖技术仍不能有效代替现有的临床解剖。

必须明白，人体的任何部分都不可以被孤立地学习，应意识或了解同一结构位置形态从一种关系到另一种关系的变化。这些局部解剖关系可能是某种特定疾病的症状或疾病的标志，或一个临床试验（用于诊断疾病）或一种外科手术［用于诊断和（或）治疗这种疾病］的基础。局部解剖学是临床学科坚实基础的前提条件是我们要准确地识别一位患者其可能受影响的解剖结构，从而为其提供高质量的医疗技术。

因此，局部解剖学不仅是基础医学的一门重要课程，而且是一门实践性很强的临床医学"桥梁"课程。在解剖学体系中，把主要解决外科手术的解剖学称为外科解剖学（surgical anatomy）或临床解剖学（clinical anatomy），把与影像诊断有关的解剖学称为影像解剖学（anatomy in diagnostic imaging），把与内镜手术有关的解剖学称为内镜解剖学（endoscopic anatomy），这足以显示解剖学与临床医学的关系。

医学生必须明白，解剖学知识会贯穿你医疗职业的全过程。因此，局部解剖学从一开始就占据了医学生学习和医生培训的中心舞台。同时，医学教育正不断努力弥合临床前的解剖和临床解剖学之间的灰色地带。

（三）局部解剖学在医学研究中的应用与发展

上述的描述可以肯定局部解剖是临床实践的重要基础，但它远不止于此。首先，解剖学是生物科学。人体的组织和其各部分结构排列具有顺序和逻辑性。像所有的学科一样，解剖学提供挑战和发现的机会，可锻炼和延伸思维及培育学术研究。

医学的发展得益于现代科学技术的进步。局部解剖学作为基础医学和临床医学的"桥梁"学科亦起着重要作用。解剖学在临床应用已有悠久的历史，在医学发展史上，曾起到重要的作用。但是，在传统的研究工作中，由于以肉眼观察为主的大体解剖学的研究装备落后，又未能及时引入交叉学科先进的研究手段，因此，还没形成目标鲜明的、以解决临床发展为主的、针对性很强的研究体系。在我国解剖学发展进程中，随着科学技术的进步、相关学科的渗透，陆续形成许多研究手段较新、技术装备较精、探索领域较专的新兴分支学科。摆脱了传统的、以形态描述为主的研究模式，建立起紧密联系临床实际、以满足临床发展需要为主的现代临床解剖学。

我国的临床解剖学研究工作坚持"临床需求是研究选题的源泉"，配合临床外科学的发展，在临床解剖学研究的主战场取得了一些优异科研成果。在临床外科学深入发展进程中，新的三级专科不断涌现。各个专科对本领域的形态结构都有很高的要求。凡是局部结构复杂、功能意义重大、诊治要求精确的部位，都是应用解剖学攻坚战斗的前沿阵地。由于我国的解剖学者多数毕业于医学院校（这与欧美国家解剖学者多数是生物学科毕业人员有所不同），临床医学专业基础较扎实，选题和设计针对性较强，从事临床解剖学研究有得天独厚的优势。这也是我国临床解剖学能够立足于国际同类学科之林的重要原因。

目前，解剖学广泛应用于各个领域，并占有极重要的地位。外科学新兴分支学科的发展有其规律性：一个新的专科创建阶段，亟需形态结构基础理论的支持。例如，由于显微外科应用解剖学的系列研究工作，只能扮演"外科技术"领域中一员配角的"显微外科技术"在发展为新的分支学科——"显微外科学"的过程中，作出过重要贡献。颅底外科、微创外科、神经导航外科、内镜外科、立体定向外科以及许多器官或部位的专科，在有了较充实、系统、完整的理论基础以后，才能发展为新兴分支学科，使解剖与临床实际的结合更密切，成为医学发展的新亮点。当现代外科学朝着有限化（缩小手术范围）、显微化（显微镜下操作）和取代化（用生物或非生物材料取代病变器官或组织）发展时，有许多形态学问题需要进一步研究解决。只要临床外科还能发展前进，临床解剖学也就必然会发展前进。

科学技术的发展，总是不断互相渗透，学科不断交叉、融合，走向边缘学科、交叉学科，进而形成新兴学科。在医学研究中，形态学研究是尖端医学研究的重要基础之一，解剖学的发展，必须注意形态与功能结合。加强本学科系统性理论研究的同时，必须加强与临床医学的联系，根据临床需要提炼研究方向，选准交叉学科的关键性交叉点。更积极地应用解剖学新成果为临床疾病的诊断、治疗、预防提供可靠的依据，必能开拓出宽广辽阔的新天地。现在，在临床解剖学领域内，断层影像解剖学、临床解剖生物力学和组织工程学方面已呈现出良好的前景。随着 3D 打印在医学上的应用，以二维影像诊断技术、手术导航技术、虚拟现实技术、计算机成像技术等为代表的数字医学技术已在临床中展现出了广泛的应用前景，在骨科、神经外科、普通外科、口腔科等多临床学科中已有许多成功应用实例，新的学科——工程解剖学也呼之欲出。因此，我国解剖学的发展具有充分的现实条件和广阔的前景，一定能为世界解剖学的发展作出重要贡献。

二、人体的层次和基本结构

人体可分为头部、颈部、胸部、腹部、盆部及会阴部、上肢和下肢等。每一部分的尸体解剖都是按人体层次循序渐进的，故首先应该建立人体结构层次的基本概念。人体各局部的层次结构具有许多相似之处，由浅入深为皮肤、浅筋膜、深筋膜、肌，以及分布于其中的血管、淋巴和神经等。头和躯干的基本结构大致相同，均有皮肤、浅筋膜、深筋膜、肌和骨骼等共同形成腔或管，容纳并保护中枢神经、感觉器官和内脏器官等。四肢以骨骼为支架，肌肉跨越关节附着骨，深筋膜包裹着肌，浅筋膜位于皮下。全身各局部器官均有血管和神经分布。

（一）皮肤

皮肤（skin）（图绪 -1）被覆体表，由表皮和真皮组成，是人体最大的器官，总面积 $1.2 \sim 2.0 m^2$，约占成人体重的 16%。全身各部皮肤厚薄不一，厚者可达 4cm，薄者不到 2cm，一般规律是腹侧（屈侧）皮肤薄，背侧（伸侧）皮肤厚，但在手掌和足底则相反。皮肤的附属器包括毛发、皮脂腺、汗腺、指（趾）甲等。皮肤具有重要的屏障、保护、分泌、排泄、吸收、调节体温及感觉等功能。此外，它还

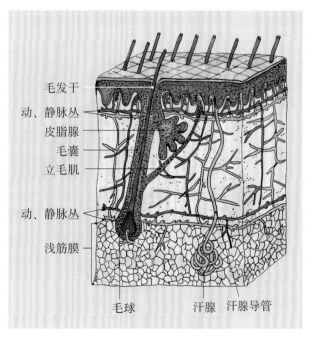

毛发干
动、静脉丛
皮脂腺
毛囊
立毛肌

动、静脉丛

浅筋膜

毛球　　汗腺　汗腺导管

图绪 -1　皮肤与浅筋膜结构模式图

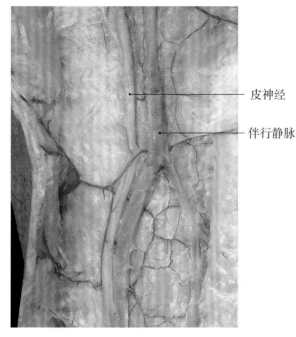

图绪 -2　皮神经营养血管与皮肤血供关系（前臂标本）

皮神经

伴行静脉

人体免疫系统的重要组成部分。

（二）浅筋膜

浅筋膜（superficial fascia）位于皮下，又称皮下组织或皮下脂肪，由疏松结缔组织构成并配布于全身（图绪 -1）。在不同部位，浅筋膜厚薄差别较大，除眼睑、乳头及男性外生殖器等处的浅筋膜内不含脂肪外，其余各部均含多少不等的脂肪。浅动脉、浅静脉、浅淋巴管和皮神经行于浅筋膜中。在头颈部、腋窝及腹股沟等部位的浅筋膜内还有浅淋巴结。浅筋膜具有隔热、贮存能量、缓冲机械压力等作用。此层组织疏松，血管丰富，为临床皮下注射的适宜部位。

皮神经营养血管由一条动脉和两条伴行静脉组成，营养血管由节段血管发出，到达皮神经后以升支、降支或升、降（"T"字形）形式，攀附于神经外膜（图绪 -2）。临床上借助皮神经营养血管为成活基础的皮神经营养血管皮瓣，血供可靠而不牺牲肢体主要动脉，用于修复软组织缺损并重建感觉功能。

（三）深筋膜

深筋膜（deep fascia）位于浅筋膜深面，又称固有筋膜（proper fascia），主要由致密结缔组织构成，包被于体壁和四肢肌的表面（图绪 -3）。它形成的主要结构有：包裹大血管神经干形成血管神经鞘，如腋鞘和颈动脉鞘；包裹腺体形成筋膜鞘或囊，如甲状腺鞘；在腕部和踝部增厚形成支持带等（图绪 -4）。伸入肌群之间，附着于骨，形成**肌间隔**（intermuscular septum）；肌间隔深面附着于骨膜，共同构成骨筋膜鞘或骨筋膜间隙。骨折或感染时，骨筋膜鞘一方面可以潴留积液而阻止感染扩散；另一方面感染又可沿骨筋膜鞘或筋膜间隙按一定方向蔓延。因此，了解骨筋膜鞘和筋膜间隙的走向，对探知感染的蔓延和积液的扩散途径有重要的

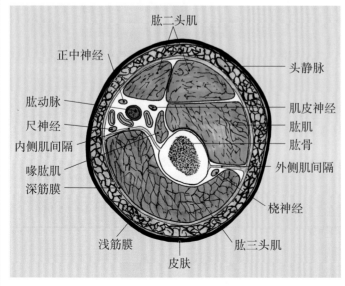

肱二头肌

正中神经

肱动脉

尺神经

内侧肌间隔

喙肱肌

深筋膜

浅筋膜

皮肤

头静脉

肌皮神经

肱肌

肱骨

外侧肌间隔

桡神经

肱三头肌

图绪 -3　深筋膜的配布（右臂中部）

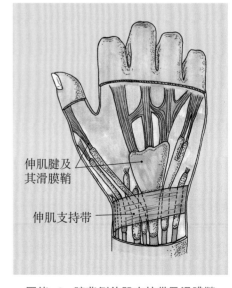

伸肌腱及其滑膜鞘

伸肌支持带

图绪 -4　腕背侧伸肌支持带及滑膜鞘

临床意义，尤其在四肢更为重要。此外，血管神经束常沿筋膜间隙走行，掌握深筋膜知识，也有助于寻找血管和神经。

（四）肌

肌（muscles）包括平滑肌、心肌和骨骼肌。骨骼肌由肌腱和肌腹构成。肌腹由肌纤维构成的肌束组成，具有收缩功能。肌腱附着于骨面或筋膜上，主要由致密的胶原纤维构成。血管神经进入肌的部位称为神经血管门，它对带血管神经蒂的游离肌（皮）瓣移植具有重要意义。不同类型的骨骼肌，其血管进入肌的形式不同（图绪-5）。

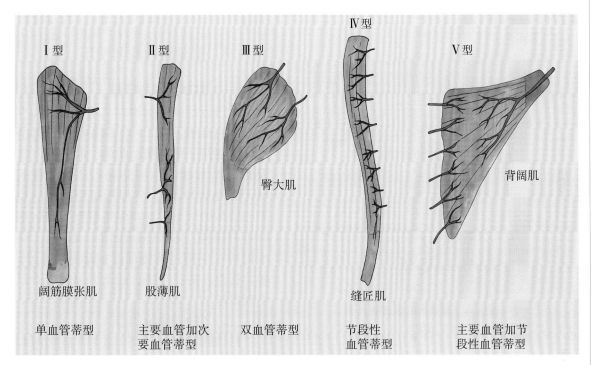

图绪-5　血管进入骨骼肌的不同类型

（五）血管

血管（blood vessel）包括动脉和静脉。动脉管径比伴行静脉小，但管壁厚而富有弹性。静脉数量多，管壁薄而缺乏弹性。浅静脉位于浅筋膜内，多单独走行，深静脉多与动脉伴行。

（六）淋巴

淋巴（lympha）包括淋巴管（lymphatic vessel）和淋巴结（lymphatic node）。淋巴管壁薄，形态与静脉相似，一般不易辨认，浅淋巴管炎症呈现"红线"状，方可为肉眼所见。深淋巴管常与深层血管相伴走行，借助肌肉收缩可使淋巴管内的淋巴向心回流。淋巴结呈圆形或椭圆形，质地较软，受感染或癌细胞侵袭后，淋巴结肿大、坚实。淋巴结常沿血管配布，多位于肢体屈侧或较为隐蔽安全的部位。身体有些部位（如颈部、腋窝及腹股沟等），淋巴结集聚成群，宜于发挥其屏蔽作用。

（七）神经

躯体神经（nerve）除浅筋膜内的皮神经外，其他常与血管伴行，呈白色条索状并被结缔组织包裹形成血管神经束。胸腔和腹腔内的内脏神经常形成神经丛（nerve plexus），缠绕在内脏脏器和血管壁上，随血管的分支分布，管理调节脏器的功能活动，如腹腔丛、肠系膜上丛等。

（八）体腔与浆膜腔

体腔（body cavity）指内脏或液体所填充的有空间，包括腹侧体腔和背侧体腔，前者有胸腔、腹腔和盆腔，后者有颅腔和椎管。而人们常讲的"体腔"或警员和机场安检人员的"体腔检查"，则是非上述意义的"体腔"，仅指直肠和阴道。安检人员是为了搜查这些区域是否藏有违禁物品。胸膜腔、心包腔、腹膜腔等为**浆膜腔**（serous cavity），它由壁层和脏层浆膜反折形成。浆膜腔多呈负压，内有少量浆液，起到润滑和减少脏器摩擦的作用。炎症时，可出现积液或浆膜粘连。

（九）内脏器官

内脏器官（visceral organ）大部分位于胸腔、腹腔和盆腔内，少部分位于头颈部和会阴部，执行消化、呼吸、泌尿和生殖功能。中空性器官借孔道与外界相通，实质性器官包有结缔组织被膜或浆膜。

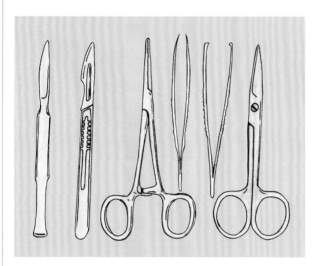

图绪 -6　常用的解剖器械

三、解剖器械及其使用

（一）解剖器械的准备

在进行尸体解剖操作之前，应首先准备好解剖器械。常用的解剖器械包括解剖刀、解剖镊、解剖剪、拉钩、肋骨剪、椎管锯和咬骨钳等（图绪 -6）。"工欲善其事，必先利其器"。要保证解剖操作的效果和较高的效率，必须保持解剖刀和解剖剪等的锋利。每次解剖操作完成以后，必须把所有使用过的解剖器械都擦拭干净，妥善保存，防止生锈，避免刀尖和刀刃等受到损坏。

（二）解剖器械的使用

1. 解剖刀　是解剖操作时最常用的器械。刀刃用于切开皮肤和切断肌肉；刀尖用于修洁血管和神经；刀柄用于进行钝性分离。使用刀刃或刀尖时，一般右手持刀，其方式视需要而定。要养成良好的持刀、持镊姿势。做皮肤切口时，常用抓持法或执弓法（操琴法）。所谓执弓法，即用拇指与中指、环指、小指夹持刀柄，示指按于刀背，形如持小提琴的弓。解剖或修洁肌肉、血管和神经等，则常用执笔法或反挑法。所谓执笔法，即用拇指、示指、中指捏持刀柄的前部接近刀片处，犹如执笔写字（图绪 -7）。解剖时，多以手指、手腕用力，使刀刃做小幅度的往返活动，以利于解剖操作的准确和细致。

使用手术刀时，需将刀片安装在刀架上。用血管钳或持针钳安装或更换刀片时，注意要背向人群操作，以免刀片意外弹出，伤及别人。

2. 解剖镊　有无齿和有齿两种。无齿解剖镊用于夹持和分离血管、神经和肌肉等；有齿解剖镊仅用于夹持皮肤或非常坚韧的结构，切不可用于夹持血管、神经和肌肉等容易损坏的结构。解剖操作时，一般右手持解剖刀，左手持解剖镊。也可以两手同时持解剖镊，分离血管和神经。使用解剖镊一般采用执笔法（图绪 -7）。动作要简洁，不可用力推扭，以免造成镊齿对合不良。

3. 解剖剪　有长短、弯直之别。刀尖有尖头和圆头之分，也有一尖一圆的，应该按需要选择使用。圆头解剖剪一般用于剪开组织或剪断神经、血管，有时也可以用于撑开或分离组织。一尖一圆的或尖头的直剪，常用于剪线或拆线。正确使用解剖剪的方法是将右手的拇指和环指各伸入解剖剪的一个环内，中指放在环的前方，示指抵压在解剖剪的运动轴处，起到稳定和定向的作用（图绪 -7）。

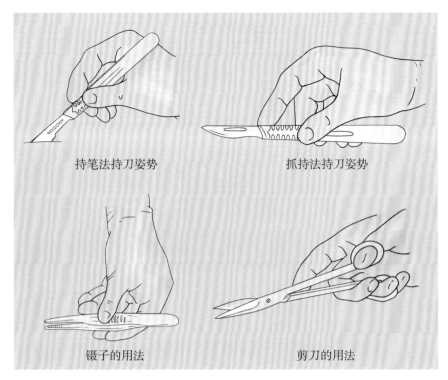

持笔法持刀姿势　　　　　抓持法持刀姿势

镊子的用法　　　　　剪刀的用法

图绪 -7　常用解剖器械使用方法

4. 拉钩　有宽窄、深浅和弯曲度不同的多种拉钩类型。一般用于牵拉、暴露和固定结构，方便解剖操作和显露深层结构。

5. 其他解剖器械　一些骨性结构需要特殊器械，如用肋骨剪剪断肋骨，用椎管锯打开椎管，用弓形锯锯开颅骨，用咬骨钳咬断骨并修整骨的断端等。

四、解剖操作的基本技术

1. 皮肤的切口和剥离　在尸体的皮肤上，首先用手触摸有关骨性标志，在皮肤表面确定切口位置。根据拟做切口的部位（图绪 -8），用刀尖背面划一线痕，再沿此线痕，在切口起点处，将解剖刀的刀尖与皮肤呈直角刺入。感到抵抗力突然减小时，提示刀尖已经抵达浅筋膜，应立即将刀刃倾斜呈 45°，持稳解剖刀，切开皮肤。切口要浅，不可损伤皮下结构。

要注意体会人体不同部位皮肤厚度和强度的差异，身体腹侧面皮肤较薄，背侧面略厚，但手掌侧皮肤较厚而足背皮肤较薄，做皮肤切口必须注意这一点。用有齿解剖镊夹起皮瓣的一角，用解剖刀紧贴真皮与皮下组织之间，切断皮下致密结缔组织，剥离皮肤，掀起皮片。如果不需要解剖和观察皮下结构，可以将皮肤和皮下组织一并掀起，直接暴露深筋膜。

2. 浅筋膜的解剖　皮下组织内的主要解剖结构是皮神经、浅静脉、浅动脉和淋巴管。在面部和颈部皮下要注意解剖以及观察面肌和颈阔肌等皮肌。皮神经起先在浅筋膜的深处潜行，逐渐分支，变细浅出。可从皮神经穿出深筋膜处开始，沿其走向剖查，直至其神经末梢。

浅静脉和浅动脉位于浅筋膜内，沿其经过部位，切开皮下结缔组织，即可将其暴露。某些部位的浅筋膜内有浅淋巴结分布。可用刀尖分开皮下结缔组织，找到淋巴结后将其挑起。轻推开淋巴结周围的结缔组织，可见与淋巴结相连的微细的输入与输出淋巴管。

保留需要继续观察的皮神经、浅静脉、浅动脉和淋巴结等结构，其余结构连同皮下结缔组织一起全部修去，暴露出深筋膜。

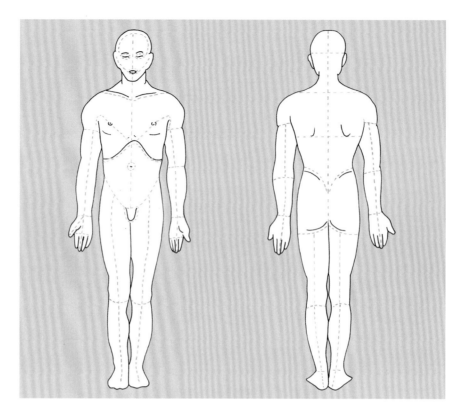

图绪 -8　全身皮肤切口示意图

3. 深筋膜的解剖　用有齿解剖镊将深筋膜提起。用解剖刀的刀刃紧贴肌肉的表面切断深筋膜的纤维，运刀方向可与肌纤维的方向一致。

人体各部位的深筋膜有很大差异：四肢与背部的深筋膜厚而密实，可成片切除；躯干的大部分深筋膜与深面的肌肉结合牢固，只能小片切除；某些部位的深筋膜作为肌肉的起点或形成腱鞘，很难切除；在头颈和四肢的一些部位，深筋膜还形成血管神经鞘、筋膜鞘和支持带等重要结构，解剖时要小心辨认。

4. 血管、神经的辨认和解剖　解剖并辨认血管和神经是局部解剖学的重要内容之一。应注意显露并保护重要的血管和神经。通过解剖操作，认清它们的起始、层次、毗邻、行径、分支和分布范围，注意有无变异的情况。

解剖应从粗的血管和神经开始，由粗到细，仔细剖查，直到进入器官为止，操作应该以钝性分离为主。先用刀尖沿血管和神经的走向，划开包绕它们的结缔组织。然后用无齿解剖镊提起血管或神经，沿其两侧，用刀尖的背面或解剖镊、解剖剪做钝性分离。清除血管或神经周围的结构时，应该在直视下小心进行。去除较粗大的静脉，应事先分别做双重结扎，在结扎线之间剪断。

5. 肌的解剖　解剖肌要注意修洁出肌的边界，去除肌表面的结缔组织，观察肌的位置、大致形态、层次、起止与肌纤维的方向，肌腹和肌腱的配布，以及血管、神经的分布，并注意理解该肌的作用。有时，为了观察深处的结构，需要将肌切断，此时应注意断端尽量整齐，营养和支配肌的血管及神经尽量保留完整。

6. 骨性结构的解剖　骨组织比较坚硬，不同部位的骨需要用不同的器械处理，如用肋骨剪剪断肋骨，用椎管锯打开椎管，用钢丝锯或弓形锯锯开颅骨，用咬骨钳咬断骨和修整骨的断端。

7. 浆膜腔的探查　人体内的胸膜腔、心包腔和腹膜腔等多个浆膜腔形态各异，大小不同，易发生感染、积液或肿瘤转移扩散。探查浆膜腔的目的是体会和了解其位置、形态、境界、毗邻和大小等。

探查浆膜腔的主要方法是切开浆膜的壁层以后，用手伸入浆膜腔，按一定的程序仔细探查浆膜腔的各个部分，特别是壁层和脏层的各部及其相互移行和反折处。如果遇到尸体的浆膜腔内有明显的粘连，可以用手指小心进行钝性分离后再探查。如果遇到浆膜腔内液体较多，影响探查，可以用干布吸去或电吸引器吸除后再进行探查。

8. 脏器的解剖 脏器分布于头、颈、胸、腹、盆等各部位，按结构可以分为中空型（腔型）脏器和实质型脏器两类。前者如胃、食管、气管等；后者多为分叶性结构，如肝、胰、脾、睾丸和肾等，也有卵巢等不分叶性结构。实质型脏器的血管、神经和功能性管道一般集中在其某个部位进出，该进出处常称为"门"，如肝门、肺门和肾门等。

解剖脏器的目的是暴露和观察脏器的形态、位置、毗邻和内部结构，探查其血管和神经的分布等。所以，首先要原位暴露脏器，观察其位置、表面形态、浆膜配布、毗邻关系和体表投影，然后解剖暴露血管和神经，必要时再切断血管、神经和功能性管道等固定装置，整体取下脏器，进行观察解剖。

五、解剖操作的注意事项和学习方法

（一）解剖操作的注意事项

1. 先预习后解剖 局部解剖学的学习是在具备系统解剖学知识的基础上进行的，故在解剖前要先复习系统解剖学中的有关部分，应预习该节的主要内容、有关图谱和参考示范标本等，有条件时可观看该部分解剖视频或录像，了解将要解剖内容的重点、难点和解剖步骤等，做到心中有数。只有掌握了各局部区域的层次和器官配布情况，才能减少解剖操作的盲目性。

2. 由浅入深，主次分清 尸体解剖一般应逐层进行，即先解剖浅层再进入深层；先剖露主要结构，再追寻次要结构，对主要结构要保护好。为便于解剖主要结构和查清它们之间的关系，可切除妨碍操作的结构，如伴行静脉、淋巴结和脂肪组织等，这要严格按照解剖操作要求进行，不可乱割或乱切。

3. 分工协作，勤问善思 每次解剖操作之前，小组明确分工，如主刀、助手、阅读指导、查看图片等，同学都应珍惜解剖操作机会。解剖结束后，小组按解剖操作要求进行回顾、复习，要多思考，查阅资料，互相切磋，培养自己独立思维和学习的能力。

4. 勤于动手，善于观察 仔细观察和辨认出解剖结构是局部解剖学学习的关键和目的。要边解剖，边观察，注意辨认，将解剖联系临床进行思考。发现教材中没有讲的结构变异，可请教师指导解剖或查阅资料，不断积累解剖学知识。

5. 爱护和尊重尸体 要严格遵照操作规程，规范解剖操作，避免无意中破坏需保留观察的结构，不准在尸体上乱切割。每次解剖完毕，应将已暴露的结构恢复原位，并包裹好。

（二）学习局部解剖学的方法

在很短的时间内完成局部解剖学课程的学习是一项艰巨的任务。虽然它不是概念上的困难，但其知识体系庞大，而且在由局部解剖至临床解剖应用的过程中，学习基本的解剖则是一个渐进与必需的过程。为了适应现代医学模式，激发同学们学习兴趣，提高自主学习能力，应对局部解剖学教学手段、方式进行积极的探索和改革，重点应是"在解剖中学习解剖学知识"，将局部解剖学与外科手术学紧密结合，促进临床与局部解剖学学习的互相渗透，为同学们学好临床课程和今后从事临床工作打下扎实的解剖学基础。

1. 紧密结合临床 由于局部解剖学与临床关系密切，因此，其学习有自身特殊性。一个提高学习兴趣的方法是使学生通过学习解剖知识解决一些临床常见问题。如在教材的各章有"体格检查"，同学们可组成学习小组，互相配合完成一些"检查"等。这种学习方法不仅说明学生进行局部解剖是临床医学的一个组成部分，提高了自己的思维能力，而且使得解剖概念清晰和形成长久记忆（而不是死记硬背）。因此，联系临床进行局部解剖学学习是提高学习质量的有效途径，能够使相对枯燥的解剖学学习变得生动、有趣。

成功和愉快学习的关键在于自觉整合局部解剖学与临床解剖学，并且从一开始学习时就要通过 X 线、CT、超声、MRI 等检查图片辨认正常的解剖结构。另外，同学们可能会接触到由于神经损伤导致典型畸形的患者，如"爪型手""猿手""马蹄内翻足"等；有明显先天性缺陷的患者，如甲状腺肿大、腮腺肿大病例等，这势必会引起学习的兴趣。同学们可在课前、课后观看有关手术视频、查阅临床案例资料，可去相关临床专科观摩学习，借此丰富自己的临床知识。如子宫切除术后患者为何尿液从阴道流出或为何术后肾盂积液以致肾衰竭，这一案例和局部解剖学的基础知识有何关联，同学们可带着问题去解剖，在解剖过程中对该案例有关解剖结构及其毗邻关系有所认知，再去查阅相关资料，加深自己对知识掌握的整体性和连贯性。这种以相关手术为线索的探索性学习方法对同学们尽早明晰局部解剖对以后临床工作的重要性有促进作用，同时又使同学们熟悉了相关的手术，锻炼自己从解剖学角度去分析和解决临床问题的能力，可为同学们今后的临床手术操作奠定一定的基础。

2. 以学习目标和解剖操作为指导分组解剖　同学们要明确解剖学课程不是临床课程，在适当结合临床知识的基础上，掌握的还是解剖学知识。因此，以局部解剖学的解剖操作指导进行尸体解剖是必不可少的。进行尸体解剖是学习局部解剖学的重要环节，目前虽然尸源日益紧张，但还是要尽量创造条件让同学们亲自解剖尸体，因为任何图片和模型都很难展示人体各部的立体感、层次感和真实感，所以尸体解剖操作仍然是学习局部解剖学最重要的方法。同学们在尸体解剖的过程中要不怕脏、不怕累和不怕异味刺激。

3. 基于网络的研究性学习　现在是信息社会，基于本教材的数字教学平台（微课、电子试题等）＋二维码，以及开设基于网络学习的解剖学学习资源（课件、电子书包、网络课程和素材库等）会越来越多，提供了进行探究性学习的大量学习资源。应用信息技术，掌握获取信息的能力，学会自我学习、自我提高是现代学习的重要方法。

六、人文教育在解剖学教学中的重要性

有人说医学是人学，医术是人术。局部解剖学是以尸体解剖操作为主，对人体各局部区域的层次和器官的毗邻进行重点学习。遗体是解剖教学中不可缺少的宝贵资源，他们来自社会爱心人士的无私捐献，是我们获取知识的源泉，是局部解剖学教学中特殊的学习对象。当他们活着的时候，不论贫富尊卑，都有任何人和机构不可剥夺的生命尊严和不被侮辱的人权。遗体具有物的属性和人的属性相结合的基本特征，也蕴含了人对自己尊严的尊重，对自己后世人格利益的尊重。同时，遗体也包含了遗体亲属巨大的情感因素和精神利益。我们在教学中所用的遗体不仅能让我们学习到解剖学知识，而且这些无偿遗体捐献者送给我们的"生命最后礼物"还能教会我们去理解生命的神圣涵义。所以医学生们都应当尊称他们为"无语体师"——没有言语却用身体作为医学教材的老师。

在局部解剖学课程开始之前和结束之际，应该通过一种特殊的仪式来表达对遗体捐献者的尊重和感谢。如课前邀请捐献者亲属来讲述捐献者生平概况、捐献遗体的心路历程等；师生共同在课后向遗体捐献者敬献菊花、千纸鹤和鞠躬默哀，借以表达我们对遗体捐献者的感恩和致敬，从而激发我们对生命的敬畏之情以及对社会和家庭的感恩回报之心，推动我们为医学事业发展无私奉献。

"无语体师"医学人文教育是充分利用解剖学科自身的特色和优势，为适应我国现代医学教育模式转变而逐步建立起来的。借助无偿遗体捐献者的感人案例，作为丰富而生动的"教学素材"，让我们去从中感悟医学人文的精髓，对典型病案运用问题式、团队式、探索式等学习

方法进行深入剖析，可以涵盖生理学、病理学、病理生理学、临床诊断学、外科学等其他学科知识；各院校因地制宜对无偿遗体捐献建立起政府倡导支持、社会团体参与、志愿者关爱服务等长效机制，可以有效地解决解剖学教学标本极度短缺的问题；借助媒体、网站和微信号的宣传，可以提高全社会对医学教育的认识，普及大众健康，形成一种"社会"与"医学"、"美"与"善"的良性循环。医学生的医学人文素养将直接影响未来社会医疗服务水平和医患关系。"无语体师"医学人文教育集医学人文、感恩、生死教育为一体的全新模式，对促进医学生提高自主学习能力、奉献感恩社会、培育职业道德素养等方面将会产生积极而深远的影响。

（汪华侨 金昌洙 高 艳）

第1章 上肢

第一节 概 述

上肢（upper limb）作为劳动的器官，运动灵活复杂。其结构特点与功能相适应，与下肢相比，骨骼轻巧，关节形式各异，运动灵活，肌数目多，肌形细小。手是前臂的延长，不仅执行握、持、掐、拿等动作，完成各种操作，还有重要的感觉功能。

一、境界与分区

上肢通过肩部与颈、胸和背部相连，以锁骨上缘外 1/3 段、肩峰至第 7 颈椎棘突连线外 1/3 段与颈部分界；以三角肌前缘、后缘上端与腋前襞、后襞下缘中点的连线与胸部、背部分界。

上肢分为肩、臂、肘、前臂和手部。肩部分为腋区、三角肌区和肩胛区；臂、肘、前臂部各自分为前区和后区；手部分为腕区、手掌、手背和手指，腕区又分为腕前区和后区，手指又分为掌侧面和背侧面。

二、表面解剖

（一）体表标志

1. 肩部 锁骨的全长与体表可触及，其外侧端连接肩峰。肩峰位于肩关节上方，是肩部最高的骨性标志。沿肩峰向后可触及肩胛冈。肩峰的下外方为肱骨大结节。在锁骨中、外 1/3 交界处的下方约 2.5cm 处，向后外可触及喙突。腋前襞、腋后襞分别为腋窝的前、后界。腋前襞与胸大肌下缘一致；腋后襞与大圆肌和背阔肌下缘一致（图 1-1）。

2. 臂部 在臂前区，肱二头肌在体表形成一纵行隆起，其内、外侧各有一条沟，分别称肱二头肌内侧沟和肱二头肌外侧沟。

3. 肘部 肱骨内、外上髁是肘部内、外侧最突出的骨性突起。尺骨鹰嘴是肘后区最显著的隆起（图 1-1）。肘后内侧沟是在肱骨内上髁与尺骨鹰嘴之间可触及的深沟，其深方为位于肱骨的尺神经沟。屈肘时，在肘前区易触到肱二头肌腱。

4. 腕和手部 桡骨茎突和尺骨茎突为腕桡侧和尺侧的骨性隆起，尺骨茎突较桡骨茎突高约 1cm。尺骨茎突的近侧为尺骨头。

在腕后区可触及桡骨背侧结节，又称 Lister 结节。当桡骨下端骨折需要行髓内针固定时，此结节可作为进针标志。

腕前区表面有 3 条腕横纹，即腕近侧纹、腕中纹和腕远侧纹。近侧纹约平尺骨头；中纹不恒定；远侧纹最明显，平对屈肌支持带近侧缘。当屈腕、握拳时，还可见到 3 条纵行的隆起。掌长肌腱位居中线上，其深面有正中神经通过。该腱的桡侧为桡侧腕屈肌腱，与桡骨茎突之间有桡动脉，是常用的诊脉部位；该腱的尺侧是尺侧腕屈肌腱（图 1-2）。

手掌有 3 条掌纹（图 1-2，3）：鱼际纹斜行于鱼际尺侧，其近端与腕远侧纹中点相交，相交处深面有正中神经通过；掌中纹略横行于掌中部，其桡侧端有时可与鱼际纹会合；掌远纹横

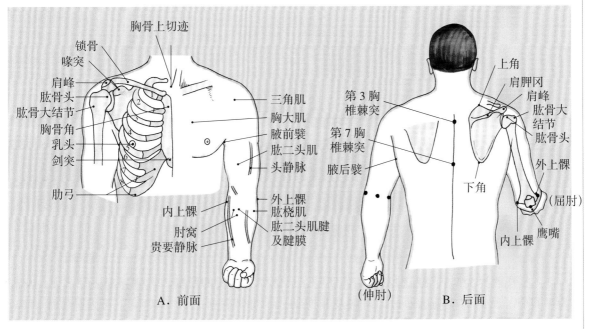

图 1-1　上肢的表面标志

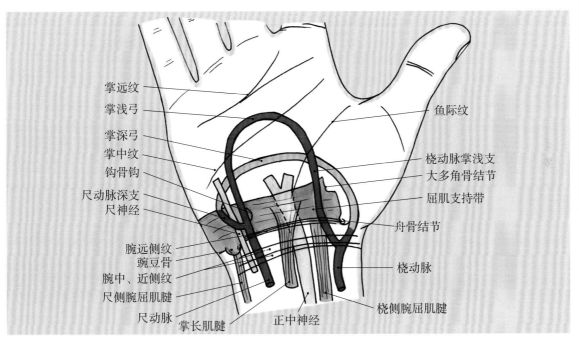

图 1-2　腕前区结构的体表投影

行，起自手掌尺侧缘，走向桡侧，适对第 3 ～ 5 掌指关节平面，其桡侧端稍弯向第 2 指蹼处。掌心是指手掌中部尖端向上的三角形凹陷区。鱼际是手掌桡侧的肌性隆起。小鱼际是手掌尺侧的肌性隆起，比鱼际小。

　　手指远端掌侧部呈圆隆状，称为指腹，皮肤感觉敏锐。指腹部皮肤上的细密沟、嵴，排列成弧形或漩涡状的复杂纹路，称为指纹（fingerprint）。每个人的指纹形状、结构差异甚大，并具有终身不变和个体唯一性的特点，故法医学上个体鉴别常以指纹进行个体认定。

　　解剖学"鼻烟窝"（anatomical snuff box）位于腕后区外侧部，当拇指充分后伸时明显（图

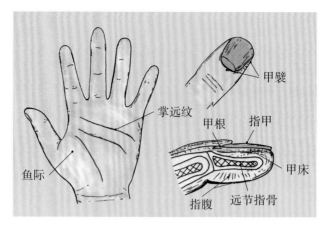

图 1-3 手掌部腕前部横纹、指甲及相关机构

1-4)。其桡侧界为拇长展肌腱和拇短伸肌腱，尺侧界为拇长伸肌腱，近侧界为桡骨茎突，窝底为手舟骨。窝内有桡动脉通过，可触及其搏动。手舟骨骨折时，"鼻烟窝"可因肿胀而消失，且可有压痛。此处也是切开拇伸肌腱鞘、结扎桡动脉的选择途径。

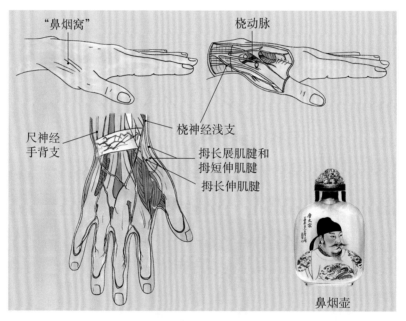

图 1-4 解剖学"鼻烟窝"

（二）体表投影

1. 腋动脉和肱动脉 两动脉的投影位于锁骨中点至肘前横纹中点远侧 2cm 处的连线上，大圆肌下缘为腋动脉和肱动脉的分界。

2. 桡动脉和尺动脉 肘前横纹中点远侧 2cm 处至桡骨茎突的连线为桡动脉的投影，至豌豆骨桡侧的连线为尺动脉的投影。

3. 正中神经 在臂部与肱动脉一致，在前臂位于肱骨内上髁与肱二头肌腱连线中点，向下至腕前部腕横纹中点略偏外侧的连线上。

4. 尺神经 在臂部位于从腋窝顶至肘后内侧沟的连线上，在前臂位于从肘后内侧沟至豌豆骨桡侧的连线上。

5. 桡神经　桡神经投影在臂部位于自腋后襞下缘外侧端至臂外侧中、下 1/3 交接处，再至肱骨外上髁的斜行连线上。在前臂，桡神经浅支位于自肱骨外上髁至桡骨茎突的连线上，桡神经深支位于肱骨外上髁至前臂背面中线的中、下 1/3 交点处的连线上。

三、体格检查

在肩部，肩峰、肱骨大结节和喙突之间形成一个等腰三角形。正常两侧三角形对称，当肩关节脱位或肱骨大节结撕脱骨折时，这种比例关系即发生改变。

1. 提携角　臂轴是经肱骨纵轴的线，前臂轴即尺骨长轴。正常情况下，臂轴与前臂轴构成向外开放的 165°～ 170°角，其补角为 10°～ 15°，即提携角（carring angle）（图 1-5）。此角大于 20°为肘外翻，0°～ 10°时为直肘，小于 0°为肘内翻。

2. 肘后三角与肘后窝　肘关节屈曲呈直角时，肱骨内、外上髁和尺骨鹰嘴构成等腰三角形，称**肘后三角**（posterior cubital triangle）。当肘关节伸直时，上述 3 点成一条直线。肘关节脱位或肱骨内、外上髁骨折时，三者的等腰三角形关系发生改变，但肱骨其他部位的骨折不会影响它们的三角形和直线关系（图 1-5）。肘关节伸直时，在尺骨鹰嘴、桡骨头和肱骨小头之间形成一个小的凹陷，称**肘后窝**（posterior cubital fossa）。窝的深方恰对肱桡关节，并可触及桡骨头。当肘关节积液时，此窝可因肿胀而消失。

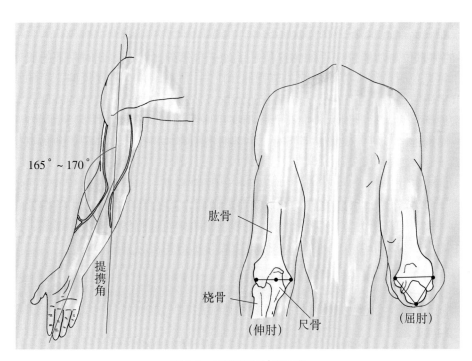

图 1-5　提携角和肘后三角

3. 腱反射　腱反射又称深反射，是指快速牵拉肌腱时发生的不自主的肌肉收缩，是肌牵张反射的一种（另一种为肌紧张），也是体内唯一的单突触反射。腱反射属于生理反射，反射亢进、减低或消失均为病理性改变。

（1）肱二头肌腱反射（图 1-6）：检查者用拇指按住肘关节稍上方的肱二头肌腱，叩击检查者的拇指，出现前臂屈曲（屈肘关节）。反射由肌皮神经支配，来自 $C_5 \sim C_6$。

（2）肱三头肌腱反射（图 1-6）：患者仰卧位，肘关节屈曲呈直角，臂靠近胸廓的上外缘，检查者握住臂，叩击肱三头肌腱（鹰嘴上方 1.5 ～ 2.0cm 处），反应为前臂伸直（伸肘关节）。另一种方法是患者外展臂，并屈肘关节，用叩诊锤叩击肱三头肌腱，检查者以左手握住检查者

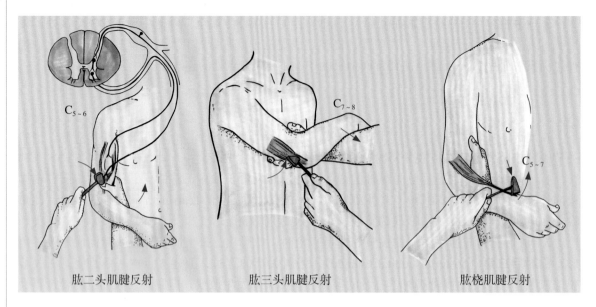

肱二头肌腱反射　　　　　肱三头肌腱反射　　　　　肱桡肌腱反射

图 1-6　肱桡肌腱、肱三头肌腱和肱二头肌腱反射

的手，被检查者放松，引起前臂伸直。反射由桡神经支配，来自 $C_7 \sim C_8$。

（3）肱桡肌腱反射（图 1-6）：检查者叩击患者肱桡肌腱止点，出现桡尺关节旋后。反射由桡神经支配，来自 $C_5 \sim C_7$。

4. 手的休息位与功能位　手的休息位是手处于自然静止状态，此时手部的肌处于相对的平衡状态。休息位时前臂半旋前，腕关节背伸 $10° \sim 15°$，并有轻度尺偏，手的掌指关节及指骨间关节半屈曲，拇指轻度外展，指腹接近或触及示指远侧指骨间关节的桡侧；第 2 ～ 5 指的屈度依次逐渐增大，呈放射状指向舟骨；拇指甲床平面与其余 4 指甲床平面垂直（图 1-7）。中枢神经、周围神经、肌肉或肌腱损伤时，手部肌肉原有的平衡出现障碍，致休息位改变，且形成畸形。

手的功能位为拇指与示指抓住物体时采用的姿势。前臂呈半旋前，腕关节背伸 $20° \sim 30°$，拇指外展，掌指关节及指骨间关节微屈，其他手指略分开，各指骨间关节的屈曲位置较为一致，即掌指关节及近侧指骨间关节半屈曲，而远侧指骨间关节微屈；拇指掌骨旋转使拇指甲床平面与示指甲床平面平行，拇指指腹与示指相对应（图 1-7）。

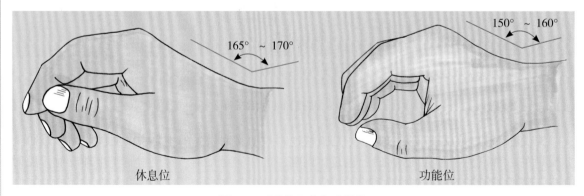

休息位　　　　　　　　　　　　　　功能位

图 1-7　手的休息位和功能位

5. 特殊检查

（1）搭肩试验（Dugas 试验）：主要检查肩关节有无脱位。检查时先嘱患者屈肘，将手搭于对侧肩上，如果手能搭到对侧肩部，且肘部能贴近胸壁，则为正常。若手能搭到对侧肩部，

肘部不能靠近胸壁；或肘部能靠近胸壁，手不能搭到对侧肩部，均属阳性征。

（2）落臂试验：用以诊断肌腱袖有无破裂。检查时患者取站立位，将患肢被动外展 90°，然后令其缓慢地放下。如果不能慢慢放下，出现突然直落到躯体侧，为阳性，表明肩部肌腱袖有破裂。

（3）肩周径测量（Callaway 试验）：医者用软尺从患者肩峰绕过腋窝测其周径。肩关节脱位时，由于肱骨头脱出，其周径增大。需将患侧与健侧进行对比。

（4）疼痛弧试验：嘱患者肩外展或被动外展其上肢，当外展到 60°～120° 范围时，冈上肌腱在肩峰下摩擦，肩部出现疼痛为阳性，这一特定区域的外展痛称疼痛弧。

（5）腕伸肌紧张试验：检查时一手握住患者肘部，屈肘 90°，前臂旋前位，掌心向下，半握拳，另一手握住手背使之被动屈腕，然后于患者手背施加阻力，嘱患者伸腕，此时肱骨外上髁处发生疼痛则为阳性，表明有肱骨外上髁炎。

（6）握拳试验（Finkel-Stein 试验）：用于诊断桡骨茎突狭窄性腱鞘炎。检查时嘱患者屈肘 90°，前臂中立位握拳，并将拇指握在掌心中，医者一手握住前臂远端，另一手握住患者手部，使腕关节向尺侧屈，若桡骨茎突部出现剧烈疼痛，则为阳性。

（7）屈指试验（Bunnel-Littler 试验）：评价手肌张力。检查时，使患者掌指关节略为过伸，然后屈曲其近侧指间关节，若近侧指间关节不能屈曲，则可能是手肌紧张或是关节囊挛缩。让患指在掌指关节略为屈曲，然后被动屈近侧指间关节，该关节若能充分屈曲，则提示手肌紧张；如果该关节仍不能完全屈曲，活动受限，提示近侧指间关节的关节囊挛缩。

（8）压脉试验（Allen 试验）：检查手部尺动脉和桡动脉的血液供应是否充分的一种方法。检查时嘱患者快速握拳数次，然后握紧，医者用手压挤患者握紧的拳，然后将拇指放在桡动脉上，示指与中指放在尺动脉处，同时向下将血管压瘪。在血管受压迫的情况下，让患者张开手，此时手掌应呈苍白色，然后松开腕部一支动脉，但要继续压迫另一支动脉，正常时手会立刻变红。如红得很慢，意味着松开的动脉有部分阻塞或完全阻塞。对另一支动脉也可用同样方法进行检查，须两手对比。

6. 触诊

（1）肘窝触诊：肱二头肌腱是肘窝的中心标志。可于肱二头肌腱内侧触诊肱动脉搏动，在肱动脉的内侧可触及圆索状的正中神经。

（2）腕管触诊：由各种原因引起的腕管内压力增高，使正中神经受压出现功能障碍，为腕管综合征。检查时可发现正中神经分布区皮肤感觉迟钝，拇短展肌肌力弱、肌萎缩，甚至完全麻痹。嘱患者屈腕，用拇指压迫腕管近侧缘，麻木加重，疼痛可放射至示指、中指。

（3）腕部尺神经管触诊：触诊腕部尺神经管，检查小指及环指尺侧半，若有皮肤感觉迟钝，小鱼际肌及骨间肌肌力减弱、肌萎缩或麻痹，提示有腕部尺神经管综合征。

（4）腕前结构的排列：从桡侧至尺侧依次为肱桡肌腱、桡动脉、桡侧腕屈肌腱（深面有拇长屈肌）、掌长肌腱（深面有正中神经）、指浅屈肌腱（深面有指深屈肌腱）、尺动脉、尺神经和尺侧腕屈肌腱。

（5）上肢能触及的神经：臂丛的干在锁骨上窝贴第 1 肋处能粗略摸到。在锁骨前缘能触到锁骨上神经。肘窝处在肱动脉的内侧能触到正中神经。在内上髁后方能触及尺神经。当桡神经浅支跨越拇长伸肌腱表面时能触及，此处拇长伸肌腱形成解剖学"鼻烟窝"的尺侧界。

第二节　肩　部

肩部分为腋区、三角肌区和肩胛区。

一、腋区

腋区是指肩关节下方、臂上部与胸前外侧壁上外侧部之间的区域。当上肢外展时，肩下方呈穹窿状的皮肤凹陷称为**腋窝**（axillary fossa），其深部呈四棱锥体形的腔隙称为**腋腔**（axillary cavity），是分布到上肢的血管和神经的通道。

（一）腋腔的构成

1. 顶　由锁骨中 1/3 部、第 1 肋外缘和肩胛骨上缘围成，是腋窝的上口，向上通颈根部。

2. 底　由皮肤、浅筋膜和腋筋膜共同构成。**腋筋膜**（axillary fascia）有皮神经、血管和淋巴管等穿过，使其呈筛状，又名筛状筋膜。

3. 四壁　有内侧壁、外侧壁、前壁和后壁（图 1-8）。

（1）内侧壁：由前锯肌、上位 4 个肋骨和肋间隙构成。

（2）外侧壁：由肱骨的结节间沟，肱二头肌长、短头和喙肱肌组成。

（3）前壁：由胸大肌、胸小肌、锁骨下肌和锁胸筋膜构成。锁胸筋膜是连于喙突、锁骨下肌和胸小肌上缘之间的深筋膜，有头静脉，胸肩峰动、静脉和胸外侧神经穿过。

（4）后壁：由肩胛下肌、大圆肌、背阔肌和肩胛骨构成。后壁上有三边孔通肩胛区，四边孔通三角肌区。**三边孔**（trilateral foramen）的外侧界为肱三头肌长头，上界为小圆肌和肩胛下肌，下界为大圆肌。三边孔内有旋肩胛血管通过。**四边孔**（quadrilateral foramen）的内侧界为肱三头肌长头，上界为小圆肌和肩胛下肌，下界为大圆肌，外侧界为肱骨外科颈。四边孔内有腋神经和旋肱后血管通过（图 1-9）。

（二）腋腔的内容物

腋腔的内容物有腋动脉及其分支、腋静脉及其属支、臂丛及其分支、腋淋巴结群和疏松结缔组织（图 1-10）。

1. 腋动脉（axillary artery）　以胸小肌为标志，分为 3 段（图 1-11）。

（1）第 1 段：位于第 1 肋外侧缘与胸小肌上缘之间。前方有锁胸筋膜，后方有臂丛内侧束和胸长神经，外侧有臂丛外侧束和后束，内侧有腋静脉。此段发出**胸上动脉**（superior thoracic artery）走向内侧，较细小，分布于第 1、2 肋间隙前部。

（2）第 2 段：位于胸小肌深面。前方有胸小肌，后方有臂丛后束，外侧有臂丛外侧束，内侧有腋静脉和臂丛内侧束。此段发出胸肩峰动脉和胸外侧动脉。**胸肩峰动脉**（thoracoacromial artery）穿锁胸筋膜之后分为胸肌支、三角肌支和肩峰支，分布于胸大肌、胸小肌、三角肌和肩峰等处。**胸外侧动脉**（lateral thoracic artery）沿胸小肌下缘走向前下方，分支分布于胸大肌、胸小肌、前锯肌和乳房等处。

（3）第 3 段：位于胸小肌下缘与大圆肌下缘之间。前方有正中神经内侧根、胸外侧神经，后方有桡神经、腋神经和旋肱后血管，外侧有肌皮神经、正中神经外侧根和正中神经，内侧有尺神经、胸内侧神经、腋静脉、臂内侧皮神经和前臂内侧皮神经。此段发出 3 支：①肩胛下动脉（subscapular artery）沿肩胛下肌下缘向后下方走行 2 ～ 3cm，分为旋肩胛动脉和胸背动脉。旋肩胛动脉经三边孔至冈下窝，胸背动脉沿肩胛下肌下缘下行，至背阔肌内侧面，分布于背阔肌和前锯肌等。②旋肱前、后动脉，分别绕肱骨外科颈前、后面，彼此吻合，分支分布于肩关节及邻近诸肌。旋肱后动脉较粗大，与腋神经伴行，穿经四边孔。腋动脉第 3 段末端位置较浅，仅覆以皮肤和浅、深筋膜，是临床上显露腋动脉最方便之处。

2. 腋静脉（axillary vein）　位于腋动脉的前内侧并将其部分覆盖，上肢外展时，腋静脉

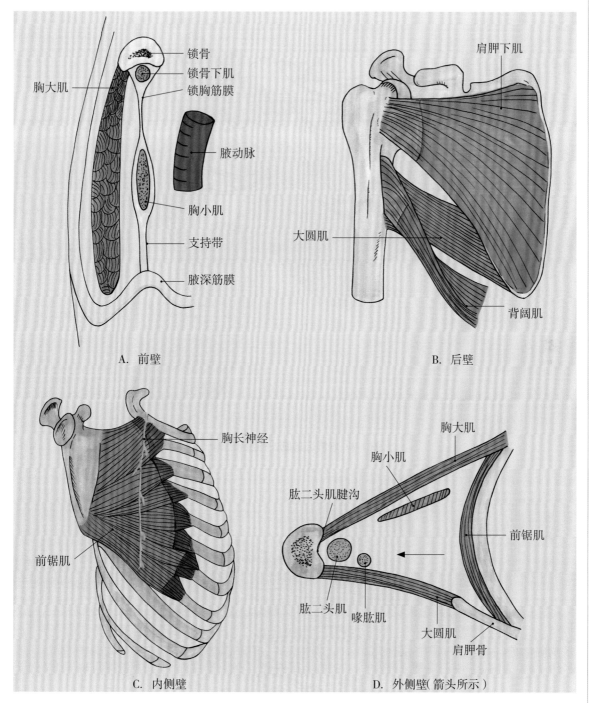

图 1-8　腋腔的四壁

紧贴于动脉前方。由于腋动、静脉被紧密包绕在腋鞘内，故外伤时易发生动静脉瘘。腋静脉壁薄，压力低，管壁又与腋鞘一起附着于锁胸筋膜，故损伤后常处于开放状态，易发生空气栓塞。腋动脉各分支的伴行静脉均为腋静脉的属支，头静脉亦多注入腋静脉。

3. 臂丛锁骨下部　臂丛（brachial plexus）自颈外侧部进入腋腔后，由 3 干、6 股组成 3 束：内侧束、外侧束和后束。各束初位于腋动脉第 1 段后外侧，再分别位于腋动脉第 2 段的内、外侧和后方，在腋动脉第 3 段周围已是臂丛发出的至上肢各部的神经。

外侧束（$C_5 \sim C_7$）发出正中神经外侧根、肌皮神经和胸外侧神经。

内侧束（$C_8 \sim T_1$）发出正中神经内侧根、尺神经、胸内侧神经、前臂内侧皮神经和臂内

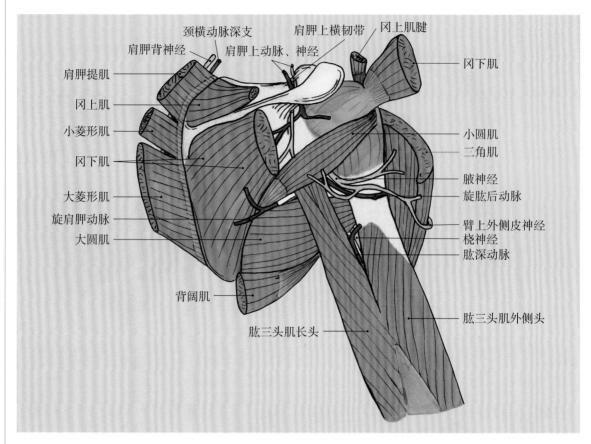

图 1-9　肩胛区的肌、神经和血管

肩胛背神经
颈横动脉深支
肩胛上动脉、神经
肩胛上横韧带
冈上肌腱
肩胛提肌
冈上肌
小菱形肌
冈下肌
大菱形肌
旋肩胛动脉
大圆肌
背阔肌
肱三头肌长头
冈下肌
小圆肌
三角肌
腋神经
旋肱后动脉
臂上外侧皮神经
桡神经
肱深动脉
肱三头肌外侧头

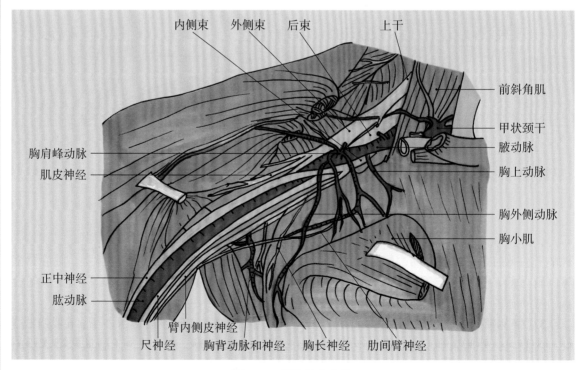

图 1-10　腋腔的内容物

内侧束
外侧束
后束
上干
前斜角肌
甲状颈干
腋动脉
胸上动脉
胸外侧动脉
胸小肌
胸肩峰动脉
肌皮神经
正中神经
肱动脉
臂内侧皮神经
尺神经
胸背动脉和神经
胸长神经
肋间臂神经

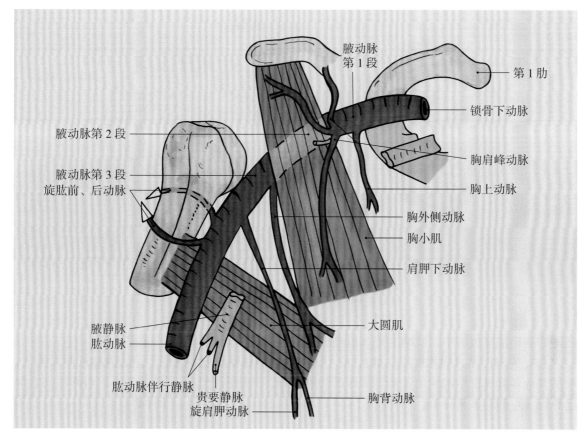

图 1-11　腋动脉的分段与主要分支

侧皮神经。内、外侧根组成正中神经。

后束（C$_5$ ～ T$_1$）发出桡神经、腋神经、肩胛下神经和胸背神经。

由臂丛锁骨上部发出胸长神经（图 1-12）。

4. 腋鞘（axillary sheath）　腋鞘由颈深筋膜的椎前筋膜层向下外方延续包绕腋血管和臂丛构成，亦称颈腋管。颈部椎前间隙脓肿可沿锁骨下血管和腋鞘蔓延到腋腔内，形成腋腔脓肿。

5. 腋淋巴结（axillary lymph nodes）腋淋巴结有 20 ～ 30 个，接受乳房、胸壁、脐以上腹壁和上肢等处的淋巴管。腋淋巴结分为 5 群（图 1-13）。

（1）胸肌淋巴结（前群）：位于胸大肌深面、胸小肌下缘处的前锯肌表面，沿胸外侧血管排列，收纳乳房大部、上肢、胸前外侧壁和脐以上腹壁的淋巴管。

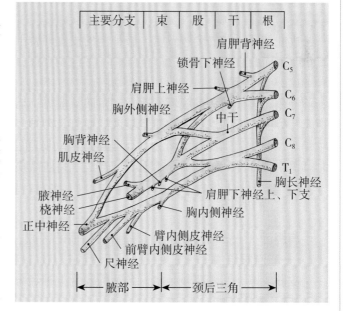

图 1-12　臂丛的组成及分支

（2）外侧淋巴结（外侧群）：沿腋静脉远侧段排列，收纳上肢的浅、深淋巴管。

（3）肩胛下淋巴结（后群）：沿肩胛下血管和胸背神经排列，收纳肩胛区和胸后壁的淋巴管。

（4）中央淋巴结（中央群）：是最大的一群，位于腋腔中央、腋筋膜深面、各神经和血管

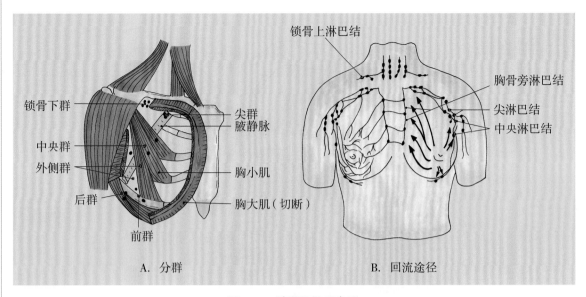

图 1-13   腋淋巴结示意图

之间的疏松结缔组织中，收纳上述 3 群淋巴结的输出管，其输出管注入尖淋巴结。

（5）尖淋巴结（内侧群或尖群）：位于胸小肌上部和锁胸筋膜深面，沿腋静脉近侧段排列，收纳其他各群淋巴结的输出管和乳房深部的淋巴管，其输出管汇合成锁骨下干，右侧注入右淋巴导管，左侧注入胸导管。

二、三角肌区

三角肌区（deltoid region）是三角肌所在的区域。

（一）浅层结构

皮肤较厚，浅筋膜较致密。腋神经的皮支即臂上外侧皮神经，从三角肌后缘浅出，分布于三角肌表面的皮肤。

（二）深层结构

三角肌表面的深筋膜不发达。三角肌从前方、后方和外侧包绕肩关节。三角肌的深面有腋神经，分前、后 2 支进入该肌。旋肱后血管及腋神经从四边孔穿出后分布于三角肌、肩关节和肱骨等。旋肱后动脉绕肱骨外科颈与旋肱前动脉吻合（图 1-11）。在临床上，肱骨外科颈骨折时可损伤腋神经和旋肱前、后血管，造成三角肌瘫痪和深部血肿。

三、肩胛区

肩胛区（scapular region）指肩胛骨后面的区域。

（一）浅层结构

皮肤较厚，浅筋膜较致密。颈丛的锁骨上神经分布于肩胛区表面的皮肤。

（二）深层结构

冈下窝处的深筋膜发达。浅层肌为斜方肌，其深方为冈上肌、冈下肌和大圆肌，肌的深面为肩胛骨。肩胛上动脉经肩胛上横韧带的上方进入肩胛区，分布于冈上、下肌。肩胛上神经在该韧带的下方进入肩胛区，支配冈上、下肌。旋肩胛动脉经三边孔穿出后，与肩胛上动脉吻合，组成肩胛区动脉网的一部分（图 1-9、14）。冈上肌、冈下肌、小圆肌和肩胛下肌的肌腱共同连成腱板，围绕肩关节的上方、后方和前方，并与肩关节囊附着，对肩关节起稳定作用。在临床上称此腱板为**肌腱袖**（musculotendinous cuff），又称**肩袖**（shoulder cuff）（图 1-15），其下方缺损，为肩关节薄弱部位。肩关节的扭伤或脱位，常可导致肌腱袖撕裂。

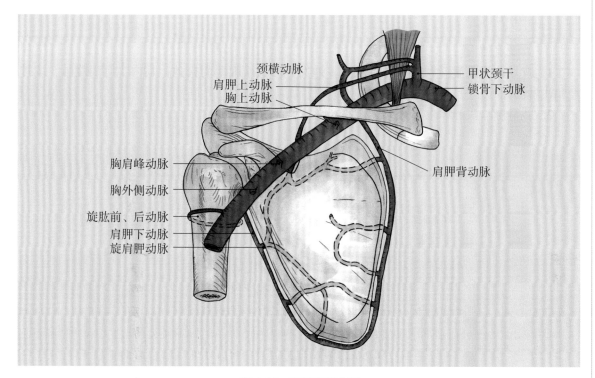

图 1-14　肩胛区动脉网

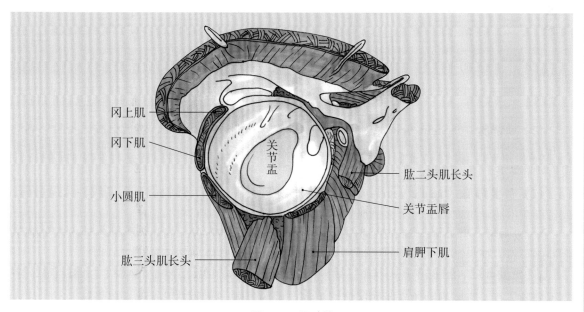

图 1-15　肌腱袖

第三节 臂 部

臂部位于肩部和肘部之间，被肱骨及内、外侧肌间隔分为臂前区和臂后区。

一、臂前区

（一）浅层结构

1. 皮肤与浅筋膜 臂前区的皮肤薄，弹性好。浅筋膜薄而松弛，其内含有浅静脉、皮神经和浅淋巴管等。

2. 浅静脉 浅静脉主要有头静脉和贵要静脉（图 1-16）。

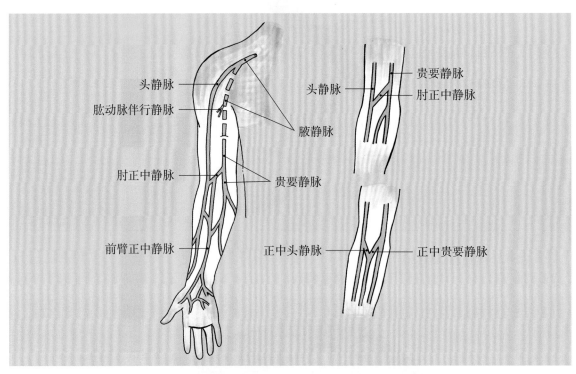

图 1-16 上肢浅静脉及其吻合形式

（1）**头静脉**（cephalic vein）：在臂前区，越前臂外侧皮神经浅面，然后沿肱二头肌外侧沟上升，经三角肌胸大肌间沟，至锁骨下窝处穿锁胸筋膜注入腋静脉或锁骨下静脉。头静脉的末段有吻合支连于颈外静脉。在臂部，头静脉的属支较小。

（2）**贵要静脉**（basilic vein）：沿肱二头肌内侧沟上行，至臂中份穿深筋膜注入肱静脉，或者继续沿肱动脉内侧上行至大圆肌下缘处注入腋静脉。

3. 皮神经 臂外侧上部为腋神经发出臂外侧上皮神经分布，下部为桡神经发出臂外侧下皮神经分布；臂内侧上部为肋间臂神经分布，下部为臂内侧皮神经分布（图 1-17）。

4. 浅淋巴 上肢淋巴管亦分浅、深淋巴管两类。深淋巴管与深血管伴行；浅淋巴管一般与浅静脉伴行。贵要静脉属支所属区域（手和前臂的尺侧半）的淋巴管伴贵要静脉上行，注入肱骨内上髁上方的**肘浅淋巴结**（superficial cubital lymph nodes）（滑车上淋巴结），输出管注入肱淋巴结或腋淋巴结外侧群。头静脉属支所属区域（手、前臂和臂的尺侧半）的淋巴管伴头静脉上行，注入胸肌淋巴结或锁骨下淋巴结，其输出管注入尖淋巴结（图 1-18）。

（二）深层结构

1. 臂筋膜与臂前骨筋膜鞘 臂部的深筋膜称为臂筋膜，臂前区臂筋膜较薄，覆盖肱二头

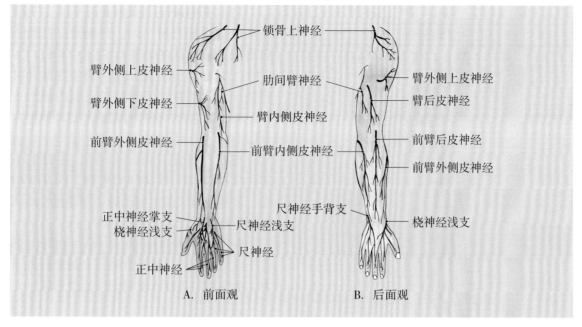

锁骨上神经
臂外侧上皮神经
肋间臂神经
臂外侧上皮神经
臂外侧下皮神经
臂后皮神经
臂内侧皮神经
前臂外侧皮神经
前臂内侧皮神经
前臂后皮神经
前臂外侧皮神经
正中神经掌支
尺神经手背支
桡神经浅支
尺神经浅支
桡神经浅支
尺神经
正中神经

A. 前面观　　　B. 后面观

图 1-17　上肢皮神经

肌，向上移行为三角肌筋膜、胸肌筋膜和腋筋膜等。约在臂中份，臂筋膜形成臂内、外侧肌间隔，分别从臂内、外侧伸入臂肌前、后群之间，附着于肱骨干和内、外上髁。臂筋膜、内侧和外侧肌间隔、肱骨及其骨膜一起共同构成臂前、后两个骨筋膜鞘。臂前骨筋膜鞘内含有臂肌前群和肱血管、肌皮神经、正中神经、尺神经和桡神经。

2. 臂肌前群　有肱二头肌、喙肱肌和肱肌。

3. 血管

（1）**肱 动 脉**（brachial artery）（图 1-19）：是臂部的动脉主干，平大圆肌下缘处接续腋动脉，然后沿肱二头肌内侧沟下行，至肘窝上部，约在桡骨颈平面分为桡、尺动脉。在臂上部，肱动脉居肱骨内侧，后方有桡神经和肱三头肌长头，前外侧有正中神经，内侧有尺神

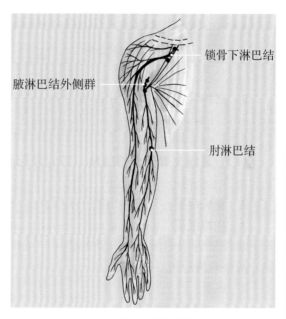

锁骨下淋巴结
腋淋巴结外侧群
肘淋巴结

图 1-18　上肢浅淋巴

经，两侧有同名静脉伴行。在臂部，其分支有：①肱深动脉在平大圆肌腱稍下方处起自肱动脉后内侧，与桡神经伴行，通过肱骨肌管。②尺侧上副动脉于臂中份稍上方起始，伴尺神经下降，穿臂内侧肌间隔至臂后区。③尺侧下副动脉于肱骨内上髁上方约 5cm 处起始，经肱肌前面下行至肘关节附近参与组成肘关节网。

（2）**肱静脉**（brachial vein）：有 2 条肱静脉与肱动脉伴行。

4. 神经

（1）**肌皮神经**（musculocutaneous nerve）：穿喙肱肌至肱二头肌与肱肌之间，分支至臂部前群肌。在肘窝外上方、肱二头肌与肱肌之间，肌皮神经的终支穿出深筋膜易名为前臂外侧皮神经。

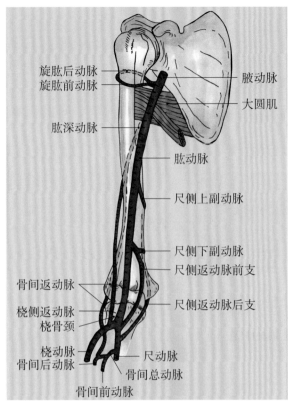

图 1-19　臂部的动脉

旋肱后动脉
旋肱前动脉
肱深动脉
腋动脉
大圆肌
肱动脉
尺侧上副动脉
尺侧下副动脉
尺侧返动脉前支
骨间返动脉
桡侧返动脉
桡骨颈
尺侧返动脉后支
桡动脉
骨间后动脉
尺动脉
骨间总动脉
骨间前动脉

（2）**正中神经**（median nerve）：以内、外侧根分别起自臂丛内、外侧束，在胸小肌下缘、腋动脉的外侧合成正中神经（图 1-10、12）。在臂上部，正中神经在肱动脉外侧，与肱动脉一同沿肱二头肌内侧沟下行。约在臂中份，正中神经渐斜过动脉前方（偶尔在后方）至其内侧。

（3）**尺神经**（ulnar nerve）：在臂上半部，尺神经位于肱动脉后内侧。约在臂中份，尺神经与尺侧上副动脉一同穿过臂内侧肌间隔至臂后区。

（4）**桡神经**（radial nerve）：在臂上部行于肱动脉后方，然后伴肱深动脉转向外下方，沿桡神经沟穿入肱骨肌管至臂后区。

二、臂后区

（一）浅层结构

1. 皮肤与浅筋膜　皮肤较厚，浅筋膜较致密。

2. 浅静脉　浅静脉多由内、外侧转向前面，分别注入贵要静脉和头静脉。

3. 皮神经　腋神经发出的臂外侧上皮神经分布于臂外侧上部皮肤。桡神经发出的臂后皮神经和臂外侧下皮神经，分别分布于臂后区中部和臂后区外下部的皮肤。

（二）深层结构

1. 臂筋膜与臂后骨筋膜鞘　臂后区深筋膜较前区发达。臂后骨筋膜鞘内含有肱三头肌、肱深血管及桡神经和尺神经的一段。

2. 臂肌后群　只有一块肱三头肌。

3. 桡神经管（tunnel of radial nerve）　由肱三头肌与肱骨桡神经沟共同构成一个自内上向外下旋绕肱骨干中份后外侧面的管道，或称**肱骨肌管**（humeromuscular tunnel），管内有桡神经、肱深血管通过（图 1-20）。

4. 血管

（1）**肱深动脉**（deep brachial artery）：于臂上部大圆肌腱稍下方，起自肱动脉上段后内侧，与同名静脉和桡神经伴随下行，进入肱骨肌管（图 1-20）。在管内，肱深动脉分为前、后两支，前支称桡侧副动脉，随桡神经走行；后支称中副动脉，穿入肱三头肌内侧头深面。

（2）**肱深静脉**（deep brachial vein）：有 2 条，伴行于肱深动脉的两侧。

5. 神经

（1）桡神经：在大圆肌下缘与肱骨交角处，伴肱深血管斜向外下，进入肱骨肌管。在肱骨肌管内，桡神经紧贴肱骨干中段后面的桡神经沟转向外下，至臂部中、下 1/3 交界处，桡神经与桡侧副动脉一起穿过臂外侧肌间隔，达肘窝外侧（图 1-20）。

（2）尺神经：约在臂中份，尺神经与尺侧上副动脉一同穿过臂内侧肌间隔至臂后区，沿肌间隔后方下行至尺神经沟（图 1-20）。

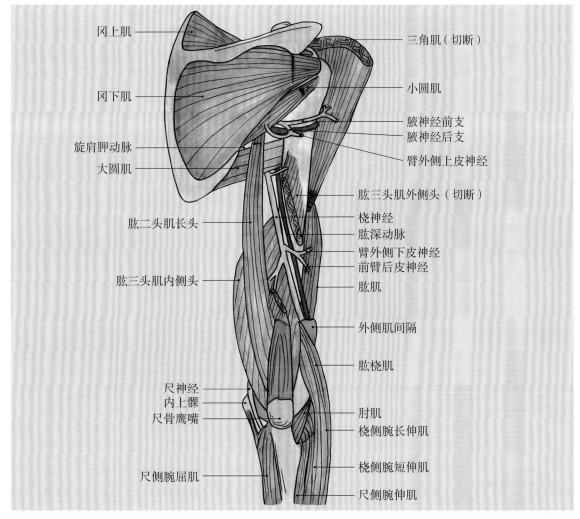

冈上肌

三角肌（切断）

冈下肌

小圆肌

旋肩胛动脉

腋神经前支
腋神经后支

大圆肌

臂外侧上皮神经

肱三头肌外侧头（切断）

肱二头肌长头

桡神经
肱深动脉
臂外侧下皮神经
前臂后皮神经
肱肌

肱三头肌内侧头

外侧肌间隔

肱桡肌

尺神经
内上髁
尺骨鹰嘴

肘肌
桡侧腕长伸肌

桡侧腕短伸肌

尺侧腕屈肌

尺侧腕伸肌

图 1-20 臂后区深层结构

第四节 肘 部

肘部介于臂和前臂之间，通过肱骨内、外上髁的冠状面分为肘前区和肘后区。

一、肘前区

（一）浅层结构

1. 皮肤与浅筋膜 皮肤薄而柔软，浅筋膜疏松。

2. 浅静脉 头静脉和贵要静脉分别行于肱二头肌腱的外侧和内侧。**肘正中静脉**（median cubital vein）自头静脉分出，经肘窝前方斜向内上，注入贵要静脉。**前臂正中静脉**（median antebrachial vein）常为两支，分别注入肘正中静脉和贵要静脉（图 1-16）。

3. 皮神经 肌皮神经的终支前臂外侧皮神经在肱二头肌腱的外侧穿出深筋膜，与头静脉伴行。前臂内侧皮神经与贵要静脉伴行。

4. 肘淋巴结（cubital lymph nodes） 分浅、深两群，分别位于肱骨内上髁上方和肘窝深血管周围，收纳手尺侧半和前臂尺侧半的浅淋巴管，其输出淋巴管沿肱静脉注入腋淋巴结（图 1-18）。

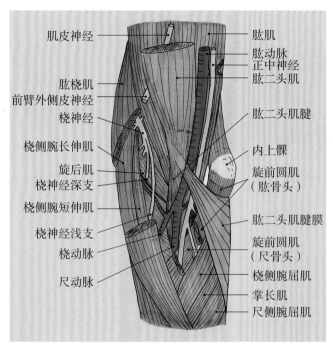

肌皮神经
肱桡肌
前臂外侧皮神经
桡神经
桡侧腕长伸肌
旋后肌
桡神经深支
桡侧腕短伸肌
桡神经浅支
桡动脉
尺动脉

肱肌
肱动脉
正中神经
肱二头肌
肱二头肌腱
内上髁
旋前圆肌（肱骨头）
肱二头肌腱膜
旋前圆肌（尺骨头）
桡侧腕屈肌
掌长肌
尺侧腕屈肌

图 1-21 肘窝结构

神经。桡神经位于肘窝外侧的肱桡肌与肱肌之间，而前臂外侧皮神经则于肱肌与肱二头肌腱之间穿出（图 1-21）。在肱动脉分叉处有肘深淋巴结。

（二）深层结构

1. 深筋膜 肘前区深筋膜上接臂筋膜，下连前臂筋膜。肱二头肌腱膜是肱二头肌腱部分纤维融入前臂内侧的深筋膜，深面有肱血管和正中神经通过（图 1-21）。肱二头肌腱与腱膜的交角处，是触摸肱动脉搏动和测量血压的听诊部位。

2. 肘窝（cubital fossa） 是肘前区尖端向远侧的三角形凹陷。

（1）境界：上界为肱骨内、外上髁的连线，下外侧界为肱桡肌，下内侧界为旋前圆肌，顶为肘前区深筋膜及肱二头肌腱膜，底由肱肌与旋后肌构成。

（2）内容：肱二头肌腱位于中央，其内侧为肱动脉及其分出的桡动脉、尺动脉以及伴行静脉，最内侧为正中

二、肘后区

（一）浅层结构

肘后区皮肤厚而松弛，移动性大，浅筋膜不发达。

（二）深层结构

1. 深筋膜 肘后区深筋膜较发达，并与肱骨下端和尺骨上端的骨膜紧密结合。

2. 肱三头肌腱 附着于尺骨鹰嘴，肌腱的外侧有前臂伸肌群起于肱骨外上髁。

3. 肘肌 呈三角形，起于肱骨外上髁和桡侧副韧带，止于尺骨上端背面和肘关节囊，收缩时协助伸肘（图 1-20）。

4. 尺神经 走行于肱骨内上髁后下方的尺神经沟内，紧邻鹰嘴，贴近皮肤，故尺神经在此处极易受损。

第五节 前 臂

一、前臂前区

前臂前区指位于尺、桡骨和前臂骨间膜以前的部分，包括前臂肌前群、血管及神经等结构。

（一）浅层结构

1. 皮肤与浅筋膜 前臂前区的皮肤薄，移动度大。浅筋膜薄而松弛，其内含有浅静脉、皮神经和浅淋巴管等。

2. 浅静脉 浅静脉有头静脉、贵要静脉和前臂正中静脉（图 1-16）。

（1）头静脉：位于前臂桡侧，在前臂上半部由后面绕前臂外侧缘转至前臂前面上行。

（2）贵要静脉：位于前臂尺侧，在肘窝下方由后面转向前面，可作为中心静脉导管插入时的选择静脉。

（3）前臂正中静脉：行于前臂前面的正中，多注入肘正中静脉或贵要静脉。

3. 皮神经

（1）前臂外侧皮神经：经肘正中静脉和头静脉的后方，沿前臂外侧下行，分布于前臂外侧部皮肤。

（2）前臂内侧皮神经：在前臂分成前、后两支，分别分布于前臂前内侧部和后内侧部皮肤（图 1-17）。

（二）深层结构

1. 深筋膜与前臂前骨筋膜鞘　前臂前区的筋膜薄而坚韧，向上与臂筋膜相延续，近肘前区内侧部处有肱二头肌腱膜加强，在腕远侧纹上方增厚，形成腕掌侧韧带。前臂筋膜形成前臂内、外侧肌间隔，分别从前臂内、外侧缘伸入前臂肌前、后群之间，附着于尺骨和桡骨，并与前臂骨间膜一起构成前臂前、后骨筋膜鞘。前骨筋膜鞘内含有前臂前群肌，桡、尺侧血管神经束，骨间前血管神经束以及正中神经等（图 1-22）。

2. 前臂肌前群　分为 4 层，共 9 块：第 1 层由桡侧向尺侧依次为肱桡肌、旋前圆肌、桡侧腕屈肌、掌长肌和尺侧腕屈肌；第 2 层为指浅屈肌；第 3 层为拇长屈肌和指深屈肌；第 4 层为旋前方肌。

3. 血管

（1）**桡动脉**（radial artery）：在桡骨颈高度，肱动脉分出桡动脉和尺动脉。桡动脉越过肱二头肌腱表面斜向下外，沿肱桡肌内侧下行，在前臂下部走行在肱桡肌腱和桡侧腕屈肌腱之间，位置表浅，在体表可触及其搏动。在距桡动脉起始端不远处，发出桡侧返动脉。在腕前区，桡动脉发出一掌浅支，向下经鱼际肌表面或其内部至手掌。

（2）**尺动脉**（ulnar artery）：尺动脉从肱动脉分出后，经旋前圆肌尺骨头深面走向内下，与正中神经一起穿指浅屈肌两头之间，并经该肌深面由其内侧缘处穿出，至尺侧腕屈肌深面下行。在前臂下 2/3 段与尺神经伴行，直至腕前区（图 1-22）。尺动脉在近侧约 2.5 cm 的范围内发出**骨间总动脉**（common interosseous artery）。该动脉是一短干，分为骨间前、后动脉。

骨间前动脉（anterior interosseous artery）位于拇长屈肌和指深屈肌之间，与骨间前神经伴行，并沿骨间膜前面下降，直至旋前方肌深面。尺静脉、桡静脉各有 2 支，分别与尺动脉、桡动脉伴行。

4. 神经

（1）**正中神经**（median nerve）：在肘窝下部，正中神经越过尺血管前方，穿过旋前圆肌两头之间，向下在指浅、深屈肌之间垂直下行至腕前区。肌支支配旋前圆肌、桡侧腕屈肌、掌长肌和指浅屈肌。

（2）**骨间前神经**（anterior interosseous nerve）：与同名血管伴行，于骨间膜前面、拇长屈肌与指深屈肌之间下降，直至旋前方肌深面。肌支支配旋前方肌、拇长屈肌和指深屈肌桡侧半。

5. 前臂屈肌后间隙　在前臂远侧 1/4 段的掌侧，指深屈肌腱和拇长屈肌腱深面与旋前方肌浅面之间，有一潜在的疏松结缔组织间隙，称为前臂屈肌后间隙，其内、外侧界分别为尺、桡侧腕屈肌和前臂筋膜。此间隙向远侧经腕管与手掌的掌中间隙相交通。

二、前臂后区

前臂后区指尺、桡骨和前臂骨间膜以后的部分，主要包括前臂肌后群、血管及神经等结构。

（一）浅层结构

前臂后区皮肤比前区稍厚，浅筋膜内浅静脉不发达，为头静脉和贵要静脉的远侧段及其属

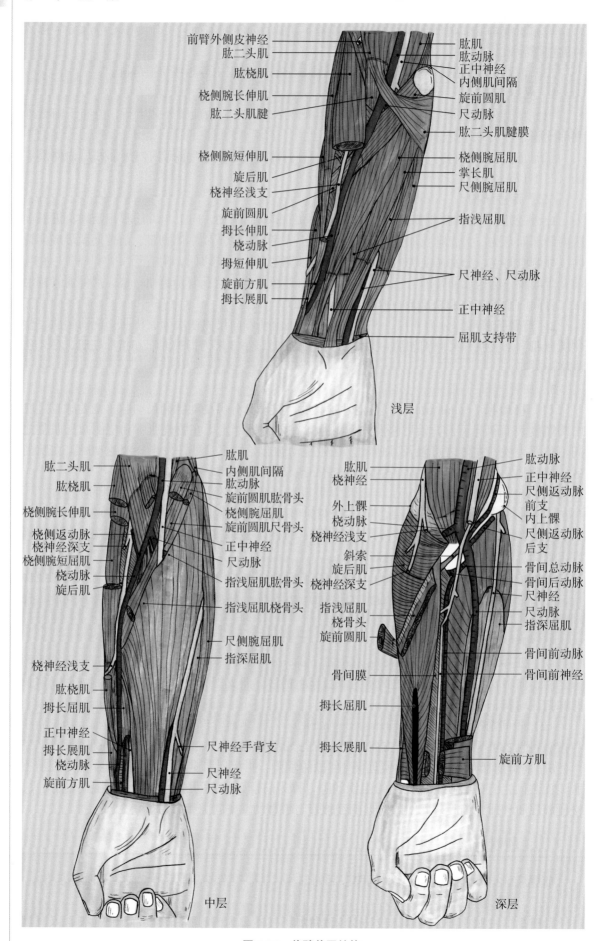

前臂外侧皮神经
肱二头肌
肱桡肌
桡侧腕长伸肌
肱二头肌腱

桡侧腕短伸肌
旋后肌
桡神经浅支
旋前圆肌
拇长伸肌
桡动脉
拇短伸肌
旋前方肌
拇长展肌

肱肌
肱动脉
正中神经
内侧肌间隔
旋前圆肌
尺动脉
肱二头肌腱膜

桡侧腕屈肌
掌长肌
尺侧腕屈肌

指浅屈肌

尺神经、尺动脉

正中神经

屈肌支持带

浅层

肱二头肌
肱桡肌
桡侧腕长伸肌
桡侧返动脉
桡神经深支
桡侧腕短屈肌
桡动脉
旋后肌

桡神经浅支
肱桡肌
拇长屈肌
正中神经
拇长展肌
桡动脉
旋前方肌

肱肌
内侧肌间隔
肱动脉
旋前圆肌肱骨头
桡侧腕屈肌
旋前圆肌尺骨头
正中神经
尺动脉
指浅屈肌肱骨头

指浅屈肌桡骨头

尺侧腕屈肌
指深屈肌

尺神经手背支

尺神经
尺动脉

中层

肱肌
桡神经
外上髁
桡动脉
桡神经浅支
斜索
旋后肌
桡神经深支
指浅屈肌
桡骨头
旋前圆肌

骨间膜
拇长屈肌

拇长展肌

肱动脉
正中神经
尺侧返动脉
前支
内上髁
尺侧返动脉
后支
骨间总动脉
骨间后动脉
尺神经
尺动脉
指深屈肌

骨间前动脉
骨间前神经

旋前方肌

深层

图 1-22　前臂前区结构

支。前臂后区中间部为桡神经分出的前臂后皮神经，前臂后区内、外侧缘分别为前臂内、外侧皮神经。

（二）深层结构

1. 深筋膜与前臂后骨筋膜鞘　前臂后区的深筋膜厚而坚韧，近侧部因有肱三头肌腱膜参加而增强，远侧部至腕背侧增厚形成腕背侧韧带，其深面为伸肌支持带。前臂后骨筋膜鞘由前臂后区深筋膜，内、外侧肌间隔，尺骨、桡骨和前臂骨间膜共同围成，其内有前臂后群肌和骨间后血管神经束等（图 1-23）。

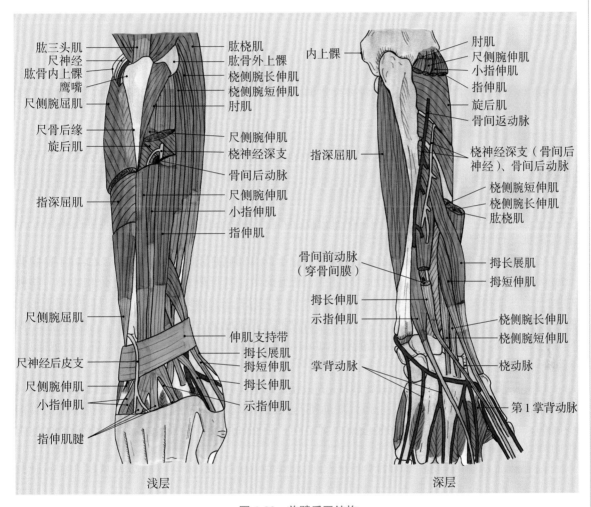

图 1-23　前臂后区结构

2. 前臂肌后群　分浅、深两层，共 10 块：浅层自桡侧向尺侧依次为桡侧腕长伸肌、桡侧腕短伸肌、指伸肌、小指伸肌和尺侧腕伸肌；深层有旋后肌、拇长展肌、拇短伸肌、拇长伸肌和示指伸肌。由于伸展拇指的 3 块肌从深层浅出，从而将浅层肌又划分为两组：外侧组为桡侧腕长伸肌和桡侧腕短伸肌，还有前群的桡肱肌，由桡神经支配；后组为指伸肌、小指伸肌和尺侧腕伸肌，由骨间后神经支配。两组肌间的缝隙无神经走行，是前臂后区的手术入路。

（三）血管和神经

1. 骨间后动脉（posterior interosseous artery）　是骨间总动脉的分支，与同名静脉伴行，经前臂骨间膜上缘上方进入前臂后区。在前臂后区，骨间后动脉初居旋后肌深面，从该肌下缘与拇长展肌起始部上缘之间穿出，进入前臂肌后群浅、深两层之间，渐与同名神经伴行，分支分布于邻近诸肌。

2. 桡神经深支和骨间后神经　桡神经在穿过臂外侧肌间隔后，发出肌支至肱肌、肱桡肌和桡侧腕长伸肌。约于肱骨外上髁前方或稍下方，桡神经分为浅、深 2 支。桡神经深支发出后，先发出肌支至桡侧腕短伸肌和旋后肌，然后穿入旋后肌并在肌内绕桡骨上端侧面，行向外下后方，至前臂后区深部，再从旋后肌穿出，改名为**骨间后神经**（posterior interosseous nerve），与骨间后血管伴行，下行于前臂肌后群浅、深两层之间，分支营养邻近各肌。

第六节　腕与手

一、腕

腕（wrist）的上界为尺骨、桡骨茎突近侧 2 横指的环行线，下界相当于屈肌支持带的下缘水平，可分为腕前区和腕后区。

（一）腕前区

1. 浅层结构　皮肤及浅筋膜薄而松弛，浅筋膜内有前臂内、外侧皮神经的分支，并有数量较多的浅静脉和浅淋巴管。

2. 深层结构

（1）**腕掌侧韧带**（volar carpal ligament）：前臂深筋膜在腕前区增厚形成腕侧掌韧带，对前臂屈肌腱有固定、保护和支持作用。

（2）**屈肌支持带**（flexor retinaculum）：位于腕掌侧韧带的远侧深面，又名**腕横韧带**（transverse carpal ligament），是厚而坚韧的结缔组织带，其尺侧端附着于豌豆骨和钩骨，桡侧端附于手舟骨和大多角骨。屈肌支持带桡侧端分两层附着于舟骨和大多角骨，其间的间隙形成**腕桡侧管**（radial carpal canal），内有桡侧腕屈肌腱及其腱鞘通过。屈肌支持带尺侧端与腕掌侧韧带远侧部分之间的间隙称为**腕尺侧管**（ulnar carpal canal），内有尺神经和尺动、静脉通过。尺神经在腕部表浅，易受损伤。

（3）**腕管**（carpal canal）：由屈肌支持带与腕骨沟共同围成。管内有 4 条指浅屈肌腱、4 条指深屈肌腱及屈肌总腱鞘、1 条拇长屈肌腱与其腱鞘以及正中神经通过。正中神经在腕管内变扁平，居拇长屈肌腱与示指的指浅屈肌腱之间，紧贴屈肌支持带的深面。腕骨骨折时可压迫正中神经，导致"腕管综合征"。

（4）腕前结构的排列：通过屈肌支持带浅层的结构，由桡侧至尺侧依次是桡动脉及其伴行的静脉、桡侧腕屈肌腱、掌长肌腱、尺动脉及其伴行的静脉、尺神经（图 1-2）。通过屈肌支持带深层的结构即是通过腕管的结构（图 1-24）。

（二）腕后区

1. 浅层结构　皮肤比腕前区厚，浅筋膜薄，内有浅静脉及皮神经。

2. 深层结构

（1）**伸肌支持带**（extensor retinaculum）：由腕背部深筋膜增厚形成，又名**腕背侧韧带**（dorsal carpal ligament），其内侧附着于尺骨和三角骨，外侧附着于桡骨。伸肌支持带向深方发出 5 个纤维隔，附于尺骨、桡骨的背面，将腕后区分成 6 个骨纤维性管道，9 块前臂后群肌的肌腱及腱鞘在管内通过。

（2）腕伸肌腱及腱鞘：从桡侧向尺侧依次为拇长展肌和拇短伸肌腱及其腱鞘；桡侧腕长、短伸肌腱及其腱鞘；拇长伸肌腱及其腱鞘；指伸肌和示指伸肌腱及其腱鞘；小指伸肌腱及其腱鞘；尺侧腕伸肌腱及其腱鞘（图 1-25）。

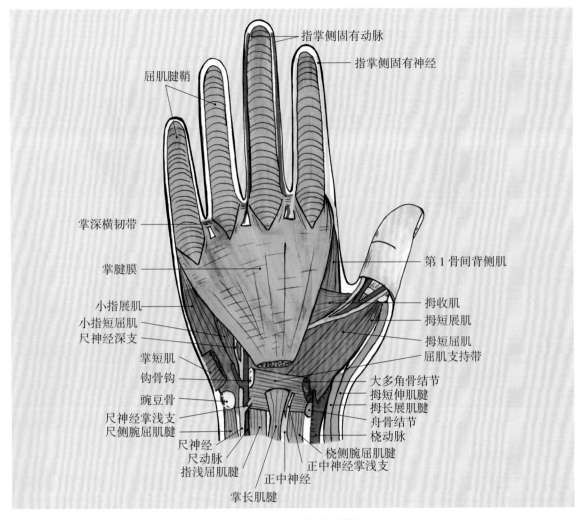

图 1-24　腕前区深层结构

二、手掌

手掌（palm of hand）略呈四边形，是腕和手指间的过渡区。

（一）浅层结构

手掌皮肤厚而紧张，掌心部浅筋膜致密，并有纤维隔将皮肤连于掌腱膜，故手掌皮肤不易滑动。手掌皮下有浅静脉和浅淋巴管，掌心部的浅淋巴管和浅静脉行向前臂，两侧部的浅淋巴管和浅静脉多行向手背，故手掌部感染时往往是手背肿胀明显。在指蹼间隙处，浅、深淋巴管和浅、深静脉各自相互交通。前臂外侧皮神经终支可分布至鱼际近侧部皮肤。尺神经的掌支分布于尺侧1/3部，正中神经掌支分布于手掌桡侧2/3部，桡神经浅支分布于鱼际外侧部皮肤

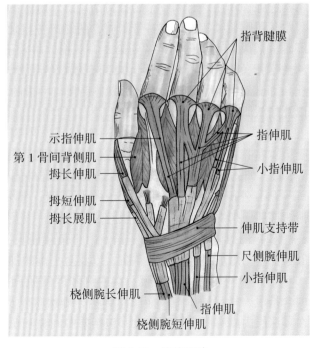

图 1-25　腕伸肌腱

（图1-26）。在小鱼际近侧部的浅筋膜内有掌短肌，该肌收缩可使小鱼际尺侧缘皮肤皱缩，小鱼际隆起，加深掌心凹陷，有利于手的握持活动。

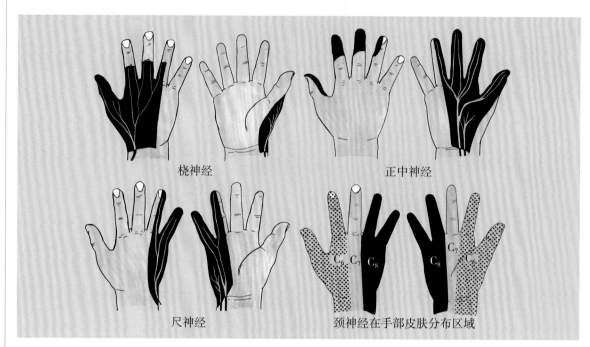

桡神经　　　正中神经

尺神经　　　颈神经在手部皮肤分布区域

图1-26　手部皮肤感觉神经分布

（二）深层结构

1. 深筋膜　手掌的深筋膜分浅、深两层。浅层被覆于鱼际、小鱼际者，分别称为鱼际筋膜和小鱼际筋膜；被覆于掌心部者坚厚，并有掌长肌腱纤维加入，称掌腱膜（图1-24）。深层覆盖于各掌骨及骨间肌前面者，称骨间掌侧筋膜；覆盖于拇收肌表面者，称拇收肌筋膜。

掌腱膜（palmar aponeurosis）略呈三角形，厚而坚韧，是致密的腱性纤维膜，对其深部的结构起保护作用，有利于手的握持活动。掌腱膜的近侧部，即三角形的尖，在屈肌支持带前面与掌长肌腱相续，并与支持带附着；两侧部各自延续为鱼际筋膜和小鱼际筋膜；远侧部的纵行纤维分散成4束，分别延续到第2～5指，附着于各指的指纤维鞘和掌指关节的侧副韧带上。约在掌指关节高度，掌腱膜4束间有横行纤维相连形成3个纤维间隙，称为指蹼间隙（联合孔），间隙内含大量脂肪。此间隙是手掌与手指的掌、背面之间的重要通道，有指血管和神经以及蚓状肌腱行于其内。

2. 骨筋膜鞘　从掌腱膜的外侧缘发出掌外侧肌间隔，经鱼际肌和示指屈肌腱之间，附着于第1掌骨；从掌腱膜的内侧缘发出掌内侧肌间隔，经小鱼际肌和小指屈肌腱之间，附着于第5掌骨。如此，在手掌形成3个骨筋膜鞘，即外侧鞘、内侧鞘和中间鞘。

（1）外侧鞘：又名鱼际鞘，由鱼际筋膜、掌外侧肌间隔和第1掌骨围成，内含拇短展肌、拇短屈肌、拇对掌肌和拇长屈肌腱及其腱鞘，以及至拇指的神经和血管。

（2）内侧鞘：又名小鱼际鞘，由小鱼际筋膜、掌内侧肌间隔和第5掌骨围成，内含小指展肌、小指短屈肌和小指对掌肌，以及至小指的神经和血管。

（3）中间鞘：由掌腱膜、掌内侧和外侧肌间隔、骨间掌侧筋膜和拇收肌筋膜共同围成，内含指浅、指深屈肌腱及屈肌总腱鞘，蚓状肌以及掌浅弓及其分支和指掌侧总神经等。此外，在其深层内尚有手掌筋膜间隙（包括掌中间隙和鱼际间隙）（图1-27）。

3. 血管和神经　在掌腱膜的深面、各指屈肌腱和蚓状肌的浅面，有掌浅弓及其伴行静脉、

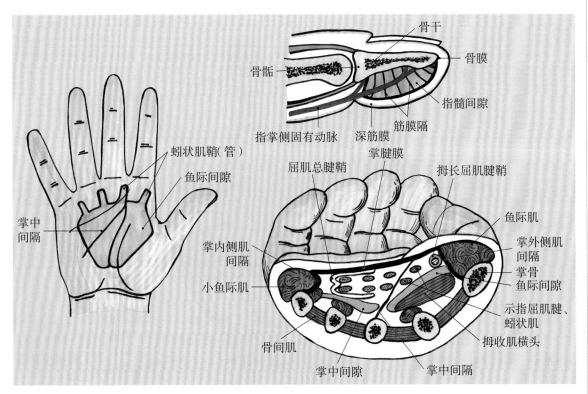

图 1-27 手部骨筋膜鞘及其内容

正中神经终支和尺神经浅支。在各指屈肌腱和蚓状肌深面则有掌深弓和尺神经深支。

（1）**掌浅弓**（superficial palmar arch）：尺动脉及伴行静脉在尺神经的桡侧穿经腕尺侧管。尺动脉在管内发出向后下行的掌深支后，即在掌腱膜深面向桡侧横过各指浅屈肌腱和指掌侧总神经的浅面，其末端与桡动脉的掌浅支吻合，共同构成掌浅弓。掌浅弓凸侧发出 4 支：最内侧者为小指尺侧固有动脉，分布于小指尺侧；其余 3 支为**指掌侧总动脉**（common palmar digital arteries），行经各蚓状肌和指浅屈肌腱浅面，与同名神经伴行，至指蹼间隙处，每条总动脉又分为 2 条**指掌侧固有动脉**（proper palmar digital arteries），分布于相邻两指相对缘（图 1-28）。

掌浅弓的体表投影：当拇指充分外展时，掌浅弓约与拇指根部远侧缘平行，其最凸侧一般不超过掌中纹。

（2）**掌深弓**（deep palmar arch）：掌深弓由桡动脉终支和尺动脉掌深支吻合而成，位于骨间掌侧筋膜与骨间掌侧肌之间。桡动脉从手背穿第 1 掌骨间隙达手掌后，发出**拇主要动脉**（principal artery of thumb），然后穿拇收肌横、斜头之间，横过第 2 ～ 4 掌骨底稍远侧。拇主要动脉分为 3 支，分布于拇指两侧缘和示指桡侧缘。掌深弓全长有同名静脉和尺神经深支伴行。由掌深弓的凸侧发出 3 条**掌心动脉**（palmar metacarpal arteries），经掌骨间隙行向远侧。于掌指关节附近，各掌心动脉与各相应的指掌侧总动脉吻合。掌心动脉发出分支至骨间肌、蚓状肌及掌骨（图 1-29）。

掌深弓的体表投影：在掌浅弓投影的近侧 1 ～ 2 cm 处。

（3）尺神经：尺神经行经腕尺侧管时，于豌豆骨和钩骨之间处分为浅、深 2 支。

尺神经浅支：在尺动脉尺侧继续下行，经掌短肌深面分为小指尺（掌）侧固有神经和指掌侧总神经。后者行至小指和环指之间的指蹼间隙处，分为 2 条指掌侧固有神经，分布于该两指相对缘的皮肤。故尺神经浅支分布于掌短肌和尺侧一个半指掌面和背面中、远节的皮肤。

尺神经深支：由尺神经发出后，与尺动脉掌深支一起经钩骨钩尺侧，穿经小鱼际肌起始部，潜入手掌深部与掌深弓伴行。尺神经深支发出分支至小鱼际诸肌（掌短肌除外）、第 3 和

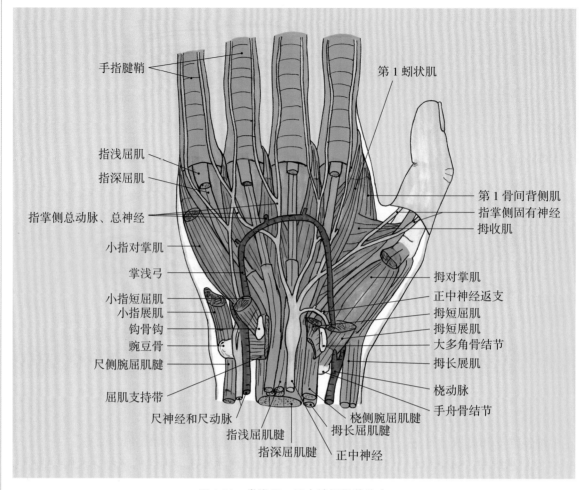

图 1-28　掌浅弓、正中神经及其分支

第 4 蚓状肌、所有骨间肌和拇收肌（图 1-2、24）。

（4）正中神经：正中神经出腕管至手掌立即分为外侧支和外侧支，与掌浅弓同位于掌腱膜深面、屈指肌腱浅面。

外侧支：较小，先发一返支（recurrent branch）（也可直接发自正中神经干），再分成 3 条指掌侧固有神经。3 条指掌侧固有神经分别分布于拇指两侧和示指桡侧半掌面皮肤。返支在屈肌支持带下缘、距手舟骨结节 3 ~ 4 cm 处发出，绕拇短屈肌内侧缘，分支分布于拇短屈肌、拇短展肌和拇对掌肌。返支的尺侧常有桡动脉掌浅支伴行，此动脉是识别正中神经返支的重要标志。

内侧支：较粗大，分为 2 条指掌侧总神经，与同名血管伴行至指蹼间隙处，在同名动脉分支的近侧分为两支指掌侧固有神经，分布于第 2 ~ 4 指相对缘皮肤。正中神经的分支在手掌还发支至第 1、2 蚓状肌。各指掌侧固有神经还发出分支分布于桡侧 3 个半指背面中、远节皮肤。

4. 手部肌　为运动掌指关节和指骨间关节的肌，分为外侧群、内侧群和中间群。

（1）外侧群：又名鱼际肌，共 4 块。有拇短展肌、拇短屈肌、拇对掌肌和拇收肌，其中拇收肌分横、斜 2 头。

（2）内侧群：又名小鱼际肌，共 4 块，有掌短肌、小指展肌、小指短屈肌和小指对掌肌。其中掌短肌位于浅筋膜内。

（3）中间群：包括蚓状肌和骨间肌。**蚓状肌**（lumbricales）共 4 块，为第 1 ~ 4 蚓状肌。骨间肌分为**骨间掌侧肌**（palmar interossei）和**骨间背侧肌**（dorsal interossei）两组，前者有 3 块，分别起自第 2 掌骨内侧和第 4、5 掌骨外侧面，止于第 2、4、5 指近节指骨底和指背腱膜；

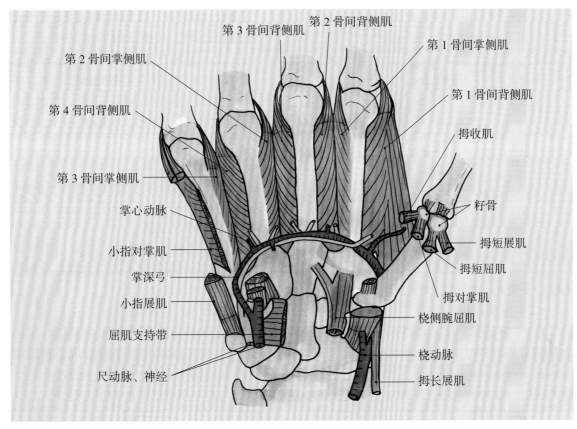

第2骨间掌侧肌

第4骨间背侧肌

第3骨间掌侧肌

掌心动脉

小指对掌肌

掌深弓

小指展肌

屈肌支持带

尺动脉、神经

第3骨间背侧肌　　第2骨间背侧肌

第1骨间掌侧肌

第1骨间背侧肌

拇收肌

籽骨

拇短展肌

拇短屈肌

拇对掌肌

桡侧腕屈肌

桡动脉

拇长展肌

图 1-29　掌深弓、尺神经及其分支

后者有 4 块，分别起自相邻掌骨的对面，肌束向指端移行于肌腱。

5. 手掌筋膜间隙　手掌深部的筋膜间隙位于掌中间鞘内。自掌腱膜桡侧缘发出一掌中隔，包绕示指屈肌腱和第 1 蚓状肌之后，附着于第 3 掌骨，将手掌筋膜间隙分隔为掌中间隙和鱼际间隙（图 1-27）。

（1）**掌中间隙**（midpalmar space）：位于掌中间鞘尺侧半的深部，在内侧肌间隔（内侧界）、掌中隔（外侧界）、第 3～5 指屈肌腱和第 2～4 蚓状肌（前界）与骨间掌侧筋膜（后界）之间。掌中间隙的近侧端位于屈肌总腱鞘的深面，经腕管与前臂屈肌后间隙相通；远侧端经第 2、3 和 4 蚓状肌管达第 2～4 指蹼间隙，并经此处通指背。手掌的刺伤、第 3～5 指腱鞘炎、屈肌总腱鞘感染破溃和第 3～5 掌骨骨髓炎等，均可引起掌中间隙感染或积脓。

（2）**鱼际间隙**（thenar space）：位于掌中间鞘桡侧半的深部，在示指的屈肌腱、第 1 蚓状肌与拇收肌筋膜之间。其前内侧界为掌中隔，外侧界为外侧肌间隔，后界为拇收肌筋膜。此间隙的近侧端是盲端，远侧端经第 1 蚓状肌管通示指指背。手掌的刺伤、示指腱鞘炎和第 1～3 掌骨骨髓炎，可向鱼际间隙蔓延或破溃。

三、手背

手背（dorsal of hand）皮肤和皮下组织较薄。伸指肌腱在皮肤表面的隆起清晰可见（图 1-30）。全部掌骨也皆可触及。

（一）浅层结构

皮肤薄而柔软，富有弹性，移动性较大，有毛发和皮脂腺。手背的浅筋膜也很薄而疏松，其内布满浅静脉、浅淋巴管和皮神经。

1. 手背静脉网（dorsal venous rete of hand）　手背的浅静脉非常丰富，相互吻合成手背静

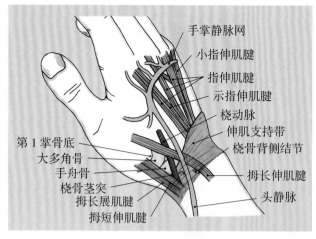

图 1-30　手背结构

手掌静脉网
小指伸肌腱
指伸肌腱
示指伸肌腱
桡动脉
伸肌支持带
桡骨背侧结节
拇长伸肌腱
头静脉

第 1 掌骨底
大多角骨
手舟骨
桡骨茎突
拇长展肌腱
拇短伸肌腱

脉网。头静脉、贵要静脉分别起自手背静脉网的桡、尺侧（图 1-16、30）。

2. 浅淋巴管　手背的淋巴回流与静脉相似，也形成丰富的淋巴管网。手掌远端的浅淋巴管网在指蹼间隙处流向手背淋巴网。因此，手部感染时，手背较手掌肿胀明显。

3. 桡神经浅支　分布于手背桡侧半皮肤，并发出 5 条指背神经（dorsal digital nerves）分布于拇指、示指和中指近节桡侧缘的皮肤。

4. 尺神经手背支　分布于手背尺侧半皮肤，再分出 5 条指背神经分布于小指、环指和中指近节尺侧缘的皮肤。

（二）深层结构

1. 手背筋膜　手背部的深筋膜分浅、深两层。浅层是腕后区伸肌支持带的延续，深层为骨间背侧筋膜（dorsal interosseous fascia）。指伸肌腱与手背筋膜的浅层结合形成手背腱膜（dorsal aponeurosis of hand）。腱膜的两侧分别附于第 2 掌骨和第 5 掌骨。骨间背侧筋膜为手背筋膜深层，在掌骨近端以纤维隔与手背腱膜相连，远端在指蹼处手背筋膜的两层相结合。

2. 筋膜间隙　由于手背的筋膜在掌骨的近、远端彼此结合，在浅筋膜、手背筋膜和骨间背侧筋膜之间形成 2 个筋膜间隙：手背皮下间隙（dorsal subcutaneous space）为浅筋膜与手背腱膜之间的间隙；腱膜下间隙（subaponeurotic space）为手背腱膜与骨间背侧筋膜之间的间隙。上述 2 个间隙均比较疏松，且常有交通。因此，当手背有感染时，炎症可互相扩散，致使整个手背肿胀。

3. 指伸肌腱（tendons of extensor digitorum）　在手背有 4 条，分别走向第 2 ~ 5 指，越过掌骨头后向两侧扩展，包绕掌骨头和近节指骨背面形成指背腱膜，又称腱帽。

手舟骨骨折

四、手指

手指借掌指关节与手掌相连，运动很灵活。手指分掌侧和背侧。拇指腕掌关节为鞍状关节，能完成拇指的对掌运动，运动范围最大，是实现手的握、持、捏、拿功能的重要结构。

（一）浅层结构

1. 皮肤　手指掌侧面皮肤稍厚，富含汗腺。指远节掌侧面（即指腹处）的皮肤内神经末梢特别丰富，感觉灵敏。

2. 浅筋膜　手指掌侧浅筋膜内的疏松结缔组织积聚成小球状，有纤维隔介于其间。纤维隔将皮肤连于指腱鞘和远节指骨掌侧面的骨膜。

3. 浅静脉和浅淋巴管　手指的浅静脉多位于指背，汇入手背静脉网。手指掌侧的浅淋巴管较密集，多沿各指两侧缘走行，至指蹼处转向背侧，与指背淋巴管相连。手指的浅淋巴管与指腱鞘、指骨骨膜的淋巴管相交通。

4. 血管和神经　每一手指掌侧面均有两条指掌侧固有动脉、静脉和神经，分别行于各指掌侧面的两侧。指掌侧固有神经除分布于相应各指掌侧的皮肤和深层结构之外，还发出分支分布于手指中、远节背面的皮肤。

5. 指髓间隙（pulp space）　简称指髓（pulp of finger），位于各指远节指骨远侧 4/5 段掌侧的骨膜与皮肤之间（图 1-27）。间隙两侧、掌面和各指末端都是致密的皮肤；近侧有纤维隔连于指远纹皮下和指深屈肌腱的末端，因而将指髓封闭成一个指端密闭间隙。间隙内有许多纤维束（或隔）连于远节指骨骨膜和指腹皮肤之间，把间隙内脂肪分成许多小叶，并有血管、神经行于其中。指端感染肿胀时，局部内压增高，压迫神经、血管，引起剧烈疼痛，同时由于远节指骨的滋养动脉亦受压，易导致远节指骨远侧部坏死。因此，指端感染应及时切开减压。

（二）深层结构

1. 指屈肌腱　拇指仅一条屈肌腱，其余各指均有浅、深两条指屈肌腱，行于各指的指腱鞘（骨纤维性腱鞘）内。在近节指骨处，指浅屈肌腱位于指深屈肌腱的掌侧，并分裂成一衵状裂孔，沿两侧包绕深腱，转至其深面，附着于中节指骨两侧缘。指深屈肌腱从浅腱的裂孔中浅出，向远侧止于远节指骨底。在手指，浅腱可屈近侧指骨间关节，深腱可屈远、近侧指骨间关节（图 1-31）。

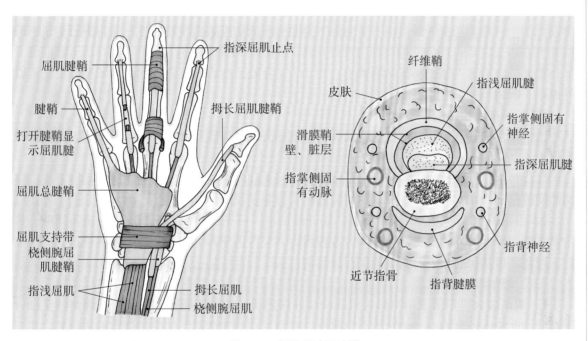

图 1-31　指屈肌腱及腱鞘

2. 指腱鞘（tendinous sheaths of fingers）　每指均有一指腱鞘（骨纤维性腱鞘），包绕指浅、深屈肌腱（图 1-31）。每一指腱鞘都分为指纤维鞘和指滑膜鞘两部分。

（1）指纤维鞘：是手指掌侧的深筋膜增厚并有掌腱膜参加形成的骨纤维性管道，其纤维分环状部和交叉部，在指骨间关节处较薄弱。指纤维鞘对肌腱起约束、支持和滑车作用，并能加强肌力。

（2）指滑膜鞘：是包绕各指屈肌腱的双层滑膜形成的囊管状鞘，分脏、壁两层，其近、远侧两端封闭。在屈肌腱的背侧与指骨掌面之间有**腱系膜**（mesotendon）相连。系膜内有出入肌腱的血管和神经。由于肌腱经常运动，腱系膜大部消失，仅在血管、神经出入处保留下来，称为**腱纽**（vincula tendinum）。第 2 ～ 4 指的指滑膜鞘从远节指骨底延伸到掌指关节的近侧。拇指和小指的指滑膜鞘从远节指骨底延伸到手掌，分别与桡、尺侧囊相通连，故感染时可相互蔓延。

3. 指伸肌腱　各指的伸肌腱到达手指根部后，向两侧扩展，包绕掌骨头和近节指骨背面，构成**指背腱膜**（aponeurosis dorsalis digiti），或称伸肌腱帽。指背腱膜向远侧分为 3 束：中间束止于中节指骨底；两条侧束在中节指骨背侧合并为一条，向远侧止于远节指骨底。两条侧束的近侧部有骨间肌腱参加，远侧部有蚓状肌腱加强。指伸肌的作用主要是伸第 2 ~ 5 指的掌指关节，也伸指骨间关节，在骨间肌和蚓状肌协同下尚可加强伸指骨间关节的作用。

第七节　解剖操作与观察

一、肩部

为了方便解剖肩部，将胸外侧壁和背部浅层结构一起解剖，分腋区和肩胛区解剖两部分。

腋区解剖：

（一）皮肤切口

①沿胸部前正中线，自胸骨柄上缘向下至剑突做一纵行切口。②自纵行切口上端向外侧沿锁骨切至肩峰。③自纵行切口下端向外下沿肋弓下缘切至腋后线稍后方。④自纵行切口下端向外上方切至乳晕，环绕乳晕（如为女性标本，则切口环绕乳房），再向外上方切至腋前襞上部，在此折转沿臂内侧面向下切至臂上、中 1/3 交界处，然后折转向外侧，环切臂部皮肤至臂外侧缘（图绪 -8）。

（二）解剖浅层结构

沿上述切口切开皮肤，将皮肤剥离并分别翻向外侧，显露浅筋膜。除去浅筋膜，寻找并观察皮神经。

1．沿胸骨外侧缘 1 ~ 2 cm 处切开浅筋膜，可见肋间神经前皮支伴随胸廓内动脉穿支，穿出肋间隙前部。在女性，第 3 ~ 6 肋间隙的穿支分布于乳房。

2．沿腋中线，胸大肌下缘稍后方，切开浅筋膜，可见肋间神经外侧皮支穿出肋间隙。其中第 2 肋间神经的外侧皮支走向外侧，经腋窝皮下至臂内侧部上份，此即肋间臂神经。如为女尸，可将乳房从深筋膜表面剥下，保存待解剖。

（三）解剖深层结构

1．解剖胸大肌　沿三角肌胸大肌间沟切开深筋膜，找到头静脉末段，向近侧修洁至锁骨下窝处。此沟内还有胸肩峰动脉的三角肌支，并常见 2 ~ 3 个淋巴结沿头静脉末段排列。将三角肌起端前部切断翻向外后方，完全暴露胸大肌。沿锁骨内侧半下缘切断胸大肌锁骨部，再沿胸骨外侧缘 2 ~ 3 cm 处纵行切断并在腹直肌鞘上方呈弧形切断胸大肌胸肋部和腹部，将该肌翻向外侧。可见胸肩峰血管和胸外侧神经一起穿过锁胸筋膜进入胸大肌深面，胸内侧神经的分支穿出胸小肌进入胸大肌。

2．解剖并观察锁胸筋膜　锁胸筋膜是附着在锁骨及其下方的锁骨下肌下缘、胸小肌上缘以及喙突之间的深筋膜，有胸肩峰血管、胸外侧神经和头静脉穿过。除去锁胸筋膜，显露腋鞘及其包被的腋血管和臂丛。

3．修洁并观察胸小肌　在胸小肌自第 3 ~ 5 肋起始端的稍上方切断该肌，将其翻向外上方，并游离至喙突处，打开腋腔前壁。剥除腋腔底部的腋筋膜和腔内的疏松结缔组织，注意观察埋藏于疏松结缔组织内的中央淋巴结。

4．修洁并观察腋血管及腋淋巴结

（1）解剖腋静脉：切开腋鞘，显露腋静脉。修洁腋静脉并切断各属支，保留注入该静脉上端的头静脉。在腋静脉近侧段周围的淋巴结为尖淋巴结（尖群），远侧段周围的为外侧淋巴结（外侧群）。

（2）在胸小肌上缘上方修洁腋动脉第 1 段：此段动脉发出胸上动脉，至第 1、2 肋间隙。

（3）在胸小肌深面修洁腋动脉第 2 段：此段近侧份发出胸肩峰动脉，发出胸肌支至胸大、小肌，肩峰支行向肩峰，参与肩峰网的形成；远侧份发出胸外侧动脉，此动脉沿胸小肌下缘走行。追踪胸外侧动脉及其伴行静脉，并修洁位于其后方、沿前锯肌浅面下行的胸长神经。沿胸外侧血管排列的淋巴结为胸肌淋巴结（前群）。

（4）在胸小肌下缘以下修洁腋动脉第 3 段：在肩胛下肌下缘附近找出由此段发出的肩胛下动脉。该动脉为一短干，分为旋肩胛动脉（穿经三边孔）和胸背动脉。胸背动脉及其伴行静脉以及同名神经，行于背阔肌前缘的内侧面。沿肩胛下血管周围排列的淋巴结为肩胛下淋巴结（后群）。在肩胛下动脉起点下方，从腋动脉第 3 段还发出旋肱前、后动脉。前者细小，向外侧绕肱骨外科颈前面至邻近结构；后者粗大，伴腋神经穿经四边孔，绕肱骨外科颈后面，至三角肌深面。

5. 修洁并观察臂丛　在腋腔内的分支在腋腔上部，臂丛各束位于腋动脉第 1 段后外方，向下，臂丛 3 束分别位于腋动脉第 2 段的内、外、后方；在腋腔下部，臂丛各束的分支位于腋动脉第 3 段周围。

（1）在腋动脉第 2 段的外侧，找出臂丛外侧束，循此束向上、下追踪下列各神经。

胸外侧神经：穿过锁胸筋膜，分布于胸大肌。

肌皮神经：约在胸小肌下缘处起自外侧束，沿腋动脉前外侧走向外下方，穿入喙肱肌。

正中神经外侧根：走向前内侧，于腋动脉第 3 段前外侧与内侧根合并成正中神经。

（2）在腋动脉第 2 段的内侧，解剖出内侧束，循此束向上、下追踪下列各神经。

胸内侧神经：于腋动、静脉间穿出，进入胸小肌分布于此肌，并有分支穿出此肌分布于胸大肌。

正中神经内侧根：经过腋动脉第 3 段前方至其前外侧，与外侧根合并成正中神经，故正中神经的起始段位于腋动脉、肱动脉的前外侧。

前臂内侧皮神经：下行于腋动、静脉之间的前方。

尺神经：分开腋动、静脉，在腋动脉的后内侧可找到尺神经。此神经下行于腋动脉和肱动脉的内侧、臂内侧肌间隔的前方。

臂内侧皮神经：细小，从内侧束较高部位发出，行于腋静脉的内侧。

（3）将腋动脉第 3 段牵向内侧，可在肩胛下肌、背阔肌和大圆肌腱前面找到臂丛后束。追踪后束发出的下列各神经。

腋神经：粗大，发起后在腋动脉后方行向外下，与旋肱后血管一起向后穿经四边孔，分布于三角肌和小圆肌。试就解剖的标本描述腋神经与肱骨外科颈的关系及其临床意义。

肩胛下神经：有上、下两支，紧贴肩胛下肌前面向下行，分布于肩胛下肌和大圆肌。

胸背神经：随肩胛下血管及胸背血管下行于背阔肌前缘的内侧面，分布于该肌。

桡神经：向外拉开肌皮神经、正中神经和肱动脉，在大圆肌和背阔肌腱前方寻找臂丛后束发出的桡神经，向下追踪至其穿入肱三头肌深面，并略加追寻其至肱三头肌长头和内侧头的分支。

（4）在腋腔内侧壁腋中线处，复查由臂丛锁骨上部发出的胸长神经。

6. 修洁并观察腋腔各壁　除去腋腔内的疏松结缔组织和中央淋巴结等，观察腋腔各壁的肌构成。内侧壁为前锯肌和第 1～4 肋间隙，外侧壁为喙肱肌及肱二头肌短头和长头，后壁为肩胛下肌、背阔肌和大圆肌，前壁为胸大肌、胸小肌、锁胸筋膜和锁骨下肌。

肩胛区解剖：

（一）皮肤切口

①自枕外隆凸向下，沿后正中线垂直切至第 5 腰椎棘突处。②自第 7 颈椎棘突尖向两侧肩峰做一水平切口。③自肩峰向下沿臂上部外侧切至臂上、中 1/3 交界处，与臂前区横切口相接。

（二）解剖浅层结构

沿上述切口将皮肤剥离，寻认皮神经

1．在三角肌后缘处可找到腋神经的皮支，即臂外侧上皮神经。

2．除去三角肌下方的臂后区浅筋膜，可找到臂后皮神经的分支。

（三）解剖深层结构

1. 切断三角肌后份 将手指自三角肌后缘深面伸入，把肌肉与其深部的结构分离开，沿肩胛冈和肩峰下方 1 ～ 2 cm 处切断三角肌，将三角肌翻向外下，可见到腋神经和旋肱后动、静脉由四边孔穿出后进入三角肌。向前翻转三角肌，继续分离腋神经的分支，确认腋神经也支配小圆肌。

2. 切开斜方肌 沿正中线外侧 2 ～ 3 cm 处切开斜方肌，然后修洁冈上、下肌。

3. 观察三边孔和四边孔 修洁小圆肌、大圆肌和肱三头肌长头，此时可见三者围成两孔，外侧者为四边孔，内侧者为三边孔。寻认两孔的边界和通过的结构。

二、臂部

（一）皮肤切口

1. 纵切口 自臂上部横切口的中点开始，沿臂部前、后面中线向远侧切至肱骨内、外上髁连线上方 2cm 处。

2. 横切口 在肱骨内、外上髁连线上方 2cm 处做一横切口，与纵切口垂直交叉（图绪 -8）。

（二）解剖臂部浅层结构

沿上述切口切开皮肤，将皮肤剥离并翻向两侧，显露浅筋膜。除去浅筋膜，寻找并观察浅静脉和皮神经。

1．沿三角肌胸大肌间沟解剖头静脉，于臂外侧部寻找并修洁分布于该处皮肤的臂外侧上、下皮神经。

2．沿臂下部向上追踪贵要静脉至其穿深筋膜处。

3．在臂上部内侧寻找前臂内侧皮神经，该神经在臂内侧中、下 1/3 交界处穿出深筋膜，向下与贵要静脉伴行。

（三）解剖臂前区深层结构

1. 解剖肱二头肌内侧沟内的结构

（1）由臂丛内侧束向下追踪臂内侧皮神经和前臂内侧皮神经。

（2）修洁正中神经：正中神经在臂上部位于肱动脉的前外侧或外侧，约在臂中份多斜过肱动脉前方（偶尔在后方）至其内侧。

（3）修洁肱动脉：从腋动脉末段向下修洁肱动脉，注意其伴行的肱静脉和正中神经。在臂上部追寻由肱动脉后内侧发出的肱深动脉，直至其穿入肱骨肌管处为止。在臂中部稍上方，从肱动脉后内侧发出细长的尺侧上副动脉向下与尺神经一起穿内侧肌间隔至臂后区。在肱骨内上髁上方约 5 cm 处，肱动脉后内侧发出尺侧下副动脉，下行于肱肌前面。

（4）修洁肱静脉：肱静脉一般多为 2 条，行于肱动脉的两侧。追寻由前臂上行的贵要静脉，可见其穿过深筋膜，注入肱静脉，或沿肱动脉内侧上行至腋窝内，注入腋静脉。

（5）修洁尺神经：从臂丛内侧束向下修洁，直至肱骨内上髁后方的尺神经沟。注意观察其与尺侧上副动脉的伴行及其在臂中份穿臂内侧肌间隔（由臂前区至臂后区）的情况。

2. 解剖臂肌前群

（1）肱二头肌和喙肱肌：将已切断的三角肌前份尽量翻向外侧，辨认出肱二头肌的长、短头，并观察两头汇合成肌腹以及向下形成肱二头肌腱的情况。喙肱肌和肱二头肌短头共同起于肩胛骨的喙突，止于肱骨中份内侧。寻找穿过喙肱肌的肌皮神经。

（2）肱肌：提起肱二头肌，可见肱肌起自肱骨下段前面。两肌之间有肌皮神经由内上向外下方走行，沿途发出分支至该两肌，并于肱二头肌腱的外缘处穿出深筋膜，移行为前臂外侧皮神经。

（四）解剖臂后区深层结构

1. 解剖肱三头肌　沿臂后面正中纵行切开深筋膜，剥离翻向两侧，显露肱三头肌。

2. 解剖桡神经管及其穿经的结构　沿桡神经走行方向切断该肌的外侧头，即切开桡神经管，显露桡神经和肱深血管。

3. 解剖桡神经　沿显露的桡神经向上追踪至腋腔，向下追踪至臂外侧肌间隔。寻认其发出至肱三头肌的肌支以及臂外侧下皮神经、臂后皮神经和前臂后皮神经。

4. 观察肱深动脉　此动脉在肱骨肌管内分为桡侧副动脉（在前外方）和中副动脉（在后内方），桡神经与桡侧副动脉伴行。

三、肘部和前臂

（一）皮肤切口

1. 纵切口　自肱骨内、外上髁连线上方 2cm 处横切口的中点开始，沿肘部前、后面中线向远侧切至肱骨内、外上髁连线下方 2cm 处。纵切口自肱骨内、外上髁连线下方 2cm 处横切口的中点开始，沿前臂前、后面中线向远侧切至腕远侧纹。

2. 横切口　在肱骨内、外上髁连线下方 2cm 处做一横切口，与纵切口垂直交叉（图绪 -8）。远端横切口在腕远侧纹做一横切口，与纵切口垂直交叉。

（二）解剖浅层结构

沿上述切口切开皮肤，将皮肤剥离并翻向两侧，显露浅筋膜。除去浅筋膜，寻找并观察浅静脉和皮神经。

1．在肘部前面、肱二头肌腱的外侧，寻找从深筋膜穿出的前臂外侧皮神经。

2．在肘部前面的浅筋膜内，寻找连于贵要静脉和头静脉之间的肘正中静脉。沿臂下部向上追踪贵要静脉至其穿入深筋膜处。在肱骨内上髁上方寻找肘浅淋巴结。

3．在前臂前区内侧向下追寻前臂内侧皮神经及与其伴行的贵要静脉，直至腕前区；将沿前臂前区外侧下行的前臂外侧皮神经以及伴行的头静脉一起剖出，直至腕前区。

4．在前臂后区下部的内、外侧寻找头静脉、贵要静脉起始部和前臂内、外侧皮神经。

（三）解剖肘部深层结构

1. 解剖并观察肱三头肌腱和肘肌　肱三头肌腱附着于尺骨鹰嘴，肌腱的外侧有前臂伸肌群起始部。肘肌呈三角形，起于肱骨外上髁和桡侧副韧带，止于尺骨上端背面和肘关节囊。

2. 解剖尺神经　在肱骨内上髁后方、鹰嘴内侧的尺神经沟内，找出尺神经。

（四）解剖肘窝

1. 观察肘窝的构成　清除肘窝内的疏松结缔组织，找到肱二头肌腱。沿肱二头肌腱内侧缘处切断肱二头肌腱膜，并将其翻向内下方。观察肘窝：肘窝为三角形的浅窝，上界为肱骨内、外上髁间的连线，下外侧界为肱桡肌，下内侧界为旋前圆肌。

2. 追踪桡神经　在肘窝外上方，将肱桡肌和桡侧腕长伸肌拉向外侧，在该二肌与肱肌之间寻找桡神经。桡神经主干发出至肱桡肌及桡侧腕长伸肌的分支。约在肱骨外上髁前方或稍下方处，桡神经分为浅、深两支。深支被肱桡肌覆盖，从旋后肌上缘处穿入该肌，于肌内绕桡骨上端外侧面，向后下斜行。桡神经深支进入旋后肌之前发出至旋后肌及桡侧腕短伸肌的分支。浅支在肱桡肌的深面下行，达前臂前区。

3．在肘窝内，于肱二头肌腱内侧修洁肱动脉末段，至其分为尺、桡动脉为止。为便于观察，可将其伴行静脉切除。

4．于肱动脉内侧修洁正中神经，直至其穿入旋前圆肌处。稍加寻找正中神经向内侧发出至旋前圆肌、桡侧腕屈肌和指浅屈肌的分支。

5．将旋前圆肌肱头（浅层部分）切断并翻向外下方，显露穿过该肌两头之间的正中神经和该肌的尺骨头（深层部分）。再拉开旋前圆肌尺骨头，其深面有由尺动脉发出的骨间总动脉及其伴行静脉。

6．在肱动脉分叉处，寻找肘深淋巴结，观察后予以摘除。

（五）解剖前臂深层结构

1. 解剖观察前臂前区肌　在前臂中份将桡侧腕屈肌和掌长肌尽量拉向外侧，显露其深面的指浅屈肌。将指浅屈肌翻向内侧显露前臂前群深层肌：拇长屈肌、指深屈肌及旋前方肌。

2. 解剖正中神经　在前臂中份将指浅屈肌翻向内侧，可见正中神经紧贴该肌的深面下行，直至腕前区。修洁正中神经及其向邻近诸肌发出的分支。

3. 解剖前臂桡侧血管神经束　将肱桡肌拉向外侧，修洁桡动脉和桡神经浅支至腕部。约在前臂中、下 1/3 交界处，桡神经浅支经肱桡肌腱深面转向背侧，在肱桡肌与桡侧腕长伸肌之间穿深筋膜至手背。

4. 解剖前臂尺侧血管神经束　将尺侧腕屈肌拉向内侧，修洁尺动脉和尺神经。尺神经位于尺血管的内侧，向下至腕前区。在桡腕关节近侧约 5 cm 处，尺神经发出尺神经手背支和手掌支。前者经尺侧腕屈肌腱的深面转向手背，后者向下行至手掌尺侧。从前臂中、下 1/3 交界处开始，尺血管与尺神经伴行，向下直至腕前区。

5. 解剖骨间前血管神经束　在指深屈肌和拇长屈肌之间寻找骨间前血管神经束，可见骨间前动脉起自骨间总动脉，骨间前神经起自正中神经，观察两者起始点位置。向下追踪骨间血管神经束至旋前方肌上缘处。

6. 观察前臂屈肌后间隙　在前臂远侧 1/4 段的掌侧，观察指深屈肌腱和拇长屈肌腱深面与旋前方肌浅面的间隙。此间隙向远侧经腕管与手掌的掌中间隙相交通。

7. 解剖观察前臂后区肌　前臂肌后群浅层诸肌最外侧者为桡侧腕长、短伸肌，两肌重叠在一起，其下段有深层穿出的拇长展肌和拇长、短伸肌绕过；中间大部分为指伸肌和小指伸肌；最内侧者为尺侧腕伸肌，紧贴尺骨。显露深层诸肌，将桡侧腕长、短伸肌拉向外侧，显露旋后肌、拇长展肌、拇短伸肌、拇长伸肌和示指伸肌。

8. 解剖骨间后血管神经束　在旋后肌中部找出穿出该肌的骨间后神经（桡神经深支穿过旋后肌后即改此名），向下追踪至前臂肌后群浅、深两层之间，可见其发出分支至邻近诸肌。在旋后肌下缘和拇长展肌起始部之间，寻找并向下追踪骨间后动、静脉。

四、腕和手

（一）皮肤切口

1. 腕前区、手掌与手指掌侧面　①由腕近侧纹正中至中指指端做一纵切口；②由腕近侧纹正中至拇指指端做一斜切口；③沿尺侧 4 指的根部做一横切口。将腕前区、手掌与手指掌侧面皮肤翻开（图绪 -8）。

2. 腕后区、手背和手指背面　①自腕后区正中至拇指甲根部做一斜切口；②自腕后区正中至中指根部做一纵切口；③平尺侧 4 指的掌指关节背面做一横切口；④沿示指、中指、环指背面中线各做一纵切口。翻开或切除腕后区、手背和手指背面的皮肤（图绪 -8）。

（二）解剖浅层结构

1. 腕前区、手掌与手指掌侧面

（1）翻开腕前区、手掌和手指掌侧面皮肤，完成腕前区、手掌和手指掌侧面各切口后，将腕前区、手掌、拇指和中指掌侧面的皮肤剥离翻开。

（2）去除腕前区浅筋膜，显露深筋膜。观察腕前区深筋膜，可见有横行纤维增厚的部分，即腕掌侧韧带。切除腕掌侧韧带，显露位于其远侧深面的屈肌支持带（腕横韧带）。显露屈肌支持带时勿损伤其桡侧端远侧的正中神经返支。在尺侧端还应保护腕尺侧管及其内容。

（3）除去手掌中央部的浅筋膜，显露掌腱膜。除去鱼际和小鱼际部的浅筋膜，显露深筋膜，即鱼际筋膜和小鱼际筋膜。在小鱼际部的浅筋膜内有掌短肌存在。

（4）在指蹼面两侧，自指蹼间隙处开始向远侧修洁指掌侧固有神经和血管。除净手指掌侧面的浅筋膜，显露指腱鞘。切开指端皮肤和皮下组织，显露和观察指髓间隙。

2. 腕后区、手背与手指背面

（1）翻开皮肤，寻找浅静脉：按前述的腕后区、手背和指背皮肤切口，剥离翻开或切除腕后区、手背和指背皮肤。腕后区、手背和指背的浅筋膜菲薄，翻剥皮肤时注意勿损伤其内部的浅静脉和皮神经。在手背的浅筋膜内，先修洁手背静脉网，并向桡、尺侧追踪，其延续为头静脉和贵要静脉。

（2）在桡腕关节近侧约 5 cm 处内侧，找出尺神经发出的尺神经手背支，向下追踪至尺侧两个半指。在前臂中、下 1/3 交界处，找出桡神经浅支，向手背追踪，直到桡侧两个半指。观察桡、尺神经分支在手背的吻合情况。

（3）剥除手指背面的浅筋膜，自手背向远侧追踪至拇指、示指、中指和环指的指背神经。

（4）显露腕后区和手背的深筋膜，观察深筋膜在腕后区形成的伸肌支持带。

（三）解剖深层结构

1. 解剖腕前区深层结构

（1）解剖深筋膜：切除腕掌侧韧带，显露位于其远侧深面的屈肌支持带（腕横韧带）。显露屈肌支持带时勿损伤其桡侧端远侧的正中神经返支。在尺侧端还应保护腕尺侧管及其内容。在豌豆骨桡侧，切除屈肌支持带尺侧端浅面的薄层深筋膜（属于腕掌侧韧带），即打开腕尺侧管，先修洁管内走行的尺动脉和尺静脉。再在腕尺侧管内修洁尺神经，可见尺神经行于尺血管尺侧，至小鱼际肌近侧、豌豆骨与钩骨之间处，尺神经分为浅、深 2 支。

（2）剖查腕管：沿腕前正中纵行切断屈肌支持带，剖开腕管，探查其中的指浅、深屈肌腱及屈肌总腱鞘、拇长屈肌腱及其腱鞘和正中神经，确认正中神经在腕管内的位置。

2. 解剖手掌深层结构

（1）解剖深筋膜：翻开掌腱膜，从屈肌支持带上分离出掌长肌腱，并将其切断，然后向远侧剥离掌腱膜，细心切断掌腱膜内、外侧缘分别伸向第 5 和第 1 掌骨的掌内、外侧肌间隔，直至指蹼间隙处，将掌腱膜翻向远侧。

（2）解剖鱼际肌：除去鱼际筋膜，显露鱼际诸肌。浅层外侧者为拇短展肌，内侧者为拇短屈肌，两者间界限不清。在拇短展肌和拇短屈肌中部横断两肌，显露深层的拇对掌肌及其内侧的拇长屈肌腱，腱的内侧为拇收肌。探查各肌的起止（拇收肌暂不探查）。

（3）解剖小鱼际肌：除去小鱼际筋膜，显露各肌。浅层内侧者为小指展肌，外侧者为小指短屈肌。在中部横断小指展肌，显露其深面的小指对掌肌。探查各肌的起止。

（4）解剖指蹼间隙：除去各指蹼间隙处的脂肪，修洁各指掌侧总动脉和指掌侧总神经的末段，可见它们均分为两条指掌侧固有动脉或神经，分别行向相邻两指的相对缘，而指掌侧总神经常在同名动脉的近侧发出分支。修洁各蚓状肌腱，观察它们向背侧的走向。

（5）探查手掌的筋膜间隙：挑起示指屈肌腱和第 1 蚓状肌，观察其深面的疏松结缔组织间隙，即鱼际间隙；在第 3、4 和 5 指屈肌腱及第 2、3 和 4 蚓状肌深面者为掌中间隙。除去拇收肌表面的拇收肌筋膜，修洁拇收肌的横、斜两头。追踪该肌两头间通过的桡动脉末段及其参与构成的掌深弓。

（6）解剖观察掌浅弓：自腕尺侧管起，向远侧追踪尺动脉及其参与形成的掌浅弓，直至鱼际肌内侧缘。追踪掌浅弓凸侧发出的各支：位于最内侧者为小指尺（掌）侧固有动脉，桡侧 3 支为指掌侧总动脉。注意保护与各动脉伴行的同名神经。

（7）解剖观察掌深弓、尺神经深支和骨间肌：在豌豆骨远侧找到尺神经深支和尺动脉掌深支，追踪尺神经深支发至小鱼际诸肌的分支。向桡侧拉开各指屈肌腱及蚓状肌，除去疏松结缔组织和骨间掌侧筋膜，继续向桡侧追踪尺神经深支和尺动脉掌深支，并修洁掌深弓。掌深弓凸侧发出 3 条掌心动脉。尺神经深支发支至第 3、4 蚓状肌、各骨间肌和拇收肌。将拇收肌横头自第 3 掌骨上剥下，翻向桡侧，显露第 1 掌骨间隙。在拇收肌和第 1 骨间背侧肌之间，寻找桡动脉发出的拇主要动脉。沿第 2 掌骨尺侧和第 4、5 掌骨桡侧，观察各骨间掌侧肌。

3. 解剖手指掌侧面深层结构　纵行切开指腱鞘，观察指滑膜鞘的结构、范围和指浅、深屈肌腱的排列情况。

4. 腕后区、手背与手指背面

（1）在伸肌支持带的上缘做一横切口，除去其近侧部的深筋膜，观察各伸肌腱及其腱鞘的排列情况。在腕后区的外侧部修洁拇长展肌腱、拇短伸肌腱和拇长伸肌腱，观察解剖学"鼻烟窝"边界。除去窝内的疏松结缔组织，修洁于其深部走行的桡动、静脉。

（2）修洁手背深筋膜（手背筋膜）的浅层、指伸肌腱、手背腱膜和腱间结合。修洁手背筋膜的深层（骨间背侧筋膜）和骨间背侧肌。

（3）观察各指伸肌腱到达指背后移行为指背腱膜及该腱膜的形态结构。

第八节　系统回顾与临床关联

一、系统回顾

上肢由骨、肌肉、血管神经及浅、深筋膜和皮肤形成的多层次鞘状结构组成，可分为浅、深两层结构。浅层结构包括皮肤和浅筋膜，在浅筋膜内有丰富的浅静脉、淋巴管和皮神经。深层结构包括深筋膜、肌肉、血管、神经和骨，并以血管、神经及其行径形成了若干重要的局部结构。

1. 层次结构的规律性　由浅入深呈封套式层次结构分布。

$$浅层结构\begin{cases}皮肤 \\ 浅筋膜：内含浅静脉、淋巴管和皮神经\end{cases}$$

$$深层结构\begin{cases}深筋膜 \\ 肌肉 \\ 血管、神经 \\ 骨\end{cases}$$

2. 对称性　双侧上肢之间有明显的对称性。例如，两侧上肢的形态和分部、肌的形态和数量、血管和神经的形态和数量等多方面都有明显的对称性。了解这种对称性在上肢学习中有利于认识和记忆有关内容。

3. 对比性　上肢和下肢在形态和功能方面有较大的不同，但在某些方面又有一定的共性。

通过这种对比关系，不但有利于认识、记忆和理解有关内容，而且也提高了学习的兴趣。

（1）上肢和下肢肌的异同点：上肢的主要功能是从事精细运动，故肌肉细小，数量多；下肢的主要功能是支撑和移动身体，故肌肉粗大，数量少。但上肢和下肢的大多数肌均为长肌。

（2）关节运动的异同点：上肢关节灵活，运动幅度大，易脱臼；下肢关节稳定，运动幅度小，不易脱臼。但运动形式多数又是一样的。例如，对比髋关节和肩关节，它们都可以做屈、伸、收、展、旋转和环转运动。肩关节灵活，运动幅度大，易脱臼；而髋关节稳定，运动幅度小，不易脱臼。

（3）层次结构的规律性一致：都是由浅入深呈封套式层次结构分布。

4. 血管神经束和血管神经通道　上肢的血管和神经见图 1-32。它们绝大多数是以血管神经束的形式通过血管神经通道分布到相应的部位，例如前臂的桡血管神经束、尺血管神经束、骨间前血管神经束和骨间后血管神经束。

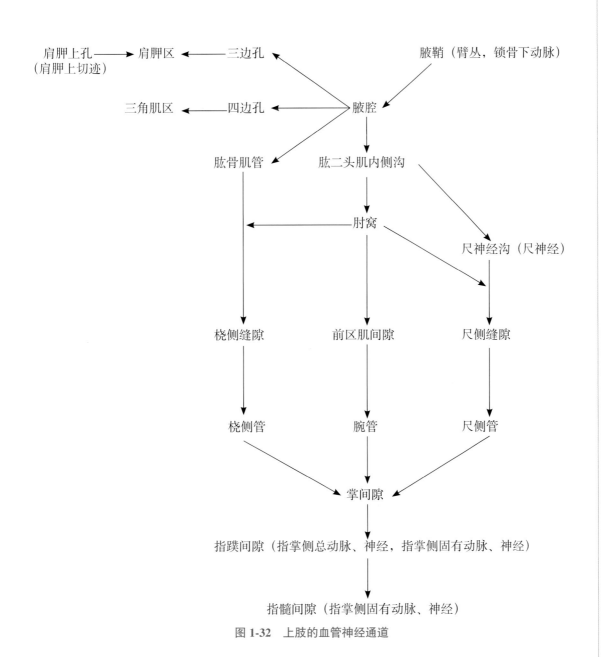

图 1-32　上肢的血管神经通道

二、临床关联

（一）上肢主要神经常见损伤

1. 臂丛损伤　直接外伤（如刺伤、挫伤）及锁骨和第 1 肋骨骨折均可引起臂丛损伤。间接外伤见于强力牵拉上肢、头颈过度弯向对侧或强力将肩部下压时，如重物打击或产伤等。

臂丛的上位各神经根受到牵拉而致损伤时会出现臂型麻痹，称为 Erb-Duchenne 麻痹，主要是 C_5、C_6 神经根或由 C_5、C_6 神经根组成的臂丛上干损伤。损伤后典型体征是患肢悬垂于躯干侧方，肩关节不能外展、旋外（三角肌、冈上肌、冈下肌、小圆肌麻痹），而呈内收、旋内位（基于背阔肌、肩胛下肌、部分胸大肌的作用），肘关节伸直（肱二头肌、肱肌、肱桡肌麻痹），前臂旋前（肱二头肌、旋后肌麻痹）。

臂丛下位神经根损伤时，出现前臂型麻痹，亦称为 Klumpke 麻痹，即 C_8、T_1 神经根或由 C_8、T_1 神经根组成的臂丛下干损伤。这类损伤主要累及尺神经和正中神经内侧根，其主要体征是某些手的内在肌、屈指和屈腕肌麻痹，最常见的是环指、小指掌指关节过伸，指骨间关节屈曲，呈"爪形手"，这主要是由于止于指背腱膜尺侧的 2 块蚓状肌和骨间肌瘫痪，致使尺侧两指的掌指关节不能屈，而止于中、远节指骨的指浅、深屈肌未受累，故仍可屈指骨间关节（图 1-33）。

2. 腋神经损伤　腋神经在喙突水平从臂丛后束发起后穿四边孔，绕肱骨外科颈后面分布于三角肌、小圆肌和臂外侧上部皮肤。当肱骨外科颈骨折、肩关节脱位或使用腋杖不当时，均可导致腋神经损伤，表现为三角肌瘫痪，肩关节不能外展，臂外侧上部皮肤感觉丧失。如果时间过久，三角肌萎缩，可形成"方形肩"。

3. 桡神经损伤

（1）在肱骨肌管（或称桡神经管）内，桡神经可因肱骨干中段骨折、使用止血带不当或臂部被紧压在手术台边而损伤，导致肱桡肌和前臂肌后群瘫痪，呈现"垂腕"征象（图 1-33），掌指关节伸直受限，前臂处于旋前畸形，拇指、示指、中指桡侧背面近侧部和手背桡侧部皮肤感觉障碍，以第 1 掌骨间隙背侧面皮肤感觉障碍最为明显。

（2）在腋部，因腋杖压迫背阔肌和大圆肌腱而损伤桡神经者较少见。神经损伤后，除出现上述症状外，还有肱三头肌瘫痪。

（3）桡骨头脱位、桡骨颈骨折或旋后肌病变，均可引起单纯桡神经深支损伤。损伤涉及指伸肌和拇长、短伸肌以及拇长展肌，因而各指的掌指关节伸直受限，拇指外展无力。因为伸指骨间关节的主要肌是骨间肌和蚓状肌，而不是指伸肌，所以各指的伸指运动不受明显影响。单纯桡神经深支损伤时，桡侧腕长伸肌不受牵连，皮肤感觉亦无障碍。

（4）在前臂损伤桡神经浅支时，仅出现手背桡侧部皮肤感觉障碍。

4. 正中神经损伤

（1）腕管：正中神经通过腕管时易被卡压而出现一系列症状和体征，称为腕管综合征。由于腕管各壁坚硬缺乏伸缩性，管腔狭窄，任何使腕管缩小或内容物胀大的因素均可使正中神经受压。此处正中神经损伤时，由于拇短展肌、拇短屈肌和拇对掌肌瘫痪进而萎缩，可出现鱼际平坦，拇指对掌功能障碍、外展无力并处于内收位（拇收肌未瘫痪），手变平呈"猿手"畸形（图 1-33）。此外，还有桡侧 2 块蚓状肌瘫痪和桡侧 3 个半指掌面及背面中、远节的皮肤感觉障碍。

（2）手掌：正中神经返支损伤，症状与腕管处损伤类似，但无蚓状肌瘫痪和皮肤感觉丧失。

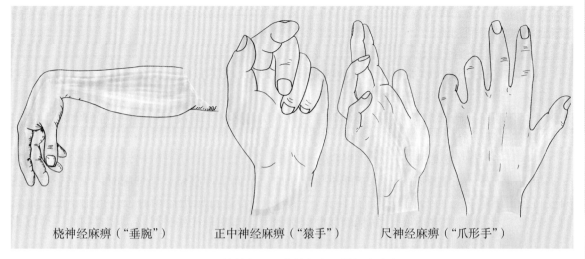

桡神经麻痹（"垂腕"）　　　正中神经麻痹（"猿手"）　　　尺神经麻痹（"爪形手"）

图 1-33　桡神经、正中神经和尺神经麻痹表现

5. 尺神经损伤

（1）腕尺侧管：当尺神经在腕尺侧管内损伤时，可产生腕尺侧管综合征。由于第 3 和 4 蚓状肌、骨间肌瘫痪，从而显示出指伸肌的作用，表现为掌指关节过伸，指骨间关节屈曲，第 4、5 指尤为显著；由于骨间肌萎缩，各掌骨间隙变宽，第 2、3、4 和 5 指不能内收和外展；由于拇收肌瘫痪而使拇指处于外展位；小鱼际肌瘫痪而致小指运动障碍。以上表现称为"爪形手"（图 1-33）。此外，还有尺侧一个半指掌面皮肤感觉障碍。

（2）尺神经沟（肘后内侧沟）：此处是尺神经易损伤之处。损伤后，除手部肌外还有尺侧腕屈肌、指深屈肌尺侧部瘫痪，以及手掌和手背尺侧部、尺侧一个半指掌面和背面皮肤感觉障碍。

（二）上肢常见骨折

1. 锁骨骨折　锁骨中 1/3 段易发生骨折，因此处为锁骨两个弯曲的衔接点，骨质最薄弱，且无肌肉或韧带附着。骨折后，近侧段因受胸锁乳突肌牵引而向后上方移位，远侧段因受上肢重力和胸大肌、背阔肌与斜方肌牵引而向前下内方移位。锁骨深面的大血管和臂丛因有锁骨下肌保护，一般不易受损。

2. 肱骨骨折　肱骨易发生外科颈、骨干和髁上骨折，背阔肌、胸上肢肌、上肢带肌、臂肌和前臂肌前群的牵引对骨折错位影响较大。

肱骨外科颈骨折时，近侧段因受冈上肌、冈下肌和小圆肌牵引而呈外展、旋外位，远侧段因受背阔肌、胸大肌和大圆肌牵引而呈内收、旋内位。由于臂丛各束和腋血管在内侧经过，因此，骨折可以合并神经、血管损伤。

肱骨干骨折时，因其后外侧有桡神经通过，常易合并桡神经损伤，出现"垂腕"。由于同三角肌关系紧密，受肩带肌和臂肌的影响，移位的方向有所变化。如骨折线在三角肌止点以上时，近侧段受胸大肌、背阔肌、大圆肌等牵拉而向前、向内移位；远侧段受三角肌及臂肌牵拉而向外、向近端移位。当骨折线在三角肌止点以下时，近侧段因受三角肌、冈上肌和喙肱肌牵引呈前屈、外展位；远侧段因受肱二头肌和肱三头肌牵引而向上移位。

肱骨髁上骨折时，远侧段常因前臂肌前群的牵引而向前移位，故容易压迫正中神经和肱动脉，导致前臂肌缺血挛缩、正中神经分布区皮肤感觉障碍和肌瘫痪。

3. 前臂双骨折　尺、桡骨相互构成桡尺近侧关节和桡尺远侧关节，并与肱骨和近侧列腕骨分别构成肱桡关节、肱尺关节和桡腕关节。尺、桡骨的骨间膜为一坚韧的纤维膜，纤维方向从桡骨斜向下内至尺骨。当前臂处于中立位时，骨间膜最为紧张。如仅为尺骨或桡骨骨折时可由骨间膜传导到另一骨，引起另一骨不同平面的骨折，也可出现另一骨上端或下端脱位，由于

多个肌的牵拉，常表现为复杂移位。复位时，要注意骨间膜必须要达到最大宽度，以防止骨间膜挛缩影响前臂的功能。

（三）上肢浅静脉穿刺

肘前区的浅静脉（如头静脉、贵要静脉和肘正中静脉等）口径较大，血流量大，位置表浅，并有交通支与深静脉吻合而较固定。肱二头肌腱膜将浅静脉与深层结构隔开，故静脉穿刺较为安全。因此，临床常在肘前方进行静脉穿刺，实施采血、输液、测量中心静脉压等。

（四）手的疾病

1. 手的功能位及其改变　作用于手指的肌腱断裂时，手的功能位将发生变化。例如，某一手指的浅、深屈肌腱断裂时，该指即不呈半屈曲位，而呈伸直位；当伸腕时，正常各指的屈曲度将会随之增大，而伤指却反而更伸直；当嘱咐患者进行屈指运动时，伤指则不能正常屈曲。又如，当指伸肌腱断裂时，伤指的屈曲度则加大。当掌骨或指骨骨折需要牵引时，应以舟骨结节为中心向远侧行放射状牵引，以保持手和指的功能。

2. 弹响指　每个指的腱鞘都将指屈肌腱约束在掌骨、指骨上，指滑膜鞘可减少腱滑动时的摩擦，指纤维鞘能防止腱向掌侧弹射和向两侧滑移。在手指长期用力劳动时，肌腱受到强烈摩擦，腱与腱鞘均可发生慢性损伤，局部出现腱鞘狭窄，肌腱增粗，滑动受阻。此时如果肌肉收缩，变粗的肌腱通过狭窄的腱鞘，即发生一弹拨动作并且发出响声，故称为弹响指。

3. 指伸肌腱损伤　①类风湿性滑膜炎侵蚀或外伤致指伸肌腱中间束断裂，两条侧束向下滑脱并挛缩，造成近侧指骨间关节屈曲、远侧指骨间关节过伸畸形，称为纽孔样指畸形。②手指指浅屈肌腱的断裂及指伸肌腱侧束的断裂，导致手指屈、伸肌力不平衡，而产生近侧指骨间关节过伸、远侧指骨间关节屈曲畸形，称为鹅颈指畸形。③指伸肌腱在末节指骨背侧的部分由两侧束汇聚而成，此处断裂，远侧指骨间关节不能主动伸直而产生屈曲畸形，称为槌状指畸形。

4. 手掌筋膜间隙和指滑膜鞘感染　切开掌中间隙感染时，应在第3、4指间的指蹼处做切开引流，切口应防止进入尺侧囊。鱼际间隙感染时的最佳切口是沿第2掌骨掌面下半部的桡侧缘进行。尺侧囊感染时，自小指掌侧根部向近侧切开，可达腕部，注意勿损伤尺神经。桡侧囊感染时，自拇指近节指骨掌侧面起，沿鱼际内侧向近侧呈弧形切开。切口不应太靠近侧，以防损伤正中神经返支。手的切开应特别注意保护正中神经返支、尺神经深支、掌浅弓、各指掌侧总神经和血管、各指掌侧固有神经和血管。

（刘　星　王德贵　马彦文）

手外伤

世界断肢再植之父

第一节　概　述

下肢（lower limb）除行走和运动之外，还可使身体直立及支持体重。故下肢的主要形态特点为：骨骼比上肢粗大，肌肉发达；骨连结较上肢复杂，其稳固性大于灵活性。

一、境界与分区

下肢与躯干直接相连。前方以腹股沟与腹部分界；后方以髂嵴与腰、骶部分界。上端内侧为会阴部。下肢可分为臀部、股部、膝部、小腿部、踝和足部。除臀部外，其余各部又各分若干区。如股部，根据其骨筋膜鞘的位置可分为股前区、股内侧区和股后区。小腿部可分为前区、外侧区和后区。

二、表面解剖

（一）体表标志

见图 2-1。

1. 臀部与股部　臀部上界可扪及髂嵴全长及其前端的髂前上棘和后端的髂后上棘。髂前上棘后上方约 5cm 处，可扪及髂结节。其下方约 10cm 处，能触及股骨大转子。两侧髂嵴最高点连线过第 4 腰椎棘突，是临床腰椎穿刺的定位标志。屈髋时，臀下部内侧可触及坐骨结节。腹股沟内侧端前内上方可扪及耻骨结节，向内为耻骨嵴。两侧耻骨嵴连线中点稍下方为耻骨联合上缘。髂前上棘与耻骨结节连线深面为腹股沟韧带。

臀大肌使臀部形成圆隆的外形。两侧臀部之间有臀沟，臀沟的上部可扪及尾骨尖。臀皱襞是臀和股后部交界处一条明显的分界线。臀股沟为一横行的沟，界于臀部和大腿后面之间，也称臀纹线，是测量大腿围的标志点。股四头肌位于大腿前面，在大腿屈和内收时，可见股直肌在缝匠肌和阔筋膜张肌所组成的夹角。股内侧肌和股外侧肌在大腿前面的下部，分别位于股直肌的内、外侧。大腿抗阻内收时，长收肌明显隆起，内侧缘尤为明显，为股三角的内侧界。

2. 膝部　前方可扪及髌骨和下方的髌韧带，其下端可触及胫骨粗隆。髌骨两侧可分别触及上方的股骨内、外侧髁和下方的胫骨内、外侧髁。股骨内、外侧髁的突出部为股骨内、外上髁。腘窝（popliteal fossa）是膝后区近似菱形的浅窝，伸膝时界限不明显，屈膝时，可明显触及外侧的股二头肌腱和内侧的半腱肌腱、半膜肌腱。

3. 小腿部　前面为纵行的胫骨前缘，位置表浅，居皮下。在胫骨粗隆后外方，可触及腓骨头及下方的腓骨颈。小腿下 1/3 外侧可触及腓骨下 1/3 段。小腿后上部的肌性隆起构成"小腿肚"的膨隆外形，由小腿三头肌构成。腓肠肌内侧肌腹下缘为测量跟腱长度的体表标志。腓肠肌最粗处是测量小腿围的标志点。跟腱在踝关节后方呈粗索状，向下止于跟骨后端。胫骨前肌腱在用力勾脚尖时，在小腿下端前面、胫骨外侧，明显可见此肌腱。

4. 踝与足　踝部两侧可扪及和看到内踝和外踝，后方可扪及跟腱，其下方为跟骨结节。足内侧缘中部稍后有舟骨粗隆，外侧缘中部可触及第 5 跖骨粗隆。外侧跖骨点是第 5 跖骨小头

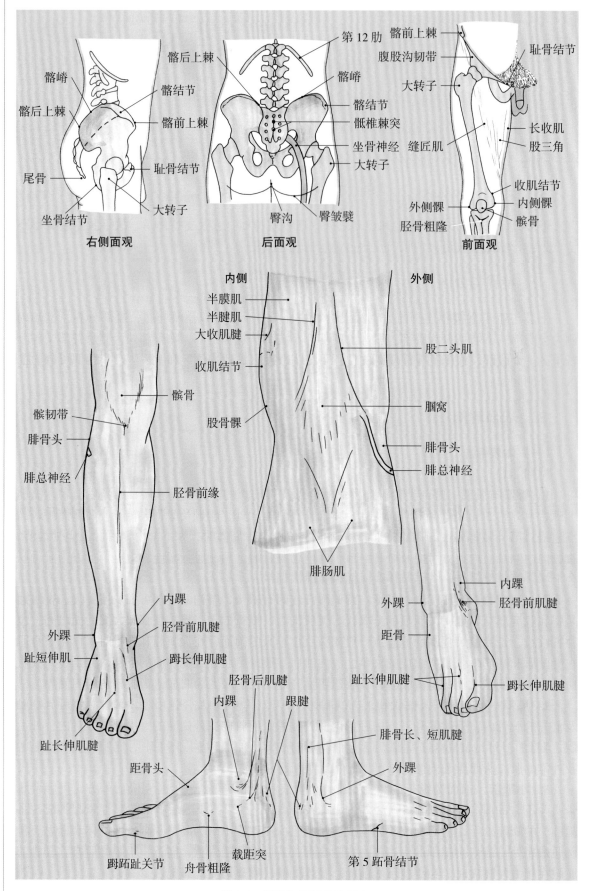

图 2-1 臀部和下肢体表标志

向外侧最突出的点；内侧跖骨点是第 1 跖骨小头最向内侧突出的点。这两点为测量足宽的体表标志。

（二）体表投影

1. 臀上动、静脉与神经　髂后上棘与股骨大转子尖连线的中、内 1/3 交点为臀上动、静脉和神经经由梨状肌上孔出盆的投影。

2. 臀下动、静脉与神经　其出盆的投影点在髂后上棘至坐骨结节连线的中点。

3. 坐骨神经　其出盆点在髂后上棘至坐骨结节连线中点外侧 2～3cm 处，坐骨神经干的投影位置为股骨大转子与坐骨结节连线的中、内 1/3 交点至股骨内、外侧髁之间中点（或腘窝上角）的连线。

4. 股动脉　大腿微屈并外展、外旋时，由髂前上棘至耻骨联合连线的中点至收肌结节连线的上 2/3 段。

5. 腘动脉　股后面中、下 1/3 交界线，与股后正中线交点内侧约 2.5cm 处至腘窝中点连线为斜行段投影。腘窝中点至腘窝下角连线为垂直段投影。

6. 胫前动脉　腓骨头到胫骨粗隆连线的中点与内、外踝前面连线中点的连线。

7. 胫后动脉　腘窝下角至内踝与跟腱内缘之间中点的连线。

8. 腓总神经　从腘窝上角，经股二头肌内侧缘至腓骨小头下后方做一连线，即为腓总神经的体表投影。

9. 胫神经　腘窝上角、腘窝下角和小腿后正中线上、中 1/3 交点及跟腱与内踝连线中点，以上 4 点连线即为胫神经的体表投影。

10. 足背动脉　内、外踝经足背连线的中点至第 1、2 跖骨底之间的连线。

三、体格检查

（一）下肢的测量

通过体表或 X 线检查可以测量正常的下肢力线、颈干角和膝外翻角等。当发生骨折、脱位或先天畸形时，它们会有所改变或超出正常值范围。

1. 下肢力线　指通过股骨头中点、髌骨中点和踝关节中心的连线，是下肢承受重力的轴线，与小腿的长轴基本一致。双脚并拢直立时，由于双髋关节间距大于双踝关节间距，所以下肢力线斜向内下。

2. 颈干角（collodiaphyseal angle）　股骨颈与股骨体长轴之间向内的夹角称颈干角，正常成人为 127°（125°～130°）。大于此角者为髋外翻，小于此角者为髋内翻（图 2-2）。

3. 膝外翻角　股骨体长轴轴线与胫骨长轴线在膝关节处相交成向外的夹角，正常时约170°，其补角称膝外翻角，男性者略小于女性。外侧夹角＜170° 为膝外翻，呈"X"形腿；＞170° 为膝内翻，呈"O"形腿或弓形腿（图 2-2）。

（二）对比关系

正常情况下，下肢许多骨性标志之间的位置关系是相对固定的，当发生骨折或关节脱位时，其对比关系可发生变化。常用的有以下两种对比关系。

1. Nelaton 线　侧卧，髋关节屈 90°～120°，自坐骨结节至髂前上棘的连线称 Nelaton 线。正常时，该线恰通过股骨大转子尖。当髋关节脱位或股骨颈骨折时，大转子尖可向此线上方移位（图 2-3）。

2. Kaplan 点　仰卧，两下肢并拢伸直，两髂前上棘处于同一水平面时，由两侧大转子尖过同侧髂前上棘做延长线。正常时两侧延长线相交于脐或脐以上，相交点称 Kaplan 点。髋关节脱位或股骨颈骨折时，此点偏移至脐下并偏向健侧（图 2-3）。

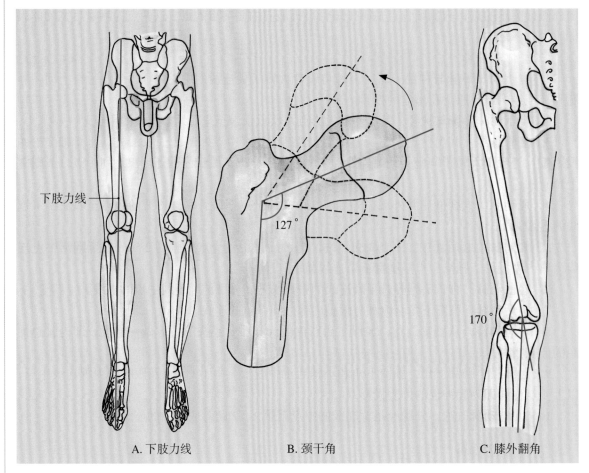

A. 下肢力线　　　　　　　B. 颈干角　　　　　　　C. 膝外翻角

图 2-2　下肢的测量

（三）腱反射

1. 膝腱反射　坐位检查时，小腿完全松弛下垂，卧位时则在患者腘窝处托起下肢，使髋、膝关节均稍屈曲，以叩诊锤叩击髌骨下方的股四头肌腱，正常反应为小腿伸展。其反射中枢位于第 2～4 节腰髓。若患者过于紧张，反射引不出，可嘱患者双手扣起，用力拉紧再试（图2-4）。

2. 跟腱反射　患者仰卧，髋、膝关节稍屈曲，下肢取外旋外展位，检查者用左手托患者足掌，使足呈过伸位；或让患者跪于椅上，双足悬于椅座外，以叩诊锤轻叩跟腱。正常反应为腓肠肌收缩，足向跖面屈曲。其反射中枢位于第 1～2 节骶髓（图 2-4）。

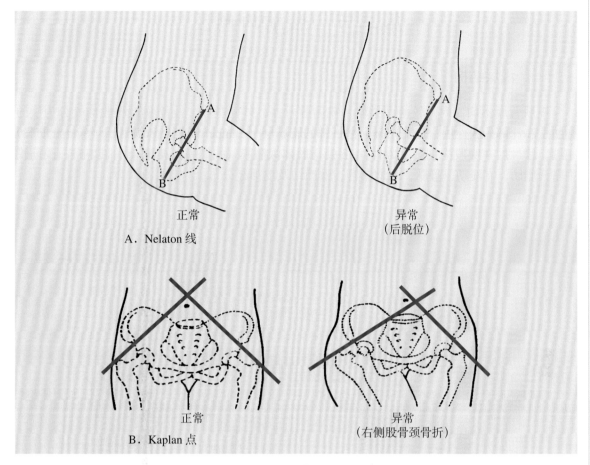

A．Nelaton 线
正常　　　　　异常（后脱位）

B．Kaplan 点
正常　　　　　异常（右侧股骨颈骨折）

图 2-3　Nelaton 线和 Kaplan 点

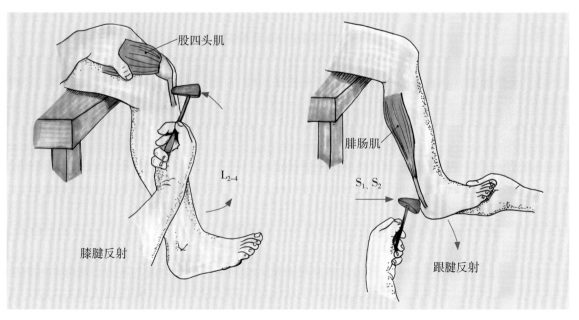

图 2-4　膝腱反射和跟腱反射

第二节　股前内侧区

一、浅层结构

皮肤薄厚不均，内侧较薄而柔软，皮脂腺较多，外侧较厚。浅筋膜近腹股沟处分为浅的脂肪层和深部的膜性层，分别与腹前壁下部的脂肪层（Camper 筋膜）和膜性层（Scarpa 筋膜）相续。膜性层在腹股沟韧带下方约 1cm 处与股部深筋膜（阔筋膜）相融合（图 2-5）。浅筋膜中富含脂肪，有浅动、静脉，浅淋巴管，淋巴结及皮神经分布。

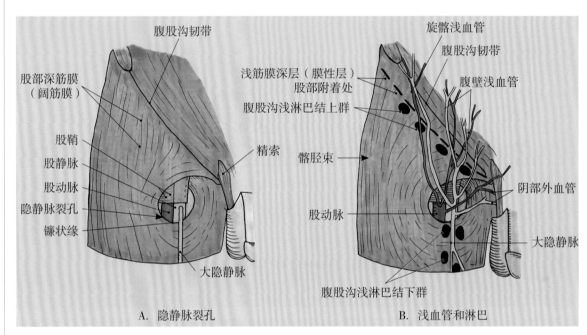

图 2-5　股前内侧区浅层结构

1. 大隐静脉（great saphenous vein）　全长平均约 76 cm，起于足背静脉弓内侧端，经内踝前方，沿小腿内侧缘伴隐神经上行，经股骨内侧髁后方约 2 cm 处，进入大腿内侧部，与股神经内侧皮支伴行，逐渐向前上，在耻骨结节外下方穿隐静脉裂孔汇入股静脉（图 2-5），其汇入点称隐股点。汇入股静脉前，大隐静脉收纳了 5 条属支：旋髂浅静脉（superficial iliac circumflex vein）、腹壁浅静脉（superficial epigastric vein）、阴部外静脉（external pudendal vein）、股内侧浅静脉（superficial medial femoral vein）和股外侧浅静脉（superficial lateral femoral vein）（图 2-6）。它们汇入大隐静脉的形式多样，相互间吻合丰富。大隐静脉曲张行高位结扎时，需分别结扎切断各属支，以防复发。大隐静脉全长的管腔内有 9 ～ 10 对静脉瓣，通常两瓣相对，呈袋状，以保证血液向心回流。

由于下肢深静脉管壁薄弱，其内的瓣膜可对抗运动间隙时血液倒流的压力；毗邻动脉的压力脉冲作用也可帮助静脉血液回流；肌运动的收缩又可挤压深部静脉并促使血液向上流动。而浅表的浅静脉处在浅筋膜里，得不到上述压力的帮助。交通静脉（支）的瓣膜可防止静脉血从压力高的深静脉倒流至压力低的浅静脉，且肌舒张时，浅静脉血会被吸入深静脉内，称静脉泵（图 2-6）。

2. 浅动脉　股部浅动脉的起始、行径、口径大小与临床的皮瓣移植有密切关系。它们主要有：①旋髂浅动脉（superficial iliac circumflex artery），多由股动脉和股深动脉发出，沿腹股

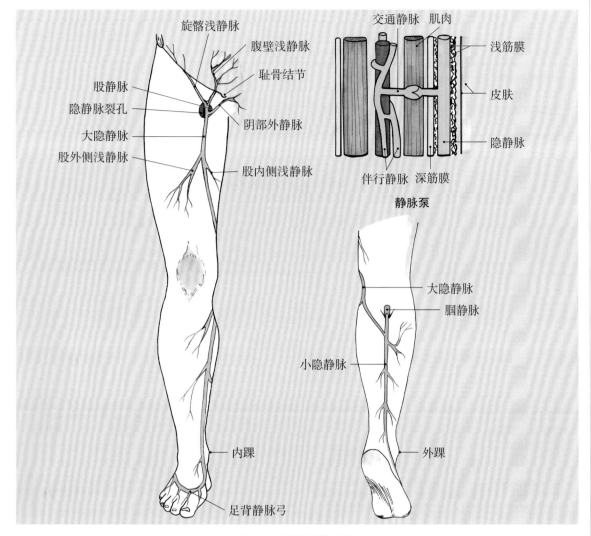

图 2-6　下肢的浅静脉

沟韧带走向髂前上棘，分布于腹前壁下外侧部。②**腹壁浅动脉**（superficial epigastric artery），单独或与旋髂浅动脉、阴部外动脉共干起于股动脉，于腹股沟韧带内侧半下方约 1 cm 处穿阔筋膜，分支供应腹前壁下部。③**阴部外动脉**（external pudendal artery），起于股动脉，分布于外生殖器皮肤。④此外，尚有发自旋股外侧动脉的股外侧浅动脉。

3. 浅淋巴结　集中在股前内侧区上部，统称为**腹股沟浅淋巴结**（superficial inguinal lymph node）。一般分两群：上群又称近侧群或斜群，有 2 ～ 6 个淋巴结，斜行排列于腹股沟韧带下方，又可分为内、外侧两组，主要收集腹前外侧壁下部、会阴、外生殖器、臀部及肛管、子宫的淋巴；下群又称远侧群或纵群，有 2 ～ 7 个淋巴结，沿大隐静脉末段纵行排列，以大隐静脉为界，亦分为内、外侧两组，主要收纳下肢、会阴和外生殖器的浅淋巴。其输出淋巴管注入腹股沟深淋巴结或髂外淋巴结（图 2-7）。

4. 皮神经　股前内侧区的皮神经有多个来源及分布（图 2-8）。主要有：①**股外侧皮神经**（lateral femoral cutaneous nerve），发自腰丛，在髂前上棘下方 5 ～ 10 cm 处穿出深筋膜，分前、后两支，前支较长，分布于大腿外侧面皮肤，后支分布于臀区外侧皮肤。②**股神经前皮支**（anterior cutaneous branches of femoral nerve），来自股神经，在大腿前面中部穿过缝匠肌和深筋膜，分布于大腿前面中间部的皮肤。③**股神经内侧皮支**（medial cutaneous branches of femoral nerve），来自股神经，于大腿下 1/3 穿缝匠肌内侧缘和深筋膜，分布于大腿中、下部内

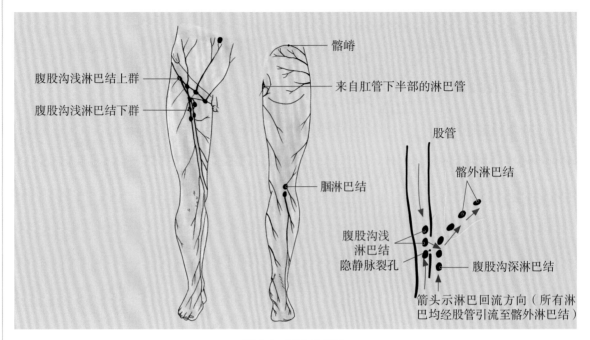

图 2-7　下肢的淋巴

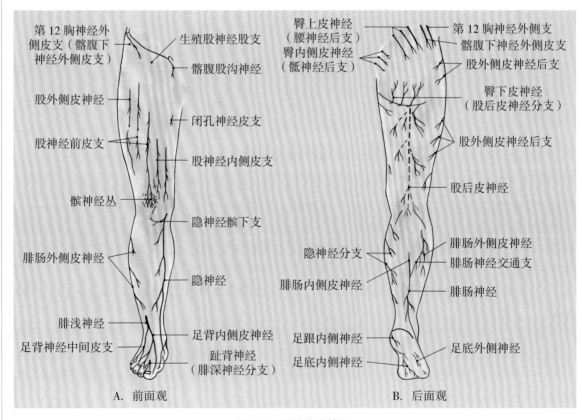

A. 前面观　　　　　　　　　　　　　B. 后面观

图 2-8　下肢的皮神经

侧份皮肤。④**闭孔神经皮支**（cutaneous branches of obturator nerve），多数穿股薄肌或长收肌，分布于股内侧中、上部的皮肤。⑤生殖股神经及髂腹股沟神经的分支分布于股前区上部中、内侧皮肤。

二、深层结构

1. 深筋膜　大腿深筋膜称阔筋膜或大腿固有筋膜。上方附于腹股沟韧带及髂嵴，与臀筋膜和会阴筋膜相续；下方与小腿筋膜相续。阔筋膜坚韧致密，为全身最厚的筋膜，在大腿外侧增厚，形成一扁带状结构称髂胫束。

（1）**髂胫束**（iliotibial tract）：起自髂嵴前份，上部分为两层，包裹阔筋膜张肌，两者紧密结合不易分离。其后缘与臀大肌腱相续。下端附于胫骨外侧髁、腓骨头和膝关节囊下部（图 2-5）。临床上常取髂胫束作为体壁缺损、薄弱部位或膝关节交叉韧带损伤时修补重建的材料。

（2）**隐静脉裂孔**（saphenous hiatus）：又称卵圆窝，为腹股沟韧带中、内 1/3 交点下方 1 横指处阔筋膜的卵圆形薄弱区（图 2-5），表面覆盖一层疏松结缔组织称筛筋膜（cribriform fascia）或外筛板，有大隐静脉及其属支穿入。隐静脉裂孔外缘锐利，呈镰状，上端止于耻骨结节，并与腹股沟韧带和腔隙韧带相续，下端与耻骨肌筋膜相续。

2. 前、内侧骨筋膜鞘　阔筋膜向大腿深部发出股内侧、股外侧和股后 3 个肌间隔，伸入肌群间，并附于股骨粗线，与骨膜及阔筋膜共同形成 3 个骨筋膜鞘，容纳相应的肌群、血管及神经。前骨筋膜鞘包绕股前群肌，股动、静脉，股神经及腹股沟深淋巴结。内侧骨筋膜鞘包绕股内侧群肌，闭孔动、静脉和闭孔神经。

3. 肌腔隙与血管腔隙　腹股沟韧带与髂骨间被一韧带分隔成内、外侧两部，即外侧的肌腔隙和内侧的血管腔隙。二者是腹腔、盆腔与股前内侧区之间的重要通道。该韧带称**髂耻弓**（iliopectineal arch），连于腹股沟韧带和髂骨的髂耻隆起之间（图 2-9）。

（1）**肌腔隙**（lacuna musculorum）：前界为腹股沟韧带外侧部，后外界为髂骨，内侧界为髂耻弓。腔隙内有髂腰肌、股神经和股外侧皮神经通过。患腰椎结核时，脓液可沿腰大肌及其筋膜，经此腔隙扩散至大腿根部，并有可能刺激股神经。

（2）**血管腔隙**（lacuna vasorum）：前界为腹股沟韧带内侧部，后内界为耻骨肌筋膜及耻骨梳韧带（pectineal ligament），内侧界为**腔隙韧带**（lacunar ligament）（又称陷窝韧带），后外界为髂耻弓。腔隙内有股鞘、股动脉、股静脉、生殖股神经股支和淋巴管通过。其最内侧为股管的上口，称**股环**（femoral ring）。

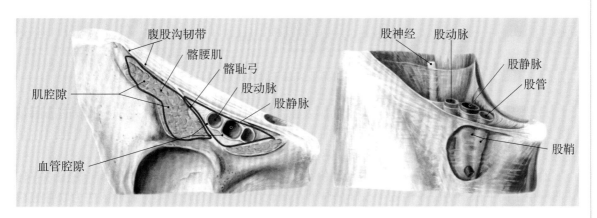

图 2-9　肌腔隙与血管腔隙

4. 股三角（femoral triangle）　位于股前内侧区上 1/3 部，呈一底向上、尖向下的倒三角形凹陷，下续收肌管。

（1）境界：上界为腹股沟韧带，外下界为缝匠肌内侧缘，内下界为长收肌内侧缘，前壁为阔筋膜，后壁凹陷，自外侧向内侧为髂腰肌、耻骨肌和长收肌及其筋膜。

（2）内容：股三角内的结构由外侧向内侧依次为股神经，股鞘及其包含的股动、静脉，股管，股深淋巴结和脂肪等。股动脉居中，于腹股沟韧带中点深面由髂外动脉延续而成，外侧为股神经，内侧为股静脉。了解此种关系有利于股动脉压迫止血，股动、静脉穿刺及股神经麻醉时的定位（图 2-10）。

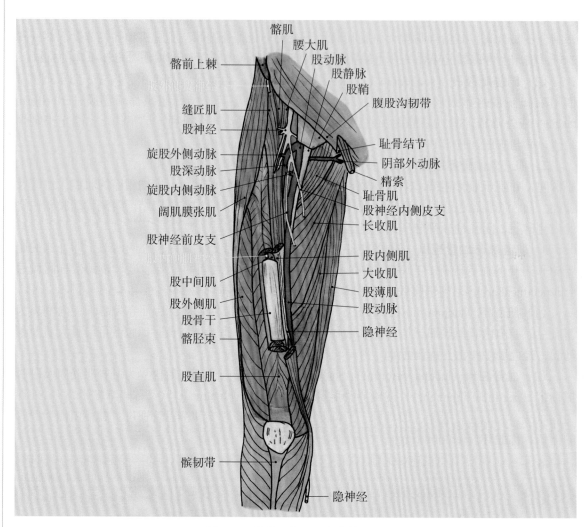

图 2-10　股前区与股三角内的结构

1）**股鞘**（femoral sheath）：为腹横筋膜及髂筋膜向下延续包绕股动、静脉上段的筋膜鞘（图 2-9，10），呈漏斗形，长 3 ~ 4 cm，向下与股血管外膜融合。鞘内两条纵行的纤维隔将鞘分为 3 个腔，外侧者容纳股动脉，中间者容纳股静脉，内侧者形成股管。

2）**股管**（femoral canal）：为股鞘内侧份一漏斗状筋膜间隙，平均长 1.0 ~ 1.5 cm（图 2-9）。其前壁由上向下依次为腹股沟韧带、隐静脉裂孔镰状缘的上端和筛筋膜；后壁依次为耻骨梳韧带、耻骨肌及其筋膜；内侧壁依次为腔隙韧带及股鞘内侧壁；外侧壁为股静脉内侧的纤维隔。股管下端为盲端，称股管下角；上口称**股环**（femoral ring），呈卵圆形，其内侧界为腔隙韧带，后界为耻骨梳韧带，前界为腹股沟韧带，外侧界为股静脉内侧的纤维隔。股环是股管上通腹腔的通道，被薄层疏松结缔组织覆盖，称股环隔（femoral septum）或内筛板，隔的上面衬有腹膜。从腹腔面观察，此处呈一小凹，称股凹，位置高于股环 1 cm。股管内除有 1 ~ 2 个腹股沟深淋巴结外，尚有脂肪组织。腹压增高时，腹腔脏器（主要为肠管）可被推向股凹，继而经股环至股管，最后由隐静脉裂孔处突出，形成股疝。股环上方常有腹壁下动脉的闭孔支或变异的闭孔动脉经过腔隙韧带附近。故行股疝修补术时，应特别注意避免损伤此动脉。因股环的前、后和内侧三边均为韧带结构，不易延伸，所以股疝易发生绞窄。

3) **股动脉**（femoral artery）：股动脉是髂外动脉自腹股沟韧带中点后面向下的延续，在股三角内行向股三角尖，继而经收肌管下行，穿收肌腱裂孔至腘窝，移行为动脉。股动脉起始处发出 3 条浅动脉（腹壁浅动脉、旋髂浅动脉和阴部外动脉）均与同名静脉伴行。股动脉的最大分支为**股深动脉**（deep femoral artery），于腹股沟韧带下方 3 ~ 5 cm 处，起自股动脉的后外侧，向内下，行于长收肌和大收肌之间，沿途发旋股内、外侧动脉，数条穿动脉（也称穿支）及肌支，同时参与髋关节周围动脉网及膝关节动脉网的组成。

4) **股静脉**（femoral vein）：为静脉的延续，起自收肌腱裂孔，向上与股动脉伴行，位于股动脉后方，逐渐转至动脉内侧，继而穿血管腔隙移行为髂外静脉。股静脉除收集大腿深部静脉外，主要收纳大隐静脉的血液。

5) **腹股沟深淋巴结**（deep inguinal lymph node）：在股静脉上部附近及股管内，有 3 ~ 4 个，收纳下肢和会阴部深、浅淋巴，其输出淋巴管注入髂外淋巴结。

6) **股神经**（femoral nerve）：起于腰丛，沿髂筋膜深面，经肌腔隙内侧部进入股三角。其主干短粗，随即发出众多肌支、皮支和关节支。肌支分布至股四头肌、缝匠肌和耻骨肌；关节支至髋、膝关节；皮支有股神经前皮支和内侧皮支，分布至股前内侧区皮肤。其中最长的皮神经为**隐神经**（saphenous nerve），在股三角内伴股动脉外侧下行入收肌管，在收肌管下端穿大收肌腱板，行于缝匠肌和股薄肌之间，在膝关节内侧穿深筋膜，伴大隐静脉下行，分支分布于髌骨下方、小腿内侧和足内侧缘皮肤。

5.　收肌管（adductor canal）　又称 Hunter 管，位于股中 1/3 段前内侧，缝匠肌深面，大收肌和股内侧肌之间，是一断面呈三角形，长 15 ~ 17 cm 的管状间隙。前壁为张于股内侧肌与大收肌间的收肌腱板，浅面覆以缝匠肌；外侧壁为股内侧肌；后壁为长收肌和大收肌。上口与股三角尖相通，下口为**收肌腱裂孔**（adductor tendinous opening），通腘窝上角，所以收肌管又称股管。股三角或腘窝的炎症可借此互相蔓延。收肌管内的结构，前部为股神经的股内侧肌支和隐神经，中部为股动脉，后部为股静脉以及淋巴管和疏松结缔组织。股动脉在管下段发出**膝降动脉**（descending genicular artery）（又称膝最上动脉）

6.　股内侧区的血管和神经　有闭孔动、静脉和神经。**闭孔动脉**（obturator artery）起于髂内动脉，穿闭膜管出骨盆至股内侧，分前、后两支行于短收肌前、后方，营养内收肌群、髋关节和股方肌，并与旋股内侧动脉吻合。闭孔静脉与同名动脉伴行，回流至髂内静脉。**闭孔神经**（obturator nerve）起于腰丛，伴闭孔血管出闭膜管后亦分两支，前支支配内收肌群大部及膝关节，后支支配闭孔外肌和大收肌。

第三节　臀区、股后区和腘窝

一、臀区

1.　境界　臀部为骨盆后外面近似方形的区域，上为髂嵴，下为臀皱襞，内侧为骶、尾骨外侧缘，外侧为髂前上棘至大转子间的连线。此部主要有髋肌后群及出入梨状肌上、下孔的血管和神经。由于肌层发达，臀部外上 1/4 象限临床上常作为肌内注射的首选部位。

2.　浅层结构　臀部皮肤较厚，富含皮脂腺和汗腺。浅筋膜发达，个体差异较大。近髂嵴和臀下部形成厚的脂肪垫，中部较薄，内侧在骶骨后面及髂后上棘附近很薄，长期卧床时，此处易受压形成褥疮。

浅筋膜内的皮神经主要 3 组：①**臀上皮神经**（superior gluteal cutaneous nerves）由第 1 ~ 3

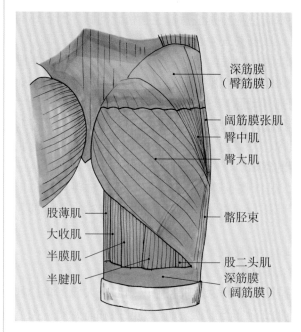

图 2-11　臀筋膜与臀大肌

腰神经后支的外侧支组成，在第 3、4 腰椎棘突平面穿出竖脊肌外侧缘，行经竖脊肌与髂嵴交点处的骨纤维管后，至臀部皮下。臀上皮神经一般有 3 支，以中支最长，有时可达臀沟。腰部急性扭伤或神经在骨纤维管处受压时，可能引起腰腿疼痛。②**臀下皮神经**（inferior gluteal cutaneous nerves）发自股后皮神经，绕臀大肌下缘至臀下部皮肤。③**臀内侧皮神经**（medial gluteal cutaneous nerves）为第 1 ~ 3 骶神经后支，较细小，在髂后上棘至尾骨尖连线的中段穿出，分布于骶骨表面和臀内侧皮肤。此外，臀部外侧尚有髂腹下神经的外侧皮支分布（图 2-8）。

3. 深层结构

（1）深筋膜：臀部深筋膜又称臀筋膜（gluteal fascia）。上部与髂嵴愈着，在臀大肌上缘分两层包绕臀大肌，并向臀大肌肌束间发出许多纤维小隔分隔肌束。内侧部愈着于骶骨背面，外侧移行为阔筋膜，并参与组成髂胫束（图 2-11）。臀筋膜损伤是腰腿痛的病因之一。

（2）臀肌：为髋肌后群，分 3 层（图 2-12、13）。①浅层为**臀大肌**（gluteus maximus）和

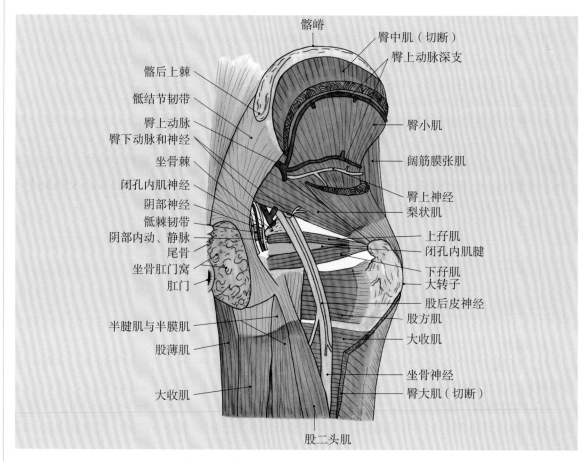

图 2-12　臀部深层结构（切断臀大、中肌）

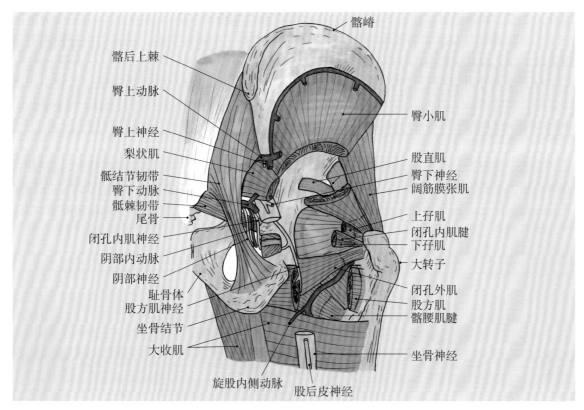

图 2-13　臀部深层结构（切断坐骨神经）

阔筋膜张肌（tensor fascia lata）。臀大肌略呈方形，可维持人体直立和后伸髋关节。在臀大肌和坐骨结节间有臀大肌坐骨囊（sciatic bursa of gluteus maximus）。臀大肌外下方的腱膜与大转子间有臀大肌转子囊（trochanteric bursa of gluteus maximus）。②中层自上而下为**臀中肌**（gluteus medius）、**梨状肌**（piriformis）、**上孖肌**（gemellus superior）、闭孔内肌腱（gemellus inferior）、**下孖肌**（gemellus inferior）和**股方肌**（quadratus femoris）。③深层有**臀小肌**（gluteus minimus）和**闭孔外肌**（obturator externus）。

　　臀肌之间，由于血管、神经的穿行或疏松组织的填充，形成许多臀肌间隙。这些间隙沿血管、神经互相连通，是感染蔓延的通道。其中臀大肌深面的间隙较广泛，可沿梨状肌上、下孔通盆腔，借坐骨小孔通坐骨肛门窝，沿坐骨神经通至大腿后面。

　　(3) **梨状肌上孔**（suprapiriform foramen）：上缘为坐骨大切迹上部，下缘为梨状肌。穿经的结构自外侧向内侧依次为臀上神经、臀上动脉和臀上静脉。臀上神经分上、下 2 支，支配臀中、小肌和阔筋膜张肌后部；臀上动脉亦分浅、深 2 支，浅支主要营养臀大肌，深支营养臀中、小肌及髋关节（图 2-12）。

　　(4) **梨状肌下孔**（infrapiriform foramen）：上缘为梨状肌，下缘为坐骨棘和骶棘韧带。穿经的结构自外侧向内侧依次为坐骨神经、股后皮神经、臀下神经、臀下动脉、臀下静脉、阴部内静脉、阴部内动脉和阴部神经（图 2-13）。

　　臀下动、静脉主要供应臀大肌，并与臀上血管吻合，还发分支供应髋关节。阴部内动、静脉自梨状肌下孔穿出后，随即越过骶棘韧带穿入坐骨肛门窝，供应会阴部结构。

　　(5) **坐骨神经与梨状肌的关系**：**坐骨神经**（sciatic nerve）是全身最粗大、行程最长的神经，是骶丛的分支（$L_{4\sim5}$、$S_{1\sim3}$），多数以一单干出梨状肌下孔至臀部，在臀大肌深面，股方肌浅面，经坐骨结节与股骨大转子之间的稍内侧进入股后区。坐骨神经出盆腔时与梨状肌的位置关系常有变异，常见类型有：以一总干出梨状肌下孔者占 66.3%；其变异以坐骨神经在盆内分为 2 支，胫神经出梨状肌下孔，腓总神经穿梨状肌肌腹者多见，占 27.3%；其他变异型占 6.4%。坐骨神经与梨状肌关系十分密切，当梨状肌损伤、出血肿胀时，易压迫坐骨神经引起腰腿痛，称之为梨状肌损伤综合征。

（6）坐骨小孔及穿行结构：**坐骨小孔**（lessor sciatic foramen）由骶棘韧带、坐骨小切迹和骶结节韧带围成，其间通过的结构由外侧向内侧依次为阴部内动、静脉（internal pudendal artery and vein）和阴部神经（pudendal nerve），分布于会阴部结构。

（7）髋关节周围动脉网：髋关节周围有髂内、外动脉及股动脉等的分支分布。通常所称的“臀部十字吻合”位于臀大肌深面，股方肌与大转子附近。十字吻合的两侧分别为旋股内、外侧动脉；上部为臀上、下动脉；下部为第 1 穿动脉等组成吻合丰富的动脉网。其次，在近髋关节的盆侧壁处，还有旋髂深动脉、髂腰动脉、骶外侧动脉、骶正中动脉等及其间的吻合支。盆内脏器两侧之间的动脉吻合也较丰富。故结扎一侧髂内动脉时，可借髋周围动脉网建立侧支循环，以代偿髂内动脉分布区的血液供应（图 2-14）。

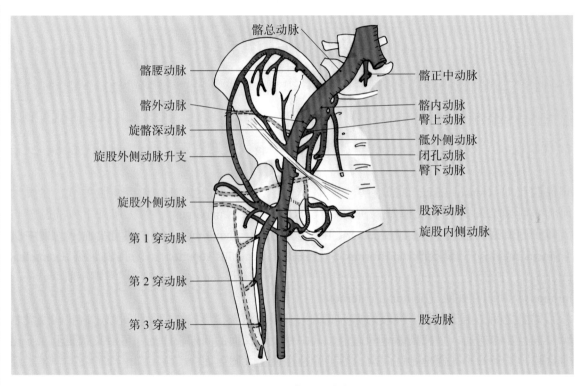

图 2-14　髋关节周围动脉网

二、股后区

股后区主要包括大腿后群肌及走行其间的血管、神经。

1. 浅层结构　皮肤较薄，浅筋膜较厚。股后皮神经位于阔筋膜与股二头肌之间，沿股后正中线下行至腘窝上角，沿途分支分布于股后区、腘窝及小腿后区上部的皮肤。

2. 深层结构

（1）后骨筋膜鞘：包绕股后群肌、坐骨神经、深淋巴结和淋巴管。鞘内的结缔组织间隙上通臀部，下连腘窝。二者的炎症可沿此间隙内的血管神经束互相蔓延。

（2）坐骨神经：在臀大肌深面，坐骨结节与大转子之间进入股后区，行于大收肌和股二头肌长头之间，下降至腘窝上角，分为胫神经和腓总神经两个终末支（图 2-15）。

在股后部，坐骨神经主要在内侧发肌支支配股二头肌长头、半腱肌、半膜肌和大收肌。股二头肌短头的支配神经由腓总神经发出。故手术分离坐骨神经时，沿其外侧分离较为安全，不易损伤其分支。在臀大肌下缘和股二头肌长头外侧缘夹角处，坐骨神经位置表浅，是检查坐骨神经压痛点的常用部位。

（3）大腿后群肌：又称股后群肌，包括位于外侧的**股二头肌**（biceps femoris），内侧浅层的**半腱肌**（semitendinosus）和深层的**半膜肌**（semimembranosus），3 块肌统称为腘绳肌。此肌群均由坐骨神经的分支支配，而血液供应则来源于股深动脉发出的穿动脉。

三、腘窝

腘窝（popliteal fossa）为膝后区的菱形凹陷，外上界为股二头肌腱，内上界主要为半腱肌和半膜肌，下内、下外侧界分别为腓肠肌内、外侧头。屈膝时腘窝边界清晰可见并可触及。

1. 浅层结构　皮肤松弛薄弱，移动性较大。浅筋膜中有小隐静脉的末端穿入深筋膜，其周围有腘浅淋巴结。此区皮神经为股后皮神经末支、隐神经及腓肠外侧皮神经的分支（图 2-8）。

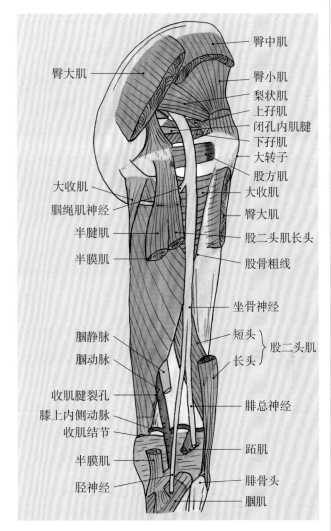

图 2-15　股后区肌、血管和神经

2. 深层结构　腘窝顶（浅面）为腘筋膜，是大腿阔筋膜的延续，向下移行为小腿深筋膜。腘筋膜由纵、横交织的纤维构成，致密而坚韧。腘窝底自上而下为股骨腘面、膝关节囊后部及腘斜韧带、腘肌及其筋膜。腘窝内含有重要的血管、神经，由浅至深依次为胫神经、腘静脉、腘动脉，以及外上界的腓总神经（图 2-16）。血管周围有腘深淋巴结。

（1）**胫神经**（tibial nerve）与**腓总神经**（common peroneal nerve）：胫神经位于腘窝的最浅面，于腘窝上角由坐骨神经分出，沿腘窝中线下行，到腘肌下缘穿比目鱼肌腱弓进入小腿后区。在腘窝内发出肌支、关节支，分别至附近肌和膝关节。其另发一腓肠内侧皮神经（medial sural cutaneous nerve），伴小隐静脉下行至小腿后面加入腓肠神经（sural nerve）。

腓总神经为坐骨神经的另一终末支，沿股二头肌腱内缘行向外下，越腓肠肌外侧头表面至腓骨头下方绕腓骨颈，在此分成腓浅和腓深神经。腓总神经在腓骨颈处紧贴骨面，表面无肌组织覆盖：故腓骨颈骨折或此部外伤时，易损伤此神经，引起小腿前、外侧群肌瘫痪，导致足下垂。腓总神经在腘窝发关节支和皮支，后者即腓总神经交通支（communicating branch of common peroneal nerve）和腓肠外侧皮神经（lateral sural cutaneous nerve）（图 2-16）。

（2）**腘动脉**（popliteal artery）：是股动脉的延续，位置最深，与股骨腘面及膝关节囊后部紧贴，故股骨髁上骨折易损伤腘动脉。腘动脉上部位于胫神经内侧，中部居神经前方，下部转至神经外侧。腘动脉在腘窝的分支有 5 条（图 2-17）：膝上内侧动脉（medial superior genicular

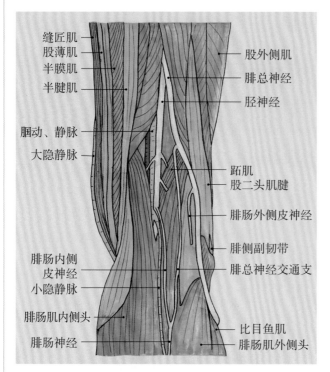

缝匠肌
股薄肌
半膜肌
半腱肌

股外侧肌
腓总神经
胫神经

腘动、静脉
大隐静脉

跖肌
股二头肌腱

腓肠外侧皮神经

腓肠内侧
皮神经
小隐静脉

腓侧副韧带
腓总神经交通支

腓肠肌内侧头
腓肠神经

比目鱼肌
腓肠肌外侧头

图 2-16 腘窝的结构

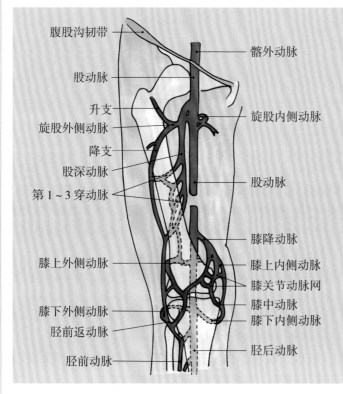

腹股沟韧带

髂外动脉

股动脉

升支
旋股外侧动脉
降支
股深动脉
第 1~3 穿动脉

旋股内侧动脉

股动脉

膝降动脉

膝上外侧动脉
膝上内侧动脉

膝关节动脉网

膝下外侧动脉
胫前返动脉
胫前动脉

膝中动脉
膝下内侧动脉

胫后动脉

图 2-17 膝关节动脉网

artery）、膝上外侧动脉（lateral superior genicular artery）、膝中动脉（middle genicular artery）、膝下内侧动脉（medial inferior genicular artery）和膝下外侧动脉（lateral inferior genicular artery），供应膝关节并参与膝周动脉网组成，其分支营养膝关节和膝部的肌。在腘窝下角，腘动脉分成胫前动脉（anterior tibial artery）和胫后动脉（posterior tibial artery）两终支。

（3）**腘静脉**（popliteal vein）：由胫前、后静脉在腘窝下角处汇成，有小隐静脉注入。在腘窝内伴胫神经和腘动脉上行，位于二者之间，并与腘动脉包于同一筋膜鞘内。

（4）**腘深淋巴结**（deep popliteal lymph nodes）：位于腘血管周围，有 4~5 个，收纳小腿以下的深淋巴和小腿后、外侧和足外侧部的浅淋巴管。其输出淋巴管注入腹股沟深淋巴结。

3. 膝关节动脉网 膝关节的血供十分丰富，由股动脉、腘动脉、胫前动脉和股深动脉的多个分支在膝关节周围吻合形成动脉网，主要有旋股外侧动脉降支、膝降动脉、膝上内侧动脉、膝上外侧动脉、膝中动脉、膝下内侧动脉、膝下外侧动脉、股深动脉的第 3、4 穿动脉和胫前返动脉。膝关节动脉网能保证在运动等情况下供给膝关节的营养；当胫动脉损伤或栓塞时，它可变成侧支循环的重要途径，保证肢体远端的血供（图 2-17）。

股动脉损伤能导致患者急性大失血。与上肢不同，下肢动脉的损伤通常预后不良。髋关节周围和膝关节周围的侧支循环虽然存在，但不如肩部和肘部充分。如同时伴有邻近的大静脉损伤，将使情况更加复杂，导致远侧肢体血液循环障碍。

第四节　小腿部和足部

一、小腿前外侧区

1. 皮肤和浅层结构　皮肤移动性小，血液供应差，损伤后创口愈合较慢。浅筋膜疏松且含少量脂肪，弹性差，轻度水肿时，临床多在内踝上方指压检查，易显压痕。浅静脉为大隐静脉及其属支。在小腿上部，隐神经居静脉的后方，在小腿下部则绕过静脉至其前方（图 2-6）。腓浅神经于小腿外侧中、下 1/3 交界处穿出深筋膜至皮下（图 2-8）。

隐神经（saphenous nerve）是股神经的终支，在膝的内侧，缝匠肌与股薄肌之间穿出深筋膜，并伴大隐静脉沿小腿内侧下行至足的内侧缘，分布于膝关节下部、小腿内侧面及足内侧缘的皮肤。

腓浅神经（superficial peroneal nerve）发自腓总神经，在小腿前外侧中、下 1/3 交界处穿出深筋膜下行，分为以下两终支：①足背内侧皮神经分布于足背的内侧部、趾内侧缘及第 2、3 趾相对缘的皮肤；②足背中间皮神经分布于足背中部和第 3 ～ 5 趾相对缘的皮肤。

大隐静脉（great saphenous vein）起自足背静脉弓的内侧端，经内踝前方，沿小腿内侧上行。收纳足及小腿浅层的静脉。

2. 深筋膜　小腿前部的深筋膜较致密。在胫骨内侧面深筋膜与胫骨骨膜相融合。在腓侧深筋膜发出前、后两个肌间隔，分别附着于腓骨前、后缘。小腿前、后肌间隔，胫、腓骨及其间的骨间膜与小腿前面的深筋膜共同围成前外侧骨筋膜鞘和前骨筋膜鞘。前者的内容有小腿外侧群肌和腓浅神经等；后者的内容有小腿前群肌，还包括第三腓骨肌，胫前动脉、静脉及腓深神经等。

3. 小腿前群肌和外侧群肌

（1）小腿前群肌：前群肌为足的伸肌，由内侧向外侧依次为**胫骨前肌**（tibialis anterior）、**踇长伸肌**（extensor hallucis longus）和**趾长伸肌**（extensor digitorum longus），三肌起于胫骨前外侧面、腓骨前面及其间的骨间膜，向下肌腹渐细，移行为肌腱，通过伸肌支持带深面到足部，前群肌由腓深神经支配。胫骨前肌可为使足背屈并内翻；踇长伸肌作用为伸踇趾及使足背屈并内翻；趾长伸肌腱分为 4 束，作用为伸第 2 ～ 5 趾，并助足背屈。趾长伸肌在踝部有时分出一个肌腱止于第 5 趾骨底，称**第三腓骨肌**（peroneus tertius），其作用是使足背屈及外翻。

（2）小腿外侧群肌：包括**腓骨长肌**（peroneus longus）与**腓骨短肌**（peroneus brevis）。两肌均起于腓骨的外侧面，向下形成细长的肌腱，经外踝的后方通过腓骨肌支持带到足部。腓骨短肌止于第 5 跖骨粗隆；腓骨长肌腱自足外侧缘入足底，向前内止于第 1 趾骨底及第 1 楔骨外侧。外侧群肌均由腓浅神经支配。其作用是使足外翻，并助足跖屈。

4. 小腿前外侧区的血管和神经　**胫前动脉**（anterior tibial artery）为腘动脉的终支之一，在平对胫骨粗隆处发自腘动脉，随即穿小腿骨间膜至小腿前面，沿骨间膜前面下降，与腓深神经伴行。在小腿上部位于胫骨前肌与趾长伸肌之间，向下则贴胫骨外侧面行于胫骨前肌与踇长伸肌之间，后经踇长伸肌腱深面至其外侧，在足背延续为足背动脉。胫前动脉除沿途发出分支营养附近肌外，还有下列分支：胫后返动脉（posterior tibial recurrent artery）由胫前动脉在穿骨间膜前发出，沿腘肌深面上行至膝关节；胫前返动脉（anterior tibial recurrent artery）在胫前动脉穿骨间膜后立即发出，在胫骨前肌深面沿胫骨骨面上升至膝关节。两支返动脉均参与膝关节动脉网的构成。

胫前静脉（anterior tibial vein）：有 2 支，伴行于动脉两侧，注入腘静脉，其属支与动脉同名。

腓总神经（common peroneal nerve）：腓总神经沿股二头肌内侧缘行向外下，至腓骨头后面，经腓骨长肌深面绕腓骨颈外侧，分成腓浅和腓深神经。**腓深神经**（deep peroneal nerve）发

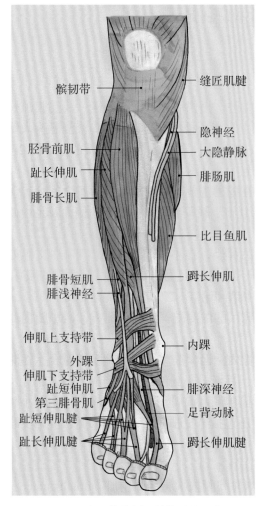

图 2-18　小腿前外侧区结构（浅层）

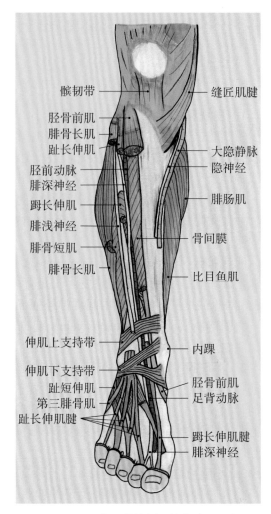

图 2-19　小腿前外侧区结构（深层）

出后穿腓骨长肌起端进入前群肌，沿胫前动脉外侧向下至足背，继而伴足背动脉前行，其肌支支配小腿前群肌与足背肌，皮支在第 1 跖骨间隙浅出，分成两支分布于第 1、第 2 趾相对缘。

腓浅神经（superficial peroneal nerve）于腓骨长、短肌之间下行，继而穿过前肌间隔，行于趾长伸肌的外侧，行程中分出肌支至腓骨长、短肌，继之在小腿中、下 1/3 交界处穿深筋膜浅出，分成足背中间皮神经和足背内侧皮神经，分布于小腿前外侧下部、足背和趾背皮肤（第 1、2 趾相对除外）（图 2-8）。

二、小腿后区

1. 皮肤和浅层结构　小腿后区皮肤具有质地良好，血供丰富，可供吻合的血管多，因此，该部位适合做较大面积的游离皮瓣移植。浅筋膜较薄。

腓肠内侧皮神经（medial sural cutaneous nerve）由胫神经发出，伴小隐静脉下行，至小腿中、下 1/3 交界处与腓肠外侧皮神经汇合构成腓肠神经（sural nerve），仍伴小隐静脉行向外下方，分布于足外侧缘。**腓肠外侧皮神经**（lateral sural cutaneous nerve）由腓总神经在腘窝内分出，于腘窝下外方浅出至浅筋膜内，沿小腿后面外侧下行，分布于小腿外侧皮肤，末端与腓肠内侧皮神经汇合成腓肠神经（图 2-8）。

小隐静脉（small saphenous vein）起自足背静脉弓的外侧份，经足外侧缘绕外踝后方上行至小腿后区。在小腿下部的中线上与腓肠神经伴行，至腘窝下角处穿腘筋膜后，沿腓肠肌、外侧头之间上行汇入腘静脉（图 2-6）。小隐静脉内有 7～8 对静脉瓣，它与大隐静脉之间除有许多交通支外，还通过穿静脉与深静脉相通。穿静脉也有静脉瓣，静脉瓣开向深静脉，能阻止血液反流至浅静脉。当静脉管壁薄弱或静脉瓣发育不良以及深静脉血流受阻时，可使静脉过度扩张，导致静脉瓣闭锁不全，血液逆流淤积而引起下肢静脉曲张。一般先发生于大隐静脉主干，随后累及属支及其交通支，以下肢小腿内侧及踝部为显著。当小隐静脉受累后，进而导致其分布区域的静脉曲张。

2．深筋膜　小腿后部深筋膜较致密，内侧附着于胫骨内侧缘，外侧向深部伸入附着于腓骨后缘。小腿后部深筋膜与胫、腓骨及其骨间膜共同围成骨性筋膜鞘，包绕小腿后群肌、胫后血管和胫神经，在小腿后群肌浅、深层之间，也有筋膜分隔。

3．小腿后群肌　小腿后群肌分浅、深两层，共有 7 块肌，均受胫神经支配（图 2-20）。

（1）浅层：有腓肠肌、比目鱼肌和跖肌。腓肠肌与比目鱼肌的起端共有 3 个头，因此两者又合称为小腿三头肌。

腓肠肌（gastrocnemius）以两头分别起自股骨内、外侧髁，两头合并形成一个肌腹，末端与

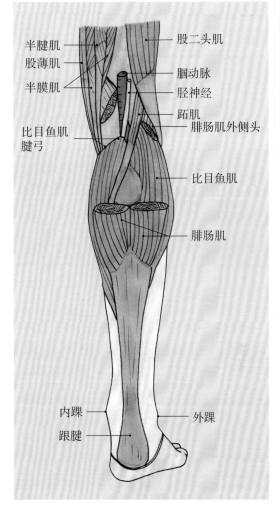

图 2-20　小腿后区的肌

比目鱼肌腱融合，形成强大的**跟腱**（tendo calcaneus），止于跟结节。该肌收缩时使足跖屈并屈小腿；在站立时，固定踝关节，防止身体前倾。

跖肌（plantaris）位于腓肠肌外侧头的深面，起自股骨外上髁，肌腹短小，腱细长，行向内下，止于跟腱的内侧缘。

比目鱼肌（soleus）为一宽扁的肌，位于腓肠肌深面，起自腓骨头和腓骨上部、胫骨的内侧缘和比目鱼肌线，在胫、腓骨起点之间形成斜行的弓形腱结构，称比目鱼肌腱弓，跨越小腿后面神经血管的背侧。该肌除不参加屈小腿外，其作用同腓肠肌。

（2）深层：有 4 块肌，上方为腘肌，其下方 3 块肌并列，自内侧向外侧依次为趾长屈肌、胫骨后肌和姆长屈肌。它们均由胫神经支配。

腘肌（popliteus）呈三角形，在膝关节和小腿上端的后面，起自股骨外上髁，止于胫骨比目鱼肌线以上的骨面。腘肌的作用为屈膝、内旋小腿。

趾长屈肌（flexor digitorum longus）位于胫侧，在比目鱼肌起点的下方起自胫骨的后面，跨胫骨后肌远端的后方，在胫骨后肌的外侧，通过内踝的后方，经屈肌支持带的深面，至足底分为 4 腱，分别止于第 2～5 趾的远节趾骨底。作用为跖屈踝关节，屈第 2～5 趾和助足内翻。

姆长屈肌（flexor hallucis longus）位于腓侧，在比目鱼肌起点的下方起自腓骨后面中部，向下经踝关节后方及屈肌支持带深面，转入足底，止于姆趾末节趾骨底。作用是跖屈踝关节和屈姆趾，并协助足内翻。

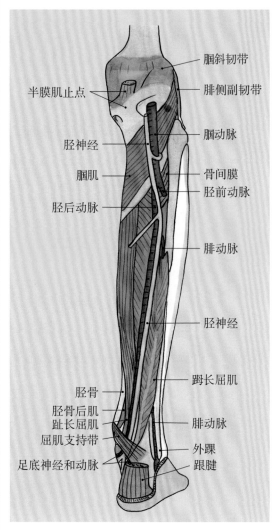

图 2-21   小腿后区的血管和神经

胫骨后肌（tibialis posterior）位于蹈长屈肌和趾长屈肌之间，起自胫、腓骨和小腿骨间膜的后面，在小腿下段斜向内行，行经趾长屈肌的深面，再经屈肌支持带深面，向前止于舟骨粗隆及第 1～3 楔骨的跖面。作用是跖屈踝关节和使足内翻。

4. 小腿后区的血管和神经   胫后动脉（posterior tibial artery）为腘动脉的直接延续（图 2-21）。在腘肌下缘分出后，向下行于小腿屈肌浅、深两层之间，经内踝后方，通过屈肌支持带深面转入足底，分为足底内侧动脉和足底外侧动脉两个终支。胫后动脉主要营养胫骨和小腿后群肌。另外还发出以下分支：**腓动脉**（peroneal artery）是胫后动脉最大的分支，在胫后动脉起点下方 3cm 处分出，先在胫骨后肌的浅面斜向下外行，再沿腓骨的内侧缘、蹈长屈肌的深面下行，至外踝的后上方浅出，绕过外踝下方，移行为外踝后动脉，分布于外踝和跟骨。

胫后静脉（posterior tibial vein）有 2 条，伴同名动脉上行至腘窝下缘，与胫前静脉合成腘静脉。

胫神经（tibial nerve）为坐骨神经的两条终支之一，行经比目鱼肌腱弓的深面，伴胫后动脉下行于小腿浅、深层肌之间。其经内踝后方、屈肌支持带的深面，至足底分为足底内侧神经和足底外侧神经。胫神经除发出腓肠内侧皮神经外，还发出肌支支配小腿后群肌，以及营养膝关节的关节支。

三、踝和足背

（一）踝和足背的皮肤和浅层结构

踝前区与足背的皮肤较薄，浅筋膜较疏松，浅静脉及皮神经等穿行其内。踝后区浅筋膜较疏松，跟腱两侧脂肪多，足跟处的皮肤角化层较厚。隐神经（saphenous nerve）终支伴大隐静脉沿小腿内侧下行至足的内侧缘，分布于小腿内侧面及足内侧缘的皮肤（图 2-8）。

1. 腓浅神经（superficial peroneal nerve）   发自腓总神经，在小腿前外侧中、下 1/3 交界处穿出深筋膜下行，分为两终支：①足背内侧皮神经分布于足背的内侧部、蹈趾内侧缘及第 2、3 趾相对缘的皮肤；②足背中间皮神经分布于足背中部和第 3～5 趾相对缘的皮肤。

2. 腓深神经（deep peroneal nerve）   终支趾背神经于第 1、2 跖骨间穿出深筋膜，分布于第 1、2 趾相对缘的皮肤。

3. 足背外侧皮神经   是腓肠神经的终支，经外踝后方转至足背外侧，分布于足背和小趾外侧缘的皮肤。

4. 足背静脉弓（或网）（dorsal venous arch or rete of foot）   每个趾的内、外侧各有一条趾背静脉，向后行至足背互相吻合形成足背静脉弓（或网），其内侧端移行为大隐静脉，外侧端移行为小隐静脉。

（二）踝和足背的深筋膜

1. 深筋膜　在踝关节前面特别增厚，形成两个支持带。其深面有腱滑液鞘包绕肌腱，减少运动时的摩擦（图 2-18）。

（1）**伸肌上支持带**（superior extensor retinaculum）：又称小腿横韧带（ligament transversum cruris），在小腿下端的前面，附着于胫骨前嵴和腓骨下端之间，由小腿筋膜横行纤维增厚构成，宽 2.5 cm，其上、下界限不明显。

（2）**伸肌下支持带**（inferior extensor retinaculum）：又称小腿十字韧带（ligament cruciatum cruris），位于伸肌上支持带的远侧，在踝关节的前面呈"Y"形，其外侧端附着于跟骨前部，内侧端分为上、下两支，上支附着于内踝，下支附着于第 1 楔骨。此韧带向深面发出纤维隔连于跗骨，形成 3 个骨纤维管。内侧管容纳胫骨前肌腱；中间管有踇长伸肌腱，足背动、静脉和腓深神经通过；外侧管容纳趾长伸肌腱和第 3 腓骨肌腱。以上诸肌腱经支持带深面时均有腱鞘包绕。

2. 外踝后外侧的深筋膜增厚形成**腓骨肌支持带**（peroneal muscle retinaculum）（图 2-22）。依其附着部位可分为：腓骨肌上支持带（superior peroneal retinaculum）附着于外踝与跟骨外侧面之间，可限制腓骨长、短肌腱于外踝后方；腓骨肌下支持带（inferior peroneal retinaculum）附着于跟骨前外侧部与伸肌下支持带外侧端之间，并与伸肌下支持带相续，有固定腓骨长、短肌腱于跟骨外侧面的作用。

3. 内踝后下方与跟骨内侧面之间的深筋膜增厚形成**屈肌支持带**（flexor retinaculum），即分裂韧带（ligamentum laciniatum）。此韧带与跟骨共同构成踝管（malleolar canal）。韧带向深部发出纤维隔，形成 4 个骨性纤维管。管内通过的结构由前向后依次有：胫骨后肌腱，趾长屈肌腱和胫后动、静脉及胫神经，踇长屈肌腱。踝管是小腿后部与足底的通道，管内充以疏松结缔组织，小腿或足底的感染可经踝管相互蔓延。

（三）踝和足背的韧带

1. 内侧韧带（medial ligament）　位于踝关节内侧，呈三角形，又称三角韧带，起自内踝下缘，呈扇形向下，止于足舟骨、距骨和跟骨的前内侧面。

2. 外侧韧带（lateral ligament）　位于踝关节外侧，由 3 条韧带组成，即附着于外踝前缘与距骨前外侧面之间的距腓前韧带（anterior talofibular ligament），外踝后缘与距骨后突之间的距腓后韧带（posterior talofibular ligament），以及外踝尖与跟骨外侧面中部之间的跟腓韧带（calcaneofibular ligament）。因外侧韧带较内侧韧带薄弱，故损伤机会较多。

（四）足背肌

足背肌有踇短伸肌（extensor hallucis brevis）与趾短伸肌（extensor digitorum brevis），位于趾长伸肌腱深面，起于跟骨上面及伸肌支持带，共发出 4 条肌腱，到达踇趾背面的称为踇短伸肌，其余 3 腱加入第 2 ～ 4 趾的趾背腱膜。足背肌均由腓深神经支配。功能为伸踇趾和第 2 ～ 4 趾。

（五）踝和足背的血管和神经

动脉主要有：

1. 内踝前动脉（medial anterior malleolar artery）　在胫骨前肌的深面，踝关节稍上方起自胫前动脉，行向内踝前面，与内踝后动脉吻合。

2. 外踝前动脉（lateral anterior malleolar artery）　由胫前动脉在趾长伸肌的深方、踝关节稍上方发出，行向外踝前面，与外踝后动脉吻合。

3. 足背动脉（dorsal artery of foot）　于伸肌上支持带下续于胫前动脉，经踇长伸肌腱与趾长伸肌腱之间前行，至第 1 跖骨间隙的近侧端分为足底深支和第 1 趾背动脉两终支。其分支有：

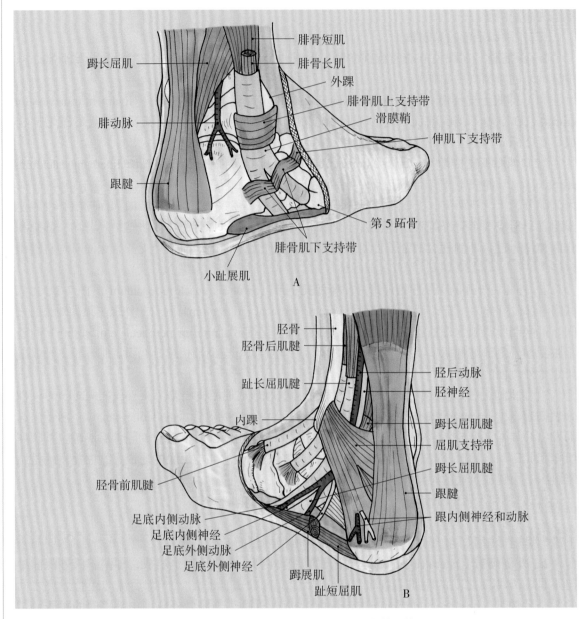

图 2-22　足外侧面（A）和内侧面（B）的结构

（1）跗内侧动脉（medial tarsal artery）：为 2 ~ 3 小支，于足背动脉起始的附近发出，绕足内侧缘至足底。

（2 跗外侧动脉（lateral tarsal artery）：比跗内侧动脉粗大，于伸肌支持带下缘发自足背动脉，穿经趾短伸肌深面向外下行，参加足背动脉网。

（3）弓状动脉（arcuate artery）：在第 1 跖骨底处发自足背动脉，在各趾短伸肌腱的深面呈弓状行向外侧。由弓动脉的凸缘发出 3 条跖背动脉，分别行于第 2 ~ 4 跖骨间隙，至趾的基部各分为 2 支细小的趾背动脉，分布于第 2 ~ 5 趾的相对缘。弓状动脉的终支分布于足外侧缘及小趾外侧部，并与跗外侧动脉的分支吻合。若弓状动脉缺如，跖背动脉可来自足底动脉。

（4）第 1 跖背动脉（first dorsal metatarsal artery）　为足背动脉较小的终支，沿第 1 骨间背侧肌的表面前行，至第 1、2 跖骨头附近分为两支；一支经踇长伸肌腱的深面，分布于踇趾背面内侧缘；另一支分为 2 条趾背动脉，至踇趾和第 2 趾的相对缘。

（5）足底深支（deep plantar artery）　为足背动脉较大的终支，穿第 1 骨间背侧肌的两头之间至足底，与足底外侧动脉吻合，形成足底弓。

4. 胫后动脉（posterior tibial artery）　经内踝后方，通过屈肌支持带深面转入足底，分为足底内侧动脉和足底外侧动脉两个终支。胫后动脉在内踝后方发出**内踝后动脉**（medial posterior malleolar artery），营养踝关节。

5. 腓动脉（peroneal artery）　起自胫后动脉，沿腓骨内侧下行，由外踝的后上方浅出，绕过外踝下方，移行为**外踝后动脉**（lateral posterior malleolar artery），分布于外踝和跟骨。

该区的神经主要来自腓深神经、腓浅神经和胫神经。

1. 腓深神经（deep peroneal nerve）　沿胫前动脉外侧向下至足背，继而伴足背动脉前行，其肌支支配小腿前群肌与足背肌，皮支在第 1 跖骨间隙浅出，分成两支分布于第 1、2 趾相对缘。

2. 腓浅神经（superficial peroneal nerve）　在小腿中、下 1/3 交界处穿深筋膜浅出，分成足背中间皮神经（intermediate dorsal cutaneous nerve of foot）和足背内侧皮神经（medial dorsal cutaneous nerve of foot），分布于小腿前外侧下部、足背和趾背皮肤（第 1、2 趾相对缘除外）。

3. 胫神经（tibial nerve）　经内踝后方，屈肌支持带的深面，至足底分为足底内侧神经和足底外侧神经。

四、足底

1. 足底皮肤和浅筋膜　足底皮肤坚厚致密，无毛且汗腺多，在负重较大的部位（如足跟、第 1 和第 5 跖骨头等处）易角化。浅筋膜较厚，富含脂肪组织，其中有致密结缔组织将皮肤与足底腱膜紧密相连。

2. 深筋膜　足底深筋膜可分为浅、深两层（图 2-23）。浅层又分为内、中、外 3 部分。内侧部较薄，覆盖于姆展肌和姆短屈肌表面；外侧部稍厚，覆盖于小趾侧肌的表面；中间部最厚，称为**足底腱膜**（plantar aponeurosis）。深层为骨间跖侧筋膜。足底腱膜呈三角形，后端较狭细，附于跟骨结节，前端呈扇形分开至各趾。足底腱膜向深面发出 2 个肌间隔，分别附着于第 1、第 5 跖骨，将足底分为 3 个骨筋膜鞘，容纳足底的内、外侧和中间群肌。

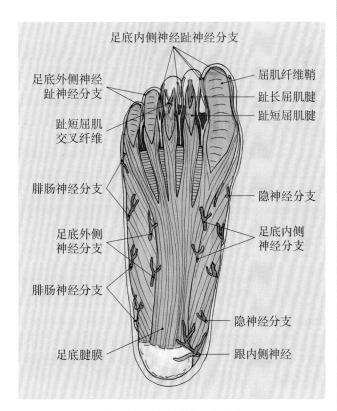

图 2-23　足底腱膜和皮神经

3. 足底肌（图 2-24）

（1）内侧群：为运动姆趾的肌，共 3 块。浅面并列的 2 块为姆展肌（abductor hallucis）和姆短屈肌（flexor hallucis brevis）。姆展肌位于足底内侧缘皮下，为羽状肌。姆短屈肌位于姆展肌的外侧及深面，直接与第 1 跖骨相贴。姆收肌（adductor hallucis）位于深面，紧贴骨间肌。

（2）外侧群：为运动小趾的肌，共 2 块：小趾展肌（abductor digiti minimi brevis）在外侧，小趾短屈肌（flexor digiti minimi brevis）位于内侧。

（3）中间群：可分浅、中、深 3 层。浅层为趾短屈肌（flexor digitorum brevis），位于足底腱膜的深面，远端分为 4 个肌腱分别至第 2～5 趾；中层为足底方肌（quadratus plantae）（跖方肌），起自跟骨结节，止于趾长屈肌腱；深层由浅向深排列着 4 块蚓状肌（lumbricales），

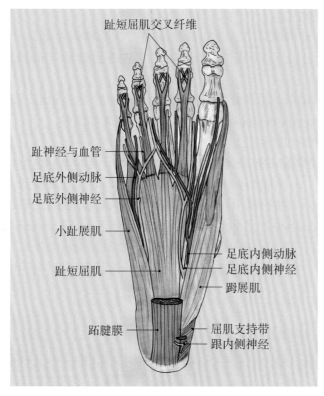

足底外侧动脉
趾短屈肌交叉纤维

趾神经与血管
足底外侧动脉
足底外侧神经

小趾展肌

趾短屈肌

跖腱膜

足底内侧动脉
足底内侧神经
踇展肌

屈肌支持带
跟内侧神经

图 2-24　足底的血管和神经

3 块骨间足底肌（plantar interosseous muscles）（又称骨间跖侧肌）和 4 块骨间背侧肌（dorsal interossei muscles）。蚓状肌起于趾长屈肌各趾腱的腓侧，止于趾背腱膜。骨间足底肌 3 块，分别起自第 3 ～ 5 跖骨内侧缘，止于第 3 ～ 5 趾趾背腱膜。骨间背侧肌各以两头起自相邻跖骨相对缘，分别止于第 2 趾近节趾骨底的两侧和第 3、4 趾近节趾骨底的外侧。足趾的收展运动以第 2 趾为中心，所以骨间足底肌使第 3 ～ 5 趾内收，而骨间背侧肌则使第 2 ～ 4 趾外展（第 2 趾向两侧侧动）。

4．足底的血管和神经　在屈肌支持带的深面，胫后动脉分为两终支（图 2-24）：

（1）**足底内侧动脉**（medial plantar artery）：是两终支中较细小的一支。在足底与同名静脉伴行，行于踇展肌与趾短屈肌之间，至踇趾的内侧缘，沿途分支供养足底内侧的肌、关节与皮肤。

（2）**足底外侧动脉**（lateral plantar artery）：较粗，与同名静脉伴行。在趾短屈肌与足底方肌之间斜向前外方，至第 5 趾骨底处出一小支到小趾外侧，主干转向内侧，经踇收肌与骨间肌之间，至第 1 趾骨间隙处，与足背动脉的足底深支吻合构成足底弓。由足底弓向前方发出 4 支跖底总动脉行于跖骨间隙，至跖趾关节附近，每支再分为两支趾底固有动脉，分布于各趾的相对缘。

胫神经分为：

（1）**足底内侧神经**（medial plantar nerve）：与同名动脉伴行，肌支支配踇短屈肌、踇展肌、趾短屈肌及第 1、2 蚓状肌；皮支支配足底内侧半和踇趾至第 4 趾的相对缘及第 4 趾的内侧面皮肤。

（2）**足底外侧神经**（lateral plantar nerve）：伴同名动脉走行，肌支支配足底方肌、小趾展肌、小趾短屈肌、全部骨间肌、第 3 和第 4 蚓状肌及踇收肌；皮支支配足底外侧半和小趾及第 4 趾外侧面的皮肤。

游离移植第二足趾再造踇指

第五节　解剖操作与观察

首先触摸和观察下肢重要的体表标志。

一、股前内侧区

（一）皮肤切口

尸体仰卧位，从髂前上棘沿腹股沟至耻骨结节做一斜行切口，从耻骨结节向下、向后沿阴囊根部或大阴唇外侧缘至大腿内侧面做切口，平胫骨粗隆水平做一横行切口，自腹股沟中点向下，沿大腿前面正中线，经髌骨、胫骨前缘做一纵行切口（图绪 -8）。注意切口不要过深。分段剥离皮肤，并向两侧翻起，翻皮不能太厚，以免损伤皮神经和大隐静脉。

（二）解剖浅层结构

1. 解剖大隐静脉及其属支、腹股沟浅淋巴结　在股骨内侧髁内后缘处脂肪组织内找到大隐静脉，向上追踪至耻骨结节下外 3 cm，即隐静脉裂孔处。修洁静脉表面的结缔组织在追踪和修洁大隐静脉时，注意观察其深交通支。

用示指和中指触摸腹股沟内下方，可感觉到一些半椭圆形隆起，即腹股沟浅淋巴结。用镊子钝性分离浅筋膜，暴露淋巴结，同时寻找和保留大隐静脉末端的 5 条属支。沿腹股沟韧带下方排列的淋巴结称腹股沟浅淋巴结上群；沿大隐静脉末段两侧排列的淋巴结称腹股沟浅淋巴结下群。观察后将淋巴结清除。大隐静脉的属支：①旋髂浅静脉，来自髂前上棘附近；②腹壁浅静脉，来自脐的下外方；③阴部外静脉，来自外生殖器；④股内侧浅静脉，来自股前内侧区，有时此静脉注入点较低；⑤股外侧浅静脉，来自股前外侧区。前 3 条静脉有同名浅动脉伴行。观察这 5 条属支的类型，并记录。然后纵行切开大隐静脉的近侧端，观察静脉瓣。

2. 解剖皮神经　在皮神经穿出深筋膜部位寻认下列皮神经，不必全部修净。如尸体的浅筋膜较厚，可于股前正中纵行切开浅筋膜，用镊子将浅筋膜从深筋膜上分别向内和向外钝性剥离，在剥离的过程中即可看到皮神经穿出深筋膜的部位，然后将皮神经从浅筋膜中分离出来。①股外侧皮神经：在髂前上棘下方 5 ~ 10 cm 处穿出；②股神经前皮支：在大腿前部中、上 1/3 交界处穿出；③股神经内侧皮支：在大腿内侧中、下 1/3 交界处穿出；④闭孔神经皮支：在大腿内侧上部穿出；⑤隐神经：在膝内侧穿出，向下与大隐静脉伴行。

（三）解剖深筋膜

保留大隐静脉主干及其重要属支和皮神经（可将皮神经从末梢处游离），清除浅筋膜，暴露深筋膜。在耻骨结节外下方，用镊子清除大隐静脉末端周围的疏松结缔组织（筛筋膜），显示隐静脉裂孔锐利的外侧缘和下缘。观察隐静脉裂孔的形状和位置。

沿腹股沟韧带下方 1 cm 处与韧带平行切开阔筋膜（注意勿损伤深面的结构），再于切口的中点向下纵行切开阔筋膜至髌骨上方。用刀柄将阔筋膜与肌分离，翻向两侧，再将手指插入阔筋膜的深面向外侧探查，可感觉到阔筋膜在大腿外面明显增厚形成髂胫束，继续向后探查验证股外侧肌间隔。在髂胫束的前缘纵行切开阔筋膜，上至髂前上棘，下达髌骨外侧缘，以保留髂胫束。观察髂胫束上份分两层包裹阔筋膜张肌。

（四）解剖股前群肌

清除股前部的阔筋膜，修洁缝匠肌和股四头肌，沿肌间隙分离股直肌，股内、外侧和中间肌。观察：①缝匠肌的起止点；②股四头肌 4 个头的位置及纤维方向；③股四头肌腱止于髌骨，并经髌骨前面和两侧向下延伸，形成髌韧带附着于胫骨粗隆。

（五）股三角及其内容

1. 辨认股三角的境界　上界为腹股沟韧带，外侧界为缝匠肌内侧缘，内侧界为长收肌内侧缘。

2. 解剖腹股沟韧带深面的间隙

（1）肌腔隙：将缝匠肌的起点向外侧牵拉，可见位于腹股沟韧带外侧半深面被筋膜包裹的髂腰肌。在腹股沟韧带下方横行切开髂腰肌筋膜，用手指向上探查肌腔隙的交通，用镊子在髂腰肌的内侧稍分离即可找到股神经。

（2）血管腔隙：在腹股沟韧带内侧半深面，可见一包绕血管的筋膜鞘即为股鞘。纵行切开股鞘的前壁，暴露位于外侧部的股动脉和行于中间的股静脉，并观察股静脉内、外两侧的纤维隔。在股静脉内侧，自卵圆窝向上修去充填于该处的疏松结缔组织，用尖镊将股静脉内侧的筋膜分开一个小洞并向上细心探查，可见一被疏松结缔组织填充（有时含一个淋巴结）的漏斗形小腔隙即为股管。清除疏松结缔组织并试以小指插入股管向上探查股管的境界。股管经股环通腹腔，股环前界为腹股沟韧带，后界为耻骨梳韧带，外侧界借纤维隔与股静脉相邻，内侧界为腔隙韧带（陷窝韧带）。女性者股环略宽。

3. 解剖股动、静脉及股动脉主要分支　因动、静脉相互伴行，可同时解剖并观察，必要时可将静脉属支切除以充分暴露动脉分支。在股三角内清理股动脉主干，注意股动脉上端发出的三条浅动脉（腹壁浅动脉、旋髂浅动脉和阴部外动脉），向下分离追踪至股三角尖，观察其潜入缝匠肌的深面，最终进入收肌管。在腹股沟韧带下方 3 ~ 5 cm 处寻找起于股动脉后外侧壁的股深动脉，然后清理它发出的旋股内侧动脉、旋股外侧动脉和穿动脉等分支。旋股外侧动脉多从股深动脉外侧壁发出，行于缝匠肌和股直肌深面，分升支、横支、降支 3 支。旋股内侧动脉从股深动脉内侧壁发出，经髂腰肌和耻骨肌之间穿向深面。穿动脉从股深动脉主干发出，贴近股骨内侧穿大收肌入股后部，如个别穿动脉不易判定可留待股后部解剖时确认。

4. 解剖股神经及其分支　在腹股沟韧带下方、股动脉的外侧找到股神经。清理股神经，追踪其支配耻骨肌、缝匠肌、股四头肌和分布于股前区皮肤的分支。注意其最长的终支隐神经，它与股动、静脉伴行进入收肌管。

（六）解剖收肌管

把缝匠肌向外侧牵开，可见有光泽的大收肌腱板张于股内侧肌和大收肌之间。在大收肌腱板下部有隐神经和膝降动脉从管内穿出。用刀尖划开大收肌腱板，用刀柄向前外侧推起股内侧肌，观察收肌管内容物，从前向后依次排列为隐神经和膝降动脉、股动脉、股静脉。用刀柄向下探查，以便理解收肌管下端经收肌腱裂孔通腘窝。

（七）解剖股内侧群肌、血管和神经

由内向外修洁股薄肌、长收肌和耻骨肌。在近长收肌起点处切断该肌，向外下方翻开，暴露深面的短收肌和大收肌。清理短收肌表面的闭孔神经前支和短收肌深面的闭孔神经后支。

二、臀区、股后区和腘窝

（一）皮肤切口

尸体俯卧位，做如下切口（图绪 -8）：①从两侧髂后上棘连线中点向下沿骶部正中线切至尾骨尖。②从纵切口上端向外沿髂嵴做一弧形切口至髂前上棘。③从纵切口下端向外沿臀沟做一弧形切口至大转子。④环绕肛门至会阴（阴囊或大阴唇）后部做一弧形切口。⑤在腘窝下方做一横切口与股前区已做的胫骨粗隆水平切口衔接。⑥从臀沟中点向下沿股后正中线做一纵切口至腘窝下缘。

将臀部皮肤翻向外侧，股后区、小腿后区皮肤翻向两侧。

（二）解剖臀部浅层结构

由于臀部皮肤厚，浅筋膜中脂肪层也较厚，故翻皮时可连同脂肪层一并翻起，但应注意观察从竖脊肌外侧缘穿出的臀上皮神经越过髂嵴上缘到达臀部，在臀大肌下缘中点附近寻找臀下皮神经。臀中皮神经不必一一寻觅，这些皮神经亦不予保留，观察后可切除。

臀部深筋膜致密且发出纤维束深入到臀大肌肌束内。观察可见臀筋膜向上附于髂嵴，向外下方移行于阔筋膜，向下移行于股后深筋膜。观察后沿肌纤维方向进行修洁，不必完全去除，以能观察到肌纤维的方向为准。

（三）解剖臀部深层结构

1. 观察及切断臀大肌　首先观察臀大肌起、止点和纤维的走行方向，同时可见臀大肌上外方的部分臀中肌。然后修洁并分离臀大肌的上、下缘，用手指或刀柄分别从上、下缘伸入臀大肌深面，尽可能使臀大肌与深面的结构分离。然后尽量靠近臀大肌起点将其切断，注意臀大肌有部分纤维起自骶结节韧带，须用刀将肌纤维从韧带上剥离。完全切断后将该肌翻向外下。操作时应注意：①分离和切断下缘时，切勿损伤骶结节韧带；②翻肌时，遇到由深方连于臀大肌的臀上血管浅支、臀下血管和臀下神经，观察清楚后，在靠近臀大肌处切断，但需注意股后皮神经贴附于臀大肌深面，切勿切断该神经。

臀大肌翻起后，观察其止端。可见肌的深部（1/4）附着于股骨的臀肌粗隆，其余部分（3/4）止于髂胫束。在臀大肌与大转子之间有滑液囊，此外在臀大肌与坐骨结节之间亦可见一较小的滑液囊。

2. 清理臀大肌深面的疏松结缔组织 钝性分离臀中肌与梨状肌，以刀柄或手指由臀中肌下缘插入深面，然后切断该肌起点，翻开臀中肌，观察其深面的臀小肌及分布于臀中、小肌之间的臀上神经和臀上血管深支。

3. 观察梨状肌上、下孔的结构

（1）经梨状肌上孔出入盆腔的有臀上神经、臀上动脉和臀上静脉。

（2）经梨状肌下孔出入盆腔的结构，由外侧向内侧依次为坐骨神经、股后皮神经、臀下神经、臀下动脉、臀下静脉、阴部内动脉、阴部内静脉、阴部神经。阴部内动、静脉和阴部神经出梨状肌下孔后随即绕坐骨棘进入坐骨小孔至坐骨肛门窝。待解剖会阴部时再仔细观察。另外，注意观察坐骨神经与梨状肌的关系，并记录之。

（3）在膝部放一木枕将下肢抬高使大腿过伸，坐骨神经和股后群肌松弛。牵开坐骨神经，清理其深面的肌，自上而下有上孖肌、闭孔内肌腱、下孖肌和股方肌。注意观察闭孔内肌腱的走向。

（四）解剖股后区和腘窝浅层结构

股后部浅筋膜中没有重要结构，可直接去除。在腘窝上部浅筋膜中寻觅浅出的股后皮神经分支，追踪至从深筋膜穿出处。

（五）解剖股后区和腘窝深层结构

观察股后区及腘窝的深筋膜，观察完毕后，沿股后部中线自上向下纵行切开深筋膜，翻向两侧并去除，注意保留股外侧的髂胫束和深筋膜下的股后皮神经。切开厚而坚韧的腘筋膜，在小隐静脉末端附近，有时可找到 1 ～ 2 个腘淋巴结。

（六）解剖坐骨神经

由臀区向下追踪并修洁坐骨神经，该神经从臀大肌深面下行，经股二头肌长头的深面，至腘窝上角处分成胫神经和腓总神经。观察坐骨神经在股后区肌支的分布。结合解剖标本，试描述坐骨神经的体表投影。在坐骨神经的深面寻找股深动脉发出的穿动脉，观察它们穿过短收肌、大收肌营养股后区肌的情况。总结坐骨神经的行程特点。

（七）解剖股后群肌

从外侧至内侧修洁并观察股后群肌，内侧浅面有半腱肌，其止腱细长；深面为半膜肌，上部有较长的腱膜。外侧为股二头肌，辨认其长头与短头。观察各肌的起止点。

（八）解剖腘窝

自股后部坐骨神经干向下清理，沿腘窝外上界找到腓总神经，追踪至腓骨头下方，并观察腓肠外侧皮神经的发出部位。在腘窝中线修洁胫神经，清除周围脂肪，以显示其至小腿三头肌的分支和腓肠内侧皮神经。

将胫神经拉向外侧，显露包裹腘动、静脉的筋膜鞘，纵行切开筋膜鞘，分离腘静脉与腘动脉。清理腘静脉，观察小隐静脉注入部位和腘深淋巴结。最后清理腘动脉，观察其发出的 5 条分支：膝上内、外侧动脉，膝中动脉和膝下内、外侧动脉。腘静脉的属支如妨碍观察动脉，可去除。

向左、右牵开腘窝内的神经和血管，观察腘窝底的构成，自上而下为：股骨的腘平面、膝关节囊及腘肌。

三、小腿部和足部

（一）皮肤切口

小腿前区、外侧区和足背皮肤切口（图绪 -8）：尸体仰卧位。①于内、外踝水平做一过踝关节前方的横切口。②沿足趾根部，趾蹼背侧做一横切口达足背内、外侧缘横切口。③延长大腿内侧的纵切口直达内踝，延长大腿外侧的纵切口直达外踝。④延长大腿前面的纵切口直达内、外踝水平的横切口处。⑤循上述第 1、2 条切口的正中，纵行切开足背皮肤，直达第 3 趾尖。将皮肤翻向两侧。注意膝部、踝部、足背部的皮肤切口要浅，剥皮要薄，切勿损伤浅筋膜内的浅静脉和皮神经。

小腿后区皮肤切口：①于内、外踝水平过踝关节后方做一横切口。②从腘窝下缘已做横切口中点向下沿小腿后区正中做一纵切口止于内、外踝水平切口的中点。将小腿皮肤翻向两侧。③由切口中点做一垂直切口，直达足跟，把皮肤尽量向两侧翻开。注意踝部的横切口不宜过深。

足底皮肤切口：①从足跟中部沿足底正中线至第 3 趾的趾端做一纵切口。②沿趾蹼近侧做一横的弧形切口。足底皮肤坚厚、致密，不易翻转，要用有齿镊夹牢，小心将皮片翻向两侧。

（二）解剖浅筋膜

1. 解剖小腿前外侧区浅筋膜　寻找并追踪大隐静脉和隐神经：继续沿股前区解剖出的大隐静脉，向下解剖并修洁大隐静脉至足背并保留。同时找出和大隐静脉伴行的隐神经。从足背静脉弓外侧端往上追踪，找出小隐静脉，可看到它通过外踝的后下方。同时可找到与小隐静脉伴行的腓肠神经。寻找腓浅神经：清除小腿浅筋膜时，注意在小腿外侧中、下 1/3 交界处，仔细找出腓浅神经的皮支，并追踪修洁至足背远端，然后保留。在第 1、2 趾蹼处切开浅筋膜，寻找腓深神经的终末支。

2. 解剖足背浅筋膜　在足背的浅筋膜中找出足背静脉弓，从静脉弓的内侧端向上清理出大隐静脉及其伴行的隐神经。从外侧端清理出小隐静脉及伴行的腓肠神经终支——足背外侧皮神经。在足背正中部位清理出腓浅神经的 2 条终支：足背内侧皮神经和足背中间皮神经。

3. 解剖小腿后区、踝后区浅筋膜　在外踝后下方的浅筋膜中解剖出小隐静脉及其伴行的腓肠神经，并向上追踪，直至它们穿进深筋膜为止。小心清除小腿后面及腘部的浅筋膜，观察小隐静脉穿入腘筋膜的位置，观察小腿后面中、下份小隐静脉是否有穿通支与深静脉沟通，大、小隐静脉之间是否有交通支。沿腓肠神经逆行向上（向腘窝方向）解剖，于小腿后正中线、深筋膜的深面，可找到腓肠内侧皮神经（起自胫神经）。然后在腓骨头后方 5 cm 处找出由腓总神经发出的腓肠外侧皮神经，该皮神经发出交通支与腓肠内侧皮神经合并，共同形成腓肠神经。

4. 解剖足底浅筋膜　除去浅筋膜，由于足底的皮下脂肪中有纤维束，纵横交织，故浅筋膜致密而不易剥除。先自足跟后缘开始向前剥除，直至出现发亮的腱性深筋膜为止。剥除时要注意保护神经和血管。

（三）解剖深筋膜

1. 解剖小腿前外侧区、踝前区、足背深筋膜　清除所有浅层脂肪，暴露小腿及足背的深筋膜。详细观察筋膜各部不同的厚度。从胫骨外侧髁前方向下纵行切开深筋膜，可以看到小腿上部的深筋膜较厚，其深面为肌附着，深筋膜与肌不易分离。深筋膜在小腿中部较薄，肌较易分离。在小腿下部，踝关节上方，深筋膜横行纤维增厚，形成伸肌上支持带（又称小腿横韧带）。继续往下解剖，在踝关节的前下方靠近足背处深筋膜又显著增厚，此即伸肌下支持带（又称小腿十字韧带），检查它们的境界及附着点。在伸肌下支持带下缘做一横切口，将足背部的深筋膜修除。然后在趾长伸肌腱的深面找出姆短伸肌和趾短伸肌，并观察其止点。

2. 解剖小腿后区、踝后区深筋膜　纵行切开小腿后部深筋膜，观察小腿后群浅层肌，表层的腓肠肌的深面为比目鱼肌，在腓肠肌外侧头的深面为跖肌。观察修洁分裂韧带。

3. 解剖足底深筋膜　去除浅筋膜，观察修洁深筋膜，足底深筋膜可分为浅、深两层。浅层又分为内、中、外三部分。内侧部较薄，覆盖于展肌和短屈肌表面；外侧部稍厚，覆盖于小趾侧肌的表面；中间部最厚，称为足底腱膜。深层为骨间跖侧筋膜。足底腱膜呈三角形，后端较狭细附于跟骨结节，前端呈扇形分开至各趾，足底腱膜向深面发出两个肌间隔，分别附着于第 1～5 跖骨，将足底分为 3 个骨筋膜鞘，容纳足底的 3 个肌群。于趾蹼处沿趾间隙纵行切开足底腱膜，用镊子清除脂肪组织，于趾间隙内可找到通向趾部的血管和神经。

（四）解剖小腿外侧群肌、血管和神经

分离腓骨长肌和深面的腓骨短肌，观察腓骨短肌腱止于第 5 跖骨粗隆，追踪腓骨长肌腱绕足外侧缘进入足底。在腓骨颈外侧找出腓总神经，观察其绕过腓骨颈前面，穿入腓骨长肌深面分成腓浅神经和腓深神经。在小腿下 1/3 处将腓骨长、短肌腱分离开，腓骨短肌在腓骨长肌的深面。在两肌之间找出腓浅神经，并向足背追踪腓浅神经的皮支分布。

（五）解剖小腿前群肌、血管和神经

1. 解剖小腿前、外侧肌群　分离小腿前群肌，内侧为胫骨前肌，外侧为趾长伸肌，两者之间是踇长伸肌。

2. 检查跨越踝关节前方和足背的结构　从内侧到外侧依次为：胫骨前肌腱、踇长伸肌腱、足背动脉和静脉、腓深神经、趾长伸肌腱和第三腓骨肌腱。向下追踪到这些肌的止端，趾长伸肌腱可以剖清 1～2 个到趾背扩展部，修洁足背的踇短伸肌和趾短伸肌。

3. 解剖胫前血管　在小腿骨间膜之前找到血管神经束，剖露腓深神经和胫前动、静脉。向上追溯胫前动脉穿过骨间膜处，找到上端发出的胫前返动脉。向下修洁足背动脉及其发出的分支跗内、外侧动脉，第 1 跖背动脉。检验足背动脉在第 1 跖骨间隙通往足底的深支，观察是否有弓状动脉存在，在其余各跖骨间隙试着找出各相应的跖背动脉。

（六）解剖足背深层结构

辨认踇长伸肌腱、趾长伸肌腱，并找出其足背的踇短伸肌、趾短伸肌。于足趾跟部切断踇长、短伸肌腱及趾长、短伸肌腱，翻向近侧。从踝关节前方找出腓深神经。再找出与腓深神经伴行的足背动脉，该动脉两侧有伴行静脉，至第 1 跖间隙近侧端，发出第 1 跖背动脉和足底深支。足底深支穿第 1 跖骨间隙行向足底，并与足底外侧动脉形成足底弓。

（七）解剖小腿后区和踝后区

1. 解剖小腿后群肌　修洁腓肠肌的内侧头和外侧头，查看由胫神经和腘动脉发出进入肌的分支。钝性分离腓肠肌内侧头，并在神经和血管进入点的下方切断。清理比目鱼肌的上缘，可见其在胫、腓骨上端起点之间形成腱弓，胫神经和腘血管由腱弓深面进入小腿后部。由比目鱼肌内侧缘中部开始，向上分离并切断其起自胫骨的部分，直至腱弓的内侧脚，将小腿三头肌向外侧翻起。查看小腿后部浅、深两组肌之间的筋膜隔，然后将其清除。辨认小腿深层肌：趾长屈肌在胫骨后面，踇长屈肌在腓骨后面，胫骨后肌在前两肌之间。观察 3 块肌在内踝上、下的位置的交叉性改变。

2. 解剖小腿后部的血管神经　修洁胫后血管和胫神经，向下追踪到内踝的后方。在胫后动脉起点稍向下，找到最大的分支腓动脉，腓动脉斜向下外侧至踇长屈肌深面贴近腓骨下行。将踇长屈肌内侧缘向外侧分离即可暴露腓动脉的行程。

3. 解剖内踝后面的肌腱和血管、神经　在内踝与跟骨之间切开屈肌支持带。该支持带向深面发出几个纤维性间隔，形成 4 个骨性纤维管，总称为踝管。打开踝管，寻找踝管内结构，从前向后依次为胫骨后肌腱、趾长屈肌腱、胫后动脉及其伴行静脉、胫神经、踇长屈肌腱等结构。

（八）解剖足底深层结构

清除足底两侧的筋膜，分离并观察运动趾和小趾的肌，由内到外为踇展肌、趾短屈肌、小趾展肌。

在跟结节前方 3 cm 处切断足底腱膜的附着，将其向前端翻起，观察腱膜深面的趾短屈肌。趾短屈肌内侧有足底内侧动、静脉和足底内侧神经，趾短屈肌外侧有足底外侧动、静脉和足底外侧神经。修洁趾短屈肌，查看其 4 个细肌腱。

在近跟骨结节前方处切断趾短屈肌，向远侧翻起，查看深面结构：①足底方肌。②趾长屈肌腱和 4 条蚓状肌。③踇长屈肌腱在趾长屈肌腱深面并与其交叉。④足底外侧动脉向前至第 5 跖骨底附近弯向内侧，至第 1 跖骨间隙处与足背动脉的足底深支吻合形成足底动脉弓。⑤腓骨长肌腱和胫骨后肌腱，前者从足外侧缘至足底，斜向前内行，止于第 1 跖骨底和第 1 楔骨；后者从足内侧缘至足底，止于舟骨粗隆、楔骨和第 1～3 跖骨底。

第六节　系统回顾与临床关联

一、系统回顾

下肢的层次结构与上肢有一定的共性，也由骨、肌肉、血管神经，以及浅、深筋膜和皮肤构成。

（一）运动下肢各主要关节的肌

1. 运动髋关节的肌　髋关节是多轴性的杵臼关节，其运动较复杂。

屈：从髋关节水平冠状轴前方跨过的肌具有屈髋关节的作用，重要的屈肌有髂腰肌、股直肌、缝匠肌、耻骨肌和阔筋膜张肌。在屈膝时，髋关节的最大屈度可使大腿与腹前壁相接触，而伸膝时，股后群肌则限制了该关节的屈度。

伸：从髋关节水平冠状轴后方跨过的肌都具有伸的作用，主要的伸肌有臀大肌、半膜肌、半腱肌和股二头肌长头。

当下肢与躯干位于一个垂直线时髋关节即处于伸位，再向后伸的度数很小；而当髋关节处于屈位或躯干前屈时，则伸的度数加大。髂股韧带是限制过度后伸的强韧结构。

内收：从髋关节水平矢状轴下方跨过的肌，都可使髋关节内收。髋关节内收的作用很强，主要的内收肌有耻骨肌、长收肌、短收肌、大收肌和臀大肌的下部。内收运动为另一侧大腿所限制，若微屈，则可超越此限制，此时髂股韧带则成为制动的因素。

外展：从水平矢状轴上方跨过的肌，均可使髋关节外展。主要的外展肌为臀中肌、臀小肌及梨状肌。臀大肌上部纤维和阔筋膜张肌有协同作用，髂股韧带是限制外展的结构。

旋内：从垂直轴前方跨越的肌具有旋内的作用，由于在发育过程中下肢内旋，直立姿势时下肢也处于内旋位，因而没有专门的旋内肌。臀中、小肌的前部纤维，阔筋膜张肌，大收肌（起于坐骨结节的部分）及半膜肌和半腱肌具有较弱的旋内作用。

旋外：从垂直轴后方跨越关节的肌具有旋外作用。髋关节的旋外肌强于旋内肌，主要有臀大肌、臀中肌、臀小肌的后部纤维，梨状肌，闭孔内、外肌，股方肌和缝匠肌。

2. 运动膝关节的肌　膝关节是不典型的滑车关节，在屈时可做轻微的旋转运动。

屈：主要有半腱肌、半膜肌和股二头肌，腓肠肌、腘肌和跖肌起协助的作用，最大屈度可使小腿与大腿相贴。髌韧带和后交叉韧带是强有力的限制结构。

伸：主要肌是股四头肌。限制伸的结构为胫侧和腓侧副韧带及前交叉韧带。

旋转：当膝关节处于屈位时，股骨髁与胫骨上端的关节面间形成一对球窝关节，因而具有一定的旋转能力。旋内作用有半膜肌、半腱肌、缝匠肌、股薄肌和腘肌参与，旋外则由股二头肌完成。

3. 运动足关节的肌　踝关节、距跟关节和距跟舟关节组成足关节。踝关节属滑车关节，可沿冠状轴做屈、伸运动，分别称跖屈和背屈；距跟关节属平面关节，距跟关节为球窝关节，两者以跟骨后面中点至距骨颈中点的连线为轴进行转动，称为足的内翻和外翻。

背屈：背屈的肌较弱，有胫骨前肌、蹈长伸肌、趾长伸肌以及第三腓骨肌。

跖屈：跖屈的肌强而有力，主要为腓肠肌和比目鱼肌、胫骨后肌、蹈长屈肌、趾长屈肌，以及腓骨长、短肌协助。

内翻：从距跟关节和距跟舟关节运动轴内侧通过的肌具有内翻的功能，主要是胫骨前、后肌，还有蹈长屈肌、伸肌及趾长屈肌协助。

外翻：为从足关节轴外侧通过的肌，主要为腓骨长、短肌，还有第三腓骨肌和趾长伸肌协助。

（二）下肢的血管神经束和血管神经通道

下肢的血管和神经大多以血管神经束的形式通过血管神经通道分布到相应的部位，但其来源和配布较上肢复杂。如供应下肢的动脉既有髂内动脉的分支，也有髂外动脉的分支；下肢的神经分支也如此，分别来自腰丛和骶丛。血管神经的分支形成血管神经束，阶段性分布并穿行于不同的通道（图 2-25）。

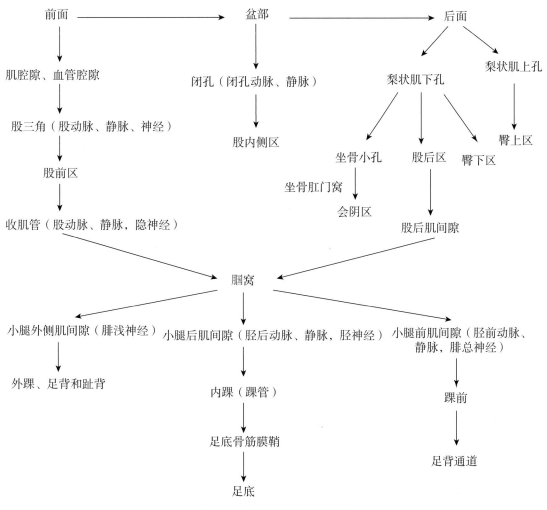

图 2-25　下肢的血管神经通道

（三）下肢的动脉

见图 2-26。

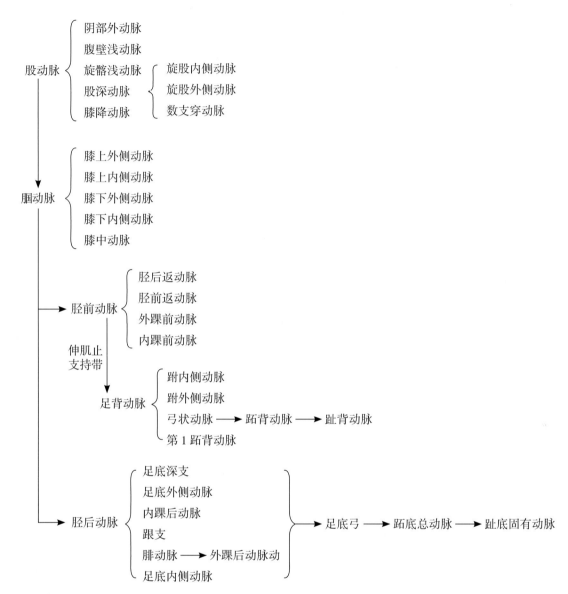

图 2-26　下肢的动脉

（四）下肢静脉的解剖特点

下肢静脉分为深静脉与浅静脉两组。深静脉在肌之间与同名动脉伴行。下肢浅静脉系统由大、小隐静脉及其属支组成，可引流下肢皮肤和皮下组织的静脉血。

1. 大隐静脉　大隐静脉自足背静脉弓的内侧，向上经内踝前方沿小腿内侧缘而抵达股骨内侧髁后部，再向上外行，在耻骨结节下外方 3 ~ 4 cm 处于大腿内侧面卵圆窝处注入股静脉。在注入股静脉前接纳多条属支：①旋髂浅静脉，接受腹壁下外侧和大在腿外侧近端皮肤的血液；②腹壁浅静脉，接受腹壁下内侧皮肤的血液；③阴部外静脉，引流男性阴囊与阴茎部血液以及女性大阴唇血液；④股外侧浅静脉，位于大隐静脉的外侧；⑤股内侧浅静脉，位于大隐静脉的内侧。

2. 小隐静脉　起自足背静脉弓的外侧，在跟腱和外踝后缘之间上行，在小腿下 1/3 段，位于深筋膜的浅面处被皮肤和浅筋膜覆盖；在小腿中 1/3 段，在腓肠肌腱覆盖下进入筋膜下组织；在小腿上 1/3 段，穿过深筋膜，进入腘窝注入腘静脉。上段小隐静脉处于较深位置，又受筋膜支持，一般无明显曲张静脉可见。

3. 交通静脉支 交通静脉在下肢静脉曲张中具有重要意义，这是因为交通静脉破坏必然导致浅静脉曲张。下肢浅、深静脉之间和大、小隐静脉之间，都有许多交通支互相沟通。大腿部浅、深静脉之间的交通支，主要位于缝匠肌、收肌管和膝部 3 处；小腿部以内踝交通静脉和外踝交通静脉最重要，内踝交通静脉有 3 支，引流小腿下 1/3 内侧面的静脉血；外踝交通静脉引流小腿下 1/3 外侧面的静脉血。上述交通支的瓣膜功能不全，往往与大、小隐静脉曲张的发生和静脉淤滞性溃疡的形成有密切关系。大、小隐静脉之间最重要的一个交通支位于膝部附近。

在下肢深、浅静脉和交通支静脉内，都有瓣膜存在。大隐静脉进入股静脉附近，小隐静脉汇入腘静脉的开口，以及深、浅静脉交通支静脉内，均有较坚强的瓣膜存在。这些瓣膜呈单向开放，保持血流从远端向近端或由浅向深部流动。在正常情况下，下肢静脉血的向心回流，依靠心脏搏动所产生的舒缩力、肌舒缩的泵作用及呼吸时胸膜腔内负压吸力等三者的组合作用（图 2-6）。瓣膜在血液回流过程中，保证血液单向流动，不致发生逆流。若瓣膜发生功能不全，则血液逆流而可导致静脉曲张。

（五）下肢的淋巴管和淋巴结

下肢的淋巴管分为浅、深两种。浅淋巴管伴浅静脉行于皮下组织中，深淋巴管与深部血管束伴行，最后间接或直接注入腹股沟深淋巴结。下肢的主要淋巴结有：

1. 腘淋巴结 位于腘窝，浅组分布于小隐静脉末端附近，深组位于腘血管周围，收纳小腿后外侧部浅淋巴管和足、小腿的深淋巴管，其输出管与股血管伴行，最后注入腹股沟深淋巴结。

2. 腹股沟浅淋巴结 有 8 ~ 10 个，分上、下两组，上组沿腹股沟韧带排列，下组位于大隐静脉末端周围，收纳腹前壁下部、臀部、会阴、外生殖器、下肢大部分浅淋巴管，其输出管大部分注入腹股沟深淋巴结，少部分注入髂外淋巴结。

3. 腹股沟深淋巴结 位于股静脉根部周围，收纳腹股沟浅淋巴结的输出管及下肢的深淋巴管，其输出管汇入髂外淋巴结。

二、临床关联

1. 髋关节脱位 髋关节为一杵臼关节，其构成是呈"球状"的股骨头插入较深的髋臼内，一方面能允许向各方向做较广泛的活动，屈 $100°$ 以上，其他方向在 $30° ~ 60°$；另一方面因髋臼之深度使髋关节基本上较为稳定，尤其关节囊前面有坚强的髂股韧带（起于髂前下棘至股骨粗隆间线），后面有坐股韧带。在这两条韧带之间关节囊没有坚强的韧带和肌，比较薄弱，当股骨头在薄弱处受外界来的暴力即可形成前脱位和后脱位。正常情况下，髋关节在做屈曲、内收运动时，股骨头的大部分球面位于髋臼后上缘，如果此时有一强大暴力从膝关节向后冲击，冲击力可沿股骨干纵轴传递至股骨头，使已经处于髋臼后上缘的股骨头冲破关节囊后部而脱出。如果在暴力纵向传递的同时，伴有髋关节的屈曲和内旋动作，股骨颈可被髋臼前内缘阻挡，形成一杠杆的支点，股骨头更易冲破关节囊后部，发生髋关节后脱位。如果在腰向前弯曲时重物砸于腰骶部，也能迫使股骨头向后冲击，穿破关节囊而发生后脱位。

2. 股骨干骨折错位与肌牵引的关系 股骨干上 1/3 骨折时，近侧断端由于髂腰肌和臀部肌的牵引，呈前屈、外展和外旋位，远侧断端因内侧肌群的牵引而向上、向内和向后移位。股骨干中 1/3 骨折时，骨折断端除有重叠畸形外，无一定规律，因暴力的方向而异。当骨折断端有接触而未重叠时，因骨折线上、下方有内收肌群的止点，由于它们的牵引，使骨的两断端不能完全分离而向外突形成成角畸形。股骨干下 1/3 骨折时，由于腓肠肌的内、外侧头起于股骨内、外侧髁的后面，远端断端受它的牵引向后错位，因此可能损伤与骨面紧贴的腘动脉。

3. 膝关节侧副韧带损伤　膝关节侧副韧带损伤，多由直接撞伤或在屈膝旋转位突然跌倒引起。轻者部分损伤，重者可完全断裂或伴有半月板或十字韧带损伤。若不及时诊治，会严重地影响关节功能。本病的病因主要有以下的一些情况：内侧副韧带损伤，为膝外翻暴力所致；外侧副韧带损伤，主要为膝内翻暴力所致。膝伸直位，膝或腿部外侧受强大暴力打击或重压，使膝过度外展，内侧副韧带可发生部分或完全断裂。相反，膝或腿部内侧受暴力打击或重压，使膝过度内收，外侧副韧带可发生部分或完全断裂。在严重创伤时，侧副韧带、十字韧带和半月板可同时损伤。

4. 膝关节交叉韧带损伤　膝关节内有前、后交叉韧带，前交叉韧带起自胫骨髁间隆起的前方，向后、上、外止于股骨外侧髁的内下方；后交叉韧带起自胫骨髁间隆起的后方，向前、上、内止于股骨内侧髁的外侧面。膝关节不论伸直或屈曲，前、后交叉韧带均呈紧张状态，前交叉韧带可防止胫骨向前移动，后交叉韧带可防止胫骨向后移动。一般膝关节韧带损伤都有外伤病史，以青少年居多。膝关节的关节囊松弛薄弱，关节的稳定性主要依靠韧带和肌，以内侧副韧带最为重要。它位于股骨内侧髁与胫骨内侧髁之间，有深、浅两层纤维，浅层成三角形，甚为坚韧，深层纤维与关节囊融合，部分并与内侧半月板相连。外侧副韧带起于股骨外上髁，它的远端呈腱性结构，与股二头肌腱会合成联合肌腱结构，一起附着于腓骨小头上，外侧副韧带与外侧半月板之间有滑囊相隔。膝关节伸直时，两侧副韧带拉紧，无内收、外展与旋转动作；膝关节屈曲时，韧带逐渐松弛，膝关节的内收、外展与旋转动作亦增加。

5. 膝关节半月板损伤　在胫骨关节面上有内侧和外侧半月形状骨（半月板），其边缘部较厚，与关节囊紧密连接，中心部薄，呈游离状态。内侧半月板呈"C"形，前角附着于前十字韧带附着点之前，后角附着于胫骨髁间隆起和后十字韧带附着点之间，其外缘中部与内侧副韧带紧密相连。外侧半月板呈"O"形，其前角附着于前十字韧带附着点之前，后角附着于内侧半月板后角之前，其外缘与外侧副韧带不相连，其活动度较内侧半月板为大。半月板可随着膝关节运动而有一定的移动，伸膝时半月板向前移动，屈膝时向后移动。半月板属纤维软骨，其本身无血液供应，营养主要来自关节滑液，只有与关节囊相连的边缘部分从滑膜得到一些血液供应。因此，除边缘部分损伤后可以自行修复外，半月板破裂后不能自行修复。半月板切除后，可由滑膜再生一个纤维软骨性的又薄又窄的半月板。正常的半月板有增加胫骨髁凹陷及衬垫股骨内、外侧髁的作用，以增加关节的稳定性和起缓冲震荡的作用。本病为外伤性疾病，如扭伤时膝关节屈曲程度越大，撕裂部位越靠后。外侧半月板损伤的机制相同，但作用力的方向相反，破裂的半月板如部分滑入关节之间，可使关节活动发生机械障碍，妨碍关节伸屈活动，形成"交锁"。在严重创伤病例，半月板、交叉韧带和侧副韧带可同时损伤。半月板损伤的部位可发生在半月板的前角、后角、中部或边缘部。损伤的形状可为横裂、纵裂、水平裂或不规则形，甚至破碎成关节内游离体。

膝关节功能重要，关节内组织结构复杂，又是关节疾病与损伤的好发部位，但大多数损伤可以在关节镜下微创手术治疗（图 2-27），在不切开关节的微创条件下做到诊断准确，手术精确度高、损伤小、恢复快、效果好。

6. 踝关节扭伤　踝关节扭伤是指踝关节韧带损伤或断裂，多在行走、跑步、跳跃或下楼梯时发生。构成踝关节的距骨滑车前宽后窄，踝跖屈时，距骨滑车前部移出关节窝，关节腔隙变大，变得不稳固，故容易扭伤。下坡时，踝跖屈位，突然向外或向内翻，外侧或内侧副韧带受到强大的张力作用，致使踝关节的稳定性失去平衡与协调而发生踝关节扭伤。临床上外侧副韧带损伤较为常见，表现为踝外侧疼痛、肿胀、走路跛行，有时可见皮下淤血，外侧副韧带部位有压痛；足内翻时，可引起外侧副韧带部位疼痛加剧。

7. 下肢静脉曲张　是一种常见疾病，主要发生在大隐静脉（图 2-28）。形成的主要原因

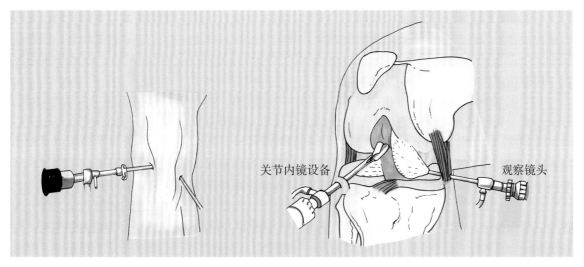

图 2-27　膝关节镜手术示意图

是由于先天性血管壁比较薄弱或长时间维持相同姿势很少改变，血液蓄积于下肢，在日积月累的情况下破坏静脉瓣膜而造成静脉压过高，主要表现为下肢表浅静脉扩张、迂曲，血管突出皮肤表面（图2-28）。治疗方法有：①弹力袜或弹力绷带压迫：适用于妊娠期，病情轻，年龄过大或全身情况差不能耐受手术者。②硬化剂注射：适用于手术后残留曲张静脉的治疗。③手术治疗：单纯浅静脉病变行大隐静脉或小隐静脉高位结扎，剥脱主干，切除扩张属支，结扎功能不全的交通支。④有深静脉瓣功能不全者，应行深静脉瓣手术。

8. 下肢动脉硬化闭塞症　动脉硬化闭塞症为动脉因粥样硬化病变而引起的慢性动脉闭塞性疾病，除主要侵犯腹主动脉下端、髂动脉外，还常发生在股动脉、腘动脉。由于动脉粥样硬化斑块，动脉中层变性和继发血栓形成而逐渐产生管腔闭塞，使下肢发生缺血。糖尿病患者下肢动脉硬化闭塞的病变相对特殊，胫前、胫后动脉和腓动脉受累多见，血管壁粥样硬化改变不明显。下肢动脉硬化闭塞症临床症状多由血栓形成而引起，表现为患肢发冷、麻木、疼痛、间歇性跛行，动脉搏动消失，肢体组织营养障碍，趾或足发生溃疡或坏疽等。

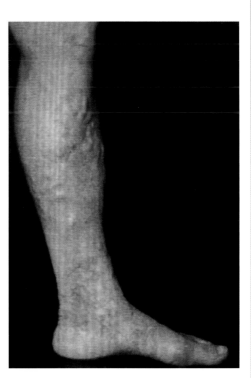

图 2-28　下肢静脉曲张

9. 下肢神经损伤

（1）股神经来自腰丛，沿髂肌表面下行，穿腹股沟韧带并于其下 3 ~ 4 cm，股动脉外侧分成前、后两股，支配缝匠肌、股四头肌，皮支至股前部，隐神经支配小腿内侧皮肤。股神经损伤较少见，且多为手术伤，损伤后主要临床表现为股四头肌麻痹所致膝关节伸直障碍及股前和小腿内侧感觉障碍。

（2）坐骨神经损伤后表现依损伤平面而定。髋关节后脱位、臀部刀伤、臀肌挛缩手术伤以及臀部肌内注射药物均可致其高位损伤，引起股后部及小腿和足所有肌全部瘫痪，导致膝关节不能屈、踝关节与足趾运动功能完全丧失，呈足下垂。小腿后外侧和足部感觉丧失，足部出现神经营养性改变。由于股四头肌腱健全，膝关节呈伸直状态，行走时呈跨越步态。如在股后中、下部损伤，则腘绳肌正常，膝关节屈曲功能保存。高位损伤预后较差，应尽早手术探查，根据情况行神经松解和修复手术。

（3）胫神经位于腘窝中间时的位置表浅，伴行腘动、静脉经比目鱼肌腱弓深面至小腿，行于小腿三头肌和胫骨后肌之间，于内踝后方穿屈肌支持带进入足底。胫神经分支支配小腿后群肌和足底肌，皮支至小腿后部、足底、小趾外侧缘皮肤。股骨髁上骨折及膝关节脱位易损伤胫神经，引起小腿后侧屈肌群及足底肌麻痹，出现足不能跖屈、内收、内翻障碍，呈仰足畸形并伴外翻（钩状足）（图 2-29）；小腿后侧、足背外侧、跟外侧和足底感觉障碍。

（4）腓总神经于腘窝沿股二头肌内侧缘斜向外下，经腓骨长肌两头之间绕腓骨颈，即分为腓浅、腓深神经。前者于腓骨长、短肌间下行，于小腿下 1/3 穿出深筋膜至足背内侧和中间；后者于趾长伸肌和胫骨前肌间，贴骨间膜下降，与胫前动、静脉伴行，经踝关节前方至足背。腓总神经支配小腿前外侧伸肌群及小腿前外侧和足背皮肤。腓总神经由于行程中贴近腓骨小头下方的骨面，损伤的概率较大，该神经损伤后致小腿前群肌、外侧群肌和足背肌瘫痪，其中前群肌瘫痪，足不能背屈，趾屈曲并伴有内翻；腓骨长、短肌瘫痪，外翻力锐减，致足跖屈、内翻，称为"马蹄"内翻足（图 2-29），患者行路时呈高抬跨阈步态。感觉障碍表现于小腿前外侧面及足背。

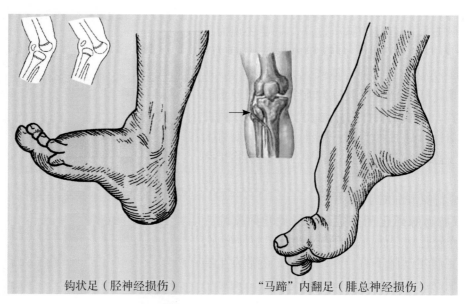

钩状足（胫神经损伤）　　　　"马蹄"内翻足（腓总神经损伤）

图 2-29　腓总神经和胫神经损伤后的足畸形

10. 扁平足　又称平足症，主要是由于某些原因使足骨形态异常、肌萎缩、韧带挛缩或慢性劳损造成足纵弓塌陷或弹性消失所引起的足疼痛，又称为扁平足。其病因主要有：①遗传因素；②先天性足骨畸形；③足部外伤或慢性劳损；④足内在肌或外在肌力弱或麻痹、痉挛。临床上分为姿势性平足症和痉挛性平足症。临床表现主要为久站或行走时足部疼痛或不适，站立时跟外翻、足扁平、前足外展，舟骨结节处肿胀压痛，休息后减轻；晚期发展为痉挛性平足，并可引起骨性关节炎并发症。部分患者有家族史。本症可发生于儿童及青壮年，若为先天性者则多在 10 岁以后出现症状，常因各种损伤和劳累、肥胖而诱发，双侧多见。本症重在预防，一般行非手术疗法多能奏效，少数患者则需手术治疗，亦可获得较好疗效。

（高　艳　翟丽东）

第一节　概　述

头部（head）由颅部和面部两部分组成。颅部容纳脑及其被膜；面部有视器、位听器、口、鼻等器官。其中口腔和鼻腔分别是消化道、呼吸道的门户。头部的血液供应来自颈内、外动脉和椎动脉，经颈内、外静脉回流；淋巴直接或最后流经颈深淋巴结；神经支配主要是脑神经。

一、境界与分区

头部借下颌骨下缘、下颌角、乳突尖端、上项线和枕外隆凸的连线与颈部分界。头部又借眶上缘、颧弓上缘、外耳门上缘和乳突的连线，分为后上方的颅部和前下方的面部。

二、表面解剖

（一）体表标志

头部的体表标志对头部的定位具有重要意义，分述如下（图 3-1）。

1. 眉弓　位于眶上缘上方、额结节下方的弓状隆起，男性较明显。眉弓恰对大脑额叶的下缘，其内侧份的深面有额窦。

2. 眶上切迹　或称眶上孔，位于眶上缘的中、内 1/3 交界处，眶上血管和神经由此通过。用力按压该处，可引起明显疼痛，临床称为压眶反射。

3. 眶下孔　位于眶下缘中点的下方 0.8 ～ 1.0 cm 处，眶下血管及神经由此通过，此处可进行眶下神经阻滞麻醉。

4. 颏孔　通常位于下颌第 2 前磨牙根下方，下颌体上、下缘连线的中点，距正中线 2.5 cm 处。此孔呈卵圆形，开口多向后、上、外方，有颏血管和神经通过，为颏神经麻醉的穿刺部位。眶上切迹（孔）、眶下孔和颏孔三者之间一般连成一条垂直线。

5. 翼点　位于颧弓中点上方两横指处、颧弓中点上方，额、顶、颞、蝶骨在此相接，多呈 "H" 形。翼点是颅骨的薄弱部分，其内面有脑膜中动脉前支通过，此处受暴力打击时，易发生骨折，并常伴有上述动脉的破裂出血，形成硬膜外血肿。

6. 颧弓　由颞骨的颧突和颧骨的颞突共同构成，全长可触及，颧弓上缘相当于大脑颞叶前端的下缘。颧弓下缘与下颌骨下颌切迹间的半月形中点为咬肌神经封闭及下颌神经阻滞麻醉的进针点。

7. 乳突　位于耳垂后方，其根部的前内方有茎乳孔，面神经由此孔出颅。在乳突后部的颅底内面有乙状窦沟，容纳乙状窦。行乳突根治术时，应防止误伤面神经和乙状窦。

8. 枕外隆凸　位于枕骨外面正中向后的最突出的隆起，其内面是窦汇。枕外隆凸向两侧的弓形骨嵴称上项线。枕外隆凸的下方有枕骨导血管，颅内压增高时此导管常扩张。施行颅后窝开颅术沿枕外隆凸做正中切口时，注意勿伤及导血管和窦汇，以免导致大出血。

9. 下颌角　位于下颌体下缘与下颌支后缘相交处。下颌角位置突出，是"改脸型"磨削手术的选择部位。

（二）体表投影

为了判定脑膜中动脉和大脑半球背外侧面主要沟、回的位置及其体表投影，通常先确定以下 6 条标志线：①下水平线：通过眶下缘与外耳门上缘的线。②上水平线：经过眶上缘，与下水平线平行的线。③正中矢状线：是从鼻根沿颅顶正中线到枕外隆凸的弧线。④前垂直线：通过颧弓中点的垂线。⑤中垂直线：经下颌骨髁突中点的垂线。⑥后垂直线：经过乳突根部后缘的垂线。这些垂直线向上延伸，与矢状线相交。

1. 脑膜中动脉的投影　该血管本干经过前垂直线与下水平线相交；前支通过前垂直线与上水平线相交；后支则经过后垂直线与上水平线相交（图 3-1）。脑膜中动脉的分支时有变异，钻孔探查前支时，在距额骨颧突后缘和颧弓上缘各 4.5 cm 的两线相交处；探查后支时，在外耳门上方 2.5 cm 处进行较为安全。

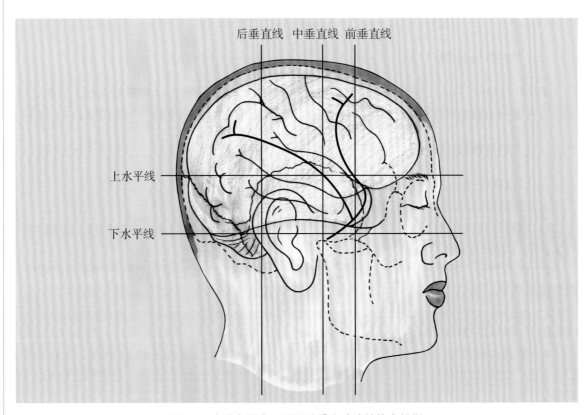

图 3-1　大脑主要沟、回和脑膜中动脉的体表投影

2. 中央沟的投影　连前垂直线与上水平线交点和后垂直线与矢状线交点、介于后垂直线和中垂直线间的一段。中央沟位于冠状缝后方两横指，两者平行，其上端在鼻根与枕外隆凸连线中点后方 1 cm 处。

3. 中央前、后回的投影　中央沟投影线前、后各 1.5 cm 宽的范围分别为中央前、后回的投影。

4. 外侧沟的投影　其后支位于上水平线与中央沟投影线夹角的等分线上，前端起自翼点，沿颞骨鳞部上缘向后，终止于顶结节下方。

5. 大脑下缘的投影　由鼻根中点上方约 1.3 cm 处开始向外，沿眶上缘向后，经颧弓上缘、外耳门上缘至枕外隆凸的连线。

三、体格检查

1. 头颅检查　包括大小、形态、运动等。小颅：见于小儿囟门过早闭合（正常 12 ～ 20 个月闭合），影响大脑发育，见于智力发育障碍者。巨颅：额、顶、颞、枕部突出膨大呈圆形，颈静脉充盈，对比颅脑，其面额很小；由于颅内压增高，压迫眼球，形成双眼下视，称日落现象，见于脑积水患者。

2. 眼的检查　包括视功能、外眼、眼前节、内眼四部分。视功能包括视力、视野、色觉等检查；外眼包括眼睑、泪器、结膜、眼球位置与眼压检查；眼前节包括角膜、巩膜、前房、虹膜、瞳孔和晶状体检查；内眼包括玻璃体和眼底检查。

3. 瞳孔检查　瞳孔正常直径 2 ～ 5 mm，圆形，两侧相等，对称。

（1）对光反射：光照后瞳孔缩小。①直接对光反射：光照侧瞳孔缩小。②间接对光反射：光照的对侧瞳孔亦缩小。

（2）调节反射与集合反射：注视 1 m 外目标，逐渐近移至 5 ～ 10 cm 处，瞳孔缩小称调节反射，如同时双眼内聚称集合反射。

上述反射消失，见于动眼神经功能损害。瞳孔直径 < 2 mm，为瞳孔缩小，见于有机磷中毒、吗啡中毒、虹膜炎症和毛果芸香碱反应。瞳孔直径 > 5 mm，为瞳孔扩大，见于颈交感神经受刺激、阿托品反应、临终前表现、视神经萎缩。双侧瞳孔大小不等，见于颅内病变，如脑外伤、脑肿瘤、脑疝等。

4. 甲状腺功能亢进症眼征　①突眼：睑裂增宽（正常 22 ～ 30 mm）。② Graefe 征：上睑不能相应下垂。③ Stellwag 征：瞬目减少。④ Mobius 征：辐辏运动减弱（内聚力下降）。⑤ Joffroy 征：上视时无额纹出现。

5. 鼻旁窦　上颌窦位于颧部，上颌尖牙与第 1 磨牙之间，炎症时，压迫该部可出现疼痛；额窦位于眶上缘内侧；筛窦位于鼻根部与眼内角之间。鼻旁窦炎可出现鼻塞、流涕、头痛和鼻旁窦压痛等临床症状。

6. 口腔检查　包括口唇、口腔内器官和组织检查。口腔黏膜溃疡见于鹅口疮（雪口疮），为白色念珠菌感染所致；斑块状蓝黑色素沉着见于肾上腺皮质功能减退症（艾迪生病）；第二磨牙颊黏膜上有帽针头大小的白色斑点，周围有一圈红晕表现为麻疹黏膜斑（Koplik 斑）。

7. 扁桃体增大分度　扁桃体位于扁桃体窝，其肿大临床分为 3 度。Ⅰ度：扁桃体位于腭舌弓与腭咽弓之间者；Ⅱ度：扁桃体位于超出腭咽弓者；Ⅲ度：扁桃体位于达到或超过咽后壁中线者。

第二节　颅　部

一、颅顶

颅顶由颅顶软组织及其深面的颅盖骨等构成，可分为中间的额顶枕区和左、右颞区。

1. 额顶枕区　前界为眶上缘，后界为枕外隆凸及上项线，两侧以上颞线与颞区分界。此区的软组织，由浅入深分为 5 层，依次为：皮肤、浅筋膜、帽状腱膜与枕额肌、腱膜下疏松结缔组织和颅骨外膜（图 3-2）。

（1）皮肤：厚而致密，含有大量的毛囊、汗腺、皮脂腺和丰富的血管、淋巴管，为疖肿和皮脂腺囊肿的好发部位；外伤易致出血，但创口愈合较快。颅顶部是一良好的供皮区，必要时可在此处剥取表皮层覆盖创面，而不影响头发的生长。

（2）浅筋膜：又称皮下组织，由致密结缔组织和脂肪组织构成，致密结缔组织形成许多纵向走行的纤维隔，连于皮肤和帽状腱膜之间，将脂肪分隔成许多小格，内有血管和神经穿行。由于皮肤和帽状腱膜借纤维小隔紧密相连，使浅部的 3 层紧密地连接在一起，不易彼此分开，一般称为"头皮"。若浅筋膜层发生感染，肿胀和炎症渗出物局限在小格内，不易扩散，压迫神经末梢而引起剧痛。小格内的血管壁多被周围的结缔组织隔所固定，创伤后血管断端不易自行收缩闭合，故出血较多，须及时采取压迫或缝合的方法进行止血。

　　浅筋膜内的血管和神经都是由四周基底部向颅顶走行，呈放射状分布，由前、后和两侧自下而上向颅顶中央集中（图 3-2、3）。

　　前组：距正中线 2 cm 处有滑车上动、静脉和滑车上神经；距正中线 2.5 cm 处有眶上动、静脉和眶上神经。上述两动脉均为眼动脉的终支，伴行静脉汇入内眦静脉；两神经均为三叉神经第一支眼神经的分支，分布于额、顶区的软组织。

　　后组：有枕动、静脉和枕大神经，分布于枕区。枕动脉为颈外动脉的分支，枕静脉汇入颈外静脉，枕大神经为第 2 颈神经后支的内侧支，分布于枕、顶部的软组织。

　　外侧组：耳前有颞浅动、静脉和耳颞神经，耳后有耳后动、静脉和枕小神经。颞浅动脉和耳后动脉为颈外动脉的分支，颞浅静脉汇入下颌后静脉，耳后静脉汇入颈外静脉（图 3-4）。耳颞神经为下颌神经的分支，枕小神经为颈丛的分支。

　　颅顶部血管、神经的走行与分布具有以下特点：①皆从周围向颅顶走行。开颅手术做皮瓣时，皮瓣的蒂应留在下方，以保证入蒂的血管、神经主干不受损伤，利于皮瓣的成活及感觉功

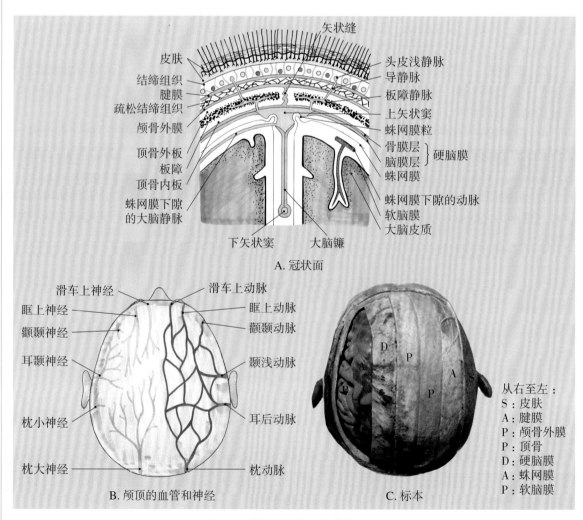

图 3-2　颅顶部的层次结构和神经

能的保持。头皮单纯切开时，也应采取放射状切口，以免损伤血管和神经。②动脉来源于颈内、外动脉，其分支间存在广泛吻合，血运丰富，所以头皮大面积撕裂时，也不易缺血、坏死。③神经分布互相重叠，行局部麻醉时，仅阻滞一支神经往往得不到满意效果，而需扩大神经阻滞的范围（图 3-3）。

（3）**帽状腱膜**（epicranial aponeurosis）**和枕额肌**：帽状腱膜坚韧致密，是一层宽厚的致密结缔组织膜，前连枕额肌的额腹，后连该肌的枕腹，两侧逐渐变薄，续于颞筋膜浅层。头皮裂伤，若帽状腱膜横向断裂，由于枕额肌的收缩，则伤口裂开较大。缝合头皮时，应将腱膜仔细缝合，以减少皮肤张力，有利于止血和创口的愈合。

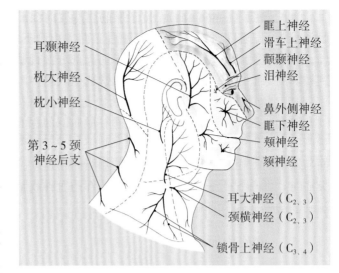

图 3-3 头颈部皮肤感觉神经的分布

（4）**腱膜下疏松结缔组织**（loose connective subaponeurotic tissue）：又称腱膜下间隙，是一薄的疏松结缔组织，此隙范围广，前至上睑和鼻根，后达上项线。头皮借此层与颅骨外膜疏松连接，开颅手术时可沿此间隙游离并翻起皮瓣；头皮撕脱伤也多自此层分离。腱膜下间隙内积血或积脓时，可广泛蔓延至整个颅顶，瘀斑或脓液可出现于鼻根及上睑部皮下。此间隙内的静脉经导静脉与颅骨的板障静脉及颅内的硬脑膜窦相通，若发生感染，可经上述途径继发颅骨骨髓炎或颅内感染，故临床上常称此层为颅顶部的"危险区域"。

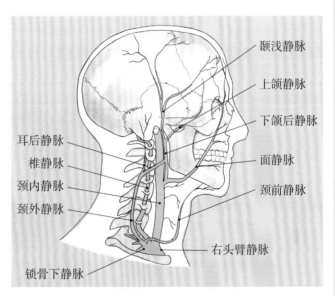

图 3-4 头颈部主要静脉

（5）**颅骨外膜**：由致密结缔组织构成，借少量疏松结缔组织与颅骨表面相连，容易剥离；在骨缝处则与缝韧带紧密结合，不易分离，因此，发生骨膜下血肿时，常局限于一块颅骨的范围内，可与弥漫性的帽状腱膜下血肿相鉴别。

2.颞区 颞区位于颅的两侧，上界为上颞线，下界为颧弓上缘，前界为额骨颧突和颧骨的额突后缘，后界为乳突根部和外耳门。

此区的软组织由浅入深依次为皮肤、浅筋膜、颞筋膜、颞肌和颅骨外膜。

（1）**皮肤**：较薄且移动性较大，手术切口易于缝合。

（2）**浅筋膜**：含脂肪组织较少。向上、下分别与额顶枕区和颌面区的浅筋膜相延续，其内有血管和神经穿行，如前所述，可分为耳前和耳后两组。

（3）**颞筋膜**：分为浅、深两层，浅层为帽状腱膜的延续，向下至面部逐渐消失；深层致密而坚韧，覆盖颞肌，上方附着于上颞线，向下至颧弓上方分为浅、深两层，浅层附着于颧弓上缘的外侧，深层附着于颧弓上缘的内侧，两层之间为颞筋膜间隙，内有脂肪组织和颞中血管。

（4）**颞肌**（temporalis）：位于颞筋膜深层的深面，呈扇形，起自颞窝的颅骨外骨膜和颞筋膜深层深面，肌束向下集中，经颧弓深面，止于下颌骨的冠突，其深面有颞深血管和颞深神经。颞肌和颞筋膜厚而坚韧，开颅术切除部分颞骨鳞部，颞肌和颞筋膜也能对脑膜和脑组织起到较好的保护作用，故颞区为开颅术常选用入路。

（5）**颅骨外膜**：较薄，紧贴于颞骨表面，此区很少发生骨膜下血肿。

颞筋膜深层下部与颞肌浅面之间、颞肌下部深面与颞骨骨膜之间都含有疏松结缔组织和大量脂肪，分别称之为颞浅间隙和颞深间隙，或者统称为颞筋膜下疏松结缔组织。向下经颧弓深面与颞下间隙相通，向前则与面部的颊脂体相延续。因此，颞筋膜下疏松结缔组织中有出血或炎症时，可向下蔓延至面部，形成面深部的血肿或脓肿，而面部炎症（如牙源性感染）也可蔓延到颞筋膜下疏松结缔组织中。

颅顶软组织的特点

二、颅底内面

颅底的结构及临床特点：①颅底各部的骨质厚薄不一，由前向后逐渐增厚，颅前窝最薄，颅后窝最厚，骨质较薄的部位在外伤时易骨折；②颅底的孔、裂、管是神经血管进出的通道（图3-5）；③鼻旁窦的壁邻近颅底，颅底骨折时易受累；④颅底较薄，与颅外的一些结构关系密切，如中耳鼓室、翼腭窝、咽旁间隙、眼眶等，因此，颅内、外的病变易相互侵入；⑤颅底骨与硬脑膜紧密愈着，颅底骨折易撕裂硬脑膜，引起脑脊液外漏。

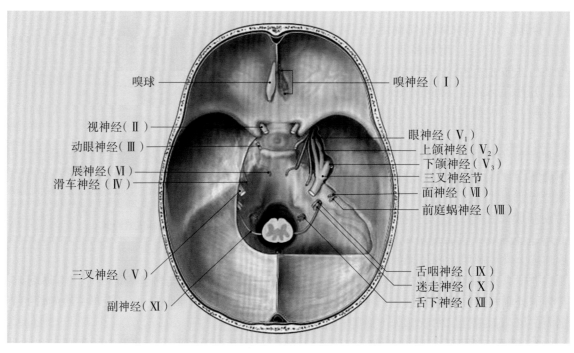

图 3-5　颅底内面观

1. 颅前窝（anterior cranial fossa）　容纳大脑额叶。窝底由位于正中的筛板和前外侧的眶板构成，筛板中线上有向上突出的鸡冠，为鼻腔、眶腔和额窦的顶。颅前窝骨折累及鼻腔，可引起鼻出血、脑脊液鼻漏和嗅觉障碍；骨折累及眶板，可出现结膜下或眶内淤血。

2. 颅中窝（middle cranial fossa）　容纳大脑颞叶和垂体，前界为蝶骨小翼的后缘，后界为颞骨岩部的上缘及鞍背。颅中窝可分为较小的中央部（蝶鞍区）和两个大而凹的外侧部。

（1）**蝶鞍区**：指颅中窝中央部的蝶鞍及其周围的区域。该区主要的结构有垂体、垂体窝和两侧的海绵窦等。

　　垂体（hypophysis）位于蝶鞍中央的垂体窝内，呈椭圆形，借漏斗穿鞍膈中央的隔孔连与第三脑室底的灰结节（图 3-6）。垂体窝的前方为鞍结节，前外侧为视神经管，后方为鞍背，两侧为海绵窦，顶为硬脑膜形成的鞍膈，底隔一薄层骨壁与蝶窦相邻。垂体肿瘤向上突入第三脑室，可引起脑脊液循环障碍，导致颅内压增高；向下生长可使垂体窝深度增加，甚至破坏骨质而侵及蝶窦。垂体前叶肿瘤可将鞍膈前部推向上方，压迫视交叉和视神经，出现视野部分或全部缺损；向两侧扩展可压迫海绵窦，发生海绵窦淤血及穿经海绵窦的脑神经受损的相应症状。

　　海绵窦（cavernous sinus）为一对重要的硬脑膜窦，位于蝶鞍和垂体的两侧，前至眶上裂内侧部，后至颞骨岩部的尖端。窦内有许多结缔组织小梁，将窦腔分隔成许多相互交通的小腔隙（图 3-6）。窦内血流缓慢，感染时易形成血栓。海绵窦的上壁向内与鞍膈移行，下壁借薄的骨壁与蝶窦相邻，外侧壁与颞叶相邻，壁内自上而下有动眼神经、滑车神经、眼神经和上颌神经通过，内侧壁上部与垂体相邻，下部有颈内动脉和展神经穿行，后端与颞骨岩部前方的三叉神经节相邻，故三叉神经节手术时应避免损伤海绵窦。

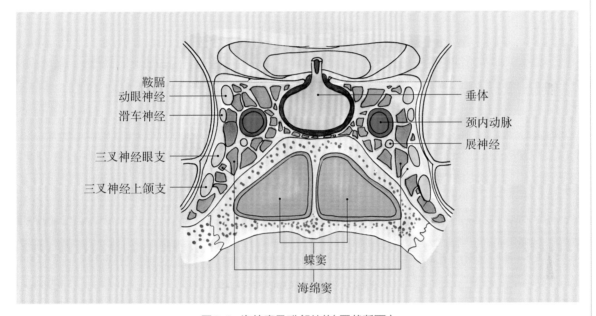

鞍膈
动眼神经
滑车神经

垂体
颈内动脉
展神经

三叉神经眼支

三叉神经上颌支

蝶窦

海绵窦

图 3-6　海绵窦及毗邻结构（冠状断面）

　　（2）颅中窝外侧部：容纳大脑颞叶。前方的眶上裂内有动眼神经、滑车神经、眼神经、展神经及眼上静脉穿行。在眶上裂的后方，由前内向后外依次有圆孔、卵圆孔和棘孔，呈弧形排列，分别有上颌神经、下颌神经及脑膜中动脉通过。内侧由颞骨岩尖和蝶骨体围成破裂孔，该孔续于颈动脉管内口，颈内动脉经此入颅。

　　由于颅中窝有许多孔、裂和腔的存在，加之整个颅骨呈球形，颅盖各个方向所受的暴力均可传至颅底，致使颅底发生骨折。颅底骨折多发于蝶骨中部和颞骨岩部。蝶骨中部骨折常伤及脑膜和蝶窦，使蝶窦与蛛网膜下隙相通，血性脑脊液可经鼻腔流出；如伤及颈内动脉和海绵窦，则可形成动静脉瘘，引起眼静脉淤血，并伴有搏动性突眼症状；如累及穿过海绵窦内和窦壁的神经，则出现眼球运动障碍和三叉神经刺激症状。颞骨岩部骨折侵及鼓室盖且伴有鼓膜撕裂时，血性脑脊液可经外耳道溢出，穿经岩部内的面神经和前庭蜗神经亦可受累，出现相应症状。

　　3. 颅后窝（posterior cranial fossa）　容纳小脑、脑桥和延髓。窝底的中央有枕骨大孔，孔内有延髓与脊髓相续，并有副神经的脊髓根、椎动脉和椎内静脉丛通过。枕骨大孔的前方为斜坡，承托脑桥和延髓，后方有窦汇和横窦，两侧有乙状窦及颈内静脉。枕骨大孔的前外侧方主要有 3 对孔：舌下神经管内有舌下神经出颅；颈静脉孔内有舌咽神经、迷走神经、副神经和颈内静脉通过；内耳门内有面神经、前庭蜗神经和迷路动、静脉通过。

枕骨大孔的后上方紧邻小脑半球下面内侧的小脑扁桃体，颅内压增高时，小脑扁桃体受挤压可嵌入枕骨大孔，形成枕骨大孔疝，压迫延髓内的呼吸和心血管运动中枢，危及生命。

小脑幕（tentorium cerebelli）介于大脑枕叶与小脑上面之间，由硬脑膜形成的一个呈水平位的拱形隔板，构成颅后窝的顶。小脑幕的后外侧缘附着于横窦沟及颞骨岩部的上缘，前缘中部游离，两侧向前延伸附着于前床突，形成一个朝向前方的弧形切迹，即小脑幕切迹。小脑幕切迹与鞍背共同形成一个包绕着中脑的卵圆形的裂孔（图 3-7）。幕切迹上方与大脑颞叶的海马旁回紧邻，当颅内压增高时，海马旁回、钩可通过此裂孔突入幕切迹的下方，形成小脑幕切迹疝，致使脑干和动眼神经受压，出现同侧瞳孔扩大，瞳孔对光反射消失，对侧肢体轻瘫等临床体征。

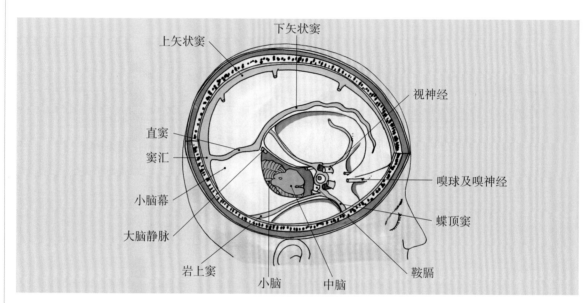

图 3-7　硬脑膜形成的部分结构

颅底骨折的特点

三、颅内、外静脉的交通

颅内的静脉血除经各硬脑膜窦回流到颈内静脉外，还与颅外静脉有着广泛的交通途径（图 3-8）。经此交通除经，颅内、外的疾病相互蔓延。

1. 通过面部静脉与翼静脉丛的交通途径，见图 3-8。

2. 通过导静脉的交通途径

（1）顶导静脉：穿过颅顶后部矢状线两侧的顶骨孔，连接枕静脉和上矢状窦。

（2）乳突导静脉：有 1 ～ 3 支，穿过乳突基底部后方的乳突孔，使枕静脉或耳后静脉与乙状窦相交通。

（3）髁导静脉：不恒定，通过髁管，使枕下静脉丛与乙状窦相交通。

（4）额导静脉：见于儿童及部分成人，通过盲孔，使额窦及鼻腔的静脉与上矢状窦相交通。

（5）枕导静脉：单支，有时存在，穿枕外隆凸，连接枕静脉与窦汇。

3. 通过板障静脉的交通途径

（1）额板障静脉：位于额部，通过内板与上矢状窦交通，向下经眶上静脉注入眼静脉。

（2）颞前板障静脉：两支，通常在冠状缝前后下行，使颞深前静脉与蝶窦相交通。

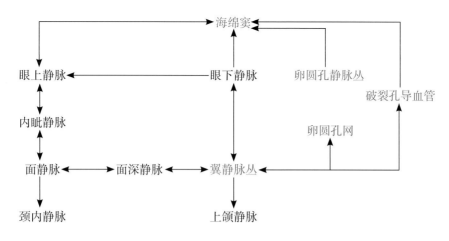

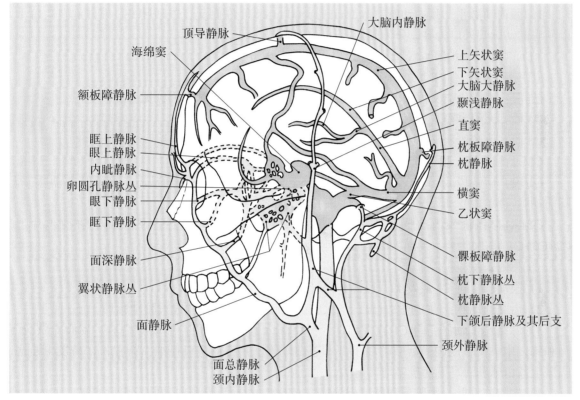

图 3-8 颅内、外静脉的交通

（3）颞后板障静脉：由顶骨向下至乳突部，与颅外浅静脉及横窦相交通。

（4）枕板障静脉：向颅外经乳突导静脉注入枕静脉，向颅内注入横窦。

四、脑的血管

（一）脑血管的特点

1．脑的动脉来自颈内动脉（internal carotid artery）和椎动脉（vertebral artery），两者在脑底部吻合成 Willis 环。

2．进入颅腔的动脉其行程均极度弯曲，是脑动脉无搏动的主要原因。

3．脑动脉壁很薄，类似颅外同等大小的静脉。

4．大脑的动脉分为皮质支（供应皮质和浅层髓质）和中央支（供应基底核、内囊及间脑），二者均自成体系，互不吻合。

5．皮质动脉在软脑膜内形成丰富的吻合，在功能上可视为脑表面的"血液平衡池"。

6．脑的动脉和静脉多不伴行。

7．脑静脉和硬脑膜窦无静脉瓣。

8．毛细血管于不同脑区疏密不一，其密度与突触数量等呈紧密的平行关系。

9．脑毛细血管与神经元间隔有血-脑屏障，但在松果体、下丘脑的正中隆起、垂体后叶、后连合、终板和脉络丛等区域缺乏血脑屏障。

10．脑血管的变异甚多，尤其大脑动脉环。

（二）脑的动脉

脑的动脉包括颈内动脉系和椎-基底动脉系，以小脑幕为界，幕上结构接受颈内动脉系和大脑后动脉的血液供应，幕下结构接受椎-基底动脉系的血液供应。

1．颈内动脉系　颈内动脉（internal carotid artery）左侧起自主动脉弓，右侧起自头臂干，以颅底的动脉管外口为界，分为颅外段和颅内段。

（1）颅外段（颈段）：颈动脉外口以下，直且无分支。

（2）颅内段：颈内动脉一般分为以下 5 段。

C5 段：岩骨段，又称颈动脉管段或神经节段，行于颈动脉管内，无分支。

C4 段：海绵窦段，穿海绵窦呈"S"形前行，无分支。

C3 段：前膝段，又称虹吸弯，呈"C"形自前床突内侧弯向后上，发出眼动脉。

C2 段：视交叉池段或床突上段，在海绵窦上方水平后行。

C1 段：后膝段或终段，在后床突前向上至分叉处，发出后交通动脉、脉络丛前动脉、大脑前动脉（A1 段）和大脑中动脉（M1 段）。

C1+A1+M1 称颈内动脉分叉部，在脑血管造影的前后位片上呈"T"形；在侧位片上，C2+C3+C4 呈"C"形，称虹吸部，是动脉硬化的好发部位。

（3）颈内动脉的主要分支

1）眼动脉：自 C3 段发出，经视神经管入眶。

2）后交通动脉：自 C1 段发出，与大脑后动脉吻合，参加构成大脑动脉环。

3）脉络丛前动脉：自 C1 段发出，经脉络裂入侧脑室下角，形成脉络丛。皮质支供应海马和钩。中央支供应内囊后肢的后下部和苍白球等，其特点是口径细、行程长，易发生栓塞，临床上苍白球和海马发病较多与其有关。

4）大脑前动脉：**大脑前动脉**（anterior cerebral artery）自颈内动脉发出后水平向前内，进入大脑纵裂后，先在大脑额叶内面上行，绕胼胝体膝向后行于胼胝体沟内，至压部上方转向后上成为楔前动脉（图 3-9）。按其走行和分支情况，将其分为 5 段：

A1 段：水平段，起始处至前交通动脉之间，发出内侧豆纹动脉。

A2 段：上行段，前交通动脉至胼胝体膝，发出内侧豆纹动脉返支、额底内侧动脉和额前内侧动脉。

A3 段：膝段，与胼胝体膝一致，一般无分支。

A4 段：胼周段，位胼胝体沟内，也称胼胝体周围动脉，发出额中间内侧动脉、额后内侧动脉，这两支多共干，称胼胝体缘动脉，还发出旁中央动脉等。

A5 段：终段，即楔前动脉，为大脑前动脉的终支。

大脑前动脉的皮质支包括额底内侧动脉、额前内侧动脉、额中间内侧动脉、额后内侧动脉、胼胝体周围动脉、旁中央动脉和楔前动脉等，供应顶枕沟以前半球内侧面及额叶底面的一部分，额叶、顶叶上外侧面的上部。中央支即内侧豆纹动脉，包括供应壳核、尾状核头及内囊前下部的返支（Heubner 动脉）和供应视交叉和下丘脑的基底支。

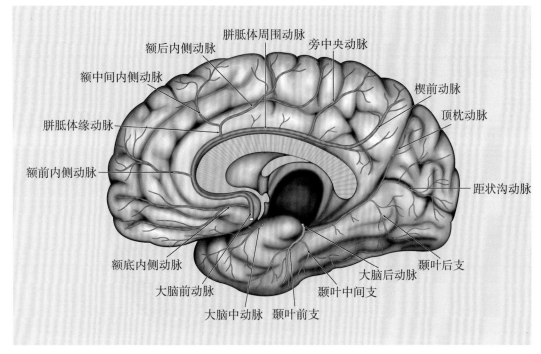

图 3-9　大脑半球内侧面的动脉

5）大脑中动脉：**大脑中动脉**（middle cerebral artery）是颈内动脉的延续，经外侧窝向外上方行于岛叶表面，之后沿外侧沟向后上方浅出至大脑外侧面（图 3-10）。按其走行和分布分为五段：

M1 段：水平段或称眶后段，自颈内动脉发出后，水平向外至侧裂动脉分叉处，发出外侧豆纹动脉。

M2 段：岛叶段或称回旋段，呈"U"形绕脑岛，发出岛支。

M3 段：外侧沟段或称侧裂段，为 M2 基部发出向中央沟上升的升动脉，包括额底外侧动脉、额顶升支（中央前沟动脉、中央沟动脉和中央后沟动脉）和颞前动脉、颞中间动脉。

M4 段：分叉段，为大脑中动脉发出顶后动脉、角回动脉和颞后动脉处。

M5 段：终末支，即角回动脉。

大脑中动脉的皮质支包括额底外侧动脉、中央前沟动脉、中央沟动脉、中央后沟动脉、顶后动脉、颞前动脉、颞中间动脉、颞后动脉和角回动脉等，供应大脑半球上外侧面的大部分和岛叶。中央支即外侧豆纹动脉，供应前连合外侧部、壳的大部、苍白球外侧段、内囊的上半及附近辐射冠、尾状核的头和体等，此组动脉是供应纹状体和内囊的主要动脉，容易破裂出血，故称为"脑出血动脉"。

2. 椎 - 基底动脉系

（1）椎动脉：**椎动脉**（vertebral artery）起自锁骨下动脉，根据其行程分为 5 段。

V1 段：横突孔段，行走在第 6 至第 2 颈椎的横突孔内。

V2 段：横段，从枢椎横突孔穿出后向外横行。

V3 段：寰椎段，垂直上行于横突孔内。

V4 段：枕骨大孔段，出寰椎横突孔后水平行进入枕骨大孔。

V5 段：颅内段，进入枕骨大孔后，至与对侧汇合处。发出脑膜支、脊髓前、后动脉、延髓动脉和小脑下后动脉（此支走行弯曲，易形成血栓）。

（2）基底动脉：**基底动脉**（basilar artery）由左、右椎动脉在脑桥基底部下缘汇合而成，

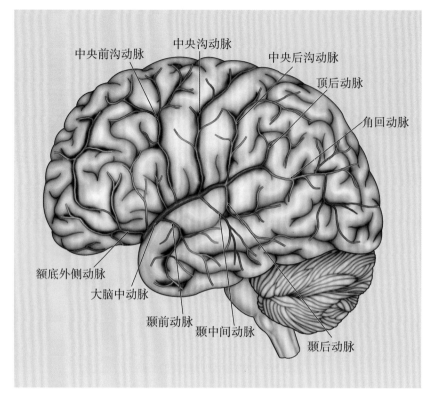

中央前沟动脉　中央沟动脉　中央后沟动脉　顶后动脉　角回动脉　额底外侧动脉　大脑中动脉　颞前动脉　颞中间动脉　颞后动脉

图 3-9   大脑半球外侧面的动脉

经基底沟上行至脑桥上缘分为左、右大脑后动脉，主要的分支包括小脑下前动脉、迷路动脉、脑桥动脉和小脑上动脉等（图 3-11）。

（3）大脑后动脉：**大脑后动脉**（posterior cerebral artery）起自基底动脉，经动眼神经上方，绕鞍上池后外侧角和环池后行跨至小脑幕上，经胼胝体压部下方进入距状沟和顶枕沟。按其走行分为 4 段（图 3-9、11）。

P1 段：水平段或称交通前段，位基底动脉与后交通动脉之间，发出丘脑后穿动脉。

P2 段：纵行段或称环绕段，围绕中脑上行的一段，发出脉络丛后外侧动脉、丘脑膝状体动脉等，供应脑干、背侧丘脑、下丘脑、外侧膝状体。

P3 段：为从 P2 段向外发出的颞下动脉（分颞叶前、中、后支），供应颞叶的底面。

P4 段：为从 P2 段向上发出的顶枕动脉、距状沟动脉和胼胝体周围后动脉，供应大脑半球内侧面后 1/3 和部分上外侧面皮质及枕叶等。

3. 大脑动脉环　大脑动脉环（cerebral arterial circle）或称 Willis 环，由大脑后动脉、后交通动脉、颈内动脉、大脑前动脉和前交通动脉组成，位于脑底下方、蝶鞍上方，环绕视交叉、灰结节和乳头体周围（图 3-11）。大脑动脉环使两侧颈内动脉系与椎 - 基底动脉系血液得以沟通，具有调节血流、维持脑的血液供应的作用。

（三）脑的静脉

1. 大脑外静脉　大脑外静脉收集大脑皮质及其邻近髓质的静脉血，在大脑外侧面以外侧沟为界分为 3 组（图 3-12）：①上组为大脑上静脉，有 8 ~ 12 条，收集大脑背外侧面和内侧面血液，注入上矢状窦。②下组为大脑下静脉，有 1 ~ 7 条，收集大脑半球外面下部和半球下面的血液。向前与大脑上静脉吻合注入上矢状窦；向下与基底静脉和一些深静脉吻合注入海绵窦、岩上窦和横窦。③中组为浅、深静脉，大脑中浅静脉收集大脑外侧面血液，注入海绵窦；亦可经上吻合静脉（Trolard 静脉）注入上矢状窦，经下吻合静脉（Labbe 静脉）注入横窦。大

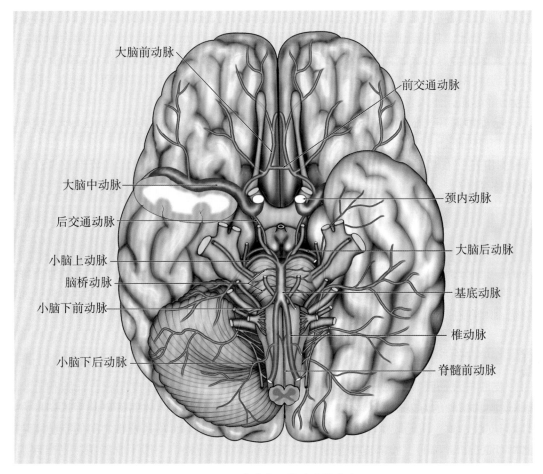

图 3-11　大脑底面的动脉及分支

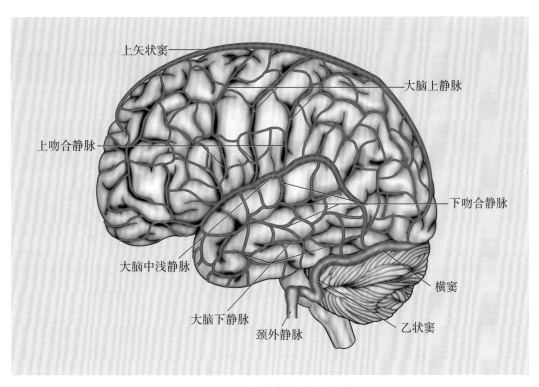

图 3-12　大脑半球外侧面的静脉

脑中深静脉收集脑岛的静脉，与收集大脑内侧面静脉的大脑前静脉和纹状体静脉在前穿质附近汇合成基底静脉，其沿视束腹侧，绕大脑脚，经内、外侧膝状体之间，注入大脑大静脉。

2. 大脑内静脉　大脑内静脉左、右各一，由脉络丛静脉和丘脑纹静脉在室间孔后上缘合成，向后至松果体后方，与对侧汇合成大脑大静脉，收集基底区、深部髓质、间脑、脉络丛和脑室旁的静脉血，注入直窦。

3. 脑底静脉环　脑底静脉环（cerebral basal venosus circle）又称 Rosenthal 环，位于脑底处，由前方的前交通静脉连接左、右大脑前静脉，后方由后交通静脉连接左、右大脑脚静脉，两侧由左、右基底静脉等共同围成。它比 Willis 环位置偏后，较深且范围较大，是动静脉瘤的好发部位。

第三节　面　部

面部可划分为眶区、鼻区、口区和面侧区。面侧区为介于颧弓、鼻唇沟、下颌骨下缘与胸锁乳突肌上部前缘之间的区域，又可分为颊区、腮腺咬肌区和面侧深区。本节主要叙述面部浅层结构、腮腺咬肌区、面侧深区和面部的主要间隙。

一、浅层结构

1. 皮肤与浅筋膜　面部皮肤薄而柔软，富有弹性，含有较多的皮脂腺、汗腺和毛囊，是皮脂腺囊肿和疖肿的好发部位。面部皮肤表面有不同走向的皮纹，故面部皮肤手术切口方向应尽可能与皮纹一致。浅筋膜由脂肪组织等构成，其中在颊肌表面及其咬肌之间的脂肪团块，称**颊脂体**（buccal fat pad）。睑部皮肤最薄，皮下浅筋膜组织疏松，一般不含脂肪，易出现水肿。

浅筋膜内有表情肌以及神经、血管和腮腺等穿行（图3-13）。由于面部血供丰富，故创口愈合快，抗感染能力强，但发生创伤时出血也较多。此外，面部的小动脉有丰富的内脏运动神经（交感）分布，当情绪激动或患有某些疾患时，面部的色泽可以随之变化。

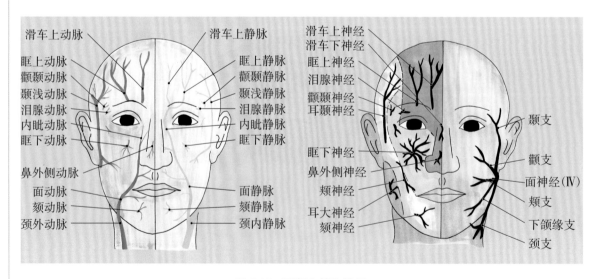

图3-13　面部血管和神经

2. 面肌　面肌又称表情肌，属于皮肌，薄而纤细，起自颅骨或筋膜，止于皮肤，主要围绕在睑裂、口裂、鼻和耳的周围，有缩小或开大孔裂的作用，且收缩时可牵动皮肤，使面部呈现各种丰富表情（图3-14）。面肌由面神经分支支配，受损时可引起面瘫。

3. 血管、淋巴及神经

（1）**面动脉**（facial artery）：分布于面部浅层（图 3-13）。其在颈动脉三角内起自颈外动脉，行向前内上方，经二腹肌后腹与茎突舌骨肌深面进入下颌下三角，继续经下颌下腺的深方，在咬肌止点前缘处绕过下颌体下缘转至面部。通常经面神经下颌缘支深面，迂曲行向内上，经口角和鼻翼外侧至内眦，改称**内眦动脉**（angular artery）。在下颌骨下缘与咬肌前缘相交处，可以触及面动脉的搏动，面浅部出血可压迫此处止血。面动脉的分支主要有颏下动脉、下唇动脉、上唇动脉和鼻外侧动脉等。

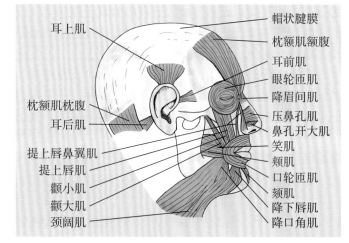

图 3-14　面肌

（2）**面静脉**（facial vein）：与同名动脉伴行，起始于内眦静脉，伴行于面动脉的后方，向外下越下颌体下缘至下颌角后方，与下颌后静脉的前支汇合成面总静脉，再穿颈深筋膜浅层，于舌骨平面注入颈内静脉。面静脉可经眼静脉与颅内海绵窦交通，也可通过面深静脉、翼静脉丛等与海绵窦交通。口角平面以上的一段面静脉通常无静脉瓣，当面部因细菌感染致疖、痈时，可循上述交通途径蔓延至海绵窦，导致颅内感染。故常将两侧口角至鼻根连线所形成的三角区域称为"危险三角"。

（3）淋巴：面部浅层的淋巴管非常丰富，吻合成网，通常注入下颌下淋巴结和颏下淋巴结。这些淋巴结引流面部的淋巴，其输出管均注入颈外侧深淋巴结（图 3-15）。

（4）神经：面部的感觉神经是三叉神经，面肌的运动神经是面神经的分支。

1）**三叉神经**（trigeminal nerve）：为混合神经，发出眼神经、上颌神经和下颌神经三大分支，其感觉支除分布于面深部外，终末支穿面颅各孔，分布于相应区域的皮肤。

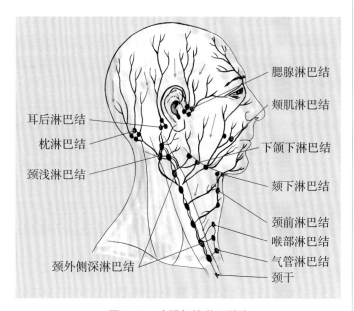

图 3-15　头颈部的淋巴引流

眶上神经（supraorbital nerve）为眼神经的分支，与同名血管伴行，由眶上切迹或孔穿出至皮下，分布于额部皮肤。

眶下神经（infraorbital nerve）为上颌神经的分支，与同名血管伴行，穿出眶下孔，在提上唇肌的深面下行，分为数支，分布于下睑、鼻翼及上唇的皮肤和黏膜。

颏神经（mental nerve）为下颌神经的分支，与同名血管伴行，出颏孔，在降口角肌深面分为数支，分布于颏部、下唇的皮肤和黏膜。

2）**面神经**（facial nerve）：由茎乳孔出颅，向前外穿入腮腺，先分为上、下两干，再各分为数支并相互交织成丛，最后呈扇形分成 5 组分支，支配面肌和颈阔肌等。

颞支常为 2 支，由腮腺上缘穿出，斜越颧弓后段浅面行向前上，支配额肌和眼轮匝肌上份。若该支损伤，同侧额纹消失。

颧支多为 2 ～ 3 支，由腮腺前缘穿出，支配颧肌、眼轮匝肌下部及提上唇肌。颧支与颞支共同管理眼睑闭合，对保护眼球起重要作用。在开颅经翼点入路时应尽量靠近对耳屏，分离浅筋膜时避免损伤颧支与颞支，以免引起术后同侧不能皱额。

颊支常为 3 ～ 5 支，由腮腺前缘穿出，分别位于腮腺导管上方和下方，水平行向口角，支配颊肌和口裂周围诸肌。颊支损伤，可出现鼻唇沟变浅。

下颌缘支常为 1 ～ 3 支，从腮腺下端穿出后，行于颈阔肌深面，沿下颌体下缘前行，越过面动、静脉的浅面，支配下唇诸肌及颏肌。临床颌下区手术时，可选用于下颌骨下缘下 1.5 ～ 2.0 cm 处、与其平行的切口，以免损伤下颌缘支。

颈支多为 1 ～ 2 支，由腮腺下端穿出，在下颌角附近至颈部，行于颈阔肌深面，并支配该肌。

二、面侧区

面侧区位于颧弓、鼻唇沟、下颌骨下缘与胸锁乳突肌上份前缘之间的区域，主要包括腮腺咬肌区和面侧深区。

（一）腮腺咬肌区

腮腺咬肌区指腮腺和咬肌所在的下颌支外和下颌后窝的区域，其上界为颧弓和外耳道，下界为下颌骨下缘平面，前界为咬肌前缘，后界为乳突和胸锁乳突肌上部的前缘。下颌支后缘以后的部分称下颌后窝。腮腺咬肌区内主要结构有腮腺、咬肌以及有关的血管、神经等。

1. 腮腺咬肌筋膜　为颈深筋膜浅层向上的延续，在腮腺后缘分为浅、深两层，包绕腮腺形成腮腺鞘，两层在腮腺前缘处融合，覆盖于咬肌表面，称为咬肌筋膜。腮腺鞘有以下特点：

（1）腮腺鞘与腮腺结合紧密，并发出许多间隔伸入腺体，将其分隔为许多小叶。因此，腮腺化脓时可形成多个散在的小脓灶，在切开排脓时，临床上应注意引流每一个脓腔。

（2）腮腺鞘的浅层致密，而深层薄弱且不完整，在茎突和翼肌之间有一裂隙，腮腺深部经此与咽旁间隔和翼下颌间隔相通。故腮腺化脓时，易穿过深层，形成咽旁脓肿。

2. 腮腺（parotid gland）

（1）位置和毗邻：位于外耳道前下方，借腮腺鞘与下列结构相毗邻。其上缘向下凹，邻颧弓、外耳道及颞下颌关节后面；下缘平下颌角；外面与位于浅筋膜内的耳大神经末梢和腮腺浅淋巴结相邻；前内面邻接咬肌、下颌支及翼内肌后部；后内面与乳突、胸锁乳突肌、二腹肌后腹、茎突及茎突诸肌，以及颈内动、静脉和舌咽神经、迷走神经、副神经、舌下神经毗邻。其中，位于腮腺深面的茎突及茎突诸肌，颈内动、静脉，第 Ⅸ ～ Ⅻ 对脑神经共同形成"腮腺床"，紧贴腮腺的深面。

（2）形态：腮腺呈不规则的楔形，底向外，尖向内突向咽旁，通常以下颌支后缘或以穿过腮腺的面神经丛平面为界，将腮腺分为浅、深两部。浅部多呈三角形或不规则卵圆形向前延伸，覆盖于咬肌后份的浅面；深部位于下颌后窝内及下颌支的深面，向内深至咽侧壁。

（3）**腮腺管**（parotid duct）：管长 5 ～ 7 cm，由腮腺浅部的前缘发出，在颧弓下 1.5 cm 处，向前横行越过咬肌表面，至咬肌前缘呈直角转向内，穿过颊脂体和颊肌，开口于上颌第 2 磨牙相对的颊黏膜上的腮腺乳头，临床可经此乳头插管，进行腮腺造影。腮腺管上方有面神经发出的颊支及面横动、静脉，下方有面神经的下颌缘支。腮腺管的体表投影相当于自鼻翼与口角间的中点至耳屏间切线连线的中 1/3 段。

3. 腮腺淋巴结（parotid lymph nodes）　位于腮腺表面和腮腺实质内。浅淋巴结引流耳廓、颅顶前部和面上部的淋巴；深淋巴结收集外耳道、中耳、鼻、腭和颊深部的淋巴，其输出管均注入颈外侧淋巴结。

4. 穿经腮腺的结构　在腮腺内有血管和神经纵横穿行，纵行的有颈外动脉、下颌后静脉、颞浅动脉、耳颞神经；横行的有上颌动脉、上颌静脉、面横动脉、面横静脉、面神经及其分支。上述血管和神经由浅入深依次为面神经及其分支、下颌后静脉、颈外动脉和耳颞神经。

（1）**面神经**（facial nerve）：在颅外的行程中，因穿腮腺而分为 3 段。

第 1 段为面神经干从茎乳孔穿出至进入腮腺之前的一段，位于乳突与外耳道之间的切迹内。此段长 1.0 ～ 1.5 cm，在腮腺覆盖下，向前经过茎突根部的浅面进入腮腺。此段尚未进入腮腺实质内，故需要显露面神经主干时可在此处进行。

第 2 段为腮腺内段。面神经主干于腮腺后内侧面进入腮腺。在腮腺内，面神经干位于下颌后静脉和颈外动脉的浅面，分为颞面干和颈面干，再发出分支，彼此交织成丛，最后形成颞支、颧支、颊支、下颌缘支、颈支。正常情况下，面神经外膜与腮腺组织容易分离，但病变时二者常紧密粘连，术中分离较为困难。腮腺切除术时应注意保护面神经，以免引起术后面瘫。

第 3 段为面神经穿出腮腺以后的部分，分别从腮腺浅部的上缘、前缘和下缘穿出，呈扇形分布，至各相应区域支配面肌。

（2）**下颌后静脉**（retromandibular vein）：颞浅静脉与同名动脉伴行，自腮腺上端穿入腮腺深面，在腮腺内与上颌静脉汇合形成下颌后静脉。继而在颈外动脉的浅面下行至腮腺的下端，分为前、后两支。前支与面静脉汇合，注入颈内静脉；后支与耳后静脉和枕静脉汇合，形成颈外静脉。

（3）**颈外动脉**（external carotid artery）：由颈部上行，经二腹肌后腹和茎突舌骨肌深面入下颌后窝，由深面穿入腮腺，行于下颌后静脉的前内侧，至下颌颈平面分为上颌动脉和颞浅动脉两个终支。上颌动脉经下颌颈内侧入颞下窝，颞浅动脉在腮腺深面发出面横动脉，然后越颧弓根部表面至颞区。

（4）**耳颞神经**（auriculotemporal nerve）：穿入腮腺鞘，在腮腺深面至颞区。当耳颞神经因腮腺肿胀或受肿瘤压迫时，可引起由颞区向颅顶部放射的剧痛。

5. 咬肌（masseter）　起自颧弓下缘及其深面，止于下颌支外侧面和咬肌粗隆。该肌的后上部被腮腺浅部覆盖，表面覆以咬肌筋膜，浅面有面横动脉、面横静脉、腮腺管、面神经的颊支和下颌缘支横过。咬肌与颞肌，翼内、外肌共同构成咀嚼肌，均作用于颞下颌关节，由三叉神经的第 3 支下颌神经的运动纤维支配。

（二）面侧深区

1. 境界　此区位于腮腺咬肌区前部的深面，口腔及咽的外侧，即颞下窝的范围，是由一顶、一底和四壁围成的腔隙。顶为蝶骨大翼的颞下面，底平下颌骨下缘，前壁为上颌骨体的后面，后壁为腮腺深部，外侧壁为下颌支，内侧壁为翼突外侧板和咽侧壁。此区内有翼内、外肌及出入颅底的血管和神经通过。

2. 内容　见图 3-16。

（1）翼内、外肌：翼内肌（medial pterygoid muscle）起自翼窝，肌纤维斜向外下，止于下颌角内侧面的翼肌粗隆，单侧收缩时使下颌骨向对侧移动，双侧同时收缩时，使下颌骨上提和前移。翼外肌（lateral pterygoid muscle）有两头，上头起自蝶骨大翼的颞下面，下头起自翼突外侧板的外面，两束肌纤维均斜向外后方，止于下颌颈前面的翼肌凹。翼内、外肌两肌腹间及其周围的疏松结缔组织中，有血管和神经交错穿行。

（2）**翼丛**（pterygoid plexus）：位于颞下窝内，是翼内、外肌与颞肌之间的静脉丛，收纳与上颌动脉分支伴行的静脉，最后汇合成上颌静脉，回流至下颌后静脉。翼丛通过面部的深静脉与面静脉交通，并经卵圆孔网及破裂孔导血管与海绵窦交通，故口、鼻、咽等部的感染可沿

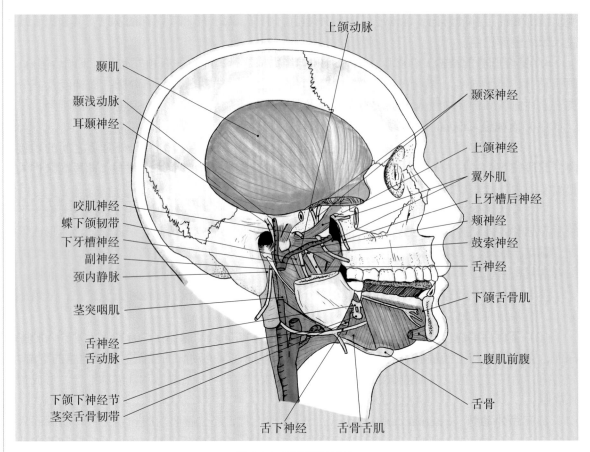

上颌动脉

颞肌

颞浅动脉
耳颞神经

咬肌神经
蝶下颌韧带
下牙槽神经
副神经
颈内静脉

茎突咽肌

舌神经
舌动脉

下颌下神经节
茎突舌骨韧带

颞深神经

上颌神经

翼外肌
上牙槽后神经
颊神经
鼓索神经
舌神经

下颌舌骨肌

二腹肌前腹

舌骨

舌下神经　　舌骨舌肌

图 3-16　面深部的结构

上述途径蔓延至颅内。

（3）**上颌动脉**（maxillary artery）：平下颌颈高度起自颈外动脉，经下颌颈的深面入颞下窝，行经翼外肌的浅面（少数在深面），经翼外肌两头间（分别起自蝶骨大翼下面和翼突外侧）入翼腭窝。上颌动脉以翼外肌为标志可分为 3 段。

第 1 段：又称下颌段，自起始处至翼外肌下缘。其主要分支有：①**下牙槽动脉**（inferior alveolar artery）经下颌孔入下颌管，分支至下颌骨、下颌牙及牙龈，终支出颏孔，分布于颏区；②**脑膜中动脉**（middle meningeal artery）行经翼外肌深面，穿耳颞神经两根之间垂直上行，经棘孔入颅中窝，分为前、后两支，分布于颞顶区内面的硬脑膜。

第 2 段：又称翼肌段，为最长的一段。该段位于翼外肌的浅面（少数在深面），分支至咀嚼肌和颞下颌关节表面，另发出**颊动脉**（buccal artery）与颊神经伴行，分布于颊肌及颊黏膜。

第 3 段：又称翼腭窝段，为上颌动脉的末段，经翼外肌两头间进入翼腭窝。主要分支有：①**上牙槽后动脉**（posterior superior alveolar artery）向前下穿入上颌骨后面的牙槽孔，分布于上颌窦黏膜、上颌后份的牙槽突、牙及牙龈等；②**眶下动脉**（infraorbital artery）经眶下裂、眶下沟及眶下管，出眶下孔，沿途发出分支分布于上颌前份的牙槽突、牙、牙龈，最后分布于下睑及眶下方的皮肤。

（4）**下颌神经**（mandibular nerve）：为三叉神经最大的分支，属混合性神经，自卵圆孔出颅至翼外肌深面立即分为数支，主干短。下颌神经除发出咀嚼肌神经支配咀嚼肌外，还发出下述 4 条感觉支。

1）**颊神经**（buccal nerve）：经翼外肌两头之间穿出，沿下颌支前缘的内侧下行至咬肌前缘，穿颊肌和颊脂体分布于颊黏膜、颊侧牙龈及口角的皮肤。

2）**耳颞神经**（auriculotemporal nerve）：多以两根起自下颌神经，环绕脑膜中动脉后，合成一干，沿翼外肌深面，绕下颌颈的内侧至下颌后窝，穿入腮腺鞘，于腮腺上缘处穿出，分布于外耳道、耳廓及颞区的皮肤。

3）**舌神经**（lingual nerve）：在翼外肌深面与面神经发出的鼓索汇合，行于下颌支与翼内肌之间，向前下弓形越过下颌下腺的上方，再沿舌骨舌肌的浅面前行至口底，分布于下颌舌侧牙龈、下颌下腺、舌下腺、舌前 2/3 及口底的黏膜。

4）**下牙槽神经**（inferior alveolar nerve）：位于舌神经的后方，与同名血管伴行，于翼内肌外侧下行，经下颌孔入下颌管，前行至颏孔，发支分布于下颌骨及下颌诸牙。出颏孔后改称颏神经，分布于颏区皮肤。

L3-3a
感觉神经分布与三叉神经痛

三、面部的间隙

面部的间隙指位于颅底与上、下颌骨之间，散在于筋膜间、筋膜与肌间、肌与骨膜间的潜在间隙，彼此相通。各间隙内均为疏松结缔组织所充满，感染可沿间隙扩散。

1. 咬肌间隙（masseter space）　是位于咬肌与下颌支之间的狭隙。咬肌的血管和神经通过下颌切迹穿入此隙，从深面进入咬肌。咬肌间隙下部前邻下颌第 3 磨牙，后为腮腺。许多牙源性感染（如第 3 磨牙冠周炎、牙槽脓肿和下颌骨骨髓炎等）均有可能扩散至此间隙。

2. 翼下颌间隙（pterygomandibular space）　位于下颌支与翼内肌之间，与咬肌间隙仅隔下颌支，两间隙经下颌切迹相通。此间隙前邻颊肌，后为腮腺，内有舌神经，下牙槽神经和下牙槽动、静脉通过，此间隙的感染常来源下颌磨牙的炎症。下牙槽神经阻滞，即注射麻醉药液于此腔隙内。

3. 舌下间隙（sublingual space）　位于下颌体的内侧，上界为口底黏膜，下界为下颌舌骨肌及舌骨舌肌，前外侧为下颌舌骨线以上的下颌骨体内侧面骨壁，后界止于舌根。间隙内有舌下腺、下颌下腺的深部及腺管、下颌下神经节、舌神经、舌下神经和舌下血管等。舌下间隙向后在下颌舌骨肌后缘处与下颌下间隙相交通，向后上通翼下颌间隙，向前与对侧舌下间隙相交通。

面部的间隙

第四节　解剖操作与观察

一、颅部

（一）解剖颅顶区
解剖颅顶部软组织

（1）尸位和皮肤切口：尸体仰卧位，头部垫高。切口如下：①沿中正线自鼻根中点至枕外隆凸做矢状位切口；②从颅顶中央向两侧做冠状位切开至耳根上缘；③从鼻根经内眦、上睑缘、外眦、颧弓上缘至耳屏前缘做切口。

（2）剥离皮肤和浅筋膜：切开皮肤，由颅顶中央向四周翻开皮片。边翻皮肤边查证颅顶部皮肤借浅筋膜内结缔组织与帽状腱膜紧密连接不易剥离的特点。注意保护和观察浅筋膜中的血管和神经。在前额内侧解剖、清理和观察眶上神经、血管，滑车上神经、血管的走行和分布；在耳屏前解剖、修洁颞浅血管和耳颞神经；在耳廓后解剖出、枕小神经、耳后血管和耳后肌；在枕外隆凸的外侧 2 cm 出寻找枕大神经和枕部血管。

（3）解剖和观察帽状腱膜：帽状腱膜前连枕额肌的额腹，后连枕额肌的枕腹。修洁枕额肌额腹，清除浅筋膜，显露帽状腱膜前缘。清理及追踪剖出的滑车上和眶上血管、神经，顺枕额肌额腹纤维方向分开肌束，寻找血管及神经的分支。

（4）剖查腱膜下间隙：沿原皮肤切口方向切开帽状腱膜，用镊子提起帽状腱膜切缘，将刀柄插入，检查在此腱膜深面的疏松结缔组织，分离帽状腱膜及颅骨外膜，感受腱膜下间隙的范围。

（5）解剖观察颅骨外膜：沿上述切口用刀尖垂直切开颅骨外膜，再用刀柄伸入骨膜下，做钝性分离，探察可见颅骨外膜与骨缝紧密相连，而与骨面连接疏松易于分离。

（二）开颅取脑

1. 锯除颅盖　①从颞骨骨面上切断颞肌起点，将颞肌向下翻开；②通过眶上缘上方与枕外隆凸上方各 1 cm 处的平面，用刀划环行线。再依此线小心逐段锯透颅骨外板、板障和内板，深度以不伤及脑为宜，使颅盖与颅底完全断离即可。用丁字形开颅器插入锯开的缝内，用力撬开颅盖，使颅盖内面与硬脑膜分离。掀开颅盖即可见硬脑膜。

2. 解剖脑被膜　①在上矢状窦两侧 0.5 cm 处，由前向后纵行切开硬脑膜，注意不要伤及深面的脑组织。再于上述切口中点向两侧呈冠状位切开硬脑膜至耳上方，将硬脑膜分四片翻向外下方。观察硬脑膜分骨膜层和脑膜层，但两层不易分开。②观察呈半透明的蛛网膜，并透过蛛网膜和蛛网膜下隙，可见在软脑膜表面的血管。查看来自两侧大脑半球背外侧面而注入上矢状窦的大脑上静脉，并在上矢状窦两侧逐个切断注入上矢状窦的大脑上静脉。③沿上矢状窦，将手伸入大脑纵裂，并向两侧分开大脑半球，即可显露大脑镰。沿大脑镰向前触及颅前窝，于鸡冠处剪断大脑镰的附着处，将其从大脑纵裂内拉出并牵向后上方。切断进入直窦的大脑大静脉。

3. 取脑

（1）将尸体头部移出解剖台边缘，使头自然向后下垂悬。一手托住大脑，一手将手指插入额叶与颅前窝之间，轻轻地使额叶与颅前窝分开，用力不宜过猛，以免拉断嗅球和嗅束。看清嗅球和嗅束后，紧贴嗅球下面切断嗅丝。将额叶继续与颅底分开，看清视神经、视交叉及其后方的漏斗和后外侧的颈内动脉。用刀深入颅底，紧靠视神经管处切断视神经，切断漏斗和两侧的颈内动脉。在漏斗的后方可见鞍背及其向两侧突起的后床突。切断位于后床突外侧的动眼神经和滑车神经。

（2）使尸体头部转向一侧，切断进入横窦的大脑下静脉，将颞极从颅中窝拨出。再将脑向后拉起，可见将大脑半球和小脑分隔的小脑幕。沿颞骨岩部上缘，用刀尖切断小脑幕的附着缘，至其游离缘。同法处理另一侧小脑幕。小脑隐于小脑幕下

（3）将脑后坠，使脑桥和延髓离开颅后窝前壁，切断附着于脑桥臂的三叉神经根。托起枕叶，可见小脑幕切迹与蝶鞍围成一孔，中脑出此孔向上连接间脑。将大脑镰连同直窦一起拉向枕后。

（4）在颅后窝斜坡两侧切断展神经，紧靠颞骨岩部后面的内耳门处切断面神经和前庭蜗神经。用刀伸入脑底两侧，依次切断向颈静脉孔会聚的舌咽神经、迷走神经和副神经。在延髓前方切断舌下神经。辨认位于脑桥腹面上的基底动脉及向下续于成对的椎动脉。于枕骨大孔水平切断脊髓和左、右椎动脉。至此，整个脑已游离，可以从颅腔内将脑取出。

4. 观察硬脑膜及硬脑膜窦

（1）查看脑膜中动脉的入颅部位，分支高度，前、后支的行径及体表投影。

（2）观察大脑镰、小脑幕、小脑镰和鞍膈的位置及附着部位。验证小脑幕切迹和大脑半球与脑干的位置关系。

（3）纵行剖开上矢状窦的全长，查看位于该窦与外侧隐窝内的蛛网膜粒。在人脑镰的下缘内找到下矢状窦。沿大脑镰与小脑幕相连部切开直窦，直达窦汇。由窦汇向两侧，切开横窦，再经乙状窦达颈静脉孔。

（4）剖开位于颞骨岩部上缘的岩上窦及行于颞骨岩部与枕骨基底部之间的岩下窦，检查两窦前、后端的联系。

5. 解剖颅底内面

（1）对照颅底内面，观察脑各部在颅前窝、颅中窝和颅后窝内的位置。

（2）解剖颅前窝：在颅前窝，去除筛板表面的硬脑膜，找出嗅丝和筛前血管。

（3）剖查垂体：找到鞍膈，再将其前后缘切开，移出垂体，辨认垂体前、后叶。

（4）解剖海绵窦：紧贴垂体窝两侧纵行切开硬脑膜，找到穿行于海绵窦腔内的颈内动脉和展神经。观察窦腔呈网格状的特点，沿动眼神经和滑车神经切开硬脑膜，两者行于海绵窦外侧壁内，并经眶上裂入眶腔。

（5）剖查三叉神经节：沿三叉神经根的方向切开硬脑膜，打开三叉神经腔，暴露三叉神经根与三叉神经节。辨认三叉神经感觉根与贴附于神经节内面的运动根。清理三叉神经的三大分支，其中眼神经和上颌神经也穿行于海绵窦外侧壁内前行，眼神经入眶上裂，上颌神经入圆孔，下颌神经则入卵圆孔。

（6）解剖颅后窝：探查并辨认斜坡外侧处穿入海绵窦的展神经及进入内耳门的面神经、前庭蜗神经和迷路血管。在颈静脉孔处找出舌咽神经、迷走神经和副神经。在枕骨大孔内找到舌下神经管内口，并观察穿经的舌下神经。

（三）观察脑血管

1. 脑的静脉

（1）大脑浅静脉：在取出大脑的外侧面上观察并分离大脑浅静脉。大脑上静脉位于大脑半球上外侧面的上部，有 8 ～ 12 条，观察确认其向上注入上矢状窦。大脑中静脉行于外侧沟内，向上经上吻合静脉注入上矢状窦，向下经下吻合静脉注入横窦。大脑下静脉位于大脑半球上外侧面的下部和底面，有 1 ～ 7 条，向前与大脑上静脉吻合注入上矢状窦，向下与基底静脉等吻合。

（2）大脑深静脉：大脑内静脉位于第三脑室中线两侧的脉络丛内，左、右大脑内静脉向后汇合成 1 条大脑大静脉（取脑时已切断）；大脑大静脉为短粗的静脉干，在胼胝体后部以锐角自前向后注入直窦。

（3）脑底静脉环：在脑底先观察分离出在大脑纵裂内的左、右大脑前静脉及其之间的前交通静脉，寻大脑前静脉主干向后外侧找到两侧的基底静脉及大脑脚静脉，之后再确认连接左、右大脑脚静脉的后交通静脉。它们共同构成脑底静脉环，脑底静脉环较大脑动脉环偏后，位置深且范围大。

2. 脑的动脉　脑的动脉来源于椎动脉和颈内动脉，椎动脉在脑桥基底部下方合成基底动脉。

（1）观察椎基底动脉及其分支：在脑干腹侧面延髓的两侧找到之前切断的椎动脉，并向上追踪逐一辨认小脑下后动脉、脊髓前动脉和脊髓后动脉并注意观察它们与脑神经根的关系。椎动脉在脑桥基底部的下方两侧回合成基底动脉，并沿基底沟上行，沿途发出成对的小脑下前动脉、迷路动脉、脑桥动脉（多支）、小脑上动脉和大脑后动脉并观察其与周围脑神经根的位置关系。

（2）解剖观察大脑动脉环：在脑桥的上缘确认乳头体、灰结节、脑垂体及其前方的视交叉，之后在上述结构的两侧找到已被切断的颈内动脉。探查颈内动脉末端向前内侧发出的大脑前动脉，连接两侧大脑前动脉的即为前交通动脉。颈内动脉末端向后发出后交通动脉，与基底动脉发出的大脑后动脉相吻合。再次确认由前交通动脉和两侧大脑前动脉、颈内动脉末端、后交通动脉、大脑后动脉共同吻合而成的大脑动脉环，它们环绕于脑底部的视交叉和乳头体周围。因大脑动脉环的个体差异较大，要注意其管径粗细及吻合形式。

（3）观察大脑中动脉及其分段、分支情况：将大脑外侧沟从前下方向两侧略掰开，顺着颈内动脉的主干向外上追踪。大脑中动脉较粗的水平段和岛叶表面的回旋段先出现，其侧裂段、分叉段和终段向后依次出现，分别位于大脑半球外侧沟内和上外侧面。大脑中动脉为颈内动脉的延续，其向外侧行约 3mm，然后呈"U"形绕过岛叶表面进入大脑半球上外侧面的外侧沟内，至外侧沟末端分叉后延续为角回动脉。大脑中动脉依据其行程分为水平段（发出外侧豆纹动脉）、回旋段（发出颞前动脉）、侧裂段（发出额底外侧动脉、中央前沟动脉、中央沟动脉、中央后沟动脉）、分叉段（发出顶后动脉、颞后动脉和角回动脉）和终段（即角回动脉），各段发出皮质支分布于岛叶和大脑半球上外侧面，中央支（内、外侧穿动脉，外侧豆纹动脉）分布于豆状核壳、尾状核头与体及内囊前肢、后肢的上 2/3。

（4）解剖观察大脑前动脉及其分段、分支情况：将手伸入大脑纵裂探查大脑纵裂深处的连接两侧半球的胼胝体，之后自前向后切断胼胝体，同时在正中线上切断前方的前联合、中部的穹窿联合和丘脑间黏合、后方的松果体和后联合，并将中脑在靠近背侧丘脑处横断；切断前交通动脉、在基底动脉的前端切断两侧的大脑后动脉。取一侧大脑半球，在脑底先找到颈内动脉，之后向前探查大脑前动脉，可见大脑前动脉自颈内动脉分出后水平走行向内侧，并发前交通动脉与对侧吻合；之后主干进入大脑纵裂池内，再沿胼胝体沟自前下弯曲行向后上，至顶枕沟前。大脑前动脉依据其行程分为水平段（发出内侧豆纹动脉）、胼胝体下段（上行段，发出内侧豆纹动脉返支、额底内侧动脉、额前内侧动脉）、膝段、胼周段（发出额中内侧动脉、额后内侧动脉）和终段（楔前动脉），各段发出皮质支走行于相应的脑沟内，分布于顶枕沟以前的大脑半球内侧面、额叶底面一部分及额叶和顶也外侧面上部；皮质支（内侧豆纹动脉）供应豆状核的壳、尾状核头、内囊前肢等。

（5）探查大脑后动脉及其分段、分支情况：在大脑内侧面下部和大脑底面找到大脑后动脉，它自基底动脉分出后，绕大脑脚向后跨至小脑幕上方，经海马旁回后端入距状沟，分为距状沟动脉和顶枕动脉。大脑后动脉依据其行程分为水平段（发出丘脑后穿动脉）、纵行段（脉络丛后外动脉、丘脑膝状体动脉）、颞支段（发出颞下前、中、后动脉）和终段（发出顶枕沟动脉、距状沟动脉、胼周后动脉），发分支分布于顶枕沟以后的大脑半球及颞叶下部；中央支分布于丘脑内侧部、大脑脚内侧部及红核等。

二、面部

（一）切口

尸体取仰卧位，肩部垫高，使头部后仰。面部皮肤较薄，切口要浅，刀刃应向皮片，将面部皮肤翻向两侧时需细心，避免损坏深面的面肌、血管和神经。①自鼻根正中向前下，经鼻背、人中至下颌体下缘，做一正中矢状切口；②沿上睑、下睑、鼻孔周围及唇缘各做环行切口；③沿下颌骨下缘做横切口至下颌角，然后转向后上方至乳突尖（图绪 -8）。

（二）解剖面部浅层结构

1. 解剖面肌　依次解剖出眼轮匝肌和口轮匝肌等口周围肌以及覆盖面部下缘的颈阔肌。解剖时，尽可能注意保留穿过面肌的血管和神经分支。

2. 追踪面动、静脉　在咬肌前缘与下颌骨下缘交点处，寻认面动脉及伴行其后外方的面静脉。追踪面动脉及其分支和面静脉，向内上直至内眦，面动脉延续为内眦动脉。在颊肌表面寻找面深静脉，该静脉向后与面深部的翼静脉丛相连。

3. 剖查三叉神经的面部分支及伴行的血管

（1）在眶上缘内、中 1/3 交界处，小心分离眼轮匝肌和额肌，寻找从眶上切迹（或孔）穿出的眶上血管和神经。并在其内侧 1 cm 处找出滑车上血管、神经。

（2）沿眶下缘中点下方 1 cm 处纵行切开提上唇肌，在该肌深面的结缔组织中找出由眶下孔穿出的眶下动、静脉和神经。

（3）沿下颌体下缘，在距正中线 2 ～ 3 cm 处做切口，切口深达骨膜，切断降口角肌并向上翻起，寻找由颏孔穿出的颏血管和神经。

（4）在咬肌前缘偏上份，找出经该肌深面穿出的颊神经和颊动脉，细心摘除位于咬肌前缘及其深面的颊脂体。

（三）解剖腮腺咬肌区

1. 解剖腮腺咬肌筋膜及腮腺管　修洁腮腺咬肌筋膜，见其形成包绕腮腺的腮腺鞘。清除鞘浅面的腮腺淋巴结。在腮腺前缘、颧弓下方一横指处找到腮腺管，并向前追踪到它穿入颊肌处。

2. 解剖穿出腮腺周围的结构

（1）近腮腺上缘由后向前寻找出耳颞神经和颞浅动、静脉。在颞浅血管前方，寻找越颧弓上行的面神经颞支，以及越颧骨向前上行的其他颞支。

（2）在腮腺管上、下方，找出面神经的颊支及与颊支伴行的面横动、静脉。在腮腺前缘，寻找沿下颌体下缘前行的下颌缘支。

（3）在腮腺下端，找出穿行于颈阔肌深面的面神经颈支，寻认于腮腺下端穿出的下颌后静脉前支，并向下追踪到它与面静脉汇合处。追踪面神经的上述分支至进入面肌处，观察上述分支相互间的吻合情况。

3. 解剖腮腺　沿面神经的一条分支，切开其浅面的腮腺组织，向后追踪到面神经干，然后逐一剖出其他分支。循面神经分支平面分离腮腺实质，从后方将腮腺浅部成片翻起，连同腮腺导管一起翻向前方，摘除腮腺余部。

4. 解剖穿经腮腺的结构

（1）清理面神经主干。沿腮腺丛向后追踪面神经主干至其穿出茎乳孔处。

（2）复查下颌后静脉。该静脉位于腮腺丛深侧，向下分为前、后两支，前支汇入面总静脉，后支与耳后静脉和枕静脉汇合注入颈外静脉。

（3）清理颈外动脉及其分支。颈外动脉由颈部入下颌后窝，从深面穿入腮腺，行于下颌后静脉的内侧。剖出由其发出的枕动脉、耳后动脉、颞浅动脉和上颌动脉。

（4）剖查耳颞神经，该神经根部在翼外肌深面，暂不深究。

（5）辨认"腮腺床"诸结构。辨认颈内动、静脉，茎突及茎突诸肌和后 4 对脑神经，它们共同组成"腮腺床"。

5. 剖查咬肌　清除咬肌筋膜，查看咬肌的纤维走向。于咬肌起点的前、后两缘锯断颧弓，将锯下的骨段连同咬肌牵向外下侧，打开咬肌间隙，找到穿出下颌切迹入咬肌的血管和神经并切断之。剥离咬肌附着于下颌支上的起点，把咬肌翻向下颌角。探查咬肌间隙的位置、内容和交通。

（四）解剖颞区和面侧区深层结构

1. 解剖颞肌　修洁浅筋膜，暴露颞筋膜，尽量保留行于浅筋膜内的颞浅动、静脉，耳颞神经及其分支。沿上颞线切开颞筋膜，由前向后翻起，暴露颞肌。将刀柄经下颌切迹向前下方深入冠突深面钝性分离，注意保护深部的结构，斜行锯断冠突，用咬骨钳修平骨断面。将冠突连着的颞肌止端向上翻起，钝性剥离起自颞窝的颞肌纤维，找出经颞肌深面、贴颅骨表面上行的颞深血管和神经。

2. 剖查颞下颌关节　修洁位于颞下颌关节囊外侧壁的颞下颌韧带。切除关节囊的外侧壁，显示颞下颌关节的关节盘及上、下两个关节腔。观察颞下颌关节的组成，描述该关节的结构特点及其与关节运动的关系。

（五）解剖面侧深区

1. 解剖面侧深区

（1）将刀柄由后方插入下颌关节深面，使其与深面的软组织钝性分离。紧靠颞下颌关节下方锯断下颌颈。

（2）于正中线旁 1 cm 处锯断下颌体，切断翼内肌在下颌角内面的止点。紧靠下颌孔剪断下牙槽血管和神经。

（3）清理并游离面动、静脉，沿下颌体下缘切断下颌舌骨肌。

（4）经口腔前庭，切断唇、颊与下颌体的联系，除去已游离的一段下颌骨。

2. 解剖面侧深区浅部

（1）解剖观察翼内、外肌：观察翼内、外肌的位置、起止和走行。

（2）解剖观察翼静脉丛：细心清除翼内、外肌表面的结缔组织，查看翼静脉丛及其属支。该丛向后形成一短干为上颌静脉，继而与颞浅静脉汇合成下颌后静脉。

（3）解剖观察上颌动脉及其分支：上颌动脉第 1 段行于下颌颈内侧，其主要分支有下牙槽动脉和脑膜中动脉。向上追踪脑膜中动脉至翼外肌深面，向前下追踪下牙槽动脉和神经，可见其经翼内肌表面下行经下颌孔入下颌管。第 2 段通常行经翼内肌的浅面（占 2/3），有时通过翼内肌下头的深面（占 1/3），其分支至咀嚼肌和颊肌。第 3 段经翼外肌两头之间进入翼腭窝，其终支为眶下动脉和上牙槽后动脉。

（4）解剖观察下颌神经及其分支：寻认颊神经，见其于翼外肌两头间穿出行向前下。切断翼外肌的止点，寻找耳颞神经。在下颌孔处，向上追踪下牙槽神经至翼外肌下缘处。在下牙槽神经的前方，翼内肌表面的脂肪中寻找舌神经。

3. 解剖面侧深区深部

（1）切除翼外肌：用刀柄将其上头的起点自骨面分离，再将刀柄伸入翼内肌和翼外肌之间，钝性分离二肌，继续向前剥离翼外肌下头在翼突外侧面的起点。然后，紧靠下颌颈和颞下颌关节的前缘，切断翼外肌的止点，最后将翼外肌切除。注意不要损伤其附近的血管和神经。

（2）追踪脑膜中动脉：找出上颌动脉第 1 段发出的脑膜中动脉，向上追踪到它穿入棘孔处。

（3）清理下颌神经及其分支：循下牙槽神经和舌神经向上追踪到下颌神经出卵圆孔处。辨认下颌神经的另外 2 个感觉支，即颊神经和耳颞神经。查看耳颞神经的两个根夹持着脑膜中动脉，合成一干，向后经髁突的内侧至下颌后窝，穿腮腺上行至颞部。

（4）解剖并观察鼓索：翻起翼外肌，找出舌神经，在舌神经的后缘与颅底之间寻认向前下方汇入舌神经的鼓索。

（5）寻认上牙槽后动脉和神经：在近翼腭窝处，上颌结节的表面，寻认穿入上颌体后面的上牙槽后神经和动脉。

4. 解剖舌下间隙

（1）清理舌神经：找出位于舌神经下方和下颌下腺之间的下颌下神经节。

（2）剖出下颌下腺和舌下腺以及下颌下腺管，该管行于舌骨舌肌的浅面，与舌神经交叉，经舌下腺内侧与舌下腺大管合并，开口于舌下阜。

（3）修洁深方的舌骨舌肌和茎突舌肌。

（4）沿舌骨大角上方找到舌动脉，沿舌动脉主干追踪至舌下间隙，可见舌动脉进入舌骨舌肌的深面。

第五节　系统回顾与临床关联

一、系统回顾

头部是人体最重要的部位，容纳脑及大多数的感觉器官，如视器和前庭蜗器等，且是消化道和呼吸道的起始部。按人体正中线分割，头部的器官、神经和血管等呈对称性分布。头部常见疾病的临床表现和体征与头部的解剖结构之间的关系极为密切。

（一）头部的交通

头部处于身体的顶端，也是与外界联系的主要部位，其向下借颈部与胸部和上肢交通。口腔和鼻腔则是消化系统和呼吸系统的门户，虽有维持生命的基本功能，但亦是有害物质进入的通道和致病菌侵入的主要途径。当然，头面部还是感受外界各种刺激，发生交互作用的主要场所，例如，眼感受光的刺激；耳接受声波和身体位置变化的刺激；鼻具有嗅觉、舌具有味觉功能。同时，头面部还通过身体内部的管道和下部的躯体发生广泛联系，如咽和喉为食物和气体的通道，颅底的孔裂为神经和血管的通道。

头部面静脉（无静脉瓣）与颅内的海绵窦借多条途径相交通，因此，面部感染有向颅内扩散的可能，尤其是口裂以上两侧口角至鼻根的三角形区域的面部皮肤如果发生感染，向颅内扩散造成颅内继发感染的可能性更大，所以被称为"危险三角区"。面部的小动脉有丰富的内脏运动神经分布，反应灵敏。当情绪激动或患某些疾病时，由于面部血管的舒张或收缩致使面部的色泽也随之变化，呈潮红色或苍白色。

（二）颅底的结构特点

颅底各部的骨质厚薄不一，呈自前向后逐渐增厚的趋势。颅前窝最薄，颅后窝最厚，骨质较薄的部位在外伤时易发生骨折。另外，某些骨的内部形成空腔性结构，如鼻旁窦、鼓室等，外伤时不但容易发生骨折，而且常伴有脑神经和血管损伤。

颅中窝由于有多个孔、裂和腔的存在，也为颅底骨折的好发部位，并且骨折多发生于蝶骨中部和颞骨岩部。另外，因整个颅呈球形，颅盖各个方向所受的任何暴力均可传至颅底，尤其是蝶鞍处，故此处有应力中心之称，是颅底骨折最易发生的部位。

当蝶骨中部骨折时，常同时伤及脑膜和蝶窦黏膜，使蝶窦与蛛网膜下腔相通，可有血性脑脊液经鼻腔流出；如伤及颈内动脉和海绵窦，可形成动脉窦瘘，从而引起眼静脉淤血，并伴有搏动性突眼症状；如累及穿过海绵窦内和窦外侧壁的神经，则可出现眼球运动障碍和三叉神经刺激症状。颞骨岩部骨折伤及鼓室盖且伴有鼓膜撕裂时，可见血性脑脊液经外耳道溢出，穿经颞骨岩部内的面神经和前庭蜗神经亦有可能受累。

颅底与颅外的一些结构不仅关系密切，而且紧密连接，如翼腭窝、咽旁间隙、眼眶等，这些部位的炎症、肿瘤等病变也可蔓延入脑；而颅内病变也可引起其中某些部位受累的症状。颅底骨与脑膜紧密愈着，外伤后一般不会形成硬膜外血肿，但蛛网膜同时损伤时，会引起脑脊液外漏。颅底的孔、裂、管众多，是神经和血管进出的通道，经此，脑与颅外发生联系（表 3-1）。

表 3-1　颅底的孔道及穿行结构

部位	孔、裂、管名称	通行结构
颅前窝	筛孔	嗅神经和筛前动脉
颅中窝	视神经管	视神经和眼动脉
	眶上裂	眼神经、动眼神经、滑车神经、展神经、眼上静脉
	圆孔	上颌神经
	卵圆孔	下颌神经、岩小神经和卵圆孔静脉丛
	棘孔	脑膜中动脉和下颌神经的返支
	破裂孔	颈内动脉
	岩大神经管裂孔	岩大神经
	岩小神经管裂孔	岩小神经
颅后窝	枕骨大孔	延髓、副神经脊髓根、椎动脉、脊髓前动脉、脊髓后动脉、脊髓静脉
	舌下神经管	舌下神经和舌下神经管静脉丛
	颈静脉孔	舌咽神经、迷走神经、副神经、脑膜后动脉、乙状窦在此处易名为颈内静脉
	内耳门（道）	面神经、前庭蜗神经、迷路血管
颅底外面	茎乳孔	面神经、茎乳孔动脉
	岩鼓裂	鼓索、鼓室前动脉
	腭大孔	腭大神经、腭大动脉
	腭小孔	腭小神经、腭小动脉
	切牙孔	鼻腭神经、鼻腭动脉
	髁孔	髁导静脉

（三）颅顶结构的特点

1. 颅顶血管来源于颈内、外动脉，并从前、后、两侧向顶部汇聚。颅顶的动脉相互吻合成动脉网并被纤维结缔组织小梁固定。它们不但左、右两侧互相吻合，而且颈内动脉系统（滑车上血管和眶上血管）和颈外动脉系统（颞浅血管、枕血管和耳后血管）也相互联系，所以头皮即使在发生大块撕裂也不易坏死。由于神经、血管均从四周向颅顶走行，所以开颅手术需要做皮瓣时，此处皮瓣的蒂应在下方，并且应在血管和神经干所在部位，保留主要的血管和神经，以保证皮瓣的血供。在做一般切口时则应呈放射状，避免损伤血管和神经。

2. 颅顶感觉神经是多源的，相互重叠分布，由四周向顶部辐辏。颅顶的神经都走行在皮下组织中，故进行局部麻醉时必须将药物注射在皮下组织内。由于皮下组织内有纵行纤维束分隔，所以注射时一般会感到阻力较大，并且由于颅顶感觉神经分布相互重叠，故局部阻滞麻醉时麻醉效果常不理想，应扩大神经阻滞的范围，方能达到预期效果。

3. 帽状腱膜又称颅顶腱膜，为额肌和枕肌间坚韧的致密腱膜。头皮外伤若未伤及帽状腱膜，则伤口裂开不明显；若帽状腱膜同时受伤，由于额枕肌的收缩牵拉则使伤口明显裂开，尤其是横向裂口。缝合头皮时一定要将损伤的帽状腱膜缝好，一方面可以减小皮肤的张力，有利于伤口的愈合；另一方面也有利于止血。开颅术后因脑水肿和颅内压高等原因行硬膜不缝合减压时，更应紧密缝合帽状腱膜层，以避免伤口感染及脑脊液外漏。

4. 帽状腱膜下间隙出血易广泛蔓延，形成较大的血肿，瘀斑可出现于鼻根及上睑皮下。腱膜下间隙如有脓肿，也可在此层蔓延扩散至整个额顶枕区。此间隙内还有导静脉穿过，并经导静脉与颅骨的板障静脉及颅内的硬脑膜静脉窦相通，若伤及导静脉（如暴力拉扯头皮使导静脉断裂）可引起该层内严重血肿；若发生感染，也可经上述途径蔓延至颅盖骨或颅内，继发颅骨骨髓炎或向颅内感染，因此，此层被认为是颅顶部的"危险区"。

（四）腮腺与腮腺鞘

腮腺鞘为颈深筋膜的浅层向上包绕腮腺而成，与腮腺结合紧密，并发出间隔，深入到腺实质内，将腮腺分隔成许多小叶。由于腮腺鞘紧密地包裹腮腺，因此腮腺炎症肿胀时常会引起局部剧烈疼痛。腮腺鞘的浅层较致密，覆盖腮腺并与实质黏着，而深层薄弱且不完整，当腮腺化脓时，脓肿不易从浅层穿透，而穿入深部，形成咽旁或颈部脓肿。有时可因腮腺鞘内压力增高导致腮腺小叶受压缺血、坏死，从而形成许多孤立的脓肿。这是化脓性腮腺炎常为多个小叶性脓肿的缘故，临床上在切开排脓时应注意引流每一脓腔，防止残留。

二、临床关联

（一）额顶枕区疾病的解剖学基础

1. 颅顶部感染和创伤　颅顶的皮肤厚而致密生有毛发，不形成皱折，血液供应丰富，是一个良好的供皮区，临床上可在此处多次切取表皮片覆盖创面，而不影响头发生长和美观。颅顶部皮下组织紧密而坚韧，含有若干坚韧的短纤维隔障，紧密连接皮肤与帽状腱膜，并将脂肪分隔成小叶。供应头皮的血管和神经分布于此层中，故当炎症肿胀时容易压迫神经末梢而引起剧痛。头皮血管网极其丰富，血管由下向上通行于浅筋膜中，并为短纤维隔障紧密固定，损伤破裂后不易回缩，致使出血较多。又因血管断端常隐埋于组织内，不易被血管钳夹住止血，故须用多个止血钳并排钳夹帽状腱膜翻转压迫才能止血。缝合时若分层缝合帽状腱膜和皮肤，则可以协助止血。腱膜下疏松结缔组织层形成了一个潜在的间隙，此间隙与帽状腱膜范围相当，当间隙内出血或化脓时，血液或积脓可沿此间隙蔓延。当血液流至额肌附着处时，常出现眼睑瘀斑，形成黑眼圈体征。又因此层中有若干导静脉，炎症时易引起静脉血栓形成，使感染向颅内扩散，引起静脉窦的血栓性炎症或脑膜炎，故此间隙被称为头皮的危险区。

2. 头皮切口　头皮中的血管从颅周围向颅顶走行，呈轮辐状，因此头皮多采用放射状或倒"U"形皮瓣切口，尽可能减少血管损伤，也可设计以头面部主要血管为中心的轴型皮瓣。例如，临床上常选用以颞浅动脉额支为蒂的扩张皮瓣修复上睑部附近的面部缺损、头皮修复或全鼻再造，也可利用一侧滑车上血管为蒂的扩张皮瓣行鼻再造，均取得了良好治疗效果。

3. 枕大神经痛　颈性头痛也称颈性头痛综合征，多由颈椎及周围支持组织结构改变引起。枕后部头痛多为枕大神经受卡压刺激引起。枕大神经是第 2 颈神经后支的内侧支，是脊神经后支中最粗大的分支。枕大神经穿头半棘肌和斜方肌的枕骨起点，在枕动脉的内侧浅出，至枕顶皮肤。因其行程中接近寰枢关节，并多次曲折穿过肌肉、筋膜，这可能是枕大神经易损伤的解剖学基础。枕大神经干穿斜方肌的体表投影位于枕外隆凸外侧 2cm，临床上可在此处行枕大神经阻滞。

（二）颅底疾病的解剖学基础

1. 颅底骨折　颅底骨质薄，与硬脑膜黏附紧密，有许多孔、裂和管通过，其内有重要的血管和神经穿行。因此，颅底骨折临床表现复杂，后果严重。头部外伤致颅底骨折，如伴有硬脑膜和蛛网膜同时破损，就可使脑脊液经破裂处溢出硬脑膜，从鼻孔流出即称为脑脊液鼻漏，经外耳道流出即称为耳漏。若涉及孔裂的骨折则可损伤从中穿行的神经和血管，例如：视神经管骨折，可压迫或损伤视神经引起失明；眶上裂骨折可损伤穿行该孔的动眼神经、滑车神经、展神经、眼神经等，导致同侧眼球运动障碍、上睑下垂、瞳孔散大和额部感觉消失；颈静脉孔骨折，可损伤穿行的第 IX ～ XI 对脑神经，致同侧咽喉肌、腭肌瘫痪及同侧舌后 1/3 味觉障碍，同侧斜方肌、胸锁乳突肌瘫痪，临床表现为吞咽困难、声音嘶哑、饮水呛咳等。

2. 垂体肿瘤　垂体位于颅中窝中央，蝶骨蝶鞍的垂体窝中，前方为视交叉，两侧有海绵窦，前后有海绵间窦。海绵窦中有颈内动脉和展神经穿过，在其外侧壁上还有动眼神经、滑车神经和三叉神经的第 1 支眼神经、第 2 支上颌神经通过。患垂体肿瘤时，肿瘤向前常压迫视交叉和视神经，引起两眼颞侧视野偏盲及视神经萎缩，严重可致失明；若肿瘤向侧方增长即可推挤颈内动脉向外移位，并压迫上述的脑神经，导致眼球运动障碍、上睑下垂、斜视、复视、瞳孔扩大，并丧失对瞳孔光反射和视觉调节能力。垂体肿瘤切除可采用以下手术入路：①经鼻腔、蝶窦达鞍底，在显微镜下或神经内镜下进行鞍内肿瘤摘除。②经翼点切取骨瓣，通过拉开大脑外侧裂及各基底脑池后所形成的锥形空间达蝶鞍及其周围。

既往统计垂体腺瘤的发病率居颅内肿瘤的第 3 位，随着临床影像学技术（如 CT 和 MRI 等）的普及，垂体腺瘤特别是微腺瘤的检出率逐年增加，已有位居颅内肿瘤第 1 位的趋势。垂体肿瘤的直径不到 1 cm，生长限于鞍内者成为微腺瘤，临床已有内分泌方面的症状，需要血清内分泌激素含量测定才能确诊。如肿瘤增大已超越鞍者成为大腺瘤，除内分泌症状外尚有可能引起视神经或视交叉的压迫症状，表现为视力、视野的影响，其典型者为双颞侧视野偏盲。垂体高度是指在冠状面上鞍底上缘至腺体上缘的最大距离。垂体高度测量是临床诊断微腺瘤的主要方法之一，但其标准应依年龄而制订。垂体平均高度女性高于男性，年轻妇女垂体最高，以后随年龄增大逐渐降低，这与月经周期及更年期有关。一般认为垂体高度超过 0.8 cm 可提示存在微腺瘤。另外，垂体高度正常也不能否认微腺瘤的存在，因此，不能用垂体高度作为微腺瘤是否存在的唯一标准，必须结合影像学检查结果综合判断。男性垂体高度一生中变化不明显，垂体内若出现局部低密度变化，应高度怀疑垂体病变。

3. 小脑疝　小脑幕切迹上方与大脑半球颞叶的海马旁回和钩紧邻，有中脑通过且与中脑周围留有间隙，颅内压力过大时脑组织受到挤压可发生小脑幕切迹疝。当小脑幕上部的颅内压显著增高时（如颅内血肿），可将海马旁回和钩通过此间隙挤入小脑幕切迹，形成小脑幕切迹疝（颞叶钩回疝），使中脑受压，并会导致动眼神经的牵张或挤压；幕下压力过高时，小脑蚓部或小脑前叶也可通过此间隙向上挤入小脑幕切迹，形成小脑幕切迹疝。小脑幕切迹疝除阻断脑脊液循环造成脑积水外，还可压迫邻近结构（动眼神经、滑车神经和大脑脚等），引起相应的临床症状，如同侧瞳孔扩大，对光反射消失，对侧肢体轻度瘫痪。枕骨大孔的后上方邻近小脑半球下内侧的小脑扁桃体，当颅内压增高时，小脑扁桃体因受挤压而嵌入枕骨大孔，则形成小脑扁桃体疝（枕骨大孔疝），可压迫延髓的呼吸、循环中枢，危及生命。

（三）面部疾病的解剖学基础

1. 面神经麻痹　面肌由面神经支配。面神经麻痹（简称面瘫）是由不同原因造成的以颜面表情肌群的运动功能障碍为主要特征的一种常见病。由内耳道（如肿瘤占位引起）、中耳（如感染或手术引起）、面神经管（如周围神经炎）、腮腺（如肿瘤）或由面部创伤等所致的面神经损伤，导致面部运动失调、上睑下垂及口角偏向健侧等面肌瘫痪症状。根据其损害发生部位的不同，分为中枢性面瘫（表现为损伤对侧睑裂以下表情肌瘫痪）和周围性面瘫（表现为损伤侧全部表情肌瘫痪等，根据损伤部位又分为面神经管内、管外损伤）。面侧区面神经损伤造成的面瘫可采用显微外科手术治疗，除神经吻合术、神经移植术外，还可以利用邻近的舌下神经、三叉神经或膈神经等与损伤的面神经末梢部分吻合，以恢复原面神经支配的表情肌运动，也可以利用带血供的肌肉瓣移植治疗面瘫。

2. 面部手术切口　面部的手术切口要精心设计，既要考虑到美观，又不要损伤面神经分支。面神经出茎乳孔后在腮腺内形成神经丛，之后在腮腺周缘呈放射状走行并支配相应的表情肌。如颧弓骨折切并复位时，多采用颧弓水平切口或眶外侧缘切口。面侧区手术时应注意避免损伤与颞下颌关节毗邻的面神经和耳颞神经。面神经损伤可导致患侧面肌瘫痪；耳颞神经损伤，特别是耳支损伤会导致颞下颌关节的不稳固。

3. 腮腺相关病变　流行性腮腺炎是由腮腺感染病毒引起的，可导致腮腺极度肿大，从而压迫耳颞神经和耳大神经导致剧痛，咀嚼时腮腺受压，疼痛尤为剧烈。腮腺肿瘤多为混合瘤，可恶性变。腮腺肿瘤切除手术的方法有多种，但其要点皆为先分离面神经：一种是从腮腺前缘处寻找到面神经分支，再沿其向后分离追踪，找出主干及其分支；另一种是在腮腺深面茎乳孔处先找面神经主干，再分离出其他分支。腮腺管全长 6 cm，直径 0.3 cm，在咬肌表面前行并在其前缘处穿颊肌开口于平对上颌第 2 磨牙牙冠的颊黏膜上；开口处最狭窄，易有结石潴留。口腔内炎症也可经腮腺管扩散至腮腺。由于腮腺及其导管位置表浅，也较为暴露，易受损伤。在咬肌前缘附近的损伤，可能导致腮腺管部分或完全断裂，甚至部分导管缺损，在进行初期清创时应仔细检查，否则创口愈合即可形成皮下唾液积聚。耳屏前及下颌支部的外伤，常可损伤腮腺腺体，清创时应逐层严密缝合，局部加压包扎，以防涎瘘的发生。

4. 上颌骨骨折　营养上颌骨及其周围的动脉有上牙槽后动脉、眶下动脉、上牙槽前动脉、腭降动脉和蝶腭动脉等，这些动脉的分支较多，位置深，吻合丰富，且多走行于骨管内或紧贴骨面。因此，上颌骨骨折时出血多，止血难，处理时以填塞止血效果最佳。

5. 颞下颌关节脱位　颞下颌关节是由下颌骨的下颌头与颞骨的下颌窝及关节结节构成，属于联合关节，即两侧关节必须同时运动，可做上提、下降、前进、后退和侧方运动。强大的颞下颌外侧韧带可阻止下颌头向后移动，防止当颏部受到严重打击时，造成鼓部骨折。张口时下颌骨体下降并伴有下颌头和关节盘向前移动达关节结节下方，下颌体降向下后方，此种情况下，关节变得不稳固；当过度张口且关节囊过分松弛时，下颌头与关节盘滑至关节结节前方，可能造成嵌顿，不能退回关节窝，造成下颌关节脱位，两侧下颌头位于关节结节前方，口腔固定于张口状态。手法复位时，必须先将下颌骨拉向下，当下颌头下降至低于关节结节平面时，再顺势将下颌骨向后推动，并将下颌头纳回下颌窝内。

（王　军　徐　飞）

第4章 颈 部

第一节 概 述

颈部（neck）位于头部、胸部和上肢之间。以脊柱颈段为支架，颈前部正中有喉、气管颈段、咽和食管的颈段；颈部两侧有纵向走行的大血管和神经；颈后部正中是脊柱颈部；颈根部有胸膜顶和肺尖由胸腔突入，还有往返于颈部、胸部和上肢之间的血管和神经。

颈部肌在脊柱后方分布较多且粗大，分为颈浅肌群，舌骨上、下肌群和颈深肌群，它们可使头、颈部灵活运动，还参与呼吸、吞咽和发声等。颈部各结构之间，有结缔组织填充，并形成筋膜鞘和一些筋膜间隙。颈部淋巴结丰富，多沿血管和神经排列，肿瘤转移时易受累。

一、境界与分区

（一）境界

颈部上界以下颌骨下缘、下颌角、乳突尖端、上项线和枕外隆凸的连线与头部分界；下界以胸骨颈静脉切迹、胸锁关节、锁骨上缘、肩峰至第7颈椎棘突的连线与胸部和上肢分界。

（二）分区

颈部分为固有颈部和项部。固有颈部位于两侧斜方肌前缘和脊椎颈段前方，通常所说的颈部即固有颈部；项部指的是位于斜方肌前缘与脊柱颈段后方之间的区域。

固有颈部以胸锁乳突肌前、后缘为界，又分为颈前区、胸锁乳突肌区和颈外侧区（其后外侧界为斜方肌前缘）（图4-1）。颈前区的内侧界为颈前正中线，上界为下颌骨下缘，外侧界为胸锁乳突肌前缘。颈外侧区又称颈后三角，位于胸锁乳突肌后缘，斜方肌前缘和锁骨中1/3上缘之间。颈外侧区又以肩胛舌骨肌下腹为界分为枕三角与锁骨上三角。胸锁乳突肌区即为该肌所在的区域。

二、表面解剖

（一）体表标志

1. 舌骨 位于颏隆凸下后方，喉的上方，后方平对第3、4颈椎椎间盘平面。循舌骨体向两侧可扪到舌骨大角，是寻找舌动脉的体表标志。

2. 甲状软骨 位于舌骨与环状软骨之间，其上缘约平第4颈椎高度，颈总动脉在此处分为颈内、外动脉。甲状软骨两侧的甲状软骨板在前正中线融合形成甲状软骨前角，前角上方明显凸出，形成喉结（laryngeal prominence），成年男性尤为明显（图4-2）。

3. 环状软骨 位于甲状软骨下方。环状软骨弓两侧平对第6颈椎横突，是喉与气管、咽与食管的分界标志，也是计数气管软骨环的标志。

4. 颈动脉结节 即第6颈椎横突前结节，位于环状软骨的两侧，颈总动脉位于其前方，故平环状软骨弓水平向后压迫，可暂时阻断颈总动脉的血流，起到头面部暂时止血的作用。

5. 胸锁乳突肌 位于颈部两侧，是颈部分区的标志。该肌起端的胸骨端、锁骨端与锁骨

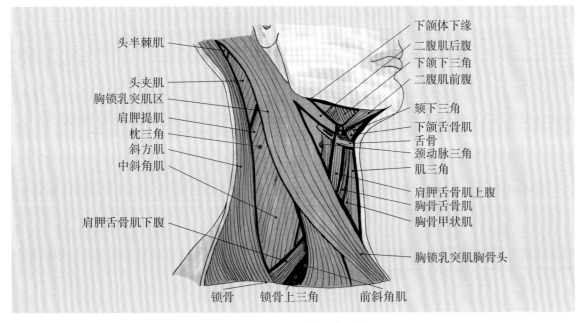

图 4-1　颈部分区与颈部三角

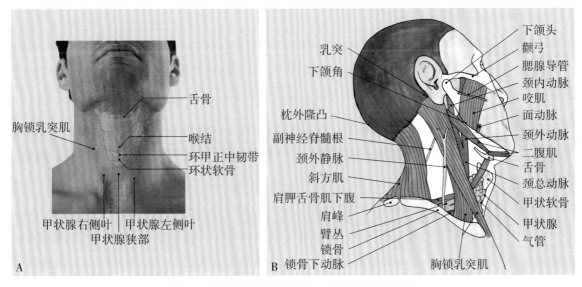

图 4-2　颈部的体表标志（A）和表面解剖（B）

上缘之间有一凹陷，称为锁骨上小窝（lesser supraclavicular fossa）。胸锁乳突肌后缘中点处是神经点，有颈丛皮支穿出，为颈部皮肤浸润麻醉的阻滞点。

6. 胸骨上窝　为颈静脉切迹上方的凹陷，此处可触及气管颈段。

7. 锁骨上大窝　位于锁骨中 1/3 段上方，在窝底可以扪到锁骨下动脉的搏动，窝的上外侧有臂丛通过，为锁骨上臂丛神经阻滞的注射部位。

（二）体表投影

1. 颈总动脉及颈外动脉　自下颌角与乳突尖连线的中点，右侧至右胸锁关节、左侧至左锁骨上小窝之间的连线，该线以甲状软骨上缘为界，上段为颈外动脉的体表投影，下段为颈总动脉的体表投影。

2. 锁骨下动脉　右侧自右胸锁关节、左侧自左锁骨上小窝向外上至锁骨上缘中点画一弓形线，该线的最高点距离锁骨上缘约 1 cm，即为锁骨下动脉的体表投影。

3. 颈外静脉　为下颌角至锁骨中点的连线，是小儿静脉穿侧的常用部位。

4. 副神经　自乳突尖至下颌角连线的中点，经胸锁乳突肌后缘上、中 1/3 交点至斜方肌前缘中、下 1/3 交点的连线。

5. 臂丛　自胸锁乳突肌后缘中、下 1/3 交点至锁骨中、外 1/3 交点稍内侧的连线。臂丛在锁骨中点后方比较集中，位置表浅，易于触及，常作为臂丛锁骨上入路阻滞麻醉的部位。

三、体格检查

患者颈部体格检查步骤为：暴露颈部，观察颈部外形和皮肤，正常人颈部直立时两侧对称；检查颈椎屈曲及左右活动情况；触诊甲状软骨，男性甲状软骨较突出，形成喉结，女性则平坦；转头时可见胸锁乳突肌突起；双手触诊甲状腺，包括大小、形状、质地、结节和活动度；触诊气管位置，观察是否居中；触诊颈部相应淋巴结的大小及活动度；听诊可闻及颈部甲状腺和血管搏动音；正常人静坐时，颈部血管不显露。

第二节　颈部的层次结构

一、浅层结构

（一）皮肤

颈部皮肤较薄且移动性较大，色泽与面部接近，可做面部皮肤缺损的供皮区。颈部皮肤纹理横向，故颈部手术常做横切口，有利于切口愈合和术后美观。

（二）浅筋膜

颈浅筋膜是以脂肪为主的皮下组织。在脂肪层深方位于颈前外侧部有一层皮肌，即颈阔肌（platysma）。在此肌深面的浅筋膜内有颈前静脉、颈外静脉、颈横神经、浅淋巴结和支配该肌的面神经颈支等（图 4-3）。

1. 浅静脉

（1）**颈前静脉**（anterior jugular vein）：起自颏下部，在颈前正中线两侧，沿下颌舌骨肌浅面下行，至胸锁乳突肌下份前缘处，穿深筋膜入胸骨上间隙，继而转向外侧，汇入颈外静脉末端或锁骨下静脉，少数汇入头臂静脉。左、右颈前静脉在胸骨上间隙相互吻合成**颈静脉弓**（jugular venous arch）。若左、右颈前静脉合为一支，沿前正中线下行，则称颈前正中静脉。

（2）**颈外静脉**（external jugular vein）：由下颌后静脉后支、耳后静脉和枕静脉等汇合而成，粗大易见，怒张时更明显。颈外静脉沿胸锁乳突肌浅面斜行向前下，于锁骨中点上方 2 ~ 5 cm 处穿入深筋膜，汇入锁骨下静脉者或静脉角。该静脉末端虽有一对瓣膜，但不能阻止血液反流，当上腔静脉血回流受阻时，可致颈外静脉扩张。颈外静脉与颈深筋膜结合紧密，若静脉壁受伤破裂，静脉管壁受深筋膜牵拉而不易回缩、闭合，可致大量失血和气体栓塞。临床上，颈外静脉可用于静脉测压和行导管插入术。

2. 神经

（1）**颈丛皮支**（cutaneous branch of cervical plexus）：在胸锁乳突肌后缘中点处浅出深筋膜，位置表浅且相对集中，常为颈丛皮支阻滞麻醉的穿刺点（图 4-3）。

1）**枕小神经**（lesser occipital nerve）：该神经钩绕副神经，沿胸锁乳突肌后缘上升，分布于枕部及耳廓背面上部的皮肤。

2）**耳大神经**（great auricular nerve）：为颈丛皮支中最大的分支，沿胸锁乳突肌表面伴颈

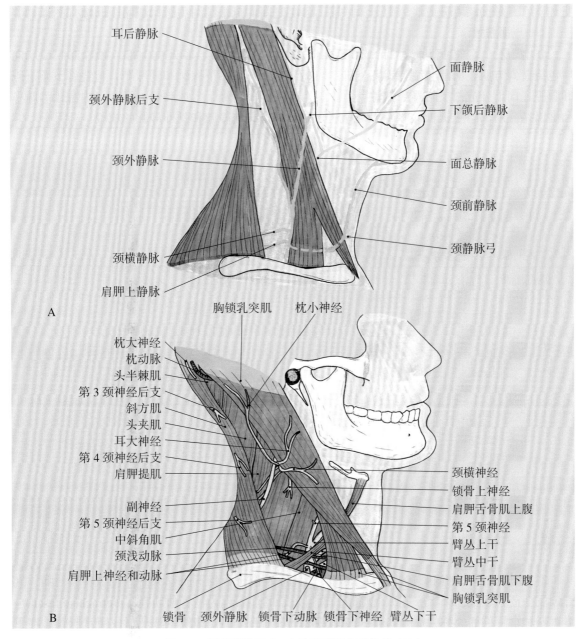

图 4-3 颈部浅静脉（A）和颈后三角的结构（B）

外静脉上行，至腮腺下缘分为数支，分布于耳廓及腮腺区皮肤。

3）**颈横神经**（transverse cervical nerve）：横过胸锁乳突肌中份，穿颈阔肌浅面向前，分布至颈前区皮肤。

4）**锁骨上神经**（supraclavicular nerves）：分为 3 支行向外下方，在锁骨上缘处浅出，分布至颈前外侧部、胸前壁上部和肩部等皮肤。

（2）**面神经颈支**（cervical branch of facial nerve）：自腮腺下缘浅出后行向前下，走行于颈阔肌深面，支配颈阔肌。

二、颈筋膜及筋膜间隙

颈筋膜（cervical fascia）位于浅筋膜和颈阔肌的深面，为颈部深筋膜，包绕颈、项部的诸肌和器官。颈筋膜可分成浅、中、深三层，各层之间的疏松结缔组织构成筋膜间隙（图 4-4）。

（一）颈筋膜

1. 浅层　又称**封套筋膜**（investing fascia），包裹着颌下、颈及胸上部。颈深筋膜浅层向后包绕着斜方肌，向前包绕胸锁乳突肌；向上分别形成下颌下腺鞘和腮腺鞘，包绕着下颌下腺和腮腺；向下分成两层附着于胸骨上颈静脉切迹的前、后缘，形成胸骨上间隙，内有颈静脉弓和淋巴结。两层附于锁骨上形成了锁骨上间隙，内含颈前静脉和颈外静脉的末段。

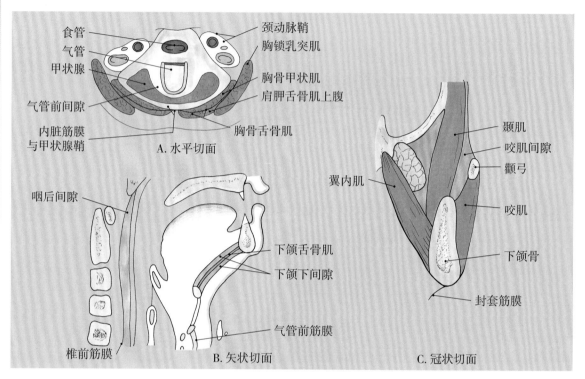

图 4-4　颈筋膜及筋膜间隙

2. 中层　即**内脏筋膜**（visceral fascia）。此筋膜位于舌骨下肌群深面，包绕着喉、咽、气管颈段、食管颈段、甲状腺等颈内脏器。覆盖气管的筋膜称为气管前筋膜（pretracheal fascia），覆盖咽和食管的筋膜称为颊咽筋膜（buccopharyngeal fascia）；包绕甲状腺形成甲状腺鞘，在甲状腺与气管、食管上端邻接处，腺鞘后层增厚形成甲状腺悬韧带；包裹颈总动脉、颈内动脉、颈内静脉和迷走神经形成**颈动脉鞘**（carotid sheath）。

3. 深层　即**椎前筋膜**（prevertebral fascia），较厚，上方附于颅底中部，向下覆盖在颈深肌、颈交感干和膈神经前方，并与胸内筋膜相延续。此层筋膜覆盖于锁骨下动脉和臂丛的前面，并随之延伸到腋区，包裹腋动脉和臂丛形成腋鞘。

（二）筋膜间隙

1. 胸骨上间隙（suprasternal space）　颈筋膜浅层在距胸骨柄上缘 3 ~ 4cm 处，分为浅、深两层，向下分别附于胸骨柄前、后缘，两层之间为胸骨上间隙，内有颈静脉弓、颈前静脉下段、胸锁乳突肌胸骨端、淋巴结及脂肪组织等。

2. 锁骨上间隙（supraclavicular space）　是颈筋膜浅层在锁骨上方分为两层附着于锁骨深、浅两面所形成的筋膜间隙。该间隙经胸锁乳突肌后方与胸骨上间隙相通，内有颈前静脉、颈外静脉末端及疏松结缔组织等。

3. 气管前间隙（pretracheal space）　位于气管前筋膜与气管颈部之间，内有甲状腺最下动脉、甲状腺下静脉、甲状腺奇静脉丛、头臂干及左头臂静脉。小儿则有胸腺上部。

4. 咽后间隙（retropharyngeal space）　位于椎前筋膜与颊咽筋膜之间，其延伸至咽侧壁外侧的部分为咽旁间隙。

5. 椎前间隙（prevertebral space）　位于脊柱颈部、颈深肌群与椎前筋膜之间，与咽后间隙仅以椎前筋膜相隔。颈椎结核脓肿多积于此间隙，并向两侧至椎外侧区，经腋鞘扩散至腋窝。当脓肿溃破后，可经咽后间隙向下至后纵隔。

第三节　颈前区

一、下颌下三角

（一）境界

下颌下三角（submandibular triangle）位于下颌骨体下缘与二腹肌前、后腹之间，又称二腹肌三角（digastric triangle）。覆盖此区由浅入深为皮肤、浅筋膜（包括颈阔肌）、颈深筋膜浅层。此三角的底由下颌舌骨肌、舌骨舌肌和咽中缩肌组成（图 4-1、5）。

（二）内容

下颌下三角内主要有下颌下腺、淋巴结及血管、神经等。下颌下腺被包裹在由颈筋膜浅层所形成的筋膜鞘内，该鞘与下颌下三角的底面之间形成下颌下间隙。

下颌下三角内容物的位置关系以舌骨舌肌为标志，其浅面的下颌下腺是主要参照物。下颌下腺浅部的外侧面，紧邻下颌骨体的内面和翼内肌的下部，腺外面浅沟内有面动脉通过。腺的深面为下颌舌骨肌及舌骨舌肌；腺的下内方有舌下神经；腺的上内有舌神经通过入舌。连于舌神经与腺之间的是下颌下神经节（图 4-5），舌动脉行于腺的下方、舌骨舌肌深面。腺周围有下颌下淋巴结。

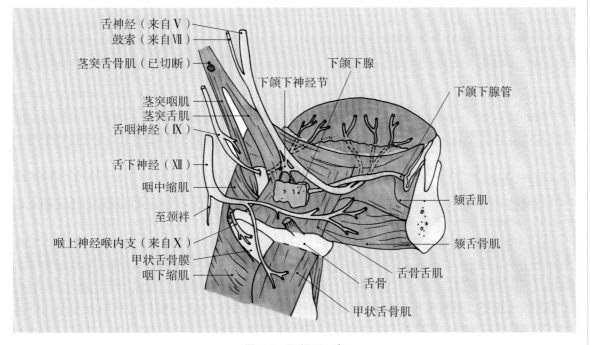

图 4-5　下颌下三角

下颌下间隙经下颌舌骨肌后缘与舌下间隙相通，而后与咽旁间隙相通。因此，感染或脓肿可互相蔓延，以致形成临床上严重的蜂窝组织炎（称 Ludwig 咽峡炎）。

二、颏下三角

颏下三角（submental triangle）位于两侧二腹肌前腹与舌骨体围成的三角区，其浅面为皮肤、浅筋膜及颈筋膜浅层，深面由两侧的下颌舌骨肌及其筋膜所构成。三角内有 1 ~ 3 个颏下淋巴结（图 4-6），舌尖或唇部癌变时，癌细胞可直接转移至此淋巴结。

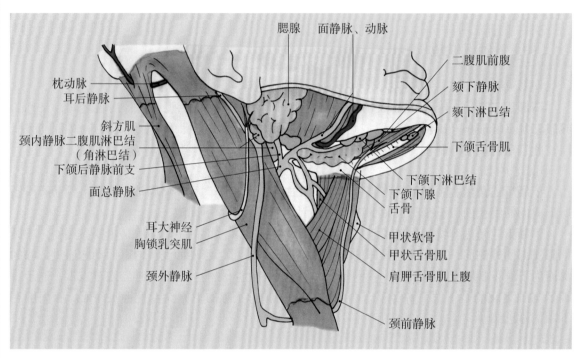

图 4-6　颏下三角

三、颈动脉三角

（一）境界

颈动脉三角（carotid triangle）由胸锁乳突肌上份前缘、肩胛舌骨肌上腹和二腹肌后腹围成。其浅面的层次为皮肤、浅筋膜、颈阔肌、颈筋膜浅层，深面有椎前筋膜，内侧是咽侧壁及其筋膜。

（二）内容

颈动脉三角内有颈总动脉及其分支、颈内静脉及其属支、舌下神经及其降支、迷走神经及其分支、副神经及部分颈深淋巴结等（图 4-7）。

1. 颈总动脉（common carotid artery）　位于颈内静脉的内侧，平甲状软骨上缘处分为颈外动脉（external carotid artery）和颈内动脉（internal carotid artery）。颈外动脉于颈内动脉前内侧上行，从甲状软骨上缘至舌骨大角处自前壁由下而上发出甲状腺上动脉、舌动脉和面动脉；近二腹肌后腹下缘处自后壁向后上发出枕动脉和耳后动脉；自起始部内侧壁向上发出咽升动脉。颈内动脉自颈外动脉后外上行至颅底，进入颈动脉管外口，再经颈动脉管、破裂孔进入海绵窦。此动脉在颈部无分支。

颈总动脉末端和颈内动脉起始部稍膨大，称为**颈动脉窦**（carotid sinus），窦壁内有压力

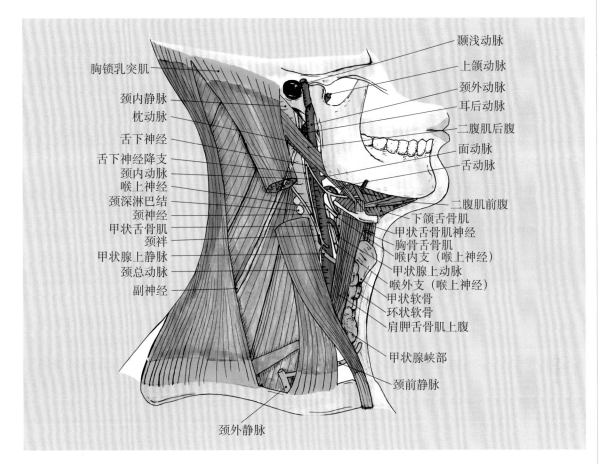

图 4-7　颈动脉三角

感受器。在颈总动脉分叉处的后方有一米粒大小的扁椭圆形小体，称**颈动脉小球**（carotid glomus），是化学感受器。两者分别有调节血压和呼吸的作用。

2. 颈内静脉（internal jugular vein）　位于颈总动脉外侧，大部分被胸锁乳突肌所遮盖。其属支自上而下有面静脉、舌静脉及甲状腺上静脉、甲状腺中静脉，下行于颈动脉鞘内。

3. 神经　迷走神经、副神经和舌下神经出二腹肌深面后，如同"个"字样分开走行。

（1）**迷走神经**（vagus nerve）：于颈动脉鞘内直行向下，沿颈内静脉与颈内动脉、颈总动脉后方下行，至胸廓上口入胸腔，于颈动脉三角内发出喉上神经和心支；喉上神经在颈内、外动脉内侧分为内、外两支；内支（感觉支）穿甲状舌骨膜入喉，司声门裂以上喉黏膜的感觉；外支（运动支）支配环甲肌和咽下缩肌。

（2）**副神经**（accessory nerve）：经二腹肌后腹深处进入颈动脉三角，行向后外，穿入胸锁乳突肌深面，发出分支支配该肌，主干向后至枕三角，进入斜方肌，支配该肌。

（3）**舌下神经**：呈弓形向前进入下颌下三角，并于弓形部发出颈袢上根。该根沿颈内动脉、颈总动脉浅面下降，与来自第 2、3 颈神经的颈袢下根吻合形成颈袢（ansa cervicalis），由颈袢发出分支支配舌骨下肌群（图 4-7）。

四、肌三角

（一）境界

肌三角（muscular triangle）位于颈前正中线、胸锁乳突肌下份前缘和肩胛舌骨肌上腹之间（图 4-8）。其浅面结构依次为皮肤、浅筋膜、颈阔肌、颈前静脉、皮神经以及颈筋膜浅层，深面为椎前筋膜。

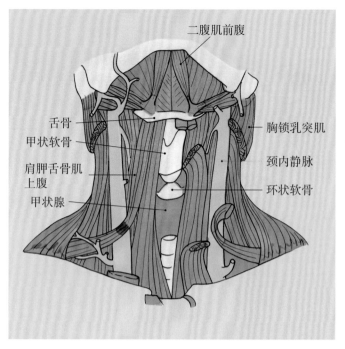

图 4-8　肌三角

（二）内容

三角内有位于浅层的胸骨舌骨肌和肩胛舌骨肌上腹，位于深层的胸骨甲状肌和甲状舌骨肌，以及位于气管前筋膜深部的甲状腺（thyroid gland）、甲状旁腺、气管颈段、食管颈段等器官。

1. 甲状腺

（1）形态与被膜：呈"H"形，分左、右两侧叶及其相连的甲状腺峡（图 4-9）。有的不发达，有半数以上的人有锥状叶。气管前筋膜包绕形成甲状腺鞘，又称假被膜。甲状腺自身的外膜称真被膜，即纤维囊。二者之间形成的间隙为囊鞘间隙，内有疏松结缔组织、血管、神经及甲状旁腺。假被膜内侧增厚形成的甲状腺悬韧带使甲状腺两侧叶

内侧和峡部后面连于甲状软骨、环状软骨以及气管软骨环，将甲状腺固定于喉及气管壁上。当吞咽时，甲状腺可随喉的活动而上下移动。临床上以此作为判断是否甲状腺肿块的依据之一。

（2）位置与毗邻：甲状腺两侧叶位于喉与气管的前外侧，上端达甲状软骨的中部，下端至第 6 气管软骨。甲状腺峡部位于第 2 ～ 4 气管软骨的前方。

甲状腺的前面被皮肤、浅筋膜、颈筋膜浅层、舌骨下肌群及气管前筋膜所遮盖。左、右两侧叶的后内侧邻近喉与气管、咽与食管及喉返神经；侧叶的后外侧与颈动脉鞘及颈交感干相邻（图 4-10）。当甲状腺肿大时，如向后内侧压迫喉与气管，可引起呼吸、吞咽困难和声音嘶哑；如向后外方压迫颈交感干，可致 Horner 综合征，患者出现面部潮红、无汗、瞳孔缩小、睑裂变窄、上睑下垂及眼球内陷等。

（3）甲状腺的动脉与喉的神经：甲状腺的血供丰富（图 4-9）。在甲状腺的手术过程中，甲状腺动脉的处理与行于腺体附近支配喉部的神经（迷走神经分支）的关系至关重要。

甲状腺上动脉与喉上神经：**甲状腺上动脉**（superior thyroid artery）起自颈外动脉起始部的前壁，伴甲状腺上静脉行向前下方，**与喉上神经**（superior laryngeal nerver）外支伴行向前下方，两者在距甲状腺上极 0.5 ～ 1.0 cm 处分开。喉上神经外支转向内侧，支配环甲肌，而甲状腺上动脉则分出前、后两支进入腺侧叶。因此，手术结扎甲状腺上动脉的原则是紧贴甲状腺上极处进行，以免损伤喉上神经外支以至声音低钝。甲状腺上动脉还发胸锁乳突肌支、喉上动脉及环甲肌支，其中喉上动脉随喉上神经内支，穿甲状舌骨膜入喉。喉上神经的内支司声门以上喉黏膜的感觉。

甲状腺下动脉与喉返神经：**甲状腺下动脉**（inferior thyroid artery）起自锁骨下动脉甲状颈干，沿前斜角肌内侧缘上升，至第 6 颈椎平面，在颈动脉鞘与椎血管之间急转向内，至甲状腺侧叶的后面分为上、下支进入腺实质，因此，在手术寻找甲状腺下动脉时，须在甲状腺侧叶与颈动脉鞘之间，将颈总动脉拉向外侧，在其后内的筋膜内可见该动脉无静脉伴行。甲状腺下动脉**与喉返神经**（recurrent laryngeal nerve）在侧叶后方彼此交叉，致使两者关系复杂。喉返神经起自迷走神经，左侧喉返神经钩绕主动脉弓至其后方，右侧喉返神经钩绕右锁骨下动脉至其后方，两者均走行于气管与食管之间的旁沟内。但有些右侧喉返神经走行于气管旁而靠前，在甲

图中标注：二腹肌前腹；舌骨；甲状软骨；肩胛舌骨肌上腹；甲状腺；胸锁乳突肌；颈内静脉；环状软骨

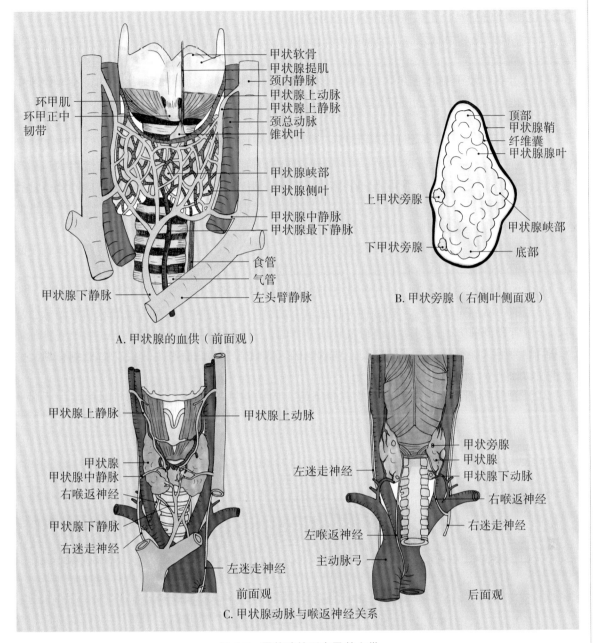

甲状软骨
甲状腺提肌
颈内静脉
甲状腺上动脉
甲状腺上静脉
颈总动脉
锥状叶

环甲肌
环甲正中
韧带

甲状腺峡部
甲状腺侧叶

甲状腺中静脉
甲状腺最下静脉

食管
气管
左头臂静脉

甲状腺下静脉

A. 甲状腺的血供（前面观）

顶部
甲状腺鞘
纤维囊
甲状腺腺叶

上甲状旁腺

甲状腺峡部

下甲状旁腺

底部

B. 甲状旁腺（右侧叶侧面观）

甲状腺上静脉

甲状腺上动脉

甲状腺
甲状腺中静脉
右喉返神经

甲状腺下静脉
右迷走神经

左迷走神经

前面观

甲状旁腺
甲状腺
甲状腺下动脉

左迷走神经

右喉返神经
右迷走神经

左喉返神经

主动脉弓

后面观

C. 甲状腺动脉与喉返神经关系

图 4-9　甲状腺的形态及其血供

状腺下动脉的前方与其交叉；有些左侧喉返神经行于食管旁而靠后，在甲状腺下动脉的后方与其交叉。因此，手术时右侧喉返神经较左侧易损伤。为避免损伤喉返神经，在结扎甲状下动脉时，处理原则是尽可能远离甲状腺后方这一交叉点（即远离腺体下极）。

　　喉返神经入喉后改名为喉下神经，运动支支配除环甲肌以外的全部喉肌。入喉前，两侧喉返神经均经环甲关节的后方，因此，甲状软骨的下角可作为寻找喉返神经的标志。

　　有 10% 的人存在**甲状腺最下动脉**（arteria thyroidea ima），主要起自头臂干或主动脉弓，也可发自颈总动脉或胸廓内动脉，行于气管前方，进入甲状腺峡，参与甲状腺动脉之间在腺内、外的吻合，低位气管切开或甲状腺手术时要注意。

　　(4) 甲状腺的静脉：有 3 对，**甲状腺上静脉**（superior thyroid vein）伴同名动脉，注入颈内静脉；**甲状腺中静脉**（middle thyroid vein）短而粗，无伴行动脉，直接汇入颈内静脉，此静脉有时缺如；**甲状腺下静脉**（inferior thyroid vein）无伴行的同名动脉、在气管颈部前方常吻合成甲状腺奇静脉丛，汇入头臂静脉（图 4-9）。

2. 甲状旁腺 甲状旁腺（parathyroid gland）为两对扁圆形小体，直径 0.6 ~ 0.8 cm，呈棕黄色或淡红色。上、下各一对，上对甲状旁腺一般位于甲状腺侧叶后面上、中 1/3 交界处；下对甲状旁腺可位于侧叶后方下 1/3 处。该腺体位于真假被膜之间的结缔组织内，有时位于甲状腺实质内，或位于气管周围的结缔组织中（图 4-9）。

3. 气管与食管颈部

（1）气管颈部：上自环状软骨下缘，下平胸骨颈静脉切迹处移行为气管胸段，成人长约 6.5 cm，横径为 1.5 ~ 2.5 cm，由 6 ~ 8 个气管软骨环组成，加之周围有疏松结缔组织，活动度较大。仰头或低头时，气管可上、下移动 1.5 cm。头转向一侧时，气管随之转向同侧，食管却移向对侧，故进行气管切开术时，应让患者头保持正中位置，头尽量后仰，使气管接近体表，以免损伤食管及其周围的血管和神经。

气管颈部毗邻：其前面由浅入深的层次为：①皮肤；②浅筋膜；③颈筋膜浅层、胸骨上间隙及其内的颈静脉弓；④舌骨下肌群；⑤气管前筋膜和气管前间隙。

前方的结构有：①第 2 ~ 4 气管软骨前方的甲状腺峡部；②峡部下方有甲状腺下静脉，或由其形成的甲状腺奇静脉丛，有时有甲状腺最下动脉。幼儿的胸腺、左头臂静脉和主动脉弓常可凸至气管颈部前方，故对幼儿进行气管切开术时，应注意勿损伤上述诸结构。喉及气管颈部上段两侧为甲状腺侧叶，后方是食管，两者间的气管食管旁沟内有喉返神经。后外侧有颈交感干和颈动脉鞘等（图 4-10）。

（2）食管颈部：上端向前平环状软骨下缘，向后对第 6 颈椎下缘平面与咽相接；下端平

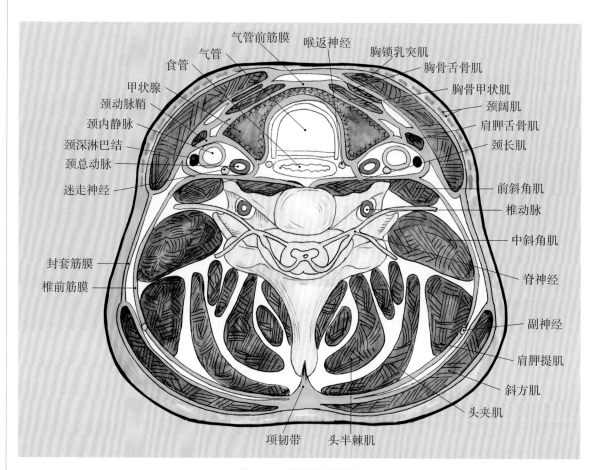

图 4-10 甲状腺的毗邻

颈静脉切迹与第 1 胸椎椎体平面移行为食管胸部；前方与气管相邻，且稍偏向左侧，故食管颈部手术以左侧入路为宜。

第四节 胸锁乳突肌区

一、境界

胸锁乳突肌区为胸锁乳突肌本身及其覆盖的区域。该肌的胸骨头起自胸骨柄前面，锁骨头起自锁骨内侧 1/3 上缘，两头间的三角形间隙在胸锁关节上方，在体表即锁骨上小窝。

二、内容

其深层结构部分为颈动脉三角内容的延续，即颈袢、颈动脉鞘、颈丛、颈交感干。

1. 颈袢（ansa cervicalis） 来自第 1 颈神经前支的部分纤维先随舌下神经走行，至颈动脉三角内离开此神经，称为舌下神经降支，又称颈袢上根。来自颈丛第 2、3 颈神经前支的部分纤维形成颈袢下根。上、下两根合成颈袢，该袢位于颈动脉鞘的浅面或鞘内、肩胛舌骨肌中间腱上缘附近，该袢分支支配肩胛舌骨肌、胸骨舌骨肌和胸骨甲状肌。由于神经从上述肌的下部入肌内，故甲状腺手术需离断肌腹时，应从肌中部切开，以避免损伤颈袢的肌支（图 4-7、11）。

2. 颈动脉鞘 由颈筋膜中层构成的结缔组织鞘，上起自颅底，下续纵隔。鞘内的颈总动脉位于后内侧，颈内静脉位于前外侧，迷走神经位于两者的后方。鞘的浅面有胸锁乳突肌、舌骨下肌群、颈袢及甲状腺上、中静脉；鞘的后方有甲状腺下动脉，隔椎前筋膜邻颈交感干和椎前肌；鞘的内侧有气管、食管颈部、喉返神经和甲状腺侧叶等。

3. 颈丛（cervical plexus） 由第 1～4 颈神经前支组成，位于胸锁乳突肌上段和中斜角肌、肩胛提肌之间。颈丛发出皮支在胸锁乳突肌后缘中点处（颈部浸润麻醉部位）穿出颈筋膜浅层，入浅筋膜，分布于头部、颈部、胸前上部及肩部的皮肤；肌支支配颈深群肌。由第 3～5 颈神经前支组成**膈神经**（phrenic nerve），斜越前斜角肌，行向前下入胸腔（图 4-11）。

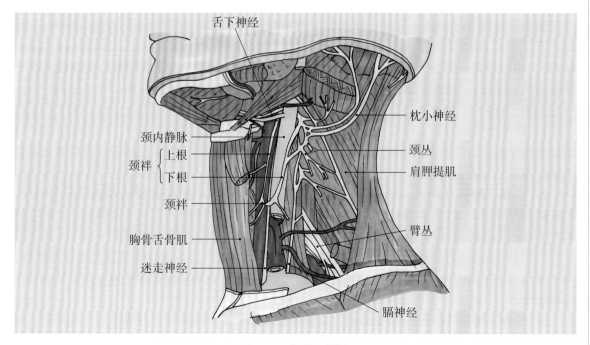

图 4-11 颈丛和颈袢

4. 颈交感干（cervical sympathicus trunk）　由颈上、中、下 3 对交感干神经节及节间支组成，位于椎前筋膜后方，脊柱颈部的两侧。颈上神经节（superior cervical ganglion）最大，呈梭形，长 3cm，位于第 2、3 颈椎横突前方；颈中神经节（middle cervical ganglion）最小或不明显，常位于第 6 颈椎横突前方；颈下神经节（inferior cervical ganglion）位于第 7 颈椎平面，多与第 1 胸神经节融合成为颈胸（星状）神经节（cervicothoracic ganglion），位于第 1 肋颈前方。以上 3 对神经节各发出心支，参与构成心丛。

第五节　颈外侧区

　　颈外侧区是由胸锁乳突肌后缘、斜方肌前缘和锁骨中 1/3 上缘围成的三角区，该区被肩胛舌骨肌下腹分为上方较大的枕三角和下方较小的锁骨上三角。

一、枕三角

　　枕三角（occipital triangle）又称肩胛舌骨肌斜方肌三角，由胸锁乳突肌后缘、斜方肌前缘和肩胛舌骨肌下腹上缘构成。三角内可见副神经及其周围淋巴结，副神经的下方有颈丛和臂丛。

　　1. 副神经（accessory nerve）　由颈静脉孔出颅后，沿颈内静脉前外侧或深面下行，再经二腹肌后腹的深面，在胸锁乳突肌上部前缘穿出并发出分支支配该肌。其主干于胸锁乳突肌后缘上、中 1/3 交界点进入枕三角，再斜向下外，最后在斜方肌前缘中、下 1/3 交界处进入项部，支配斜方肌。

　　2. 颈丛分支　颈丛皮支在胸锁乳突肌后缘中点处穿颈深筋膜浅出，分布于头、颈、胸前上部及肩上部的皮肤。

　　3. 臂丛分支　分支有支配菱形肌的肩胛背神经，支配冈上、下肌的肩胛上神经和入腋区支配前锯肌的胸长神经。

二、锁骨上三角

　　（一）境界

　　锁骨上三角（supraclavicular triangle）又称肩胛舌骨肌锁骨三角（omoclavicular triangle）。由于此三角位于锁骨上方，在体表呈明显凹陷，故又称锁骨上大窝（greater supraclavicular fossa）。由胸锁乳突肌后缘下份、肩胛舌骨肌下腹和锁骨上缘中 1/3 上缘围成。此部位由表及里的层次为皮肤、浅筋膜、颈深筋膜浅层；其深面为斜角肌下份及椎前筋膜。

　　（二）内容

　　1. 膈神经（phrenic nerve）　是由第 3～5 颈神经前支组成的混合神经，自前斜角肌上份的外侧缘穿出后，在颈深筋膜深层的深方，沿前斜角肌前面行向下内，在胸膜顶前内侧和锁骨下动、静脉之间降至胸腔。

　　2. 锁骨下静脉（subclavian vein）　于第 1 肋外侧缘处，由腋静脉延续而成，行向内侧，跨过膈神经和前斜角肌下端前方，达胸膜顶的前下方，与颈内静脉汇合成头臂静脉，其汇合处的外上角称为静脉角，左侧静脉角有胸导管汇入，右侧静脉角有右淋巴导管汇入。

　　经锁骨下静脉插管技术已为临床广泛应用。插管时根据锁骨下静脉和静脉角的投影位置、深度及其周围结构的关系，应紧贴锁骨后面进针。穿刺中常见的并发症有气胸、出血及胸导管的损伤等。

　　3. 锁骨下动脉（subclavian artery）　左侧者直接起自主动脉弓，右侧者起自头臂干，两者都呈弓形越过胸膜顶的前上方，向外穿过斜角肌间隙，至第 1 肋外侧缘，移行为腋动脉。位于三角内的是该动脉第 3 段，其下方为第 1 肋上面，后上方有臂丛，前下方为锁骨下静脉。

4. 臂丛（brachial plexus） 由第 5 ～ 8 颈神经和第 1 胸神经前支的大部分纤维组成臂丛的 5 个根，此 5 个神经根合成的 3 干先经斜角肌间隙走向下外，各干又分成前、后两股。与前下的锁骨下动脉第 3 段一起经锁骨中点的稍外进入腋腔，在腋腔内由 6 股围绕着腋动脉的内、后、外侧合成 3 束（内侧束、外侧束和后束）（图 1-9）。

根据臂丛的组成及根、干、股的配布位置，采取不同的阻滞点，其麻醉效果各异。以第 6 颈椎横突为标志，将麻醉药物注入斜角肌间隙内，进行斜角肌间隙麻醉时能阻滞臂丛的上、中干，故适用于肩部及其稍下方的手术。进针点在锁骨中点上方一横指处时，因该处臂丛的上、中、下干均集中于锁骨下动脉的后上方，阻滞效果比较完全，故适用于整个上肢的所有手术。

三、颈部淋巴结

颈部淋巴结可为分浅、深两部分（图 4-12），除收纳头、颈部淋巴之外，还收集胸部和上肢的部分淋巴。

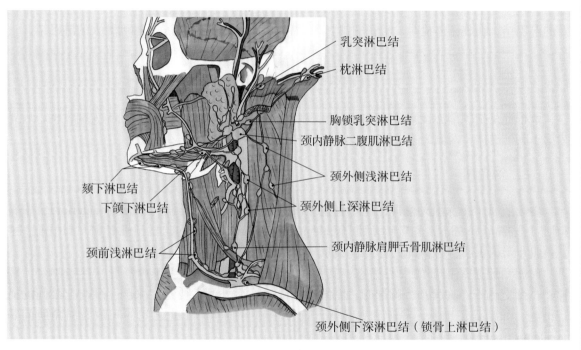

图 4-12 颈部淋巴结

（一）颈浅淋巴结

颈浅淋巴结位于浅筋膜内，浅静脉的周围，分为颈前浅淋巴结和颈外侧浅淋巴结。

1. 颈前浅淋巴结（superficial anterior cervical lymph nodes） 有 1 ～ 2 个，沿颈前静脉排列，收纳颈前部浅层结构的淋巴，其输出管注入颈外侧下深淋巴结或锁骨上淋巴结。

2. 颈外侧浅淋巴结（superficial lateral cervical lymph nodes） 沿颈外静脉排列，收纳腮腺、枕部及耳后的淋巴，输出管主要注入颈外侧上深淋巴结。

（二）颈深淋巴结

1. 颈前深淋巴结（deep anterior cervical lymph nodes） 分布于喉、甲状腺和气管颈部等器官的前面及外侧，包括喉前淋巴结、甲状腺淋巴结、气管前淋巴结和气管旁淋巴结，其输出管注入颈外侧上、下深淋巴结。

2. 颈外侧深淋巴结（deep lateral cervical lymph nodes） 主要沿颈内静脉排列，通常以颈

内静脉与肩胛舌骨肌交点为界，分为颈外侧上深淋巴结和颈外侧下深淋巴结。

（1）颈外侧上深淋巴结（superior deep lateral cervical lymph nodes）：位于胸锁乳突肌的深面，排列在颈内静脉周围，收纳颈外侧浅淋巴结、腮腺淋巴结、下颌下和颏下淋巴结的输出管，该组淋巴结的输出管注入颈外侧下深淋巴结。位于二腹肌后腹与颈内静脉交界处的淋巴结，称为颈内静脉二腹肌淋巴结（jugulodigastric lymph nodes），又称角淋巴结，收纳鼻咽部、扁桃体及舌根部的淋巴，是鼻咽部、扁桃体及舌根部癌转移最先累及的颈部淋巴结。在枕三角内沿副神经排列者，称为副神经淋巴结，收纳枕部及耳后部淋巴，其输出管注入颈外侧下深淋巴结，或直接注入颈干。

（2）颈外侧下深淋巴结（inferior deep lateral cervical lymph nodes）：位于肩胛舌骨肌中间腱下方，排列于颈内静脉周围，其中位于肩胛舌骨肌与颈内静脉交角上方的淋巴结，称为颈内静脉肩胛舌骨肌淋巴结（juguloomohyoid lymph nodes），收纳舌尖处的淋巴，舌尖部癌常累及此淋巴结。另外，位于颈横血管周围的淋巴结又称为锁骨上淋巴结（supraclavicular lymph nodes），是头颈部淋巴结的总会合处，主要收纳颈外侧上深淋巴结的输出管及气管的淋巴，其输出管集合成颈干，左侧注入胸导管，右侧注入右淋巴导管或直接注入右静脉角。在该组淋巴结中，位于左静脉角处的淋巴结，称为魏尔啸（Virchow）淋巴结，是胃癌、食管癌晚期常侵及的淋巴结。在临床体检时，常在胸锁乳突肌后缘和锁骨上缘的交角处触到肿大的淋巴结。

第六节　颈根部

颈根部是指颈部连接胸部之间的区域，由进出胸廓上口的结构占据。前界为胸骨柄，后界为第 1 胸椎椎体，两侧为第 1 肋。

一、斜角肌

斜角肌属于颈深肌外侧群，位于脊柱颈段的两侧，有前斜角肌（scalenus anterior）、中斜角肌（scalenus medius）和后斜角肌（scalenus posterior）。各肌均起自颈椎横突，其中前、中斜角肌止于第 1 肋，后斜角肌止于第 2 肋。

前斜角肌是颈根部的中心标志，其前内侧主要有颈总动脉、颈内静脉、迷走神经、膈神经、颈交感干、胸膜顶、胸导管、右淋巴导管等；后外侧主要是往来胸、颈与上肢间的横行结构，如锁骨下动脉、静脉和臂丛等。前、中斜角肌与第 1 肋之间的间隙为**斜角肌间隙**（scalenus fissure），有锁骨下动脉和臂丛神经等通过。

前斜角肌肥厚或痉挛可压迫这些结构，产生相应的临床症状，称为前斜角肌综合征。一侧斜角肌收缩，可使颈侧屈；两侧同时收缩可上提第 1、2 肋，助深吸气。

二、前斜角肌周围结构

1. 锁骨下动脉（subclavian artery）　左侧起自主动脉弓，右侧在胸锁关节后方起自头臂干，在第 1 肋外侧缘处成为腋动脉。前斜角肌将其分为 3 段。

第 1 段：位于前斜角肌内测，胸膜顶前方，左、右侧前方有迷走神经跨过，左侧还有胸导管或膈神经跨过，其分支有：①椎动脉（vertebral artery）沿前斜角肌内侧上行于胸膜顶之前，穿经上 6 个颈椎的横突孔，经枕骨大孔入颅，分布于脑、脊髓和内耳；②胸廓内动脉（internal thoracic artery）在胸膜顶前方，正对椎动脉起始处发自锁骨下动脉下壁，经锁骨下动脉后方下行入胸壁；③甲状颈干（thyrocervical trunk）起自锁骨下动脉上壁，分出甲状腺下动脉、肩胛上动脉和颈横动脉；④肋颈干（costocervical trunk）起自锁骨下动脉第 1 段或第 2 段的后壁，分出颈深动脉和最上肋动脉。

第 2 段：位于前斜角肌后方，上方紧邻臂丛各干，下方跨胸膜顶。

第 3 段：位于前斜角肌外侧，第 1 肋之上，其前下方毗邻锁骨下静脉，外上方为臂丛神经。有时此段动脉会发生变异，发出颈横动脉或肩胛上动脉。

2. 胸导管（thoracic duct）　沿食管左侧出胸腔上口至颈部，平第 7 颈椎高度，形成胸导管弓，其前方为颈动脉鞘，后方有椎动脉、椎静脉、颈交感干、甲状颈干、膈神经和锁骨下动脉。胸导管多数注入左静脉角，有时也可注入左颈内静脉或左锁骨下静脉。左颈干、左锁骨下干及左支气管纵隔干通常注入胸导管末端。

3. 右淋巴导管（right lymphatic duct）　长 1.0 ~ 1.5 cm，居右颈根部，接受右颈干、右锁骨下干及右支气管纵隔干，注入右静脉角。由于右淋巴导管的出现率为 20% 左右，有时上述淋巴干也可以直接注入右锁骨下静脉或右颈内静脉。

4. 锁骨下静脉（subclavian vein）　在第 1 肋外侧缘续于腋静脉。沿第 1 肋上面经锁骨与前斜角肌之间，向内侧与颈内静脉汇合成头臂静脉。由于锁骨下静脉壁与第 1 肋、锁骨下肌、前斜角肌的筋膜组织相续，破裂后难以自动闭合，故伤后易导致空气栓塞。临床上常用锁骨下静脉插管技术进行长期输液、心导管插管及中心静脉压测定等。

5. 迷走神经（vagus nerve）　左迷走神经在左颈总动脉和左颈内静脉之间下行入胸腔。右迷走神经下行于右颈总动脉和右颈内静脉之间，经右锁骨下动脉第 1 段前面时发出右喉返神经，钩绕右锁骨下动脉的下方和后面返回颈部。

6. 膈神经（phrenic nerve）　位于前斜角肌前面、椎前筋膜深面，由第 3 ~ 5 颈神经前支组成，向内下方下行。其前方有胸锁乳突肌、肩胛舌骨肌中间腱、颈内静脉、颈横动脉和肩胛上动脉；左侧前方临近胸导管弓；内侧有颈升动脉上行。在颈根部经胸膜顶的前内侧、迷走神经外侧，穿锁骨下动脉和锁骨下静脉之间进入胸腔。膈神经的起始部常发生变异，如副膈神经，出现率为 48%，副膈神经在膈神经的外侧下行占 85.2%，经锁骨下静脉的后方进入胸腔。另外，副膈神经常在锁骨下静脉的下方与膈神经结合，出现率达 57.1%。

7. 胸膜顶（cupula of pleura）　是覆盖肺尖部的壁胸膜，突入颈根部，高出锁骨内侧 1/3 上缘 2 ~ 3 cm。前、中、后斜角肌分别覆盖其前、后及外方。其前方临近锁骨下动脉及其分支、膈神经、迷走神经、锁骨下静脉，左侧有胸导管和左喉返神经，后方贴近第 1、2 肋，颈交感干和第 1 胸神经前支；外侧相邻臂丛神经；内侧为气管和食管；上方为**胸膜上膜**（suprapleural membrane），又称 Sibson 筋膜，从第 7 颈椎横突、第 1 肋和第 1 胸椎椎体连至胸膜顶的筋膜，起悬吊作用。当行肺萎缩手术时，须切断该筋膜，才能使肺尖塌陷。

三、椎动脉三角

椎动脉三角（vertebral artery triangle）内侧界为颈长肌，外侧界为前斜角肌，下界为锁骨下动脉第 1 段，尖为第 6 颈椎横突前结节。椎动脉三角的后方有第 7 颈椎横突、第 8 颈神经前支及第 1 肋颈；前方有迷走神经、颈动脉鞘、膈神经及胸导管弓等。

椎动脉三角内的主要结构有胸膜顶、椎动脉、椎静脉、甲状颈干、甲状腺下动脉、颈交感干及颈胸（星状）神经节等。

颈椎骨质增生或颈椎病可引起椎动脉受压，使脑供血不足而致眩晕。临床上经此三角进行星状神经节阻滞治疗突发性耳聋时，注意不要误伤周围血管，以免引起血肿。

气管和支气管异物

第七节　解剖操作与观察

一、浅层结构

（一）皮肤切口

尸体仰卧，在肩部或颈下垫一木枕，使头部尽量后仰。颈部皮肤薄，切口要浅，以免损伤深部结构。

切口（图绪-8）：①沿颈前正中线，自颏部中央向胸骨颈静脉切迹中点处做正中切口。②自正中切口上端，沿下颌体下缘向两侧切至乳突（若面部已解剖，可省略此切口）。③自正中切口下端，沿锁骨向外侧切至肩峰。

从正中切口处剥离皮片，逐渐向外侧翻起，深浅以显露颈阔肌为度，至斜方肌前缘。

（二）解剖颈部浅层结构

1. 解剖颈阔肌　该肌属皮肌，位于浅筋膜内。清除该肌浅面的筋膜，沿锁骨将其切断（不可切深），并向上翻起至下颌骨下缘，在翻起颈阔肌时尽量能将该肌深面的浅筋膜留在深层，以免损伤深层结构，在剥离翻起过程中，寻找颈阔肌深面的颈丛皮支、面神经的下颌缘支、颈前静脉、颈外静脉和颈外侧淋巴结等。

2. 解剖颈前静脉　在颈前正中线两侧浅筋膜内自上而下解剖颈前静脉，并追踪至穿入深筋膜处。该静脉附近有颈前浅淋巴结，观察后将其清除。

3. 解剖颈外静脉　颈外静脉是颈部最大的浅静脉，自下颌角后方向下，沿胸锁乳突肌浅面解剖出颈外浅静脉，斜向下后行，追踪至其下端在锁骨上方穿入深筋膜处，注入锁骨下静脉或静脉角。沿此静脉排列有颈外侧浅淋巴结，观察后将其清除。

4. 解剖颈丛皮支　在胸锁乳突肌后缘中点附近的浅筋膜内，向前、上、下寻找由此潜出的颈丛皮支：耳大神经沿该肌表面上行，追踪至耳廓及腮腺区；颈横神经沿该肌表面前行，追踪至颈前区；枕小神经穿出点位置高、深，并在该肌后缘钩绕副神经，行向后上，分布于枕部皮肤；锁骨上神经从该肌后缘中点稍下方浅出，因其起始位置较深，可采用逆行追踪剖寻法，即先在锁骨外侧 2/3 段上方的浅筋膜内寻找其分布至胸前部和肩部的分支，再向上追踪主干。

二、颈前区

（一）解剖舌骨上肌群和舌骨下肌群

1. 解剖舌骨上肌群　在舌骨上方修洁二腹肌前、后腹；在后腹上方分离出茎突舌骨肌；在前腹深面剖出下颌舌骨肌；在左、右下颌舌骨肌之间切开肌肉，并向两侧拉开，观察在正中线两侧前、后纵行的下颌舌骨肌。切断固定二腹肌中间腱的筋膜，将肌向上翻，分离舌骨舌肌，该肌浅面有舌神经，深面有舌动脉。

2. 解剖舌骨下肌群　切断胸锁乳突肌的胸骨起点，将其下端的前缘向外侧牵拉，显露出肩胛舌骨肌（外侧）和胸骨舌骨肌（内侧）。在起点处切断胸骨舌骨肌向上翻，观察深层的胸骨甲状肌及其止端上方的甲状舌骨肌。

（二）解剖颈部三角

1. 解剖颏下三角　由左、右两侧二腹肌前腹和舌骨体围成。在颈深筋膜浅层的深面寻找颏下淋巴结（1～3 个），观察后连同筋膜一起去掉，显露出二腹肌前腹和构成此三角底的下颌舌骨肌。

2. 解剖下颌下三角　切开颈深筋膜浅层显露下颌下腺，并在二腹肌后腹的深面寻找面动脉，观察面动脉经下颌下腺深面绕过下颌体下缘到面部的情况。将下颌下腺翻向上，观察二腹肌中间腱，该腱借纤维组织附着于舌骨体。

切断二腹肌前腹的起端，将该肌腹翻向外下，然后修洁下颌舌骨肌，并沿正中线及舌骨体切断该肌的附着点，将下颌舌骨肌翻向上，显露舌骨舌肌，在该肌表面寻认舌下神经。沿舌下神经向后上方追踪，试寻颈袢上根。

在舌骨大角上方与舌下神经之间，寻找舌动脉及伴行静脉，舌动脉由舌骨舌肌后缘潜入其深面。在下颌下腺深部的前缘、舌骨舌肌表面寻找下颌下腺管，并寻认舌神经及其下方的下颌下神经节。舌神经先位于该管的后上方，而后向前经该管的外侧，钩绕该管至其内侧，分布于舌。

3. 解剖甲状腺及其周围结构　在起点切断紧贴甲状腺浅面的胸骨甲状肌并向上翻转，观察甲状腺的形态和位置。

（1）沿正中线切开甲状腺鞘的前壁。

（2）在腺的前方观察静脉丛，并在甲状腺上、中、下三部的外侧分别剖离出由静脉丛汇成的甲状腺上、中、下静脉。

（3）在腺侧叶上外方找出甲状腺上动脉和喉上神经，在侧叶下后方（气管食管旁沟）找出甲状腺下动脉及喉返神经；剖露时，应按血管干的走向细心操作；应注意由甲状腺上极向上追踪甲状腺上动脉时，可见该动脉分出 3 支：峡支、前支和后支；在后支略高部位找出喉上神经外侧支，此支细小，经胸骨甲状肌止点下方，斜向进入环甲肌；在甲状腺下极剖露甲状腺下动脉时，要特别注意观察它与喉返神经的关系。

（4）观察甲状旁腺，解剖甲状腺后，于甲状腺侧叶后面上、下部腺实质或结缔组织中寻认上、下甲状旁腺。

4. 解剖颈部的气管和食管　观察气管颈部和食管颈部的位置和毗邻。注意气管食管旁沟及其毗邻结构。

三、胸锁乳突肌区

（一）解剖颈动脉鞘

在喉及气管的外侧找出颈动脉鞘，先寻找和观察其浅面的颈袢及其分支，然后纵行切开鞘的前壁。

1．观察颈总动脉、颈内静脉和迷走神经三者的位置关系。

2．在甲状软骨上缘检查颈总动脉分为颈内、外动脉，观察颈内动脉根部的膨大——颈动脉窦；在颈总动脉分叉处的后面找出米粒大小呈褐色的颈动脉体，思考两结构的作用。

3．在颈外动脉起端、平舌骨大角及其上方分别找出甲状腺上动脉、舌动脉和面动脉。

4．沿颈内静脉上、下端清理颈深淋巴结上、下群。

（二）解剖颈交感干

将颈总动脉牵向外侧，观察颈深筋膜深层（椎前筋膜），然后在椎体旁纵行切开筋膜，找出颈部交感干、颈交感神经上节及其发出的心神经。剖露颈交感干时，注意保护横过此干的甲状腺下动脉（在环状软骨弓平面）。

四、颈外侧区

（一）解剖枕三角

在胸锁乳突肌后缘上、中 1/3 交界处，向外下方斜行至斜方肌前缘中、下 1/3 交界处的范围内，寻找副神经和第 3、4 颈神经至斜方肌的分支。并注意观察沿副神经排列的副神经周围淋巴结。

　　解剖颈丛，将颈内静脉和颈总动脉拉向内侧，清理出颈丛各根及颈丛分支。颈丛深面为肩胛提肌和中斜角肌，颈丛下方为前斜角肌。追踪颈丛发出的膈神经，该神经从前斜角肌上份的外侧缘，向内下沿前斜角肌表面下降到胸腔。

（二）解剖锁骨上三角

　　用解剖刀先离断胸锁关节，再在锁骨的外、中 1/3 交界处横断锁骨，取下其内 2/3 段。取锁骨时须紧贴锁骨后面剥离锁骨下肌，以保护深部的血管和神经。

　　解剖臂丛及其分支：在前斜角肌的外侧解剖臂丛干（上、中、下干），沿 3 干向内侧，追踪臂丛的 5 个根（第 5 颈神经～第 1 胸神经的前支），臂丛向外下，斜经锁骨上三角深部和锁骨后方进入腋窝。如腋腔结构已解剖，则可沿各干向腋腔方向追寻和辨认臂丛组成的完整情况。然后，进一步由臂丛的上干或上干的后股追寻肩胛上神经；由第 5 颈神经根追寻肩胛背神经，该神经穿中斜角肌到颈外侧区；以上两神经因向后分布至肩背部，故待肩背部解剖时再继续追寻。此外，沿臂丛和中斜角肌之间寻找来自第 5～7 颈神经根的胸长神经，该神经由第 1 肋外侧跨越前锯肌上缘进入腋腔。

　　解剖锁骨下静脉：清理锁骨下动脉第 3 段前方的锁骨下静脉，该静脉沿前斜角肌前方向内侧与颈内静脉汇合成静脉角，末端收集颈外静脉。

　　解剖锁骨下动脉：在前斜角肌内侧，清理锁骨下动脉第 1 段及其分支，在该段动脉的上壁，由内侧向外侧依次寻找椎动脉和甲状颈干；在下壁与椎动脉起点相对处找出胸廓内动脉，并在动脉后方寻找由其后壁发出的肋颈干；在斜角肌间隙内，清理被前斜角肌覆盖的锁骨下动脉第 2 段；在前斜角肌的外侧，修洁锁骨下动脉第 3 段，有时此段可发出颈横动脉或肩胛上动脉。

　　在已解剖的标本上比较左、右锁骨上三角内容物的不同点及毗邻关系。

五、颈根部

（一）解剖前斜角肌周围结构

　　切断胸锁乳突肌的起点，将肌向上翻转，分离位于颈椎体外侧、颈后三角底部的斜角肌，最前方的是前斜角肌。在前斜角肌浅面，显露出纵行于该肌浅面的膈神经；在前斜角肌的后外侧，分离出中斜角肌，观察前、中斜角肌与第 1 肋之间形成的斜角肌间隙，显露出通过斜角肌间隙的臂丛和锁骨下动脉。

　　在左颈根部，于颈内静脉末端后方或在静脉角处，寻找胸导管颈部，该部胸导管行经颈动脉鞘后方，再折向前下，跨越左锁骨下动脉前方注入静脉角。在右颈根部的静脉角附近，寻认右淋巴导管。在寻找胸导管末段和右淋巴导管的同时，尽可能辨认左、右颈干，锁骨下干和支气管纵隔干。

（二）观察椎动脉三角

　　在已离断胸锁关节，并取下断离的内 2/3 段锁骨后，清除颈外侧区深筋膜后，观察椎动脉三角内侧界颈长肌外侧缘，外侧界前斜角肌内侧缘，下界锁骨下动脉第 1 段，后壁第 7 颈椎横突、第 1 肋骨颈和第 8 颈神经前支。辨别三角内结构：椎动脉、椎静脉和甲状腺下动脉。

第八节　系统回顾与临床关联

一、系统回顾

　　颈部位于头部、胸部和上肢之间。由颈部体壁、颈部脏器、血管神经和间隙通道等组成。

颈部体壁类似于躯干部的体壁，由皮肤、皮下组织、肌层及固有筋膜、胸膜顶及颈椎柱等围成。颈部脏器包括咽、喉、气管颈段、食管颈段、甲状腺和甲状旁腺等，它们连接在一起，构成了纵行的脏器团块，容易相互影响。血管神经在间隙通道内通过，主要通道有两个：在颈部脏器周围纵行的通道和在颈根部横行的通道。两通道均为疏松间隙性通道，下通胸腔纵隔。颈部淋巴结丰富，多沿血管和神经排列，肿瘤转移时易侵犯。

1. 颈部分区　颈部分为固有颈部和项部，见图 4-13。

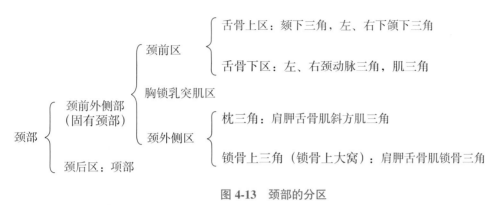

图 4-13　颈部的分区

2. 颈部的功能　①颈部有重要脏器和上、下行的血管与神经。②靠颈部的肌与颈椎支持和活动头部，因此，颈部肌病变可产生"斜颈"。③作为脑对全身管理的通道，又作为上、下各部沟通联系的渠道，因此，颈部病伤可影响身体的其他部位。

颈部的功能装置包括：①动力保护装置，由颈部体壁组成，它是颈部和头部活动的动力，起保护颈部脏器和大血管的作用。②封套缓冲装置和间隙通道装置，由筋膜形成。颈部筋膜中的体壁筋膜浅层封套整个颈部并形成肌鞘，不同层次的筋膜间的间隙提供脏器和肌活动的缓冲空间，并成为脏器和血管、神经的通道。③营养调控装置，由血管和神经组成。

3. 颈部结构的特点

（1）筋膜多，间隙多，肌间三角多，层次多。颈部筋膜分为浅筋膜、深筋膜、脏器筋膜和血管鞘等，后两者由深筋膜形成。深筋膜又分浅、中、深 3 层。筋膜之间形成多个筋膜间隙，间隙间的连通极为复杂。颈部的肌纵横交叉，围成了多个肌间三角，每个三角都有不同的层次结构与相关关系。熟悉筋膜层次，对判断手术入路的层次有重要意义。

（2）血管、神经多，淋巴结多，疏松通道多。上下连接的血管、神经都要通过颈部；颈部淋巴结多而成串，广泛联系，能为临床提供诊疗信息。颈部疏松通道既能供气管、食管、血管、神经通过，又能起避让与缓冲作用。

（3）颈部体型与体态变化多，活动变位多，间隙内负压变化不定，手术和术后护理要求较高。

二、临床关联

由于颈部的结构特点，在临床上应注意：

1. 颈部体积小，结构多，活动时关系变化复杂，临床处理时常分辨不清，甚易误伤。例如气管切开时不慎会损伤食管或颈血管鞘，颈根部手术容易刺破胸膜顶造成气胸，取淋巴结活检时会切断邻近的血管或神经等。

2. 颈部间隙之间交通复杂，间隙内压力可因肌肉运动而变化不定，致使炎性渗出液扩散蔓延，临床对此应予注意。

3. 颈部结构多变且多样：①体型、体态变化。瘦长体型者颈部较长而颈围较小，矮胖型者颈部较短而颈围较大。②活动时位置关系的变化。如头后仰时，气管下段位置变浅；头颈侧转时，转向侧的颈血管鞘变得较松弛，另一侧变得较紧张。③间隙内常有负压变化，颈根部尤为明显，可因肌肉收缩带动筋膜紧张，使筋膜间潜在的间隙容积变大而形成负压；也可受呼吸时胸腔内负压变化的影响；或因心脏舒张使大静脉产生负压的影响。

（一）甲状腺疾病的解剖学基础

甲状腺位于甲状软骨下方气管两旁，中间以峡部连接。峡部有时向上伸出一锥体叶，可与舌骨相连。甲状腺由两层被膜包裹：内层被膜为甲状腺固有膜、很薄，与甲状腺紧密相连；外层被膜又称甲状腺外科被膜，较厚，与内层被膜借疏松的纤维组织连接。两层被膜间的间隙甚狭，在此间隙内有动脉、静脉及甲状旁腺。手术分离甲状腺时，应在此两层被膜之间进行。甲状腺借外层被膜固定于气管和环状软骨上；又借左、右两叶上极内侧的悬韧带悬吊于环状软骨上。因此，在做吞咽动作时，甲状腺亦随之上、下移动。

甲状腺的血液供应非常丰富，主要有来自两侧的甲状腺上、下动脉。甲状腺上动脉是颈外动脉发出的第1支，沿喉侧下行，到达甲状腺上极时，分成前、后分支进入腺体的前、背面。甲状腺下动脉起自锁骨下动脉，呈弓形横过颈总动脉的后方，再分支进入甲状腺的背面。甲状腺上、下动脉之间以及咽喉部、气管、食管的动脉分支之间，均具有广泛的吻合；故在手术中将甲状腺上、下动脉全部结扎，也不会发生甲状腺残留部分及甲状旁腺缺血。甲状腺表面丰富的静脉网汇成上、中、下静脉干；上干伴行甲状腺上动脉，汇入颈内静脉；中干常单独走行，横过颈总动脉的前方，亦汇入颈内静脉；下干数目较多，在气管前汇入无名静脉。

甲状腺的淋巴汇合流入沿颈内静脉排列的颈深淋巴结。气管前、甲状腺峡上方的淋巴结和气管旁、喉返神经周围的淋巴结也收集来自甲状腺的淋巴。

喉返神经支配声带运动，来自迷走神经，行于气管、食管沟内，上行至甲状腺叶的背面，交错于甲状腺下动脉的分支之间。喉上神经亦起自迷走神经，分内、外两支，内支为感觉支，经甲状舌骨膜进入喉内，分布在喉的黏膜上；外支为运动支，与甲状腺上动脉贴近，下行分布至环甲肌，使声带紧张。因此，手术中处理甲状腺上、下动脉时，应避免损伤喉上及喉返神经。

（二）霍纳（Horner）综合征的解剖学基础

霍纳综合征即颈交感神经综合征，其临床表现包括瞳孔缩小、睑裂缩小、眼球内陷以及颜面潮红、无汗等，为临床常见疾病，是由于各种病因（如炎症、肿瘤、血栓形成或动脉瘤、创伤、手术等）导致管理眼部平滑肌的交感神经低级中枢至眼部的通路上任何一部分发生障碍所引起。

1. 瞳孔缩小　是霍纳综合征最明显、最常见的体征。瞳孔缩小是相对的，并非绝对的强度缩小，检查时应在光线稍暗处进行，使两眼瞳孔不等的现象更为明显，便于观察。霍纳综合征的瞳孔缩小是由于交感神经麻痹导致瞳孔开大肌瘫痪所引起的。在强光下，瞳孔缩小，由于两侧瞳孔括约肌都正常，两侧瞳孔直径大小差别不明显。当进入暗室之初，健眼瞳孔散大显著，患眼轻微，10 ~ 15 s后差异又减小，这一现象称为散大延滞。产生散大延滞变化过程的解剖学解释为：暗光下瞳孔散大，健侧既靠正常的瞳孔开大肌收缩，同时也靠瞳孔括约肌松弛，故瞳孔散大既快又显著，而患侧瞳孔开大肌瘫痪，仅靠瞳孔括约肌松弛，故瞳孔散大缓慢又不显著。

2. 睑裂缩小　是由于交感神经麻痹导致上、下睑板肌瘫痪所引起。不仅有上睑下垂，还有下睑上移。平视时患侧的下睑缘高于健侧，向上凝视时患侧下睑缘可达角膜缘而健侧不能。此外，霍纳综合征时的睑裂缩小与动眼神经麻痹导致提上睑肌瘫痪所致的上睑下垂也有所不同。前者为平滑肌，收缩缓慢且力弱，瘫痪后所致睑裂缩小也较轻，而且受疲劳、精力集中程度等情况的影响，表现为"晨轻晚重"；后者为骨骼肌，收缩快捷有力，瘫痪后所致上睑下垂也较重。

3. 眼球内陷 颈交感神经支配的上、下睑板肌除可协助增大睑裂高度，还可使眼球微微前突。此外，颈交感神经还支配眶肌，眶肌是眶底部的平滑肌，作为眶壁的一部分，分隔眶腔和颞下窝，防止眼球等眶内容物后移。眶肌在有蹄类动物中比较发达，人类的眶肌已经退化，仅在眶下裂处残存少许平滑肌，不一定对眼球前移起到多大作用。因此，上述解释在学术界尚存有争议。有学者使用突眼计进行测量，也没有显示霍纳综合征患者真正的眼球内陷。目前认为，霍纳综合征的眼球内陷主要是由于睑裂高度缩小所造成的假象，称为"表面上的眼球内陷"，并不一定有真正的眼球向眶内退缩。

4. 患侧面部无汗、潮红 颈交感神经除分布于眼部平滑肌外，还在颈外动脉周围形成颈外动脉丛，并沿其分支分布于头面部的汗腺及血管。因此，该交感通路的阻断均可导致汗腺分泌障碍和皮肤血管扩张。若病变未累及颈外动脉丛通路，则无泌汗障碍。若病变只累及颈内动脉交感神经丛，仅前额部出现一小块无汗区，而不产生整个面部无汗。

5. 患侧眼屈光度增加 颈交感神经通路阻断后，支配患眼睫状肌的副交感神经失去拮抗而相对亢进，睫状肌收缩，睫状突向前内移位，睫状小带松弛，晶状体囊弹性回缩，晶状体变凸，屈光度可增加 0.5° ~ 1.5°，导致患侧眼看近物更趋清晰，患者常表现为"喜欢用患侧眼看近物"。

（三）锁骨下静脉的位置及临床应用

近年来，经锁骨下静脉穿刺插管技术已为临床广泛应用。但在颈根部，由于锁骨下静脉所处位置比较复杂，因此，掌握锁骨下静脉在颈根部的局部解剖学关系则十分重要。锁骨下静脉在锁骨内侧端的后方、胸膜顶的前下部，与颈内静脉汇合成头臂静脉，并形成静脉角。锁骨下动脉和臂丛位于该段静脉的后上方，在动、静脉之间有前斜角肌和膈神经，且在左侧还有胸导管颈段分隔，但在锁骨下静脉的前方，除锁骨下肌和锁骨之外，并无重要结构。根据锁骨下静脉和静脉角的投影位置（即锁骨下静脉的外端位于锁骨下缘的内、中 1/3 交点处，而静脉角则位于距锁骨内端向外约 3 cm 处的锁骨后方，以上两点静脉深度均为 2 cm），可由锁骨下缘的内、中 1/3 交点处至同侧胸锁关节上缘之间做一连线，作为穿刺时进针方向的标志。同时，按照静脉的深度及其与周围结构的关系，应紧贴锁骨的内面进针。穿刺中常见的并发症有气胸、出血以及胸导管和臂丛的损伤等。

（四）颈部淋巴结活检

颈部淋巴结的分布，主要围绕在颈外静脉、颈内静脉、静脉角、锁骨下静脉以及颈横动脉和副神经周围，颈部淋巴结活检手术时必须注意以下几点。

1. 在颈动脉三角与肌三角内，应注意保护颈动脉鞘，以免损伤颈内静脉、颈袢、颈总动脉及迷走神经。

2. 在锁骨上三角内，淋巴结主要沿锁骨下静脉、静脉角及颈横动脉排列。其中沿颈横动脉排列的称锁骨上淋巴结。靠近左静脉角的 Virchow 淋巴结，常受胃癌或食管下段癌的侵犯而肿大。临床检查时，可在左侧胸锁乳突肌后缘和锁骨上缘的交角处触及。因此，在活检手术时，应注意保护锁骨下静脉、静脉角和颈横动脉，并且在左颈根部静脉角附近，应防止损伤胸导管颈部；在右静脉角附近，注意勿伤及右淋巴导管。

3. 在枕三角内，副神经周围淋巴结和副神经紧密相邻，游离该淋巴结时，应注意勿伤及副神经。

（李艳君　宋永红）

第 5 章 胸 部

第一节 概 述

胸部（thorax）为躯干的上半部，在颈部与腹部之间，上部两侧与上肢相连。胸部主要由胸壁、胸腔和胸腔内器官三部分组成。胸壁以胸廓为支架，表面覆以皮肤、筋膜和肌等软组织，内面衬以胸内筋膜共同围成。胸壁与膈围成胸腔，上方经胸廓上口与颈根部相连，下方借膈与腹腔相隔，胸腔被中间矢状位的纵隔分成左、右两部分，容纳左、右肺和胸膜腔。胸腔内器官主要有心脏及相连的大血管、食管和气管等器官。

一、境界与分区

胸部上界以颈静脉切迹、胸锁关节、锁骨上缘、肩峰和第 7 颈椎棘突的连线与颈部分界；下界以剑胸结合、肋弓、第 11 肋前端、第 12 肋下缘至第 12 胸椎棘突的连线与腹部分界；两侧上部以三角肌的前、后缘与上肢分界。由于膈呈穹窿状，故胸部表面的界线与其胸腔的范围并不一致，胸壁比胸腔长。因此，胸部下界附近的创伤应考虑到胸腹联合伤。

胸壁分为胸前区、胸外侧区和胸背区。其中两腋前线之间为胸前区，腋前线与腋后线之间为胸外侧区，两腋后线之间为胸背区（见第 8 章背区）。胸腔分为中部的纵隔、两侧的肺及胸膜腔。

二、表面解剖

（一）体表标志

沿胸骨柄上缘可触及颈静脉切迹，男性平对第 2 胸椎椎体，女性平对第 3 胸椎椎体，因此女性颈部比男性略长 1 个胸椎；颈静脉切迹两侧可触及锁骨全长，其中、外 1/3 交界处下方有一凹陷，为锁骨下窝，该窝深方有腋血管和臂丛通过，内侧 1/3 上方有锁骨上窝；胸骨柄、体连接处微向前突的角为胸骨角，其两侧连接第 2 肋软骨，是计数肋及肋间隙的标志，该角平对第 4 胸椎椎体下缘、主动脉弓起止端、气管杈、左主支气管与食管走行交叉处以及胸导管由右向左移行处；胸骨体下方与剑突结合处为剑胸结合，两侧与第 7 肋软骨相接；沿剑突两侧外下方可触及肋弓，是肝、胆囊和脾的触诊标志；两侧肋弓与剑胸结合构成胸骨下角；剑突与肋弓的交角为剑肋角，其中左剑肋角是心包穿刺常用的进针部位，可以避免损伤胸膜；在男性，胸前区锁骨中线与第 4 肋间隙交界处可见乳头，成年女性因乳房形态差异，乳头位置变化较大，偏向外下方。

（二）标志线

标志线是为了便于描述胸、腹部器官的位置关系以及临床病变部位，在胸腹壁上所设的假想线（图 5-1）。其中，经胸骨正中所作的垂直线为前正中线；经胸骨外侧缘最宽处所作的垂直线为胸骨线；经锁骨中点所作的垂直线为锁骨中线；经胸骨线与锁骨中线之间中点的垂直线为胸骨旁线；经腋前襞与胸壁相交处所作的垂直线为腋前线；经腋后襞与胸壁相交处所作的垂直线为腋后线；经腋前线与腋后线之间中点所作的垂直线为腋中线；两臂下垂时经肩胛下角所作的垂直线为肩胛线；经棘突尖所作的垂直线为后正中线。沿诸椎骨两侧横突外端所作的略向内凹的连线为脊柱旁线。

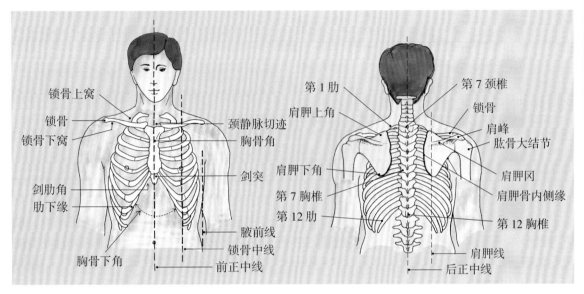

图 5-1　胸部体表标志和标志线

三、体格检查

胸部的体格检查主要是针对心脏、肺及女性乳房，在病情需要时进行。叩诊和听诊是进行心、肺检查的主要手段，以确定心界、肺界及心音、呼吸音是否正常。而检查女性乳房主要是通过视诊和触诊。视诊主要是观察双侧乳房、乳头是否对称，乳房表面是否有静脉曲张、是否有"橘皮"样改变，乳头是否有内陷。触诊时用示指、中指和环指由乳房边缘向乳头中心逐一象限进行检查，避免遗漏，注意是否可触及包块及包块的大小、包块的移动度以及乳房的活动度，其中外上象限、乳晕下、乳房下方反折处是乳腺结节发生最集中的部位。

第二节　胸　壁

一、浅层结构

胸壁的胸前区和胸外侧区皮肤较薄，尤以胸骨及乳头处的皮肤最薄。除胸骨处的皮肤外，其余部位移动性都较大，其中腋下处皮肤经常作为植皮时的供皮区。胸后部的皮肤较厚。

胸壁的浅筋膜与颈、腹部及上肢的浅筋膜相延续，内含脂肪组织、浅血管、淋巴管、皮神经和乳腺。其厚度个体差异较大，胸骨前面较薄，其余部位较厚（图 5-2）。

（一）皮神经

胸壁的皮神经来自颈丛和上部的肋间神经分支。

锁骨上神经（supraclavicular nerves）：起自颈丛，有 3 ～ 4 支，经颈部向下跨锁骨前面，分布于胸前区上部皮肤。

肋间神经的外侧皮支和前皮支：胸壁皮肤除有锁骨上神经分布外，其余均有第 2 ～ 11 肋

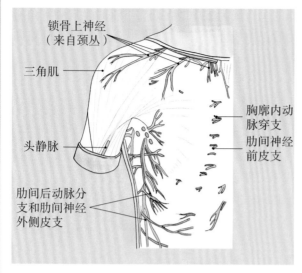

锁骨上神经
（来自颈丛）

三角肌

头静脉

肋间后动脉分支和肋间神经外侧皮支

胸廓内动脉穿支

肋间神经前皮支

图 5-2　胸部的浅血管和皮神经

间神经分布。肋间神经在腋前线附近发出外侧皮支，分布于胸壁外侧部皮肤，其中第 2 肋间神经的外侧皮支的后支较为粗大，称为**肋间臂神经**（intercostobrachial nerve），分布于腋窝底及臂内侧部，在乳腺癌根治术时应注意保护。第 4 ~ 6 肋间神经的外侧皮支分布于乳房外侧部皮肤。肋间神经在胸骨外侧缘发出前皮支，分布于胸壁内侧部皮肤，其中第 2 ~ 4 肋间神经前皮支分布于乳房内侧部皮肤。

肋间神经前皮支分布呈明显的节段性：第 2 肋间神经分布于胸骨角平面，第 4 肋间神经分布于男性乳头平面，第 6 肋间神经分布于剑胸结合平面，第 8 肋间神经分布于肋弓平面，第 10 肋间神经分布于脐平面，肋下神经分布于髂前上棘平面。临床上常根据皮神经分布的节段性特点判断麻醉平面和诊断脊髓损伤节段。

（二）浅血管

浅动脉主要来自胸廓内动脉、肋间后动脉和腋动脉的分支，主要有：①胸廓内动脉的穿支细小，与肋间神经前皮支伴行，分布于胸前区内侧部。成年女性第 2 ~ 4 穿支较粗大，分支分布于乳房内侧部，在施行乳腺癌根治术时，应注意结扎止血。②肋间后动脉的分支分别与肋间神经的外侧皮支伴行，分布至胸前、外侧区，其中第 3 ~ 7 穿支分布于乳房。③腋动脉的分支胸上动脉、胸肩峰动脉以及胸外侧动脉的分支也分布于胸壁。

浅静脉起自脐周静脉网，沿胸壁外侧部斜向外上汇入胸外侧静脉，沿途收集腹壁脐以上、胸壁前外侧区的静脉血，最终通过腋静脉回流。当肝门静脉回流受阻时，可借此静脉建立门静脉 - 腔静脉的侧支循环，此时该静脉血流量增大，出现静脉曲张。

（三）乳房

乳房（breast）为皮肤特殊分化的器官，在妊娠末期可开始分泌少量乳汁。

1. 位置和形态　儿童和男性乳房不发达，青春期未哺乳女性乳房呈半球形，成年女性乳房的大小和形态变化较大。乳房位于胸肌筋膜的前面，平第 2 ~ 6 肋高度，胸骨旁线与腋中线之间，由皮肤、脂肪组织、结缔组织和乳腺（mammary gland）构成。大部分腺组织包裹在浅筋膜内，一小部分称为腋尾，向上外延伸，在胸大肌下缘穿深筋膜进入腋窝（图 5-3）。

临床上常经乳头作一水平线和垂直线，将乳房划分为外上、内上、外下和内下 4 个象限。由于输乳管以乳头为中心呈放射状排列，腺叶和小叶间有结缔组织间隔，因此，乳腺脓肿切开引流时，宜做放射状切口，并注意分离结缔组织间隔，以利引流。乳房深部与胸肌筋膜之间有一间隙，称**乳房后隙**（retromammary space），内有疏松结缔组织、脂肪和淋巴管，故正常乳房可轻度移动，同时有利于在隆乳术时将假体植入。乳腺癌细胞也可由此间隙向深部转移，此时乳房可被固定在胸大肌上。此间隙炎症容易蔓延，宜做低位切开引流。乳腺组织中有许多纤维结缔组织束，浅层连于皮肤，深层连于胸肌筋膜的浅层，这些纤维束称为**乳房悬韧带**（suspensory ligament of breast）或 Cooper 韧带。患乳腺癌时，淋巴回流受阻，乳房表面皮肤出现水肿，而韧带两端固定，尤伸展性，常使皮肤形成凹陷，呈"橘皮"样改变。

2. 血管　乳房的血供丰富，主要来自胸廓内动脉的第 2 ~ 6 穿支、肋间后动脉的第 3 ~ 7 穿支以及胸外侧动脉的乳房支。它们的伴行静脉分别汇入胸廓内静脉、肋间后静脉和腋静脉。

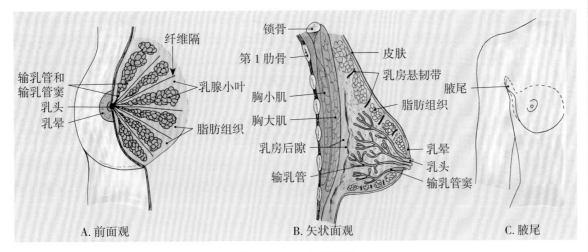

图 5-3 成年女性乳房

肋间后静脉与椎静脉丛相通，故患乳腺癌时，癌细胞可通过静脉转移至椎骨及颅内。

3. 神经 来自第 4 ~ 6 肋间神经外侧皮支及第 2 ~ 4 肋间神经的前皮支，其中感觉纤维分布于乳房皮肤，交感纤维支配血管、乳晕平滑肌和腺组织。

4. 淋巴引流 乳腺癌早期主要沿淋巴引流途径扩散转移，形成早期的远端转移，给乳腺癌的临床治愈增加了很大困难。掌握乳房的淋巴引流途径及相关淋巴结群的位置在临床具有重要意义。乳

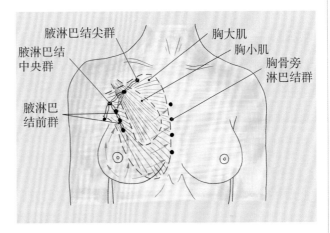

图 5-4 乳房的淋巴引流

房有浅、深淋巴管网，浅淋巴管网在皮下和皮内，深淋巴管网在乳腺小叶周围，浅、深淋巴管之间有广泛吻合（图 5-4）。

（1）乳房外侧部和中央部淋巴管注入腋窝的胸肌淋巴结，是乳房淋巴的主要回流途径。

（2）乳房上部淋巴管注入腋窝的尖群淋巴结和锁骨上淋巴结。

（3）乳房内侧部淋巴管注入胸骨旁淋巴结，并与对侧乳房的淋巴管吻合。

（4）乳房内下部淋巴管注入膈上淋巴结，并与腹前壁和膈下淋巴管相交通，间接与肝的淋巴管相交通，通过此途径乳腺癌可转移至肝。

（5）乳房浅部的淋巴管与对侧乳房的淋巴管相交通，乳腺癌可向对侧转移。

（6）乳房深部的淋巴管注入胸肌间淋巴结，故乳腺癌根治术时须一并切除胸大、小肌。

当乳腺癌晚期累及引流皮肤的淋巴管时，可导致淋巴回流受阻，发生淋巴水肿，由于皮肤在毛囊处与皮下组织结合紧密，水肿不明显，局部皮肤出现点状凹陷，呈"橘皮"样改变，是诊断乳腺癌的重要依据。

二、深层结构

胸壁的深筋膜分浅、深两层：浅层覆盖于胸大肌的表面，较薄，向上附着于锁骨，向下与腹外斜肌表面的筋膜相移行，内侧附于胸骨，外侧在胸外侧区逐渐增厚，继而向后连背部深筋膜浅层；深层位于胸大肌深面，向上附着于锁骨，向下包裹锁骨下肌和胸小肌，并覆盖于前

锯肌表面。其中张于喙突、锁骨下肌和胸小肌上缘部分的深筋膜，称**锁胸筋膜**（clavipectoral fascia）（图5-5）。穿该筋膜的结构有头静脉、胸肩峰动脉和静脉、胸外侧神经和淋巴管。手术切开锁胸筋膜时应注意保护上述神经，以免导致胸大、小肌瘫痪。在胸小肌下缘，浅、深两层深筋膜汇合而续于腋筋膜，胸小肌下缘与腋筋膜之间的部分称腋悬韧带（axilla suspensory ligament）。

（一）胸壁肌

胸廓外肌层的浅层有胸大肌（pectoralis major）、腹直肌和腹外斜肌的上部，深层有锁骨下肌（subclavius）、胸小肌（pectoralis minor）和前锯肌（serratus anterior）。其中胸大肌和胸小肌之间的间隙称**胸肌间隙**（interpectoral space），内有少量疏松结缔组织、脂肪组织及胸肌间淋巴结。

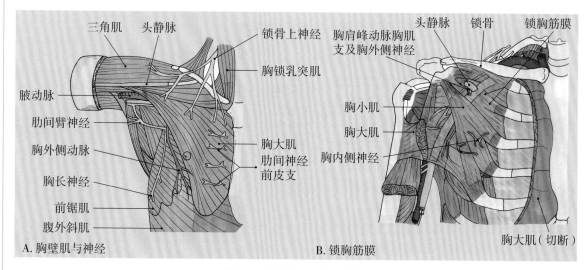

图5-5　胸壁肌和锁胸筋膜

（二）肋和肋间隙

肋弯曲而有一定的弹性，在外力作用下可发生骨折，如骨折断端向内，可刺破胸膜和肋间血管、神经，甚至刺破肺而引起血胸、气胸或肺不张。第1～3肋较短，且前方有锁骨，后方有肩胛骨及临近肌肉组织覆盖，较少发生骨折。第4～7肋较长，前、后固定，最易发生骨折。第8～10肋其软骨在前方上下相连构成肋弓，具有弹性，有缓冲作用，不易骨折。第11、12肋为浮肋，前端游离有较大活动空间，骨折更为少见。

肋间隙（intercostal space）位于相邻两肋骨之间的间隙，内有肋间肌、肋间后血管和肋间神经，为胸壁的薄弱处。肋间隙的宽窄不一，上部肋间隙较宽，下部较窄，前面较宽，后面较窄，并随体位不同而有差异（图5-6）。

肋间肌由外至内有**肋间外肌**（intercostales externi）、**肋间内肌**（intercostales interni）和**肋间最内肌**（intercostales intimi），后两层肌之间有肋间后血管和肋间神经通过。肋间外肌在肋骨前端向前续为肋间外膜（external intercostal membrane），肋间内肌在肋角处向后续为肋间内膜（internal intercostal membrane）。由于肋间最内肌仅存于肋间隙中1/3处，前、后部此肌缺如，肋间神经直接与内面的胸内筋膜相贴，故胸膜感染时，可引起肋间神经痛。

第1、2肋间隙的动脉来自锁骨下动脉上的肋颈干发出的最上肋间动脉，第3～11肋间隙的动脉来自肋间后动脉。**肋间后动脉**（posterior intercostal arteries）起自胸主动脉，有肋间后静脉和肋间神经伴行，三者并行于肋间隙内。在肋角内侧，三者位于肋间隙中部，动、静脉缠绕肋间神经周围，无一定的排列顺序。在肋角附近，肋间后血管和肋间神经均发出一较小的下支，

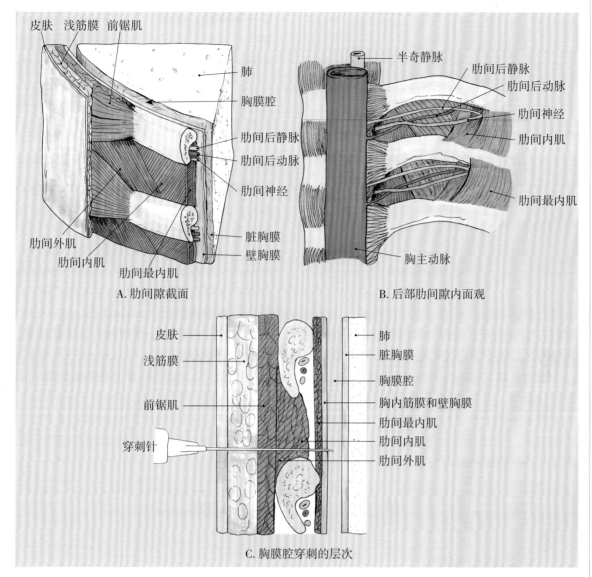

图 5-6　肋间隙的结构

沿下位肋骨上缘行走。本干又称上支，循肋沟前行。在肋角前方，三者排列有一定的规律，自上而下为静脉、动脉、神经，肋间神经常不能被肋沟掩盖。肋间后动脉的上、下支于肋间隙前部与胸廓内动脉的肋间前支吻合，下 3 对肋间后动脉常不分上、下支。因此，临床上胸膜腔积液穿刺时，常在腋后线至肩胛线之间的第 7 或第 8 肋间隙下位肋骨的上缘进针。胸膜腔积气穿刺时，常在锁骨中线第 2 或第 3 肋间隙上、下肋之间进针，可避免损伤血管、神经（图 5-6）。

　　肋间后静脉（posterior intercostal veins）伴行于肋间后动脉的上方。上位第 2 ～ 3 条肋间后静脉汇集成肋间最上静脉，汇入头臂静脉，其余向前与胸廓内静脉相交通，向后方右侧汇入奇静脉，左侧汇入半奇静脉和副半奇静脉。

　　肋间神经（intercostal nerves）共 11 对，第 12 肋下方为**肋下神经**（subcostal nerve）。肋间神经为胸神经前支，初始行于肋间内膜和胸内筋膜之间，在肋间隙中 1/3 段位于肋间内肌和肋间最内肌之间，至腋前线和胸骨线附近分别发出外侧皮支和前皮支。第 1 ～ 6 对肋间神经分布于壁胸膜、胸壁肌和相应的皮肤，第 7 ～ 11 对肋间神经和肋下神经除分布于壁胸膜和胸壁肌外，还跨越肋弓斜行向前下，走行在腹横肌与腹内斜肌之间，分支分布于壁腹膜、腹肌和

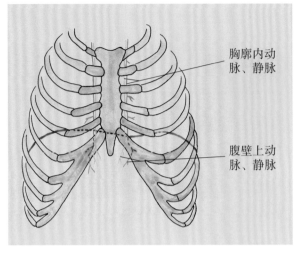

胸廓内动脉、静脉

腹壁上动脉、静脉

图 5-7　胸廓内血管

腹壁的皮肤。腹部手术时应注意保护肋间神经，以免损伤导致腹前外侧肌瘫痪和皮肤感觉障碍。

（三）胸横肌和胸内筋膜

胸横肌（transversus thoracis）是腹横肌向上的延续，起自剑突和胸骨体下份后面，止于第 2 ~ 6 肋软骨内面和下缘，覆盖在胸廓内血管的内面。

胸廓内动脉（internal thoracic artery）起自锁骨下动脉，沿胸骨外侧缘下行，至第 6 肋间隙分为肌膈动脉和腹壁上动脉（图 5-7）。其上段发出心包膈动脉与膈神经伴行，行走在肺根的前方。胸廓内动脉前方有上 6 对肋软骨、肋间内肌和肋间外膜，后面上部紧贴胸内筋膜，下部借胸横肌与胸内筋膜分隔。**胸廓内静脉**（internal thoracic veins）与同名动脉伴行。胸骨旁淋巴结（parasternal lymph nodes）沿胸廓内血管排列，收集腹前壁、乳房内侧及膈上淋巴结的输出淋巴管，其输出管参与合成支气管纵隔干。

胸内筋膜（endothoracic fascia）衬托于胸廓内面，薄厚不均，位于胸骨、肋和肋间隙内面的部分较厚，脊柱两侧较薄，向上覆盖于胸膜顶上面，称胸膜上膜（suprapleural membrane），向下覆盖于膈上面，称膈上筋膜（supraphrenic fascia）。胸内筋膜与内面的壁胸膜之间有疏松结缔组织，脊柱两旁较发达，故两膜易于分离，因此，在行肺切除时，若脏胸膜与壁胸膜粘连，可将壁胸膜与胸内筋膜分离，将肺与壁胸膜一起切除。

第三节　胸膜腔和肺

一、胸膜和胸膜腔

（一）胸膜

胸膜（pleura）分为脏胸膜和壁胸膜两部。脏胸膜（visceral pleura）又称肺胸膜，被覆于肺表面，与肺紧密结合；壁胸膜（parietal pleura）覆于胸壁内面、膈上面和纵隔侧面，根据其衬贴部位不同可分为肋胸膜（costal pleura）、膈胸膜（diaphragmatic pleura）、纵隔胸膜（mediastinal pleura）和胸膜顶（cupula of pleura）四部分。胸膜顶为肋胸膜与纵隔胸膜经胸廓上口突向颈根部，围绕肺尖周围，其外面的胸内筋膜对胸膜顶起固定作用。纵隔胸膜中部包绕肺根并与脏胸膜相互移行，在肺根下方形成双层胸膜皱襞，连于肺的内侧面与纵隔外侧面之间，称为**肺韧带**（pulmonary ligament），有固定肺的作用，是肺手术时的标志性结构。壁胸膜的薄厚以及各处附着情况有所不同，一般在脊柱的两侧胸膜最厚，附着疏松，第 1 至第 3 肋软骨处附着较松，但在心包、膈、第 7 肋以下区域附着较紧，胸膜也较薄，难以剥离。

（二）胸膜腔

脏胸膜与壁胸膜在肺根处相互移行，围成密闭的潜在性腔隙，称为**胸膜腔**（pleural cavity）。左、右各一，内为负压并有少量浆液，可有利于肺的呼吸运动。当气胸、胸膜腔积液或胸膜粘连时，会影响呼吸功能。当胸壁穿透伤时，胸膜腔内负压立即转为大气压，造成开放性气胸，纵隔随呼吸运动摆动偏向健侧，常伴有反常呼吸，危及生命。在壁胸膜相互移行处，胸膜腔留有一定的间隙，在深吸气时，肺也不会深入其间，此处的间隙称**胸膜隐窝**（pleural recesses），其中最重要的是**肋膈隐窝**（costodiaphragmatic recess），由肋胸膜与膈胸膜互相移行反折围成，自剑突向后下至脊柱两侧，呈半环形，后部较深，为胸膜腔最低处，当深吸气时，肺组织也不能充填此处。胸膜炎患者有渗出液可首先积聚于此。此外，还有**肋纵隔隐窝**（costomediastinal recess），由纵隔胸膜前缘与肋胸膜互相移行形成，以左侧较为明显，在肺的心切迹内侧。

（三）壁胸膜反折线的体表投影

壁胸膜反折线的体表投影是指壁胸膜各部互相反折部位在体表的投影（图 5-8）。

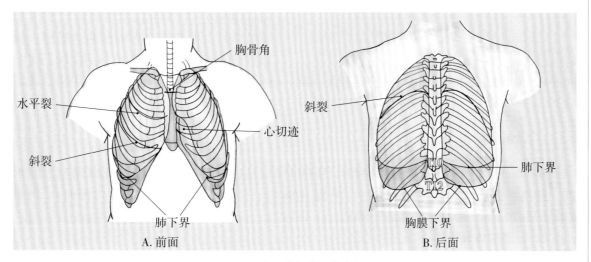

图 5-8　肺和壁胸膜的体表投影

1. 胸膜前界　即纵隔胸膜前缘和肋胸膜的反折线。两侧均自胸膜顶（锁骨内侧 1/3 上方 2.5cm 处）斜向内下方，经胸锁关节至胸骨柄后面。约在第 2 胸肋关节水平，两侧靠拢，沿正中线稍偏左垂直下行。左侧在第 4 胸肋关节处转向外下方，沿胸骨体外侧 2.0 ~ 2.5 cm 下行，达左侧第 6 肋软骨中点移行为下界。右侧在第 6 胸肋关节处向外移行为下界。两侧胸膜前界在胸骨角平面以上相互分开，在胸骨柄后方形成一个倒三角形无胸膜区域，称胸腺三角（thymus gland triangle）（上胸膜间区），内有胸腺。在第 4 胸肋关节平面以下也形成一个三角形区域，称**心包三角**（pericardium triangle）（下胸膜间区），临床上称为心包裸区（pericardium apterium）。此处心包直接与胸前壁相贴，无胸膜覆盖，所以在急诊抢救时，常在胸骨体左缘第 5 或第 6 肋间隙中部进行心内注射，以免损伤胸膜。但下胸膜间区变化甚大，操作时应加以注意。

2. 胸膜下界　即肋胸膜下缘与膈胸膜的反折线。左侧起自第 6 肋软骨中点处，右侧起自第 6 胸肋关节的后方，两侧均向外下，再向后、向内，在锁骨中线上与第 8 肋相交，腋中线上与第 10 肋相交，肩胛线上与第 11 肋相交，在后正中线处平第 12 胸椎棘突。右侧由于受肝的影响，右侧胸膜下界略低于左侧。肺下界较胸膜下界稍高（表 5-1）。

表5-1　肺和胸膜下界的体表投影

	锁骨中线	腋中线	肩胛线	后正中线
肺下界	第 6 肋	第 8 肋	第 10 肋	第 10 胸椎棘突
胸膜下界	第 8 肋	第 10 肋	第 11 肋	第 12 胸椎棘突

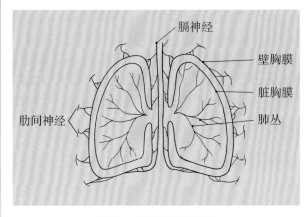

图 5-9　胸膜的神经分布

（四）胸膜的血管和神经支配

脏胸膜的血液供应主要来自支气管动脉和肺动脉的分支，壁胸膜的血供主要来自肋间后动脉、胸廓内动脉和心包膈动脉的分支。静脉与动脉伴行，最终汇入上腔静脉和肺静脉。

壁胸膜由躯体感觉神经支配，其感觉经膈神经和肋间神经传入。膈神经分支分布于胸膜顶、膈胸膜中央部和纵隔胸膜，肋间神经分布于肋胸膜和膈胸膜周围部（图 5-9）。壁胸膜对疼痛的刺激敏感，胸膜炎时胸痛可沿上述神经分别向胸、腹壁和颈肩部放射。脏胸膜则由内脏感觉神经支配，感觉经交感神经或迷走神经传入中枢，痛阈较高。

二、肺

肺（lung）位于胸腔内，纵隔两侧，膈的上方，左、右各一，借肺根和肺韧带与纵隔相连。肺呈圆锥形，具有一尖（肺夹）、一底（肺底）、三面 [肋面、纵隔面（内侧面）、膈面（肺底）] 和三缘（前缘、后缘、下缘）。

（一）肺的体表投影

肺尖：与胸膜顶一致，在前方其最高点在锁骨内侧 1/3 上方约 2.5 cm，在后方相当于第 7 颈椎棘突高度。

前缘：即肺的前界，几乎与胸膜前界一致。仅左肺前界在第 4 胸肋关节高度急转向外至胸骨旁线附近，然后向外下至第 6 肋软骨中点移行为下界。

下缘：即肺的下界，高于胸膜下界，由两肺前缘末端起始，向外在锁骨中线上与第 6 肋相交，腋中线上与第 8 肋相交，肩胛线上与第 10 肋相交，近后正中线处平第 10 胸椎棘突（表 5-1）。小儿肺下界比成人约高 1 个肋。

肺门和肺根：在前方平对第 2 ~ 4 肋间隙前端，胸骨体外侧缘上；在后方相当于第 4 ~ 6 胸椎棘突高度，在后正中线与肩胛骨内侧缘连线中点的垂直线上。

肺裂：斜裂由后正中线相当于第 3 胸椎棘突起始，向外、前和内分别在肩胛线与第 4 肋相交，腋中线与第 4 肋相交，锁骨中线与第 6 肋相交。也可用以下方法确定：双臂高举过肩，两手置于颈后，此时肩胛骨的内侧缘便相当于肺斜裂的位置。右肺水平裂自右第 4 胸肋关节处向外，相当于第 4 肋的水平线，至腋中线处与相当于斜裂的投影线相交。

（二）肺门和肺根

肺纵隔面的中部有一凹陷，为主支气管、肺血管、支气管血管、淋巴管和神经出入之处，称**第一肺门**（primary pulmonary hilum）。此处有支气管肺门淋巴结（bronchopulmonary hilar lymph nodes），一般呈黑色，当结核或癌肿引起支气管肺门淋巴结肿大时，可压迫支气管，甚至引起肺不张。肺叶支气管、动脉、静脉进出肺叶之处称**第二肺门**（secondary pulmonary hilum）。出入第一肺门的结构被结缔组织包裹，构成**肺根**（root of lung）。

肺根主要结构的位置排列有一定规律。左、右肺根自前向后均依次为肺上静脉、肺动脉、主支气管和肺下静脉。自上向下，左肺根为左肺动脉、左主支气管和左肺上、下静脉；右肺根为右肺上叶支气管，右肺动脉，右中、下叶支气管和右肺上、下静脉。两肺的肺下静脉在肺门处位置最低，有时包于肺韧带内，在肺切除切开肺韧带时，应注意保护。

肺根的毗邻：左肺根前方有左膈神经和心包膈血管，上方有主动脉弓跨越，后方有胸主动脉和左迷走神经，下方有肺韧带。右肺根前方有右膈神经、心包膈血管、上腔静脉、部分心包和右心房，上方有奇静脉弓跨越，后方有奇静脉和右迷走神经，下方有肺韧带。

（三）支气管肺段

左、右主支气管在肺门处分成**肺叶支气管**（lobar bronchus），肺叶支气管进一步又可分为**肺段支气管**（segmental bronchus），肺段支气管反复分支，越分越细，故整个支气管呈树枝状，称**支气管树**（bronchial tree）。临床上做支气管镜检查时，在气管、主支气管和肺叶支气管腔内，分别可见到主支气管、肺叶支气管和肺段支气管的开口。

每一肺叶支气管及其所属的肺组织称为肺叶（lung lobe）。每一肺段支气管及其所属的肺组织称为**支气管肺段**（bronchopulmonary segment），简称肺段（图 5-11）。各肺段略呈圆锥形，尖朝向肺门，底朝向肺表面。相邻肺段间含有少量的疏松结缔组织。在肺段内，肺段动脉的分支与肺段支气管的分支伴行，而且相邻肺段的肺段动脉之间一般没有吻合；充填在相邻的肺段之间的静脉，又叫段间静脉（intersegmental veins），是肺段切除的标志，收纳相邻两肺段的血液，因此，做肺段切除时，常沿着肺段静脉行肺段分离。

右肺上叶支气管分为 3 个肺段支气管，即尖段支气管、后段支气管和前段支气管。尖段支气管走向外上方，与肺尖的肺组织共同构成尖段。由于尖段位于锁骨上方，吸气时扩展幅度极小，通气较差，且直立时血供也差，故局部组织的抵抗力较低，是继发性肺结核的好发部位，但由于引流通畅，不易形成空洞。后段支气管走向后外上方，并发出分支与右肺上叶的后下部共同构成后段。此段通气较好，是肺脓肿和原发性肺结核的好发部位。前段支气管走向前下，其分支与右肺上叶的前下部构成前段。右肺中叶支气管走向前下外方分为两个肺段支气管，即外侧段支气管和内侧段支气管，分别发出分支与右肺中叶的外侧部和内侧部共同构成外侧段和内侧段。右肺下叶支气管是右主支气管的延续，走向后外，先分出上段支气管，其分支与右肺下叶上部构成上段。上段支气管发出的位置常高于右肺中叶支气管，手术时必须仔细辨认，以免误扎。根据临床上的观察，此段也是肺脓肿的好发部位之一，且该段支气管的附近淋巴结较多，发生肿大时常压迫上段支气管引起狭窄。右肺下叶支气管分出上段支气管以后，继续走向下外，再依次分出内侧底段、前底段、外侧底段和后底段支气管，分别发出分支与右肺下叶的内侧部、前外侧部、后外侧部和后下部构成内侧底段、前底段、外侧底段和后底段。

左肺上叶支气管分为上、下两支。上支向上，又分为两支，即尖后段支气管和前段支气管，前者是尖段支气管和后段支气管的共干，它们所构成的肺段分别称为尖后段和前段。有时上支也可分为 3 个肺段支气管，分布区域和右肺上叶一致。下支又分为上舌段支气管和下舌段支气管，分支与左肺上叶的前下部 - 肺舌叶（相当于右肺的中叶）分别构成上舌段和下舌段。左肺下叶支气管的分支与右肺下叶支气管分支基本相同，肺段的名称也相同，但内侧底段支气管和前底段支气管常为共干，称前内侧底段支气管，其所属的肺段称前内侧底段。

左、右肺均可分为 10 个肺段（由于左肺上、下叶各有两个肺段支气管合成一干，故左肺也可分成 8 个肺段）。右肺上叶 3 段、中叶 2 段、下叶 5 段；左肺上、下叶各 4 ～ 5 段。两肺各肺段支气管和肺段的名称也基本一致（图 5-10）（表 5-2）。

表 5-2　左、右肺段支气管和肺段

左肺				右肺			
肺叶	肺叶支气管	肺段支气管	肺段	肺叶	肺叶支气管	肺段支气管	肺段
上叶	上叶支气管上支	尖段支气管	尖段（SⅠ）{ 尖后段	上叶	上叶支气管	尖段支气管	尖段（SⅠ）
		后段支气管	后段（SⅡ）			后段支气管	后段（SⅡ）
		前段支气管	前段（SⅢ）			前段支气管	前段（SⅢ）
		上舌段支气管	上舌段（SⅣ）	中叶	中叶支气管	外侧段支气管	外侧段（SⅣ）
		下舌段支气管	下舌段（SⅤ）			内侧段支气管	内侧段（SⅤ）
下叶	下叶支气管	上段支气管	上段（SⅥ）	下叶	下叶支气管	上段支气管	上段（SⅥ）
		内侧底段支气管	内侧底段（SⅦ）{ 前内侧底段			内侧底段支气管	内侧底段（SⅦ）
		前底段支气管	前底段（SⅧ）			前底段支气管	前底段（SⅧ）
		外侧底段支气管	外侧底段（SⅨ）			外侧底段支气管	外侧底段（SⅨ）
		后底段支气管	后底段（SⅩ）			后底段支气管	后底段（SⅩ）

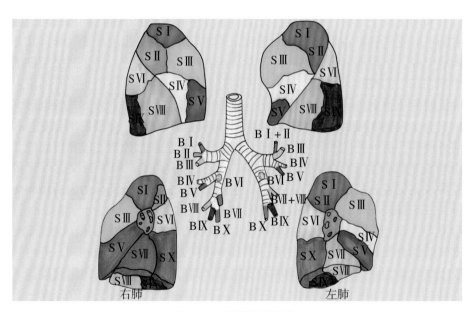

图 5-10　肺段及其结构

（四）血管、淋巴和神经

　　肺有两套功能不同的循环系统：一套是组成肺循环系统的肺动脉和肺静脉，主要功能是参与气体交换；另一套是属于体循环系统的支气管动脉和支气管静脉以及与邻近器官的吻合血管，主要功能是供应血液以维持肺的新陈代谢。肺动脉和支气管动脉的终末支之间存在吻合。肺动脉狭窄或阻塞时，支气管动脉代偿肺动脉，参与气体交换。在慢性肺疾病时，压力较高的支气管动脉的动脉血流向肺动脉，可加重肺动脉高压。

1.　肺动脉（pulmonary artery）　肺动脉干起自右心室的动脉圆锥，经主动脉起始部的前方，向左上后方斜行，在主动脉弓下方分成左、右肺动脉。左肺动脉横过胸主动脉前方弯向左上，在左主支气管前上方入左肺门。右肺动脉较长，在升主动脉和上腔静脉的后方，奇静脉弓的下方进入右肺门。左、右肺动脉的后面一般无心包后壁覆盖，但右肺动脉全长的 3/4，左肺动脉全长的 1/2，前面、上面及下面有心包后壁覆盖，因此，心脏手术有时需在心包内阻断肺动脉血流。肺动脉进入肺门后，其分支基本与支气管伴行。

2.　肺静脉（pulmonary vein）　有 4 条，即左、右各有肺上、下静脉。肺静脉出肺门汇入左心房。左肺上静脉收集左肺上叶的血液，右肺上静脉收集右肺上叶和中叶的血液，左、右肺下静脉分别收集两肺下叶的血液。肺静脉在心包内行程较长，右肺下静脉几乎全部位于心包内。

3.　支气管动脉（bronchial artery）　左支气管动脉一般为 2 支，平第 4 ~ 6 胸椎高度起自胸主动脉。右支气管动脉一般为 1 ~ 2 支，多数起自第 3 肋间后动脉，或起自左支气管动脉。左、右支气管动脉均沿支气管后壁入肺门构成网状，并延伸于支气管表面，仅到达呼吸性细支气管。支气管动脉的分支在肺内和肺动脉的分支有吻合。当肺有慢性病变或先天性心脏病等导致肺动脉血运障碍，气体交换不良时，支气管动脉可代偿性增粗，起代偿肺动脉的作用。

4.　支气管静脉（bronchial vein）　由围绕呼吸性细支气管的静脉丛汇合而成，至肺门部汇合形成 2 ~ 3 条支气管静脉，在肺根部汇合成总干，沿支气管背侧走行。左侧支气管静脉汇入半奇静脉或上位肋间后静脉；右侧支气管静脉汇入奇静脉，或直接汇入上腔静脉。支气管静脉在肺内与肺静脉有广泛的吻合。

5.　肺的淋巴管　可分浅、深两组。浅组收集脏胸膜深面的淋巴，注入支气管肺门淋巴结；深组引流肺内支气管、肺血管壁及结缔组织的淋巴，注入沿支气管、肺动脉分支排列的肺淋巴结，然后注入支气管肺门淋巴结（图 5-11）。

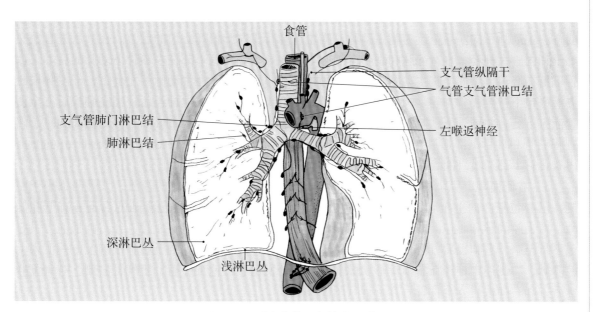

图 5-11　肺和食管下段的淋巴引流

6.　肺的神经　来自位于肺根前方和后方的肺前、后丛。肺丛由迷走神经和胸交感干第 1 ~ 5 神经节发出的节后神经纤维构成。肺丛的分支随血管和支气管入肺。迷走神经的传入纤维分布于支气管的黏膜、脏胸膜和肺的结缔组织，形成呼吸反射弧的传入部分。迷走神经管理支气管平滑肌的收缩和腺体分泌，交感神经管理支气管平滑肌的舒张。

第四节　纵　隔

一、概述

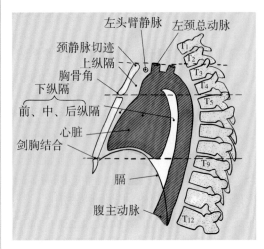

左头臂静脉　左颈总动脉
颈静脉切迹
上纵隔
胸骨角
下纵隔
前、中、后纵隔
心脏
剑胸结合
膈
腹主动脉

T₁ T₂ T₃ T₄ T₅ T₉ T₁₂

图 5-12　纵隔的分区

（一）分区

纵隔（mediastinum）是位于左、右纵隔胸膜之间所有器官和组织的总称，呈矢状位，位于胸腔正中偏左，上窄下宽，前短后长。纵隔的前界为胸骨和肋软骨内侧份，后界为脊柱胸段，两侧为左、右纵隔胸膜，上为胸廓上口与颈根部相续，下界为膈与腹腔相隔（图 5-12）。

纵隔的分区方法很多，解剖学通常采用四分法，即以胸骨角至第 4 胸椎椎体下缘的平面为界，将纵隔分为上纵隔和下纵隔。下纵隔又以心包的前、后壁为界分为前、中、后纵隔，前纵隔位于胸骨和心包前壁之间；后纵隔位于心包后壁与脊柱之间；中纵隔为心、心包及出入心的大血管所占的部位。由于前纵隔内仅有胸腺（成人为胸腺剩件）下部、纵隔前淋巴结和疏松结缔组织。本节重点叙述上纵隔及下纵隔的中纵隔和后纵隔。

（二）纵隔整体观

1. 前面观　上纵隔在少儿可见发达的胸腺，成人则为胸腺残留部分；下纵隔可见部分心包。

2. 左侧面观　纵隔左侧面中部有左肺根，其前下方为心包形成的隆凸，自隆凸向上有弧形跨越肺根上方的主动脉弓及弓上发出的左颈总脉和左锁骨下动脉，左头臂静脉横过两动脉前方。主动脉弓向左后下续为胸主动脉。胸主动脉行于左肺根和心包的后方。在其后方有左交感干和内脏大神经、半奇静脉和副半奇静脉等。胸导管和食管上部在左锁骨下动脉的后方，食管下部在心包下半部与胸主动脉之间。左膈神经和心包膈血管在主动脉弓左前方，经左肺根前方沿心包下行至膈。左迷走神经在主动脉弓左前下缘处发出左喉返神经后，经左肺根后方至食管前方下行。左锁骨下动脉、脊柱和主动脉弓围成**食管上三角**（esophageal upper triangle），内有胸导管和食管上部通过。心包、胸主动脉和膈围成**食管下三角**（esophageal lower triangle），内有食管下部通过（图 5-13）。

3. 右侧面观　纵隔右侧面中部有右肺根，其前下方有心包形成的隆凸，该隆凸远小于左侧，沿心包隆凸向上至胸锁关节高度有上腔静脉和右头臂静脉。心包隆凸的后下方有下腔静脉，在上腔静脉和心包的右侧面以及肺根的前方有右膈神经和心包膈血管，经右肺根前方沿心包下行至膈。右肺根后方有食管、右交感干、内脏大神经及奇静脉绕至右肺根的上方并汇入上腔静脉。右侧迷走神经在右锁骨下动脉前方下缘处发出右喉返神经后，于气管右侧、右头臂静脉后方和右肺根后方至食管后方下行（图 5-13）。

（三）纵隔间隙

纵隔间隙为纵隔器官间的窄隙，其内填充以疏松结缔组织，特别是后纵隔，以适应器官活动和胸腔容积的变化，如大血管的搏动、呼吸时气管的运动和食管的蠕动等。间隙内的结缔组织与颈部器官周围和腹膜后隙的结缔组织相延续，因此，颈部血肿或炎症积液可向下蔓延至纵隔，纵隔气肿的气体可向上扩散至颈部，炎症积液也可向下蔓延至腹膜后隙。

1. 胸骨后间隙（retrosternal space）　位于胸骨和胸内筋膜之间，向下至膈。该间隙的炎症可向膈蔓延，甚至穿破膈扩散到腹膜外脂肪层。

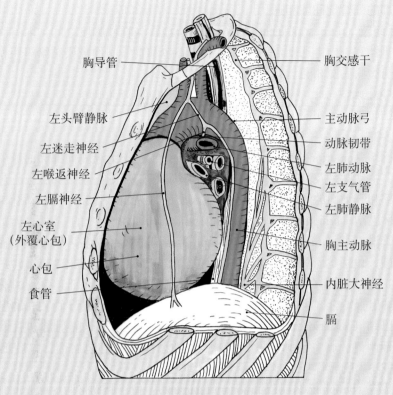

胸导管　　　　　　　　　　　　　　　　　　　　胸交感干

左头臂静脉　　　　　　　　　　　　　　　　　　主动脉弓

左迷走神经　　　　　　　　　　　　　　　　　　动脉韧带

左喉返神经　　　　　　　　　　　　　　　　　　左肺动脉

左膈神经　　　　　　　　　　　　　　　　　　　左支气管

　　　　　　　　　　　　　　　　　　　　　　　左肺静脉

左心室
（外覆心包）　　　　　　　　　　　　　　　　　胸主动脉

心包

食管　　　　　　　　　　　　　　　　　　　　　内脏大神经

　　　　　　　　　　　　　　　　　　　　　　　膈

A. 左侧面观

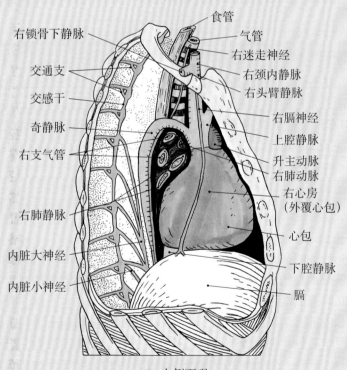

右锁骨下静脉　　　　　　　　　食管

　　　　　　　　　　　　　　　气管

交通支　　　　　　　　　　　　右迷走神经

交感干　　　　　　　　　　　　右颈内静脉

奇静脉　　　　　　　　　　　　右头臂静脉

右支气管　　　　　　　　　　　右膈神经

　　　　　　　　　　　　　　　上腔静脉

　　　　　　　　　　　　　　　升主动脉

　　　　　　　　　　　　　　　右肺动脉

右肺静脉　　　　　　　　　　　右心房
　　　　　　　　　　　　　　　（外覆心包）

内脏大神经　　　　　　　　　　心包

内脏小神经　　　　　　　　　　下腔静脉

　　　　　　　　　　　　　　　膈

B. 右侧面观

图 5-13　纵隔

2. 气管前间隙（pretracheal space）　位于上纵隔内，在气管胸部、气管杈与主动脉弓之间，向上与颈部的气管前间隙相通。

3. 食管后间隙（retroesophageal space）　位于食管与脊柱胸段之间，内有胸导管、奇静脉和副半奇静脉等器官，向上通咽后间隙，向下与心包和食管间的疏松结缔组织相连，并通过膈的潜在性裂隙与腹膜后隙相通。

（四）纵隔淋巴结

纵隔淋巴结较多，分布广泛，且淋巴结排列不规则，各淋巴结群间也无明显界线。主要有以下几群（图 5-11）：

纵隔前淋巴结（anterior mediastinal lymph nodes）：位于上纵隔前部和前纵隔内，在头臂静脉、上腔静脉、主动脉弓及其分支、心包前方和动脉韧带周围，收集胸腺、心包前部、心、纵隔胸膜、膈前部和肝上面的淋巴，其输出管注入支气管纵隔干。其中位于动脉韧带周围的淋巴结称动脉韧带淋巴结（lymph nodes of arterial ligament），左肺上叶的癌肿常转移至此结。

气管支气管淋巴结（tracheobronchial lymph nodes）：数目较多，分布于气管两侧、气管杈和主支气管周围，包括气管旁淋巴结、气管支气管淋巴结（该群淋巴结又分为气管支气管上、下淋巴结两组）、支气管肺门淋巴结，收集肺、主支气管、气管胸部和食管的淋巴。其输出管和纵隔淋巴结输出管汇合，组成左、右支气管纵隔干，分别注入胸导管和右淋巴导管。

纵隔后淋巴结（posterior mediastinal lymph nodes）：位于上纵隔后部和后纵隔内，在心包后方、食管胸部两侧、胸主动脉前方分布，收集食管胸部、心包后部、膈后部和肝的部分淋巴，其输出管多注入胸导管。

肺韧带淋巴结（lymph nodes of pulmonary ligament）：位于肺韧带两层胸膜间、肺下静脉的下方，收集肺下叶底部的淋巴，其输出管注入气管支气管淋巴结，肺下叶的癌肿常转移到此结。

心包外侧淋巴结（lateral pericardial lymph nodes）：位于心包与纵隔胸膜之间，沿心包膈血管排列。

纵隔淋巴结大小变异很大，淋巴结的大小与其所在部位有一定的关系。测量时，如果位于气管旁、肺门、隆嵴下、食管旁、主动脉弓下区域的淋巴结短径为 1cm，可认为淋巴结肿大。

关于纵隔淋巴结的分组，所采用的命名体系不尽一致。一般习惯于根据淋巴结所在部位与周围重要器官的解剖关系来称呼。国际肺癌研究协会（International Association for the Study of Lung Cancer，IASLC）规范了纵隔及肺淋巴结的分区，并且定义 7 个淋巴结区域，分别为锁骨上区、上区、主动脉肺动脉区、隆嵴下区、下区、肺门区 / 叶间区和周围区，共 14 组淋巴结。

二、上纵隔

（一）器官的一般排列

上纵隔（superior mediastinum）的器官由前向后大致可分为 6 层（图 5-14）：

第 1 层有胸腺及其两侧的胸膜前缘。胸腺（thymus）分大小不等的左、右两叶，之间借结缔组织相连。新生儿胸腺上端可达甲状腺下缘，下端可覆盖于心包上部。青春期胸腺最大，随着年龄的增长，胸腺内淋巴组织减少逐渐退化萎缩，并被脂肪组织所替代。胸腺位于胸腺三角内，前有胸骨，后附于心包和大血管前面，上达胸廓上口，下至前纵隔。当胸腺肿大时，可压迫其后方的头臂静脉、气管、食管和喉返神经等，出现发绀、呼吸困难、吞咽困难和声音嘶哑等症状。胸腺的动脉来自胸廓内动脉和甲状腺下动脉，伴行的静脉汇入胸廓内静脉或头臂静脉，其淋巴管注入纵隔前淋巴结或胸骨旁淋巴结，神经来自颈交感干和迷走神经的分支。胸腺为重要的淋巴器官，在机体免疫机制中起重要作用，并兼具内分泌功能。

第 2 层有左、右头臂静脉和上腔静脉。

第 3 层有主动脉弓及其分支、心包膈血管、膈神经和迷走神经。

第 4 层有气管胸段、主支气管及其周围的淋巴结。

第 5 层有食管胸部（详见后纵隔）、主动脉弓末段。

第 6 层有胸导管、奇静脉和副半奇静脉、肋间后血管、肋间神经以及胸交感干（详见后纵隔）。

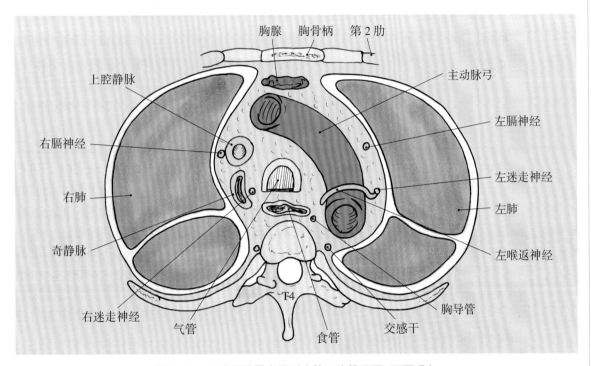

图 5-14　上纵隔的器官排列（第 4 胸椎平面，下面观）

（二）大血管

1. 上腔静脉及其属支　左**头臂静脉**（brachiocephalic vein）位于胸腺和胸骨柄上半的后方，长约 7 cm，起自左胸锁关节后方，斜向右下，越过主动脉弓三大分支前方。右头臂静脉长约 3 cm，自右胸锁关节后方垂直下行。左、右头臂静脉在右侧第 1 胸肋结合处后方汇合成**上腔静脉**（superior vena cava），后者于第 1、2 肋间隙前端后方，主动脉弓和主动脉升部右侧下降至第 2 胸肋关节后方穿纤维心包，平第 3 胸肋关节下缘汇入右心房。在右肺根上方有奇静脉弓汇入上腔静脉。上腔静脉前有胸膜和右肺，后有气管和右迷走神经，左有升主动脉和主动脉弓，右有右膈神经和心包膈血管下行。

2. 主动脉弓及其分支　**主动脉弓**（aortic arch）位于胸骨柄后方，于右侧第 2 胸肋关节处续为升主动脉，于第 4 胸椎椎体下缘左侧移行为胸主动脉。主动脉弓向上由右向左依次发出**头臂干**（brachiocephalic trunk）、**左颈总动脉**（left common carotid artery）和**左锁骨下动脉**（left subclavian artery）三大分支，小儿的主动脉弓位置较高，可达胸骨柄上缘。主动脉弓前方自右向左分别有心包膈血管、左膈神经和左迷走神经下行，下方有肺动脉干及其分支、动脉韧带、左喉返神经、左主支气管等。临床上将左膈神经、左迷走神经和左肺动脉围成的三角称为**动脉导管三角**（ductus arteriosus triangle），内有动脉韧带（导管）、左喉返神经和心浅丛通过。

动脉韧带（arterial ligament）是胚胎时期动脉导管的遗迹，为一纤维结缔组织索，连于主动脉弓下缘和左肺动脉的起始部，若在出生后 1 年内尚未闭锁，则为先天性动脉导管未闭。左喉返神经紧靠动脉韧带左侧钩绕主动脉弓上升，是手术时寻找动脉导管的标志。

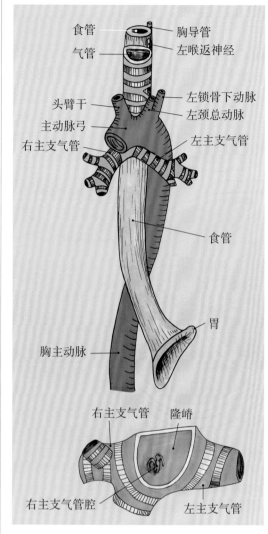

图 5-15　气管胸段的毗邻

（图中标注：）
食管　胸导管　气管　左喉返神经　头臂干　左锁骨下动脉　主动脉弓　左颈总动脉　右主支气管　左主支气管　食管　胃　胸主动脉　右主支气管　隆嵴　右主支气管腔　左主支气管

（三）气管

气管胸段位于正中，平对胸骨柄后方，长约 5 cm，在胸骨角平面分为左、右主支气管，二者之间的夹角为 65°～ 80°，分杈处称**气管杈**（bifurcation of trachea）。气管杈内面有一凸向上的半月形**气管隆嵴**（carina of trachea），为气管镜检查辨认左、右主支气管起点的标志。气管前方有主动脉弓、头臂干、左头臂静脉、左颈总动脉起始部和胸腺等；后方有食管；左侧为主动脉弓、左颈总动脉、左锁骨下动脉和左迷走神经；右侧有奇静脉弓、右迷走神经；左后方有左喉返神经；右前方有右头臂静脉和上腔静脉（图 5-15）。

左主支气管（left principal bronchus）细而长，斜向左下方与气管中轴呈 40°～ 50°，约平第 6 胸椎高度，经左肺动脉的后方、胸主动脉的前方入肺门，其上方有主动脉弓跨越，前上方有左肺动脉，后方邻接食管、胸主动脉等。

右主支气管（right principal bronchus）粗而短，较陡直，与气管中轴呈 25°～ 30°，约平第 5 胸椎高度，经右肺动脉和升主动脉后方入肺门，其后上方有奇静脉弓跨越，下前方则为右肺动脉。

不慎落入气管的异物，常停留在气管或主支气管内，很少进入肺叶以下的支气管，约有 56% 停留在气管，32% 在右主支气管，12% 在左主支气管。由于右主支气管短而粗，管腔较大，与气管中轴之间的角度较小，气管杈内面的气管隆嵴偏左，右肺的吸入力量较强等因素，导致异物多见于右侧主支气管内。

（四）迷走神经

左迷走神经沿左颈总动脉和左锁骨下动脉之间下降，经左头臂静脉后方至主动脉弓上缘处，从内侧向外下经左膈神经后方与之交叉，并自主动脉弓前面下行，平主动脉弓下缘发出的左喉返神经，在动脉韧带左侧钩绕主动脉弓上行。右迷走神经沿右锁骨下动脉前面下行至气管胸部右侧、右头臂静脉的后方、上腔静脉后内侧、奇静脉内侧下行，平右锁骨下动脉下缘发出右喉返神经并钩绕右锁骨下动脉上行。两喉返神经均走行在气管食管沟内。左、右迷走神经继续沿左、右肺根后方下降，左迷走神经行走于食管左前方，右迷走神经行走于食管右后方，至食管下部重新聚合形成**迷走神经前干**（anterior vagal trunk）和**迷走神经后干**（posterior vagal trunk），与食管共同穿膈食管裂孔入腹腔。迷走神经和交感干的分支分别在主动脉弓前下方及主动脉弓与气管杈之间构成心浅丛（superficial cardiac plexus）和心深丛（deep cardiac plexus）；在肺根周围构成肺丛（pulmonary plexus），经肺门入肺；在食管前面和后面构成食管前丛（anterior esophageal plexus）和食管后丛（posterior esophageal plexus）。

三、中纵隔

中纵隔（middle mediastinum）为心包和心所在部位，位于前、后纵隔之间，内有心包、心、出入心的大血管根部、膈神经、心包膈血管、奇静脉弓、心丛和淋巴结等。

（一）心包

心包（pericardium）包裹心及出入心的大血管根部，为一闭合的纤维浆膜囊，分为内、外两层。外层为纤维心包（fibrous pericardium），厚而坚韧，下面与膈中心腱连接，上方与出入心的大血管外膜相续。内层为浆膜心包（serous pericardium），为一密闭的浆膜囊，分脏、壁两层，脏层即心外膜，壁层贴附于纤维心包的内面。两层之间形成潜在的腔隙，称心包腔（pericardial cavity），内有少量浆液，在心脏搏动时起润滑作用。心包腔内积液或心包增厚，均可影响心活动。常于左剑肋角处进针行心包穿刺术。

1. 心包窦　由于心底处有大血管出入心包，在大血管的根部心包的壁层转折到脏层，心包腔形成了一些隐窝，即**心包窦**（sinus of pericardium）（图 5-16）。主要有：①**心包前下窦**（anteroinferior sinus of pericardium），位于心包前壁与下壁的移行处，其位置较低，又靠近胸前外侧壁，心包腔积液常积聚于此，是心包穿刺抽液的安全部位。②**心包斜窦**（oblique sinus of pericardium），为心底后面的隐窝，前壁为左心房后壁，后壁为心包的后壁，右界为两条右肺静脉及下腔静脉根部，左界为两条左肺静脉根部。心包斜窦形似开口向下的盲囊，为心包积液的常见部位。③**心包横窦**（transverse sinus of pericardium），为一管形间隙，可容纳一个手指，其前界为升主动脉及肺动脉干，后界为上腔静脉及左心房前壁。做心和大血管手术时，可经心包横窦钳夹升主动脉及肺动脉干，以暂时阻断血流。

2. 毗邻　心包的前方隔着肺和胸膜与胸骨体及第 2～6 肋软骨内侧相邻，上份前方贴附

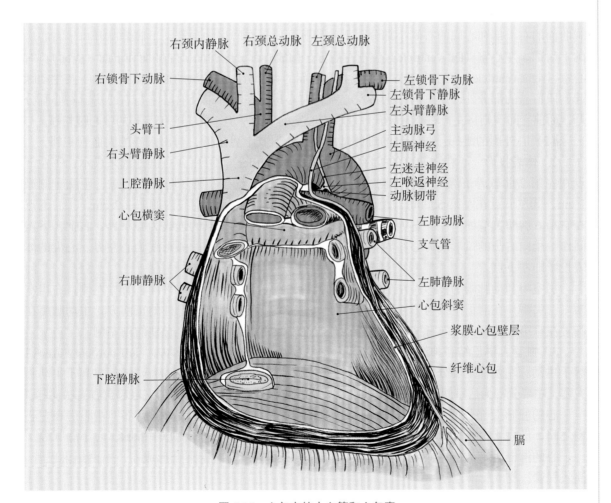

图 5-16　心包内的大血管和心包窦

胸腺。由于左肺心切迹的存在，以及左侧肋胸膜前反折线向外折行，致使心包下份前方可直接与胸骨体下半部左侧份、左侧胸横肌相邻，此区即为心包裸区。通常选择第 5、6 肋间胸骨体左缘行心腔内注射，由于左侧肋胸膜的前反折线有可能位于胸骨后面平对第 5 肋间平面，因此，经第 5 肋间胸骨左缘做心内注射时，损伤胸膜的可能性仍较大。

心包的两侧与纵隔胸膜相贴，两者之间有膈神经及心包膈血管下降。心包后面有主支气管、食管胸部、迷走神经、胸主动脉、胸导管、奇静脉和半奇静脉。上方有上腔静脉、升主动脉和肺动脉干。下面邻下腔静脉并与膈中心腱相融合。

3. 心包内的大血管　心包内有下列出入心的大血管根部。①肺动脉干：平对左侧第 3 胸肋关节高度起自右心室，于升主动脉左前方偏左后方上行，在主动脉弓凹侧分为左、右肺动脉。②升主动脉：平胸骨左缘第 3 肋软骨下缘后方起自左心室，于肺动脉干和上腔静脉之间上行，其后面与右肺动脉及右主支气管相邻，在胸骨角右半后方移行为主动脉弓。③上腔静脉：于升主动脉右侧下行，平右侧第 3 胸肋关节后方汇入右心房。④下腔静脉：平第 8、9 胸椎椎体之间的高度穿膈的腔静脉孔及心包，汇入右心房。⑤肺静脉：通常为 4 条。左、右肺上静脉平第 3 肋软骨高度，左、右肺下静脉平第 4 肋软骨高度，分别汇入左心房。

（二）心

1. 位置和毗邻　心（heart）位于中纵隔，被心包包裹。其前方平对胸骨体和第 2～6 肋软骨，后方平对第 5～8 胸椎。心约 2/3 位于身体正中矢状面的左侧，1/3 位于右侧。

（1）心腔的毗邻：左心房（left atrium）位于右心房的左后方，其前壁构成心包横窦的后壁，并借此窦与肺动脉干及主动脉起始段相邻。左心房的后面构成心底的大部分，接受左、右各两条肺静脉，并成为心包斜窦的前壁。右心房（right atrium）位于左心房的右前方，构成心胸肋面的右上部和心底的右侧小部分。上腔静脉开口于右心房的顶部，下腔静脉开口于右心房的下后部。左心室（left ventricle）位于左后方，构成心部分胸肋面、左侧面和下面（膈面）。右心室（right ventricle）位于右前方，构成心胸肋面的大部分。心的胸肋面除被肺动脉干及主动脉起始段覆盖的部分外，房室沟分别将左心室与左心房、左心耳以及右心室与右心房、右心耳分开，而前室间沟则将左、右心室分开。左、右心室的下面平坦，隔着心包与膈的中心腱相邻。

（2）心外周的毗邻：与心包的毗邻基本一致，但其上界较低，与出入心的大血管相邻。

2. 体表投影　心在胸前壁的投影即**心界**（heart border），可用 4 点的连线来表示：①左上点在左第 2 肋软骨下缘，距胸骨侧缘约 1.2 cm。②右上点在右第 3 肋软骨上缘，距胸骨侧缘 1 cm。③左下点在左第 5 肋间，距前正中线 7～9 cm 或左锁骨中线内侧 1～2 cm。④右下点在右第 6 胸肋关节处。左、右上点的连线为心上界；左、右下点的连线为心下界；右上、下点间作一稍向右凸的弧形线为心右界；左上、下点间作一稍向左凸的弧形线为心左界。心尖的体表投影即左下点。

房室瓣和动脉瓣的投影：左房室瓣（二尖瓣）在左第 4 胸肋关节平面，脊柱左侧；右房室瓣（三尖瓣）在前正中线与第 4 肋间交点处，左房室瓣的右下方，脊柱的正前方；主动脉瓣在胸骨左缘第 3 肋间，对向脊柱左缘；肺动脉瓣在左第 3 胸肋关节处，脊柱的稍左侧。

3. 血管、淋巴结和神经　心的动脉为左、右冠状动脉。左冠状动脉（left coronary artery）起于主动脉左窦，主要分支为前室间支和旋支。右冠状动脉（right coronary artery）起于主动脉右窦，主要分支为后室间支、右缘支、右房支和房室结支等，多数窦房结支也起自右冠状动脉。

心的静脉大部分汇入**冠状窦**（coronary sinus），冠状窦位于冠状沟的后部、左心房和左心室之间，借冠状窦口开口于右心房。冠状窦的主要属支有心大静脉、心中静脉、心小静脉等。

心的淋巴管形成心内膜下丛、心肌丛和心外膜下丛，输出管集合形成左、右两组淋巴管，注入气管、支气管淋巴结。

心的神经来自心浅丛和心深丛。虽然心传导系统能发生和传导冲动，维持心的节律性搏动，但心律、心肌收缩力和心排血量的调节仍受内脏神经的控制。分布到心的内脏神经包括内脏运动（交感和副交感）神经和内脏感觉神经，作用于心传导系统、心肌和冠状血管。交感神经兴奋可加速窦房结兴奋、房室束传导，使心率加快、心肌收缩力增强、冠状动脉扩张；副交感神经兴奋的作用则相反。

四、后纵隔

后纵隔（posterior mediastinum）位于心包后壁与下部胸椎之间，上平胸骨角，下达膈。后纵隔内有食管胸部、胸主动脉、胸导管、奇静脉、半奇静脉、副半奇静脉、胸交感干、迷走神经和内脏大、小神经等。其中食管、胸导管和胸交感干等行经上纵隔和后纵隔，在此一并叙述。在气管权以下，食管位居后纵隔最前部，其后为胸主动脉、奇静脉和半奇静脉，胸导管在胸主动脉与奇静脉之间，食管和胸主动脉周围还有淋巴结。

（一）食管胸部

食管胸部约占食管全长的 7/10，始于胸廓上口，上自胸廓上口接食管颈部，经上纵隔后部和后纵隔下行，穿膈食管裂孔续为食管腹部。

1. 分段 按食管所在部位分为颈、胸、腹部。食管胸部又以气管权下缘为界分为胸上段和胸下段。临床常用的分段法是以主动脉弓上缘和肺下静脉下缘为标志，把食管分为上、中、下段。上段自食管起始处至主动脉弓上缘，中段自主动脉弓上缘至肺下静脉下缘，下段自肺下静脉下缘至食管末端。

2. 行程 食管胸部自胸廓上口入上纵隔后部，位于气管与脊柱之间稍偏左侧，向下经气管权后方，逐渐位于中线上，在胸主动脉的右侧沿心包下行至第 7 胸椎高度又偏左侧，在胸主动脉前方向左前下行，至第 10 胸椎高度穿膈食管裂孔续为食管腹部。由上述可见，食管是弯曲的，从侧方观察，食管呈凹向前的弯曲，其曲度与脊柱胸曲一致；从前方观察，上段偏左，中段偏右，下段偏左，呈现两个轻度侧曲。

3. 毗邻 食管的前方有气管、气管权、左喉返神经、左主支气管、右肺动脉、心包、左心房和膈。食管炎症或癌肿患者若出现声音嘶哑，提示病变可能侵及左喉返神经。左主支气管在平第 4、5 胸椎间跨过食管胸部的前面，于此形成食管第 2 狭窄，为异物嵌顿处。在第 5 胸椎以下，食管与左心房相邻，左心房扩大可压迫食管。

食管的后方有脊柱胸段及其与食管间的食管后间隙，间隙内有奇静脉、半奇静脉、副半奇静脉、胸导管、胸主动脉和右肋间后动脉。

食管的左侧有主动脉弓，在主动脉弓以上的食管左侧与左锁骨下动脉、胸导管上段及左纵隔胸膜相邻，主动脉弓以下食管的左侧与胸主动脉和左纵隔胸膜相邻。由于主动脉弓从食管左侧跨过，主动脉弓扩大或动脉硬化时，均可压迫食管，将其推向右后方。

食管的右侧有奇静脉弓，在奇静脉弓上、下的食管右侧与右纵隔胸膜相贴。由于右纵隔胸膜尚可突向食管下段的后面，形成食管后隐窝，故经左侧行食管下段手术时勿损伤右侧纵隔胸膜，以免导致右侧气胸。

此外，在食管两侧有迷走神经绕肺根后方下行，左侧者向下至食管前面，右侧者至食管后面，分别形成食管前、后丛，由丛发出食管支至食管，其余纤维继续向下合成迷走神经前、后干，经食管裂孔至腹腔。

4. 食管的狭窄 食管全长有 3 个生理性狭窄：第 1 狭窄位于咽与食管交接处，由环咽肌括约所形成，是食管的最狭小部位；第 2 狭窄位于胸骨角平面，是由主动脉弓从其左壁和左主支气管从其前方跨过所致，又称支气管 - 主动脉缩窄，是异物嵌顿、食管穿孔和癌的好发部位；第 3 狭窄位于食管穿过膈的食管裂孔处。第 1 狭窄和第 3 狭窄周围有功能性括约肌，可使食管分别与咽、胃隔开，使食管腔内保持略低于大气压的负压状态。除吞咽动作外，由于括约肌的作用使食管上、下端处于关闭状态，以防止空气从咽进入食管和胃内容物反流入食管。

5. 血管、淋巴结和神经 食管的动脉具有节段性、多源性和相互吻合的特点。食管颈部的动脉主要来自甲状腺上、下动脉。食管胸部上段的动脉主要来自胸主动脉的支气管动脉和上部肋间后动脉，由食管后壁进入。食管胸部下段的动脉来自胸主动脉和第 4～7 肋间后动脉。发自胸主动脉前壁的食管动脉比较恒定，有 1～3 对，称食管固有动脉，进入食管后壁，分别与食管胸部上段和食管腹部的食管支吻合。食管腹部有胃左动脉的分支分布，胃左动脉发出 2～6 条分支供应食管腹部、贲门前部和胃小弯近侧部。食管的黏膜下层有丰富的动脉网，可充分提供食管壁的血供。

食管壁内静脉丰富，在黏膜下层和食管周围吻合成丛，称食管静脉丛（esophageal venous plexus），由丛汇成数条食管静脉，汇入甲状腺下静脉、肋间后静脉、奇静脉、半奇静脉或副半奇静脉。食管静脉丛向下与胃左静脉属支有丰富吻合，当门静脉高压时，可经此途径建立门静脉 - 腔静脉间的侧支循环，因而食管静脉丛血流量加大，可导致食管静脉曲张，甚至破裂出血。

食管胸上段的淋巴管注入气管支气管淋巴结和气管旁淋巴结；胸中段的淋巴管注入隆嵴下淋巴结或向后直接注入胸导管；胸下段和食管腹部的淋巴管注入纵隔后淋巴结和胃左淋巴结。

食管的神经来自胸交感干和迷走神经。食管壁横纹肌由喉返神经支配，平滑肌和腺体由交感和副交感神经支配，黏膜的感觉冲动伴交感神经和迷走神经传入脊髓或脑。

（二）胸主动脉

胸主动脉（thoracic aorta）自第 4 胸椎椎体下缘左侧续于主动脉弓，在脊柱前方、食管左后方斜向右下走行，于第 8、9 胸椎高度经食管后方与之交叉，在第 12 胸椎平面穿膈的主动脉裂孔入腹腔续为腹主动脉。胸主动脉前方与左肺根、心包后壁、食管和膈相邻；后方有脊柱、半奇静脉和副半奇静脉；左侧为左纵隔胸膜；右侧为食管、胸导管、奇静脉和右纵隔胸膜。

（三）胸导管

胸导管（thoracic duct）起自由左、右腰干和肠干，在第 1 腰椎椎体前面汇集形成**乳糜池**（cisterna chyli），向上续于胸导管，穿膈的主动脉裂孔入后纵隔，行于食管后方、脊柱前方，在奇静脉和胸主动脉之间上行，在第 4～5 胸椎平面斜行走向左上方，沿食管和胸主动脉后方、食管左侧上行，于左颈总动脉后方，左锁骨下动脉的右侧，紧贴左纵隔胸膜进入颈根部，平第 7 颈椎弯向前上，跨过左胸膜顶注入左静脉角。在后纵隔，胸导管前方有食管，后方有右肋间后动脉和脊柱，左侧有胸主动脉，右侧有奇静脉和纵隔胸膜。在上纵隔，前方有左颈总动脉，后方有脊柱，左侧有左锁骨下动脉和纵隔胸膜，右侧有食管和左喉返神经。因胸导管上段与左纵隔胸膜、下段与右纵隔胸膜相邻，故胸导管上段损伤常合并左纵隔胸膜破损，淋巴液流入胸膜腔而引起左侧乳糜胸，下段损伤可引起右侧乳糜胸。

（四）奇静脉、半奇静脉和副半奇静脉

奇静脉（azygos vein）为右腰升静脉向上的延续，向上穿右膈脚入后纵隔，在胸主动脉右侧和食管后方沿脊柱右前方上行，至第 4 胸椎高度续奇静脉弓跨右侧肺根上方汇入上腔静脉（图 5-17）。沿途收集右肋间后静脉、半奇静脉、副半奇静脉以及食管、主支气管的静脉血。奇静脉上连上腔静脉，下借右腰升静脉接下腔静脉，故是沟通上、下腔静脉系的重要通道之一。当上腔静脉或下腔静脉阻塞时，该通道成为重要的侧支循环途径。

半奇静脉（hemiazygos vein）起自左腰升静脉，向上穿左膈脚入后纵隔，沿胸椎椎体的左侧上行，收纳第 8～11 左肋间后静脉、副半奇静脉和食管静脉，跨第 7～10 胸椎椎体前方，经胸主动脉、食管和胸导管的后方汇入奇静脉。

副半奇静脉（accessory hemiazygos vein）由左上部肋间后静脉汇成，沿脊柱左侧下降，平第 6～7 胸椎高度汇入半奇静脉或横越脊柱直接汇入奇静脉。

（五）胸交感干

胸 交 感 干（thoracic sympathetic trunk）纵行列于脊柱两侧，上段位于肋骨头和肋间后血管前面，向下逐渐内移靠近胸椎椎体两侧。胸交感干通常由 10～12 个胸交感干神经节及节间支组成。第 1 胸交感干神经节常与颈下神经节合并成星状神经节（stellate ganglion），位于第 7 颈椎横突及第 1 肋前方，颈长肌外侧缘处。从上位 4、5 个胸交感干神经节发出细小分支，参与形成食管丛、心丛和肺丛。第 5～9 胸交感干神经节发出分支合成内脏大神经（greater splanchnic nerve），向下穿膈脚至腹腔神经节。第 10～12 胸交感干神经节发出分支合成内脏小神经（lesser splanchnic nerve），向下终于主动脉肾节（aorticorenal ganglia）（图 5-13）。

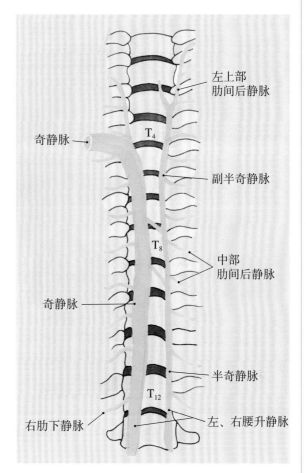

图 5-17　奇静脉的组成及走行

纵隔摆动（纵隔扑动）

第五节　膈

一、位置和分部

（一）位置

膈（diaphragm）位于胸腔与腹腔之间，为一扁而薄的阔肌，其胸、腹面分别被覆膈上筋膜和膈下筋膜，是主要的呼吸肌，吸气时膈下降，呼气时膈升高。膈呈穹窿状，凸向胸腔，在呼气末膈顶部明显增高，左侧达第 4 肋间，右侧达第 5 肋间水平，因此，下胸部和上腹部的创伤均可能累及膈。膈的高低可因年龄、体位、呼吸状态和腹腔器官充盈状态的不同而有所变化。小儿膈的位置较高，老人较低。坐位时膈的位置较低，仰卧时将腹腔器官推向胸腔，使膈的位置升高。

（二）分部

膈中央为腱膜性结构称中心腱（central tendon），呈三叶状，周围为肌性，起自胸廓下口的周缘和腰椎前面，可分为胸骨部、肋部和腰部（图 5-18）。

胸骨部起自剑突的后面及腹横肌腱膜；肋部起自下 6 对肋骨和肋软骨内面；腰部以左、右膈脚起自上 2～3 个腰椎椎体的侧面，以及越过腰大肌和腰方肌上端前面的内侧弓状韧带和外侧弓状韧带，两韧带分别由覆盖上述两肌的筋膜增厚而成。内侧弓状韧带位于第 1、2 腰椎椎体侧面和第 1 腰椎椎体之间，外侧弓状韧带位于第 1 腰椎横突与第 12 肋之间的腱弓。各部起

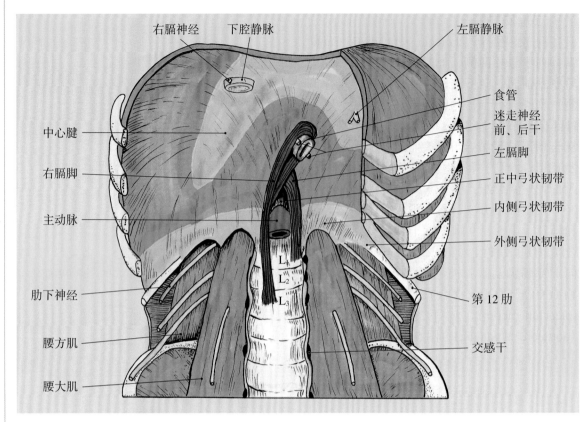

右膈神经　下腔静脉　　　　　　　　　左膈静脉
中心腱
右膈脚
主动脉
肋下神经
腰方肌
腰大肌
食管
迷走神经
前、后干
左膈脚
正中弓状韧带
内侧弓状韧带
外侧弓状韧带
第 12 肋
交感干
L₁
L₂
L₃

图 5-18　膈（下面观）

始的肌纤维聚集于中心腱，随着年龄增长，肌性部分逐渐变小，腱性部分逐渐变大。

二、薄弱区和裂孔

（一）膈的薄弱区

膈的各部起始点间缺乏肌纤维，常形成三角形肌间裂隙。裂隙的上、下面仅覆以筋膜和胸膜或腹膜，是膈的薄弱区，腹部器官有可能经过这些裂隙突入胸腔，形成膈疝（diaphragmatic hernia），因右侧为肝，因此，膈疝常发生于左侧。

1. 腰肋三角（lumbocostal triangle）　位于膈的腰部和肋部之间，三角形，尖向上，底为第 12 肋上缘，左侧面积大于右侧，是膈疝的好发部位。三角前方与肾后面相邻，后方有肋膈隐窝，故肾手术分离肾上极时应注意保护胸膜，以免撕破导致气胸。肾周围脓肿或胸膜炎的脓液可分别经此三角扩散到胸腔或腹膜后间隙。

2. 胸肋三角（sternocostal triangle）　位于膈的胸骨部和肋部之间，有腹壁上血管和来自腹壁和肝上面的淋巴管通过，也是膈疝的好发部位。

3. 正中三角（median triangle）　位于胸骨后方，是由于膈的胸骨部发育不全而形成的。

（二）膈的裂孔

膈有主动脉、食管和下腔静脉穿过，形成 3 个裂孔。

1. 主动脉裂孔（aortic hiatus）　位于第 12 胸椎椎体前略偏左侧，由左、右膈脚与脊柱共同围成，主要有主动脉和胸导管通过。此外，奇静脉和半奇静脉也可通过主动脉裂孔。

2. 食管裂孔（esophageal hiatus）　位于主动脉裂孔的左前方，平第 10 胸椎左侧 2～3 cm 处，有食管和迷走神经的前、后干以及来自肝后部的淋巴管和胃左血管的食管支通过，是膈疝的好发部位之一。右膈脚的部分肌纤维围绕食管形成肌环，对食管裂孔起钳制作用。在食管和裂孔之间连有膈食管韧带，有固定食管的作用。若该肌环和韧带发育不良或缺如，腹部器官可经食管裂孔突入胸腔，形成食管裂孔疝。

3. 腔静脉孔（vena caval foramen）　位于中心腱的中央偏右、食管裂孔的右前方，平第 8 胸椎右侧 2 ～ 3 cm 处，有下腔静脉及右膈神经的分支通过。

此外，膈的腰部中间份纤维处尚有腹壁上血管、腰升静脉、内脏大神经、内脏小神经及交感干穿过，外侧份有肋下血管和神经穿过。

三、血管、淋巴和神经

1. 膈的血管　膈的血液供应非常丰富，有主动脉分出的膈上动脉、膈下动脉、肋间后动脉以及胸廓内动脉分出的心包膈动脉和肌膈动脉分布，并在膈内形成广泛的吻合。

膈的静脉与动脉伴行，无瓣膜，可分别汇入上腔静脉和下腔静脉。此外，在食管裂孔附近，连接膈静脉与食管下段静脉的吻合支，构成肝门静脉 - 腔静脉侧支循环。

2. 膈的淋巴引流　膈的淋巴管很丰富，在膈肌、膈胸膜下、膈腹膜外均形成淋巴管网，与邻近器官之间也形成淋巴管吻合。膈淋巴管汇集注入膈上淋巴结与膈下淋巴结。

（1）膈上淋巴结（superior phrenic lymph node）：分为前、中、后三群，分别位于剑突后方、膈神经入膈处和主动脉裂孔附近，引流膈、壁胸膜、心包和肝上面的淋巴，其输出淋巴管注入胸骨旁淋巴结和纵隔前、后淋巴结。

（2）膈下淋巴结（inferior phrenic lymph node）：沿膈下动脉排列，引流膈下、后部的淋巴，其输出淋巴管注入腰淋巴结。

3. 膈的神经　膈的中央部由颈部的肌节发育而来，故由颈丛的分支膈神经支配。前部和两侧部由胸下部肌节发育而来，受下 6 ～ 7 对肋间神经支配。

膈神经（phrenic nerve）：由第 3 ～ 5 颈神经前支组成，在前斜角肌前方下降，经锁骨下动、静脉之间由胸廓上口入胸腔。右膈神经沿右头臂静脉和上腔静脉右侧下行。左膈神经在左颈总动脉和左锁骨下动脉之间下行，越主动脉弓的前方。然后左、右膈神经伴心包膈血管，分别经左、右肺根前方、纵隔胸膜与心包之间下行至膈。膈神经是混合性的，其运动纤维支配膈，感觉纤维分布于胸膜、心包。膈神经还发出分支穿过膈或通过腔静脉孔至膈下面的腹膜。右膈神经的感觉纤维可分布到肝、胆囊和肝外胆道，右侧胸膜、肝和胆囊病变时，右肩部可出现牵涉性疼痛。

副膈神经（accessory phrenic nerve）：在膈神经的外侧下行，在胸腔上部与膈神经汇合，副膈神经的出现率约为 48%。

膈肌疾病的解剖学基础

第六节　解剖操作与观察

一、胸壁和胸腔

尸体取仰卧位。触摸辨认颈静脉切迹、胸骨角、胸骨体、剑突、胸骨下角、第 2 ～ 10 肋、肋间隙、肋弓、剑肋角等体表标志。切口在上肢解剖部分已完成（图绪 -8）。

（一）解剖胸前外侧壁

胸前外侧壁浅部结构已在上肢解剖时剖查，现将已经解剖的胸前外侧壁皮片、浅筋膜、胸大肌、胸小肌翻起，清理胸大肌和胸小肌在胸壁上的附着部分，将前锯肌自起点处剥离并连同支配该肌的胸长神经翻向外侧。清理残存的结缔组织，显露肋和肋间隙的结构。

（二）观察肋间隙结构

1. 观察肋和肋间隙　自胸骨角向外确认第 2 肋，以此计数肋和肋间隙。查看肋间神经前皮支和外侧皮支及其穿出部位。

2. 解剖肋间隙

（1）肋间肌：先辨认外层的肋间外肌和肋间外膜，观察其肌纤维的方向，沿第 4 肋或第 5 肋下缘，用刀尖轻轻切开肋间外肌和肋间外膜，将其向下翻，可见位于其深面、肌纤维斜向内上方的肋间内肌，并可见肋间神经分支进入肋间内、外肌。肋间最内肌位于肋间内肌深面，但仅见于肋间隙中部，肌纤维的方向与肋间内肌相同。肋间内、外肌和肋间最内肌均很薄，注意不要切深。

（2）肋间血管和肋间神经：在肋间神经外侧皮支穿出处，沿肋下缘切开肋间内肌并翻向下，沿外侧皮支追至肋间神经本干，同时观察位于其上方的肋间后动、静脉，三者伴行于肋沟内，自上而下为静脉、动脉、神经。沿神经本干向前追查肋间神经前皮支。肋间血管、神经位于肋间内肌和肋间最内肌之间。

（三）打开胸前壁

1. 锯断锁骨　颈部解剖时已锯断。

2. 切开肋间肌，推开壁胸膜　沿腋中线将第 1 ～ 9 肋间隙的肋间肌纵行切开，并于每一肋间隙切除约 1.5cm 宽的肋间肌。为避免伤及深面的壁胸膜，切除肋间肌时勿过深，并用手指探入肋间隙，将壁胸膜轻轻推离胸壁。若遇有胸膜感染，则壁胸膜与胸壁粘连不易分开。

3. 剪断肋骨　将肋骨剪较弯曲的一半插入肋与被推开的壁胸膜之间，将第 1 ～ 10 肋逐一剪断。

4. 掀开胸前壁　切断和清理胸锁乳突肌和舌骨下肌群的起点和筋膜，将一只手在胸骨柄处提起胸前壁，另一只手将胸骨和肋深面的结构向后推压，慢慢翻起胸前壁，在胸廓上口处切断起自锁骨下动脉的胸廓内动、静脉（一侧自胸廓上口处切断，另一侧尽可能从胸壁上分离，让其留在锁骨下动脉上）。掀开胸前壁时，注意观察位于胸骨体后面的胸骨心包韧带。

5. 切断膈的前部起点　在胸前壁掀开后，可见膈的前部起点，沿膈起点后方 1 cm 处切断膈，向两侧切至腋中线，胸前壁即可被翻向下方。

（四）剖查胸前壁内面的结构

1. 观察胸内筋膜和胸横肌　位于胸前壁内面的结缔组织膜即胸内筋膜。透过胸内筋膜可见贴于胸骨体和肋软骨的胸横肌。

2. 剖查胸廓内动、静脉和胸骨旁淋巴结　沿胸廓内动脉主干向下解剖至分出腹壁上动脉和肌膈动脉处。解剖过程中辨认其发出的肋间前支、穿支、心包膈动脉。解剖沿胸廓内动、静脉周围排列的胸骨旁淋巴结。

（五）探查胸膜和胸膜腔

1. 观察胸腔的分部和内容　胸腔分为中部的纵隔、两侧的肺及胸膜腔。纵隔由心、心包、出入心的大血管、气管、食管等结构组成。

2. 探查胸膜和胸膜腔

（1）打开胸膜腔：将已暴露的壁胸膜沿锁骨中线纵行切开至第 6 肋间隙平面，打开胸膜腔。观察紧贴于肺实质并延伸至肺裂的脏胸膜。脏胸膜与壁胸膜之间的间隙即胸膜腔。

（2）探查壁胸膜：将手伸入胸膜腔探查壁胸膜各部，即胸膜顶、肋胸膜、膈胸膜和纵隔胸膜。

1）探查胸膜顶：观察其突向锁骨内 1/3 上方 2 ～ 3 cm，在胸膜顶的前、外、后三面有前、中、后斜角肌围绕。锁骨下动脉从其前方穿出斜角肌间隙。

2）探查胸膜前界：肋胸膜与纵隔胸膜前缘之间的反折线即胸膜前界，注意左、右胸膜前界自胸膜顶向下逐渐靠拢，在第 2 ～ 4 肋水平之间，两侧前界在中线稍偏左可相互接触或重叠，自第 4 肋以下，左、右胸膜前界又分开，右侧垂直向下达第 6 胸肋关节处移行为胸膜下界，左侧在第 4 胸肋关节处向左倾斜，沿胸骨左缘外侧 2.0 ～ 2.5 cm 下行至第 6 肋软骨中点移行为胸膜下界。

　　3) 探查胸膜下界：肋胸膜与膈胸膜之间的下反折线即胸膜下界，一般自第 6 肋软骨向外下方，在锁骨中线与第 8 肋、腋中线与第 10 肋、肩胛线与第 11 肋相交，近后正中线处平第 12 胸椎棘突。

　　(3) 探查胸膜隐窝：将手伸入肋胸膜与膈胸膜反折处的胸膜腔内即肋膈隐窝，探及肺下界比胸膜下界高约 2 肋。肋胸膜与左纵隔胸膜反折处有左肋纵隔隐窝，肺前缘亦未伸入其内。探查时注意肋骨断端勿伤及手。

　　(4) 观察胸膜间区：在第 2 肋以上、第 4 肋以下的两侧胸膜前界之间各有一三角形无胸膜区，分别为上、下胸膜间区，上胸膜间区亦称胸腺三角，下胸膜间区亦称心包三角，分别由胸腺和心包占据。

　　(5) 探查肺韧带：在肺根下方，脏、壁胸膜反折形成额状位的皱襞，即肺韧带。注意观察肺韧带与肺下静脉的关系。

二、肺及肺根

1. 观察肺　原位观察肺的位置、分叶和形态，探查肺尖突向胸膜顶伸至颈根部的情况。观察肺的体表投影，比较肺与胸膜前界、下界的关系。正常肺前界与胸膜前界的体表投影大体一致，两肺下界较胸膜下界高 1 ～ 2 肋。因尸体上的肺已萎缩，与活体并不相符，故仅作为参考。

2. 取肺　一只手伸入肺的纵隔面，将肺拉向外侧，另一手持刀，在紧靠近肺门处自上而下切断肺根和肺韧带，将肺取出。

3. 观察肺根诸结构　在已取下的肺标本上剔除肺门处的结缔组织，辨认肺根诸结构：上、下肺静脉，肺动脉，支气管，支气管动脉及其排列关系（由前向后、由上至下，左、右肺根诸结构排列次序不同），辨认肺门淋巴结。在支气管后面，试寻认细小的支气管动脉。

4. 解剖支气管肺段　由肺门沿主支气管、肺叶支气管解剖，逐渐将肺段支气管及其伴行的肺段动脉与周围肺组织分离出来，暴露观察 1 ～ 2 个支气管肺段。

三、解剖肋间隙后部

　　撕去胸后壁的肋胸膜，自后向前清理 1 ～ 2 个肋间隙，剖查肋间后动、静脉和肋间神经在肋角内、外侧的位置关系和上、下支的行程。在肋角附近，清理出肋间后动脉发出的上、下支。在肋角内侧，肋间后动、静脉和肋间神经行于肋间隙中部，三者无一定的排列顺序；在肋角外侧，血管、神经循肋沟前行，自上而下排列为静脉、动脉、神经。

四、纵隔

（一）观察纵隔胸膜及纵隔分区

在切除肺以后，胸腔中间部的结构就是纵隔。纵隔两侧被覆以纵隔胸膜。探查在第 7 胸椎水平以下，两侧纵隔胸膜于脊柱前方，主动脉与食管之间非常接近而形成食管系膜，在食管后方形成食管后隐窝（右侧）。观察和理解上纵隔和下纵隔（前、中、后纵隔）位置及其内的结构。

（二）观察纵隔侧面结构

两肺已切除，透过纵隔胸膜观察：纵隔左、右侧面中部均可见肺根，肺根前方有膈神经和心包膈血管，肺根前下方为心包，肺根后方有食管和迷走神经，肺根后外有胸交感干、内脏大神经和肋间神经。右肺根上方有奇静脉弓和气管，前上方有上腔静脉，后方有奇静脉；左肺根上方有主动脉弓、左锁骨下动脉和胸导管，后方有胸主动脉。

（三）解剖上纵隔

解剖上纵隔时，尽量使用刀尖背和尖镊行纵向分离，以免切除细小的神经和神经丛。

1. 观察胸腺　在上胸膜间区，成年尸体可见退化的被结缔组织和脂肪所代替的胸腺遗迹。如为童尸，可见到发达、分叶的胸腺。

2. 解剖头臂静脉和上腔静脉　剔除观察后的胸腺及其周围的结缔组织，撕去此部位的胸膜，暴露上腔静脉及其属支（左、右头臂静脉）。沿左、右头臂静脉清理至上腔静脉，注意不要损伤其属支，如注入头臂静脉的甲状腺下静脉，注入上腔静脉的奇静脉。标记上腔静脉及其属支在体壁的投影。

3. 解剖主动脉弓及其三大分支　将左头臂静脉中部切断，翻向两侧。用刀尖背或尖镊（以防切断神经）纵向清理主动脉弓及其发出的头臂干、左颈总动脉和左锁骨下动脉。在主动脉弓的前面可见有左迷走神经和左膈神经跨过。清理头臂干上端，显露其与右颈总动脉和右锁骨下动脉的连续。清理主动脉弓时，注意勿损伤左前下方的结构，略观其轮廓即可。

4. 解剖纵隔前淋巴结　清理沿血管周围排列和心包前方的纵隔前淋巴结。在不妨碍操作的情况下可保留少数淋巴结。

5. 解剖膈神经和心包膈动脉　撕去尚存的纵隔胸膜，在右侧沿上腔静脉右侧和右肺根前方，在左侧沿左颈总动脉与左锁骨下动脉之间及左肺根前方，分别寻找左、右膈神经及与其伴行的心包膈动、静脉。沿膈神经向上追至颈根部，向下追至膈，同时清理与膈神经伴行的心包膈动脉。膈神经分支细小，观察到即可，不必分离。

6. 解剖迷走神经及其分支　左、右迷走神经行程不同，需分别观察。左迷走神经在主动脉弓前方下行，经肺根后方至食管左前方分散形成食管前丛，向下再合成前干。右迷走神经在食管和气管的右侧下行，经肺根后方至食管右后方形成食管后丛，向下合成后干。左迷走神经在主动脉弓下缘处发出左喉返神经钩绕主动脉弓，右迷走神经在右锁骨下动脉下缘处发出右喉返神经钩绕右锁骨下动脉，两侧喉返神经均沿气管与食管间沟上行返至颈部，沿喉返神经行程进行解剖和追踪。迷走神经在肺根上方还发出支气管支，在主动脉弓下后方发出胸心支以及食管支和心包支。

7. 解剖肺动脉和动脉导管三角　在动脉弓下方清理肺动脉干和左、右肺动脉。观察左膈神经、左迷走神经和左肺动脉围成的动脉导管三角。在三角内用镊子钝性分离自主动弓下缘连至肺动脉分杈处稍左侧的动脉韧带。动脉韧带外侧有左喉返神经，三角内还有相互交错的神经纤维，即心浅丛。

（四）解剖中纵隔

观察心包的形态，心包裸区的主要毗邻，纤维心包延续为大血管外膜的情况。

1. 剖查心包腔

（1）打开心包腔：在两侧膈神经前方用镊子提起心包，做一"U"形切口，向上掀起心包前壁，打开心包腔。

（2）探查浆膜心包脏、壁层的配布及两者的反折连续。在尸体心包腔中常积有胶冻样物质，为心包液沉积凝结所成，将其清除。

（3）观察心包腔：用一手指从左侧伸入肺动脉干和主动脉的后方，上腔静脉和左心房的前方，手指所通的间隙即心包横窦。把心尖抬起，用手探查两侧肺静脉和下腔静脉口之间的心包斜窦。在心包前壁与下壁移行处与心之间查看心包前下窦。

2. 观察心及出入心的大血管

（1）原位观察心的形态和毗邻：心尖朝向左前下，平对第 5 肋间锁骨中线内侧 1 ~ 2 cm。

心底朝向右后上，与食管、胸主动脉和奇静脉相邻。胸肋面可见冠状沟和前室间沟，与胸骨下部和第 3 ~ 6 肋软骨相邻。膈面向下邻膈。左、右缘隔着心包与纵隔胸膜相邻。观察后将胸前壁复位，标记验证心界及各听诊区在体壁的投影。

（2）观察心包腔内出入心的大血管：掀起心包前壁，在心上方，观察从右向左排列的上腔静脉、升主动脉和肺动脉干。然后将心提起，在右下方观察下腔静脉穿心包注入右心房以及自两侧注入左心房的左肺上、下静脉和右肺上、下静脉。

3. 取心　在心包内切断出入心的大血管：上腔静脉，升主动脉，肺动脉干，下腔静脉，左肺上、下静脉，右肺上、下静脉，将心取出，进一步观察和解剖心。

4. 解剖心　解剖左、右冠状动脉主干及其分支；解剖冠状窦及其属支——心大、中、小静脉；于右心房界沟剪开右心房，在左、右肺静脉注入左心房之间剪开左心房，在左、右心室前壁各做"八"字形切口；打开心腔，清理、观察各心腔内结构。

（五）解剖后纵隔

后纵隔和上纵隔后部的结构大多连续，包括气管和左、右主支气管，食管和迷走神经，胸导管，胸主动脉及其分支，奇静脉、半奇静脉和副半奇静脉，胸交感干及其分支，需同时解剖。

1. 观察气管和左、右主支气管　将主动脉牵向左侧，观察气管的位置和毗邻，左、右主支气管的形态差异，沿气管与左、右主支气管周围排列的淋巴结。

2. 解剖食管和迷走神经前、后干　将气管、主支气管推向一侧，即见食管。在食管上段用尖镊稍加清理，观察其两侧紧贴的纵隔胸膜。观察食管下段，在其前、后面用尖镊清理食管前、后丛及由丛向下汇成的迷走神经前、后干，一并清理发自胸主动脉的食管动脉。在左侧于气管和食管之间清理左喉返神经，向下清理至其发出处，向上追至甲状腺后方。

3. 追踪胸导管　将食管推向右侧，在奇静脉与胸主动脉之间找出胸导管。向上追踪至颈部注入左静脉角处，向下清理至膈。清理时应注意观察胸导管的行程变化和毗邻。胸导管行于食管后方、胸主动脉和奇静脉之间，在第 5 胸椎高度斜行向左，进入食管上三角，在食管左侧与纵隔胸膜之间上行至颈根部。

4. 解剖胸主动脉及其分支　将食管和气管推向右侧，自主动脉弓末端向下，清理胸主动脉至膈主动脉裂孔处，寻找其分支：食管动脉、支气管动脉、肋间后动脉和肋下动脉。观察肋间后动脉的走行，肋下动脉行于第 12 肋下缘。

5. 解剖奇静脉、半奇静脉和副半奇静脉　先将食管推向左侧，在脊柱右前方可见奇静脉，向上行于胸主动脉与胸导管的右侧，绕右肺根后上方，注入上腔静脉，向下清理至右膈脚处，注意观察其沿途收集的右肋间后静脉、食管静脉和半奇静脉。再将食管推向右侧，清理注入奇静脉的半奇静脉，观察半奇静脉在第 7 ~ 10 胸椎高度向右注入奇静脉。半奇静脉收集左下部肋间后静脉和副半奇静脉，副半奇静脉收集左上部肋间后静脉。描述奇静脉、半奇静脉和副半奇静脉之间的关系。

6. 解剖胸交感干及其分支　撕去脊柱两侧残余的肋胸膜，沿肋小头自上而下清理胸交感干，用尖镊去除周围的结缔组织，可见干上膨大处即椎旁节，节间的细支为节间支。自节发出灰、白交通支向外连于肋间神经。自胸交感干第 5 ~ 9 椎旁节各发出一分支，斜向前下合成内脏大神经，自第 10 ~ 12 椎旁节发出分支合成内脏小神经。

五、膈

1. 解剖膈的结构　观察膈的形态，比较两侧膈穹窿高低；探查肋膈隐窝；观察膈周围肌纤维各起始部及薄弱区和中央部的中心腱；观察膈的各裂孔所在位置及通过的结构。理解膈的薄弱区和膈疝的好发部位。

2. 解剖膈上血管、神经和淋巴结　解剖膈上动脉、膈上淋巴结，追踪两侧膈神经至膈。

第七节　系统回顾与临床关联

一、系统回顾

1. 胸部　位于颈部与腹部之间，上部两侧与上肢相连。胸部以胸廓为骨性支架，表面覆以皮肤、筋膜和肌等软组织，内面衬以胸内筋膜，共同围成胸壁。胸壁与膈围成胸腔，其形状和容积并不与骨性胸廓完全一致，因为膈穹窿从下方突向胸腔，而肺尖又超过胸廓上口突入颈部所致。胸腔中间为矢状位的纵隔，两侧为左、右胸膜腔以及左、右肺。胸部除纵隔外，结构基本是左、右对称的。

2. 胸壁　由表及里依次为皮肤、浅筋膜、深筋膜、胸廓外层肌、胸廓（骨性胸廓和肋间肌）、胸横肌及胸内筋膜。其中乳腺组织位于浅筋膜内；深筋膜分浅、深两层包绕胸廓外层肌并在锁骨下形成锁胸筋膜；胸廓由 12 块胸椎、12 对肋及胸骨和它们之间的连接共同构成，肋间隙内由外至内有肋间外肌、肋间内肌和肋间最内肌，后两者之间有肋间后血管和肋间神经。

3. 胸膜腔　是由脏、壁胸膜在肺根处相互移行围成的密闭潜在性腔隙。胸膜壁层各部相互移行，形成胸膜隐窝，深吸气时肺的边缘也不能深入其间，其中肋膈隐窝最大，为立位或坐位胸膜腔的最低部位。由于肋膈隐窝的底位于肋弓的上方，在腹腔上部施行手术时，可切断肋弓而不致损伤胸膜。但肋膈隐窝后下方的最低点可低于第 12 肋椎关节平面以下，此处仅借膈与肾的上部相隔，行肾手术时必须谨慎，以免伤及胸膜。肋膈隐窝为胸膜腔的一部分，胸膜腔积液时，液体首先积存于此，因而肋膈隐窝又是穿刺抽液的理想部位。胸膜前界下份左、右略有不同，形成心包裸区，为心内注射首选部位，操作时不易伤及胸膜。

4. 肺　肺周围被胸膜腔包围，仅以肺根和肺韧带附于纵隔两侧。出入肺门的肺根结构排列具有一定的规律，左、右肺根由前至后排列相同，但由上至下略有区别。肺根的毗邻两侧也略有不同，应予以注意。左肺有 2 叶，右肺有 3 叶，每一肺叶根据肺段支气管及其所属的肺组织构成左肺 8 个或 10 个肺段，右肺 10 个肺段，段间静脉是肺段切除的标志。

5. 纵隔　位于左、右纵隔胸膜之间，胸腔正中偏左，上窄下宽，前短后长。以四分法分为上纵隔和前、中、后纵隔。上纵隔由前至后主要有胸腺、出入心的大血管、膈神经、迷走神经、气管、食管和胸导管等。前纵隔内有胸腺的下部、胸膜腔前部、部分纵隔前淋巴结和疏松结缔组织等。中纵隔内主要为心包、心及出入心的大血管根部。心包两侧面与纵隔胸膜间有膈神经及心包膈血管，急性心包炎时，可刺激膈神经出现呃逆。心包前下方有心包前下窦，是心包腔积液的积存处，为心包穿刺的理想部位。后纵隔内主要有食管胸部、胸主动脉、胸导管、奇静脉、半奇静脉、副半奇静脉和胸交感干等。纵隔内的疏松结缔组织形成一些蜂窝组织间隙，向上与颈部的食管后间隙、椎前间隙和气管前间隙相沟通，向外经肺根与肺的间质相续，因此，肺泡破裂后，气体可沿气管周围的间质进入纵隔，形成纵隔气肿。纵隔气肿可向上扩散至颈部，颈部的感染等也可扩散至纵隔。

6. 胸部的动脉　见图 5-19。

肺动脉干：起自右心室，经主动脉起始部的前方，向左上后方斜行，在主动脉弓下方分成左、右肺动脉。左肺动脉横过胸主动脉前方弯向左上，在左主支气管前上方入左肺门。右肺动脉在升主动脉和上腔静脉的后方，奇静脉弓的下方进入右肺门。肺动脉进入肺门后，其分支基本与支气管伴行。肺动脉和由左心室起始的肺静脉构成肺循环。

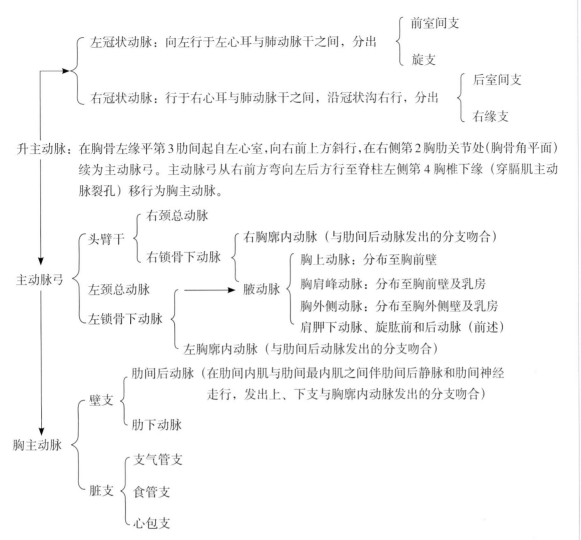

图 5-19　胸部的动脉

7. 胸部的静脉　见图 5-20。主要的静脉与同名动脉伴行，并形成多条静脉与上、下腔静脉间形成吻合，建立了门静脉——腔静脉的侧支循环，主要有：

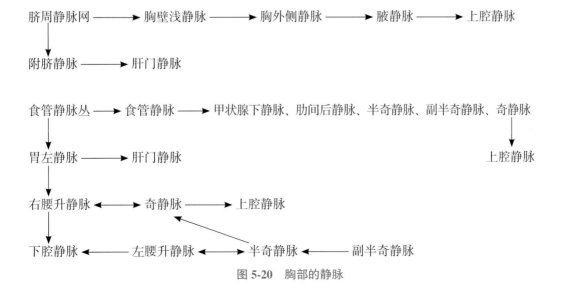

图 5-20　胸部的静脉

8. 胸部的淋巴结　多沿大血管排列，或位于胸腔内脏器的周围，称之为某器官淋巴结或某器官旁淋巴结，主要有乳房周围的淋巴结、肺门淋巴结、纵隔淋巴结、膈淋巴结等。乳腺癌根治术时，主要清扫乳房周围包括腋窝的淋巴结，其中解剖位置较恒定的淋巴结有胸肌淋巴结、尖淋巴结、胸骨旁淋巴结和胸肌间淋巴结。乳腺癌的主要转移途径是通过淋巴转移。

二、临床关联

（一）胸壁疾病的解剖学基础

1. 急性乳腺炎　多见于哺乳期 3～6 周或在断乳期间，细菌通过各种途径进入输乳管内，致使局部出现肿块，形成脓肿。由于输乳管以乳头为中心呈放射状排列，腺叶、小叶间有结缔组织间隔，因此，乳腺脓肿切开引流时，一般采用放射状切口，并注意分离结缔组织间隔。乳房深方的脓肿一般采用乳房下皱襞弧形切口，以利引流。

2. 乳腺癌　由于乳房位于浅筋膜内，位置表浅，肿块易发现，因此，乳腺癌患者的术后生存率较高。乳腺癌主要是通过淋巴转移，故掌握女性乳房淋巴回流有重要的意义。临床上除对乳房进行一般常规检查外，还应详细检查乳房周围的淋巴结是否肿大；由于两侧乳房淋巴管存在广泛的吻合，同时，也应检查对侧乳房。在乳腺癌根治术清扫腋窝淋巴结时应注意保护胸长神经和胸背神经。胸长神经由腋静脉深面穿出后紧贴胸侧壁下行，支配前锯肌，行乳腺癌根治术清扫胸肌淋巴结时，先行显露该神经，再行淋巴结清扫，避免损伤胸长神经以致肩胛骨不能紧贴胸廓形成"翼状肩"。胸背神经发自臂丛后束，与肩胛下血管伴行，支配背阔肌。行腋窝淋巴结清扫时，应于直视下显露肩胛下血管和神经，防止在清扫腋静脉附近淋巴结或结扎肩胛下血管时损伤胸背神经。

3. 肋骨骨折　由于第 4～7 对肋骨较长，前、后固定，在胸部损伤中易发生骨折，可为单根或多根，同一肋骨一处或多处骨折。骨折分为单根单处、单根多处、多根单处和多根多处。肋软骨增加了胸廓的弹性，保护胸骨和肋骨，在一定程度上使这些骨不易受伤骨折。老年人的肋软骨可发生骨化，故 X 线检查时可显影。

4. 漏斗胸和鸡胸　漏斗胸是胸骨、肋骨和肋软骨的内陷畸形，表现为胸骨角以下的胸骨、肋骨和肋软骨向胸骨内侧凹陷。鸡胸为胸壁前突型畸形，表现为肋骨和胸骨体隆起。因此，掌握胸廓的正常结构很有必要。

5. 胸壁的常用皮瓣和肌皮瓣

（1）胸前外侧壁外侧部皮瓣：皮肤薄、细腻，色泽良好，移动性较大，血管蒂长，是较理想的皮瓣供区。皮瓣的主要动脉为胸外侧动脉，主要静脉为胸腹壁静脉。

（2）胸前外侧壁内侧部皮瓣：皮瓣的血供来自胸廓内动脉的前穿支，以第 1～3 穿支的管径较粗。静脉与动脉伴行，可切除相应的肋软骨，将前穿支与胸廓内血管一起切取。

（3）胸大肌肌皮瓣：由于有其他肌代偿，切取一部分或全部胸大肌不致严重影响肩关节的功能。肌皮瓣的主要血管为胸肩峰动、静脉，主要神经为胸内、外侧神经。

6. 胸腔切开术的切口　尽管已有胸腔镜等微创技术的开展，但在一些胸腔复杂手术需做开胸手术。开胸时需了解胸壁的解剖层次，临床上有几种常见的开胸手术入路。

（1）后外侧切口：侧卧位，健侧在下，自术侧脊柱旁向前下，绕过肩胛骨下角，沿拟切除的肋骨或肋间隙前行，至胸骨与肋软骨连结处，女性胸前区的切口应绕过乳房下缘。此切口术野暴露良好，但损伤较大，出血较多，术后创口疼痛剧烈，多用于肺、食管、膈、胸内大血管的手术以及纵隔肿瘤切除等手术。

（2）前外侧切口（图 5-21）：仰卧位，自术侧胸骨外缘沿第 4 或第 5 肋间至腋中线。此切口较少影响心肺功能，纵隔稳定，术后创口疼痛较轻，但对后纵隔显露差，适用于前纵隔手术和上、中肺叶切除术及心脏手术（如左心房手术、心包部分切除术、动脉导管未闭结扎术、二

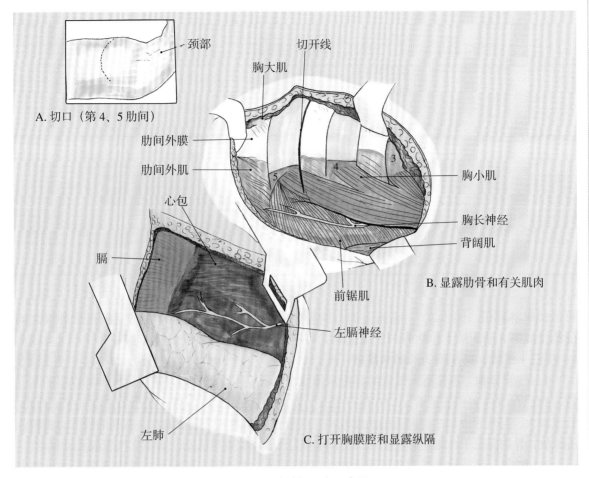

A. 切口（第 4、5 肋间）
颈部
切开线
胸大肌
肋间外膜
肋间外肌
心包
膈
胸小肌
胸长神经
背阔肌
前锯肌
B. 显露肋骨和有关肌肉
左膈神经
左肺
C. 打开胸膜腔和显露纵隔

图 5-21　胸腔切开术示意图

尖瓣分离术）等。

（3）胸骨正中切口：仰卧位，沿前正中线自颈静脉切迹上方 2～3 cm 处至剑突下 2～3 cm 处，做一稍偏离正中线的弧形切口，纵行劈开胸骨，皮肤切口与胸骨正中开口不在同一纵面上。此切口适用于胸腺、胸骨后甲状腺、心内直视手术（右心房、右心室、主动脉、肺动脉、上腔静脉等）、心包切除术及前纵隔肿瘤切除术。

（二）胸膜及胸膜腔疾病的解剖学基础

1. 气胸　为空气进入胸膜腔内引起，一般分为闭合性、开放性和张力性气胸。掌握肋间隙的结构，尤其是肋间后血管及

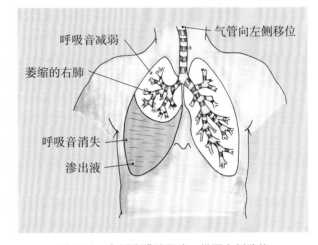

气管向左侧移位
呼吸音减弱
萎缩的右肺
呼吸音消失
渗出液

图 5-22　右侧胸膜腔积液，纵隔左侧移位

肋间神经的排列、行走，对胸膜腔穿刺抽气选择进针部位具有重要的意义。胸膜腔积气穿刺时，常在锁骨中线第 2 或第 3 肋间隙中部进针，可避免损伤肋间的血管、神经。有必要提示如果为开放性气胸，治疗时首先要变为闭合性气胸，然后进一步穿刺抽气减压，缓解呼吸困难。若气胸合并胸腔积液，一般选择腋中线至腋后线之间第 6～8 肋间隙放置胸腔引流管，行闭式引流。

2. 胸膜腔积液　常为胸膜炎症渗出液，一般首先聚集在胸膜腔的最低处——肋膈隐窝内。因此，掌握肋膈隐窝的位置以及肋间后血管及肋间神经的排列、走行至关重要。渗出液量大时

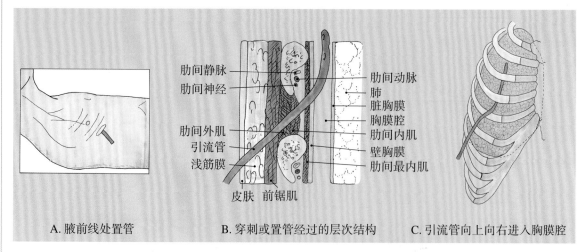

图 5-23   胸膜腔穿刺引流术示意图

可造成纵隔移位（图 5-22），临床上需行胸膜腔穿刺术（图 5-23），常在腋后线至肩胛线之间的第 7 或第 8 肋间隙下位肋骨的上缘进针，可避免损伤肋间的血管、神经。

（三）气管、肺疾病的解剖学基础

1. 气管异物   不慎落入气管的异物常停留在气管或主支气管内，很少进入肺叶以下的支气管，大约有 56% 停留在气管，32% 在右主支气管，12% 在左主支气管。由于右主支气管短而粗，管腔较大，与气管中轴之间向下的角度较小，气管杈内面的气管隆嵴偏左，右肺的吸入力量较强等缘故，异物多见于右侧主支气管内。气管隆嵴为气管镜检查辨认左、右主支气管起点的标志。

2. 肺癌   起源于支气管和肺泡上皮，又称为支气管肺癌。肺癌形成后会不断长大，并向邻近组织或器官浸润生长，因此，掌握肺及肺根的毗邻关系有着重要的临床意义。当肺癌侵及食管时可导致吞咽困难，甚至引起支气管食管瘘。肺尖部癌肿可侵及喉返神经引起声音嘶哑，或压迫臂丛导致同侧肩关节和上肢内侧剧烈疼痛。癌肿累及颈交感干时，可引起 Horner 综合征，出现同侧瞳孔缩小、上睑下垂、眼球内陷、额部少汗等症状。肺周围被胸膜腔包围，仅以肺根和肺韧带附于纵隔两侧，在行肺叶切除时，若脏胸膜与壁胸膜粘连，可将壁胸膜与胸内筋膜分离，将肺与壁胸膜一起切除。淋巴转移是肺癌常见的转移途径，癌细胞经支气管和肺血管周围的淋巴管引流到邻近段或叶支气管周围的淋巴结，然后到肺门淋巴结、纵隔淋巴结，最后累及锁骨上的前斜角肌淋巴结、颈部淋巴结、腋窝淋巴结和上腹部的主动脉旁淋巴结。

3. 肺段切除术   由于每一肺段均有自己独立的肺段支气管，相邻肺段间被结缔组织分隔，对仅限于一个肺段内的良性病变，可选择性地施行肺段切除术，最大限度地保留有功能的肺组织。由于肺段间的界面不十分清楚，手术时可将病灶肺段的段支气管钳夹，经麻醉机加压，使其余肺段膨胀以利辨认，并以段间静脉为标志进行分离。必须注意分布至脏胸膜的支气管支的分支亦可能行于肺段间隔中，相邻肺段的肺动脉分支也可存在吻合，手术中若断面渗血，术后易发生并发症。因此，掌握肺段的构成对肺段切除术有着指导意义。

（四）纵隔疾病的解剖学基础

1. 动脉导管未闭   动脉导管在出生后 2 ~ 3 个月内逐渐闭合形成动脉韧带。若在出生后 1 年内尚未闭锁，则为先天性动脉导管未闭。动脉导管位于动脉导管三角内，左喉返神经紧靠动脉韧带左侧钩绕主动脉弓上升，是手术时寻找动脉导管的标志。

2. 冠心病   即冠状动脉粥样硬化性心脏病，可引起心肌供血不足，造成心肌缺血、缺氧，外科治疗常采用**冠状动脉旁路**移植术。利用动脉血管作为冠状动脉旁路移植血管材料，最常用的是胸廓内动脉。经左前胸外侧切口，由第 4 肋间或第 5 肋间，取左胸廓内动脉，与左冠状动脉前降支或旋支吻合或采用胸骨正中切口取左、右胸廓内动脉，用于多支冠状动脉的旁路移植。手术时通常将胸廓内动脉从第 6 肋间开始游离至第 1 肋间，远端切断与冠状动脉吻合，或将移植的动脉（如桡动脉）的近端与左胸廓内动脉进行端侧吻合，远端与冠状动脉吻合。

3. 食管瘘　由于食管黏膜较厚，肌层不发达，大部分为纵行纤维，环行纤维极薄。食管外膜由含大量弹性纤维的疏松结缔组织构成，无浆膜覆盖。此外，食管胸部的动脉为多源性，各动脉间吻合不丰富，尤以食管下段更差。手术游离牵拉或钳夹食管，造成黏膜下或肌间小血管断裂形成血肿，或吻合口附近的小血管结扎过多，造成局部组织缺血、坏死等原因，使食管吻合手术后易发生食管瘘。

4. 食管癌　主要转移途径为淋巴转移，食管颈部的淋巴多注入气管旁淋巴结，少数注入颈外侧下深淋巴结或锁骨下淋巴结；食管胸部淋巴主要注入后纵隔淋巴结和气管支气管淋巴结；食管胸部下段和腹部淋巴注入胃左淋巴结或腹腔淋巴结。食管癌淋巴转移遵循区域性及双向性原则。首先转移至病灶邻近的气管旁淋巴结，再沿纵隔内丰富的淋巴管网向上至颈部淋巴结，向下由胃左淋巴结、腹腔淋巴结经肠干入胸导管。由于食管黏膜下层之间有丰富的淋巴管网相连通，并有大量侧支斜行穿肌层与外膜淋巴管交通，因此食管癌可形成远离病灶"跳跃式转移"，一般以颈部淋巴结和胃左淋巴结为多。

5. 乳糜胸　在第 4 ～ 5 胸椎平面以下，右侧纵隔胸膜常突入食管后面，覆盖于胸导管下段的前面，手术游离食管胸部下段或行右肺下叶手术时，易损伤下段胸导管；在第 4 ～ 5 胸椎平面以上，由主动脉弓、左锁骨下动脉和脊柱形成的三角内，胸导管位于食管胸部左后方，左纵隔胸膜贴附于胸导管前外侧面，行左肺上叶或上纵隔手术时，易损伤上段胸导管。由于胸导管上段与左纵隔胸膜、下段与右纵隔胸膜相邻，故胸导管上段损伤常合并左纵隔胸膜破损，淋巴液流入左侧胸膜腔而引起左侧乳糜胸，下段损伤可引起右侧乳糜胸。

6. 纵隔摆动　也称纵隔移位。由于胸壁或肺损伤形成气胸或血气胸，空气可随呼吸运动经胸壁伤口出入。由于空气的进入，胸膜腔内负压消失，导致肺不张，影响肺泡通气，血流动力学恶化，出现低氧血症。吸气时伤侧胸膜腔压力升高，受损的胸壁内陷，使纵隔向健侧移位；呼气时胸壁向外凸，纵隔又移回伤侧，造成纵隔摆动。纵隔摆动可严重影响心脏功能，使血液回流障碍，心排血量下降。气胸若伴有纵隔胸膜的损伤，空气可沿纵隔内结缔组织间隙蔓延至颈部、面部、肩部、胸前外侧部、腹前外侧部及阴囊等部位的皮下，形成皮下气肿。

（陈传好　罗　涛　王　岩）

腹 部

第一节 概 述

腹部（abdomen）位于盆部和胸部之间，包括腹壁、腹膜腔和腹腔脏器等内容物。腹壁在两侧以腋后线的延长线为界，分为腹前外侧壁及腹后壁。腹前外侧壁由扁肌构成。腹壁所围成的内腔，即腹腔，内有脏器、血管、神经、淋巴结、淋巴管及腹膜等结构。

一、境界与分区

（一）境界

腹部的上界是胸廓下口，即由剑突、肋弓、第 11 肋前端、第 12 肋下缘和 12 胸椎围成；下界是耻骨联合上缘、耻骨结节、腹股沟韧带、髂嵴至第 5 腰椎下缘的连线；两侧以腋后线为界，分为腹前外侧壁和腹后壁。腹腔的上界是膈，下方经小骨盆上口通盆腔（小骨盆），由于膈穹窿可高达第 4、5 肋间隙水平，小肠等腹腔脏器常低达盆腔，所以腹腔的实际范围远较腹部的体表境界大。

（二）分区

为了精准确定腹腔内脏器的位置，并便于描述发生病变或损伤的部位，临床上通常将腹部进行分区，有两种常用的分区方法（图 6-1）。

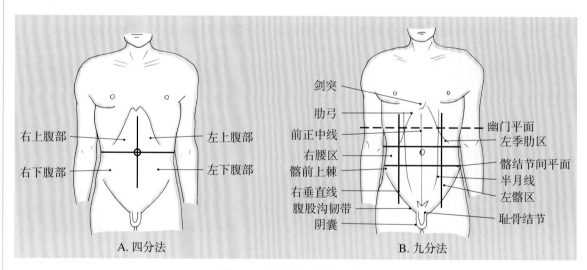

图 6-1 腹前壁标志线和分区

1. **四分法** 用通过脐的垂直线和水平线将腹部分为 4 区：即左、右上腹部和左、右下腹部。
2. **九分法** 用两条水平线和两条垂直线将腹部分为 9 区。两条水平线分别是经过两侧肋弓下缘最低点（相当于第 10 肋）和两侧髂结节的连线；两条垂直线分别是经过左、右腹股沟韧带中点的垂直线。9 个区分别为：上部的腹上区和左、右季肋区；中部的脐区和左、右腰区（或称外侧区），下部的腹下区（耻区）和左、右髂区（或称腹股沟区）。

二、表面解剖

（一）体表标志

1. 骨性标志　在腹前外侧壁上方正中线、胸骨体的下方可触到剑突，其两侧为肋弓；下方可触到髂前上棘、髂嵴、髂后上棘及耻骨联合上缘、耻骨嵴、耻骨结节等骨性标志。

2. 软组织标志　腹白线（white line）是两侧腹壁扁肌的腱膜在前正中线皮肤深面交织而成的纤维带，附着于剑突和耻骨联合之间。脐位于腹部前正中线上，一般平对第 3 ~ 4 腰椎间隙。腹白线两侧的腹直肌隆起，其外侧缘为弧形的**半月线**（linea semilunaris）。髂前上棘与耻骨结节间为腹股沟，其深面有腹股沟韧带。

（二）体表投影

腹部位于胸部和骨盆之间，腹腔部分主要脏器在体表有其相对投影位置（表 6-1）。

表 6-1　腹腔主要脏器在体表的投影

右季肋区	腹上区	左季肋区
右半肝大部分	右半肝小部分及左半肝大部分	左半肝小部分
部分胆囊	部分胆囊、胆总管、肝动脉、肝门静脉、胃贲门、部分胃体、胃幽门部	胃底、部分胃体、脾
结肠右曲	十二指肠大部分、胰头、胰体	胰尾
右肾上部	两肾一部分、两侧肾上腺、腹主动脉、下腔静脉	结肠左曲、左肾上部
右腰区	**脐区**	**左腰区**
升结肠	胃大弯（胃充盈时）、大网膜	降结肠
部分回肠	横结肠	空肠一部分
右肾下部	左、右输尿管，十二指肠小部分，空、回肠大部分，腹主动脉、下腔静脉	左肾下部
右髂区	**腹下区**	**左髂区**
盲肠	回肠一部分	乙状结肠大部分
阑尾	膀胱（充盈时）	回肠一部分
回肠末端	子宫（妊娠期），乙状结肠小部分，左、右输尿管	

1. 胃　在中等充盈时，大部分位于左季肋区，小部分位于腹上区，其贲门位于第 11 胸椎体左侧，幽门位于第 1 腰椎椎体右侧。

2. 肝　大部分位于右季肋区和腹上区，小部分位于左季肋区，除位于腹上区的部分外，其余均被肋及肋软骨所覆盖。

3. 胆囊　胆囊底稍突出于肝前缘的胆囊切迹，其体表投影相当于右锁骨中线或右腹直肌外侧缘与右肋弓的交点处。

4. 脾　位于左季肋区第 9 ~ 11 肋深面，其后端位于左第 9 肋上缘、距后正中线 4 ~ 5 cm 处，前端达左第 11 肋与腋中线相交处，其长轴与左第 10 肋平行。

5. 阑尾　阑尾根部的体表投影在脐与右髂前上棘连线的中、外 1/3 交界处，即 McBurney 点。

三、体格检查

腹部检查是体格检查的重要组成部分。对疾病的诊断是不可缺少的，无论在平时和战时，腹部疾病和腹部外伤均属常见。

检查腹部多采用视、触、叩、听四诊方法，其中以触诊最为重要。由于腹腔内脏器较多，要准确判断其病变部位，不但要有系统医学理论知识，还需要有熟练、正确的检查技巧。对腹部疾病的正确诊断，主要根据完整的病史和体征，有时还需要辅以实验室检查、X 线检查及其他特殊检查，如内镜（纤维食管镜、胃镜和十二指肠镜、小肠镜、纤维结肠镜、腹腔镜等）、超声、CT、MRI 及放射性核素等检查才能确定。

第二节　腹前外侧壁

一、浅层结构

（一）皮肤

腹前外侧壁皮肤薄，皮纹横向，富于弹性和延展性，除脐部外易与皮下组织分离。临床上常从腹部采取皮瓣，进行软组织缺损修复和美容整形手术。特别是腹股沟区皮肤移动性较

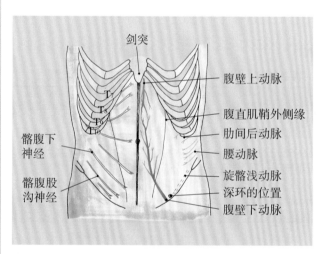

图 6-2　腹前壁的神经节段性分布和动脉

小，可供吻合的浅血管丰富，常在该区切取皮瓣用于移植。腹部浅筋膜中的皮神经主要来自第 7 ～ 11 对肋间神经、1 对肋下神经，呈节段性分布。它们都发出外侧皮支和前皮支。外侧皮支在腋中线穿深筋膜浅出，前皮支在前正中线旁 2 ～ 3 cm 处穿腹直肌鞘前层浅出。

腹前外侧壁皮肤的感觉神经分布呈现明显节段性。第 8 对肋间神经分布于两侧肋弓连线中点平面，第 10 对肋间神经分布于脐平面，肋下神经分布于脐与耻骨联合连线中点平面，第 1 对腰神经前支分布于腹股沟韧带的上方。临床上常借腹壁皮肤感觉障碍的平面来判定脊髓病变的部位及麻醉平面（图 6-2）。

（二）浅筋膜

浅筋膜由脂肪组织和疏松结缔组织构成，较厚，含有丰富的浅血管、浅淋巴管和皮神经等。在下腹部脐平面以下，浅筋膜可分为两层：浅层含有大量脂肪组织为脂肪层，称 Camper 筋膜，向下与股部浅筋膜相延续；深层为膜性层，称 Scarpa 筋膜，由疏松结缔组织构成，在中线处与腹白线相愈着，向下在腹股沟韧带下方一横指处附着于股部阔筋膜，向内下方经耻骨联合和耻骨结节之间续于会阴浅筋膜（Colles 筋膜）。当尿道球部损伤尿外渗时，尿液通过会阴浅筋膜与深筋膜间的间隙扩散，向上可达腹壁 Scarpa 筋膜的深面，但却不能越过前正中线，也不能下达至股部（图 6-3）。

1. 浅动脉　腹前外侧壁上半部的浅动脉细小，为肋间后动脉的分支。腹前外侧壁下半部有两条较大的浅动脉，**腹壁浅动脉**（superficial epigastric artery）和**旋髂浅动脉**（superficial iliac circumflex artery），均起自股动脉，前者上行越过腹股沟韧带的中、内 1/3 交界处走向脐

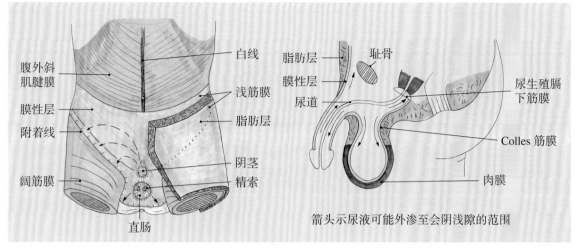

图 6-3　腹前壁下部浅筋膜的配布

部；后者在浅筋膜浅、深两层之间行向髂前上棘（图6-2）。由于这些浅动脉走行于浅筋膜的浅、深层之间，故在此部切取带血管蒂的皮瓣时，宜保留足够的浅筋膜组织。

2. 浅静脉　浅静脉较丰富，互相吻合成网，尤以脐区最发达，形成脐周静脉网。脐以上的浅静脉经腹外侧壁的胸腹壁静脉汇入胸外侧静脉，后者汇入腋静脉。脐以下的浅静脉经腹壁浅静脉和旋髂浅静脉汇入大隐静脉，再回流入股静脉。因此，腹壁的浅静脉构成了上、下腔静脉系统之间的吻合。脐区的浅静脉还与肝门静脉的属支附脐静脉相吻合。当门静脉高压时，肝门静脉的血液可经脐周的静脉网回流，致使脐周静脉怒张、弯曲，称"海蛇头"（图6-4）。

3. 浅淋巴管　脐平面以上浅淋巴管注入腋淋巴结，脐平面以下注入腹股沟浅淋巴结，通过肝圆韧带内的淋巴管，还可使腹壁的淋巴管与肝门处的淋巴管相交通。

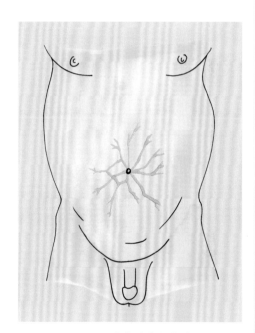

图 6-4　腹前壁的浅静脉
肝门静脉高压时脐周静脉呈"海蛇头"样曲张

二、深层结构

（一）深筋膜

腹前外侧壁的深筋膜共有4层，分隔腹前外侧壁的3层阔肌（图6-5）。前3层依次位于腹外斜肌、腹内斜肌和腹横肌的表面，向前在各肌移行为腱膜处与腱膜相连，最深一层则贴在腹横肌的深面，称腹横筋膜。

（二）腹前外侧壁肌

腹前外侧壁肌主要包括位于前正中线两侧的腹直肌和锥状肌以及外侧3对阔肌（即腹外斜肌、腹内斜肌和腹横肌）。

1. 腹直肌和腹直肌鞘

（1）**腹直肌**（rectus abdominis）　位于前正中线两侧，居腹直肌鞘内，为上宽下窄的带形

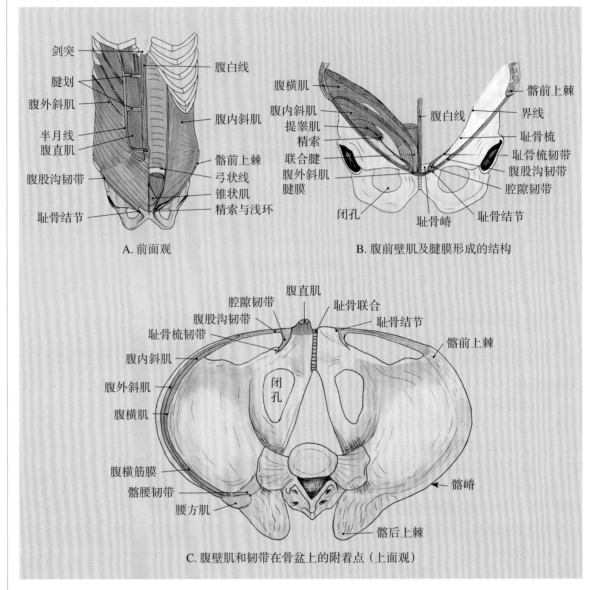

图 6-5　腹前外侧壁的肌

多腹肌，有 3 ～ 4 条**腱划**（tendinous intersection）（多数位于脐上）将肌分为 4 ～ 5 个肌腹。腱划与腹直肌鞘前层结合紧密，但不与鞘的后层粘连。

（2）**腹直肌鞘**（sheath of rectus abdominis）：由腹部 3 层阔肌的腱膜包被腹直肌而形成（图 6-6），分为前、后两层，两层在腹直肌外侧缘外侧相结合后呈半月形，称半月线，其中腹内斜肌腱膜分为前、后两层，分别包被于腹直肌的前、后面。腹直肌鞘前层由腹外斜肌腱膜和腹内斜肌腱膜的前层构成，腹直肌鞘后层由腹内斜肌腱膜的后层和腹横肌腱膜构成。需要指出的是于脐下 4 ～ 5 cm，由于腹直肌鞘后层也移至鞘前层，此处呈凸向上的弓形游离下缘，称**弓状线**（arcuate line）（半环线）。由于弓状线以下 3 层腹阔肌的腱膜均移行至腹直肌鞘的前层，造成腹直肌鞘的后层缺如，腹直肌后面直接与腹横筋膜接触。

两侧腹直肌鞘的纤维在腹部正中线相互交织，形成白线，附着于剑突和耻骨联合之间。白线上宽下窄，脐以上宽 1 cm，坚韧且血管少，所以，经上腹部正中切口进入腹腔时，虽然进入腹腔快，出血少，但因白线处供血不足而影响切口愈合。而下腹部前正中切口因两侧腹直肌互相靠拢，有肌肉加强，血供较充分，较少发生切口疝或创口裂开。

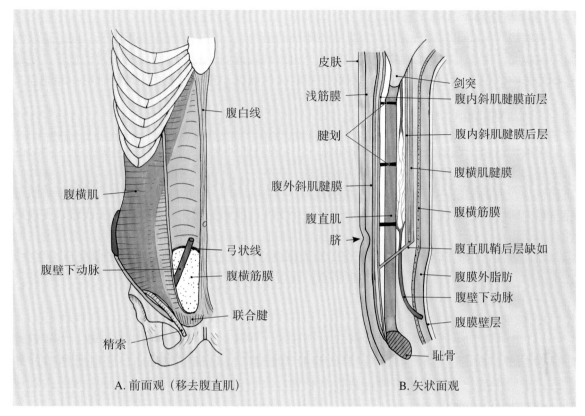

图 6-6　腹直肌鞘

2. 腹阔肌　由浅入深由腹外斜肌、腹内斜肌和腹横肌 3 层组成。

（1）**腹外斜肌**（obliquus externus abdominis）：纤维方向由外上斜向内下，在第 9 肋软骨至髂前上棘之间的弧形线上移行为腱膜，在髂前上棘至脐的连线以下则完全为腱膜，腱膜参与构成腹直肌鞘前层和半月线。

（2）**腹内斜肌**（obliquus internus abdominis）：位于腹外斜肌的深面，肌纤维方向由外下斜向内上，但其下部纤维几近水平，在腹直肌外侧缘移行为腱膜，并分成前、后两层分别参与构成腹直肌鞘的前、后层（半环线下仅组成鞘前层），然后止于腹白线。

（3）**腹横肌**（transversus abdominis）：纤维由后外向前内横行，至腹直肌外侧缘处移行为腱膜，参与构成腹直肌鞘后层（半环线下参与组成鞘前层）。其与腹内斜肌之间有第 7 ~ 11 对肋间神经和 1 对肋下神经及伴行的血管、髂腹下神经、髂腹股沟神经等通过。三肌的肌纤维交织排列，增加了腹壁的强度。

（三）腹横筋膜

腹横筋膜（transverse fascia）位于腹横肌和腹直肌鞘的深面，是腹内筋膜衬于腹横肌深面的部分，向上与膈下筋膜相续，后方连于髂腰筋膜，向下附着于髂嵴内侧缘及腹股沟韧带，并在腹股沟韧带中点上方随精索突出形成漏斗状的腹股沟管深环（或称腹环）（deep inguinal ring）。

（四）腹膜外筋膜

腹膜外筋膜（extraperitoneal fascia）又称腹膜外组织或腹膜外脂肪，为充填于腹膜壁层和腹横筋膜之间的疏松结缔组织，上腹部薄弱，向下脂肪组织较多，向后与腹膜后隙的疏松结缔组织相续。临床上可通过此间隙进行腹膜外手术，如子宫、膀胱和输尿管等的手术。

（五）壁腹膜

壁腹膜（parietal peritoneum）为腹前外侧壁的最内层，向上移行于膈下腹膜，向下延续为盆腔的腹膜。由于上腹部的腹横筋膜和腹膜外组织均较薄弱，故膈下腹膜与膈紧密愈着，受膈运动的影响，张力较大，上腹部切口缝合腹膜时极易撕裂，宜连同腹直肌鞘的后层一起缝合。

三、腹股沟区

腹股沟区位于腹前外侧壁下部的两侧，是由腹直肌外侧缘、髂前上棘至腹直肌外侧缘的水平线和腹股沟韧带所围成的三角形区域，左、右各一。此区较为薄弱，其原因是：①腹外斜肌移行为较薄的腱膜，其下方形成三角形裂隙，为腹股沟管外口（或称浅环）。②腹外斜肌腱膜与腹内斜肌、腹横肌及腹横筋膜间形成了一个潜在的肌肉筋膜间隙，称为腹股沟管，管内男性有精索、女性有子宫圆韧带通过。③由于腹内斜肌、腹横肌的下缘未达到腹股沟韧带的内侧部，因而该韧带内侧部上方缺乏肌覆盖。当人体站立时，此区比腹壁其他部分承受压力更大，比平卧时高 3 倍。基于上述解剖和生理特点，腹股沟区成为疝的好发部位。

（一）深层层次

1. 腹部阔肌

（1）腹外斜肌：腹外斜肌在此区移行为腱膜，下缘的外侧附着于髂前上棘，内侧附着于耻骨结节，向后上方卷曲增厚，形成**腹股沟韧带**（inguinal ligament）。在耻骨结节的外上方，腱膜形成一个三角形裂隙，男性有精索，女性有子宫圆韧带通过，称为腹股沟管浅环（superficial inguinal ring）或皮下环，其内上部的纤维称内侧脚，附着于耻骨联合；外下部的纤维称外侧脚，附着于耻骨结节；在腹股沟浅环外上方连接两脚的纤维束称脚间纤维（intercrural fiber）。外侧脚的部分纤维经精索深面向内上方反折至腹白线，称反转韧带（reflected ligament）。由外侧脚、内侧脚、脚间纤维和反转韧带共同围成腹股沟管浅环，正常人的腹股沟管浅环可容纳一小指尖。腹外斜肌腱膜及其筋膜在腹股沟管浅环处，沿精索向下延伸成薄膜包被精索，称为精索外筋膜（external spermatic fascia）。此外，腹股沟韧带内侧端一部分纤维在耻骨结节处行向下后方，并向外侧反转形成**腔隙（陷窝）韧带**（lacunar ligament）。腔隙韧带向外侧延续，附着于耻骨梳构成**耻骨梳韧带**（pectineal ligament）。这些韧带在腹股沟疝和股疝的修补术时具有重要意义。

（2）腹内斜肌和腹横肌：腹内斜肌和腹横肌下部纤维多互相愈着，尤其在下缘处难于分离。腹内斜肌下部纤维起自腹股沟韧带的外侧 1/2 或 1/3 处，腹横肌下部纤维起自腹股沟韧带外侧 1/3 处。两肌下缘的肌纤维均呈弓状，越过精索的上方走向内侧，在腹直肌外侧缘附近呈腱性融合，称为腹股沟镰（inguinal falx）或联合腱（conjoined tendon），经精索后方止于耻骨梳。两肌下缘的部分肌纤维随精索下降，形成包绕精索和睾丸的菲薄肌肉，称提睾肌（cremaster）及提睾肌筋膜，收缩时可上提睾丸。

（3）肌间走行的神经：腹股沟区神经主要是走行在阔肌间的神经。

（1）**髂腹下神经**（iliohypogastric nerve）（$T_{12} \sim L_1$）：起于腰丛，从腰大肌外缘穿出，越过肾的后面和腰方肌的前方，至髂嵴上方穿腹横肌，行于腹横肌与腹内斜肌之间，至髂前上棘内侧 2 ~ 3 cm 处穿过腹内斜肌，行于腹内斜肌和腹外斜肌腱膜之间，至腹股沟管浅环上方 2 cm 处，穿过腹外斜肌腱膜，分布于耻骨联合上方的皮肤，肌支支配腹前外侧壁下部的肌肉。

（2）**髂腹股沟神经**（ilioinguinal nerve）（L_1）：位于髂腹下神经内下方一横指处并与之平行走行，在髂嵴前方穿出腹内斜肌，向内侧行于腹外斜肌腱膜深面，后入**腹股沟管**，居于精索或子宫圆韧带的前外侧，随精索或子宫圆韧带穿出腹股沟管浅环，分布于阴囊或大阴唇上部的皮肤，肌支支配腹壁肌。

（3）**生殖股神经**（genitofemoral nerve）（L_1、L_2）：自腰大肌前面穿出，沿该肌下降，分为生殖支和股支。生殖支又名精索外神经，经深环入**腹股沟**管，与精索或子宫圆韧带伴行，在其内侧出浅环，分布于提睾肌及阴囊肉膜或大阴唇的皮肤。股支又名腰腹股沟神经，伴髂外动脉下降，经血管腔隙分布于股三角区的皮肤。

2. 腹横筋膜　位于腹横肌深面，在腹股沟区较致密，其内侧部构成腹股沟管的后壁。在腹股沟韧带中点上方 1.5 cm 处，该筋膜呈漏斗状突出包在精索表面，叫做精索内筋膜（internal spermatic fascia）。漏斗的上口即构成腹股沟管内口（或称深环），为胚胎时期睾丸下降经该筋膜所形成，位于腹壁下动脉的外侧。

3. 腹膜外筋膜　腹股沟区此层脂肪组织较多，与腹膜后间隙的脂肪组织相连续，其内有髂外血管分出的腹壁下血管和旋髂深血管。

（1）**腹壁下动脉**（inferior epigastric artery）：在近腹股沟韧带处起自髂外动脉，经腹股沟管深环的内侧行向内上方，在弓状线（半环线）附近进入腹直肌鞘并沿腹直肌深面上行，有两条同名静脉伴行。腹壁下动脉与腹壁上动脉可在腹直肌后面或腹直肌内形成吻合。

腹壁下动脉的体表投影：在腹股沟韧带中点稍内侧与脐的连线上。临床上做腹腔穿刺时，应在此连线的外上方进行，以免损伤该动脉。

（2）**旋髂深动脉**（deep iliac circumflex artery）：与腹壁下动脉同一水平起自髂外动脉，沿腹股沟韧带外侧半的深面行向外上，在髂前上棘附近穿腹横肌入腹内斜肌和腹横肌之间。该动脉除在腹股沟韧带的深面发出肌支分布于附近肌肉外，于髂前上棘的内侧处尚有 1 支较大的肌支到腹前外侧壁，称升支或腹壁外侧动脉。临床上做髂骨带血管蒂的骨移植时，常取以旋髂深动脉为蒂的骨瓣。

4. 壁腹膜　壁腹膜下份从内面观形成 5 条向脐部集中纵行的皱襞和 3 对隐窝。它们是位于正中的脐正中襞（median umbilical fold），位于脐正中襞两侧成对的脐内侧襞（medial umbilical fold），以及最外侧的一对脐外侧襞（lateral umbilical fold）。脐正中襞是胚胎时期脐尿管闭锁形成的脐正中韧带，其表面覆以腹膜而形成；脐内侧襞内有脐内侧韧带（脐动脉索），为脐动脉闭锁的遗迹；脐外侧襞内含腹壁下血管，故又称腹壁下血管襞。5 条皱襞在膀胱上方和腹股沟韧带上方形成 3 对浅凹，由内侧向外侧依次是膀胱上窝（supravesical fossa）、腹股沟内侧窝（medial inguinal fossa）和腹股沟外侧窝（lateral inguinal fossa）。腹股沟内侧窝和腹股沟三角位置相当，与腹股沟管外口（也称皮下环）相对，腹股沟外侧窝则与腹股沟管内口（也称腹环）相对。脐正中襞与脐内侧襞之间的凹陷，称为膀胱上窝。

（二）腹股沟管

腹股沟管（inguinal canal）位于腹股沟韧带内侧半上方，由外上方向内下方斜行的肌肉筋膜间的裂隙，长 4 ~ 5 cm，有两口和四壁，管内男性有精索、女性有子宫圆韧带通过（图 6-7）。

1. 腹股沟管的开口和管壁　两开口即两环，分别为位于耻骨结节外上方的浅环和位于腹股沟韧带中点上方一横指处的深环。

前壁主要为腹外斜肌腱膜，但在外侧 1/3 处有腹内斜肌起始部的纤维加强；后壁为腹横筋膜，内侧 1/3 有腹股沟镰（联合腱）加强；上壁为腹内斜肌和腹横肌下缘共同围成的弓状下缘；下壁为腹股沟韧带和腔隙韧带。腹股沟镰、腹股沟韧带均为修补腹股沟疝时常被利用的重要结构。

2. 腹股沟疝　腹股沟区是腹部的薄弱区，是疝的好发部位。腹股沟疝分为腹股沟斜疝和腹股沟直疝两种类型（图 6-8）。腹腔内容物（如肠袢、大网膜等）经腹股沟管深环突出，向内、下、前斜行经过腹股沟管、腹股沟管浅环，并可进入阴囊成为腹股沟斜疝（indirect inguinal hernia）。腹腔内容物经腹股沟三角直接向前突出，不经过腹股沟管深环，也不进入阴囊，成为腹股沟直疝（direct inguinal hernia）。腹股沟疝多见于男性，右侧比左侧多见，腹股

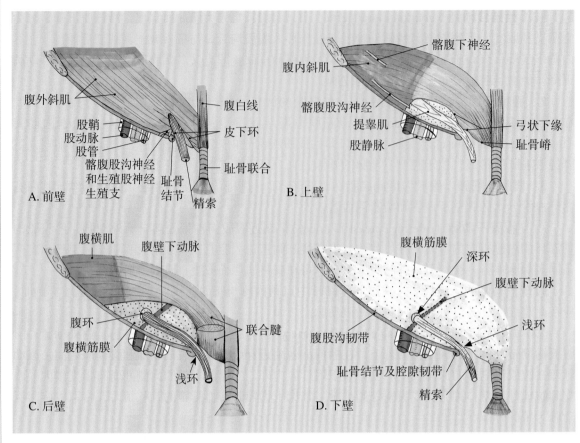

图 6-7 腹股沟管

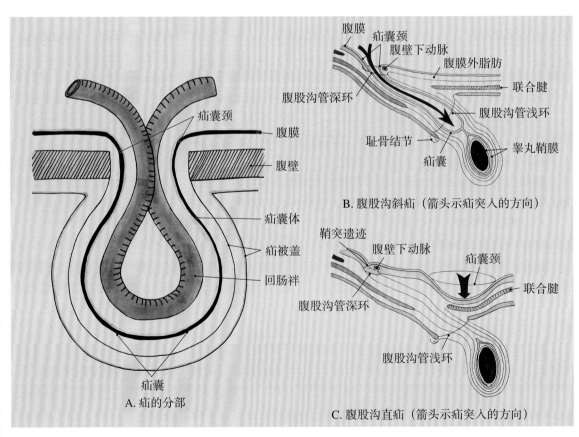

图 6-8 腹股沟疝

沟斜疝和直疝的鉴别见表6-2。

表 6-2 腹股沟斜疝和直疝的鉴别

	斜疝	直疝
发病年龄	多见于儿童及青壮年	多见于老人
突出途径	经腹股沟管突出，可进入阴囊	由腹股沟三角突出
疝脱出方向	自外上方向内下方脱出	由后向前脱出
疝块外形	椭圆形或梨形，基底窄	半球形，基底较宽
回纳疝块后压住深环	疝块不再突出	疝块仍可突出
疝囊的位置	疝囊在精索前方	疝囊在精索内后方
疝囊颈与腹壁下动脉的关系	疝囊颈在腹壁下动脉的外侧	疝囊颈在腹壁下动脉的内侧
与腹膜陷凹的关系	从腹股沟外侧窝脱出	从腹股沟内侧窝脱出
嵌顿机会	较多	极少

（三）腹股沟三角

腹股沟三角（inguinal triangle）又称海氏三角（Hesselbach's triangle），由腹壁下动脉、腹直肌外侧缘和腹股沟韧带内侧半围成。三角的底（深面）是腹横筋膜和腹股沟镰，浅面正对腹股沟管浅环。肌肉发育薄弱的人其腹直肌细窄，腹股沟三角扩大，当腹压增加时腹内脏器从三角突出易形成直疝。重要的是：腹壁下动脉是腹股沟管深环与腹股沟三角的分界标志，也是腹股沟斜疝和直疝在手术中的鉴别标志。

第三节 腹膜腔及其主要器官

一、概述

腹膜（peritoneum）是衬于腹壁、盆壁内面，被覆于腹腔、盆腔器官外表面的浆膜，由间皮和少量结缔组织构成（图6-9），为全身面积最大、配布最复杂的浆膜。衬于腹、盆壁内表面的腹膜称为壁腹膜（parietal peritoneum），覆盖腹、盆腔脏器表面的部分称为脏腹膜（visceral peritoneum）。脏腹膜与壁腹膜互相延续、移行，共同围成不规则的潜在性腔隙，称为腹膜腔（peritoneal cavity）。腹膜腔内为负压，有少量浆液（100～200 ml），有润滑以减少脏器活动时的摩擦和防止粘连的作用。男性腹膜腔为一封闭的腔隙，女性腹膜腔则借输卵管腹腔口经输卵管、子宫、阴道与外界相通，致使女性腹膜腔的感染机会较男性多。

腹膜腔可分为大、小两腔，小腹膜腔即网膜囊；大腹膜腔即网膜囊以外的腔隙，两者可通过网膜孔相互交通。

二、腹膜形成的结构

腹膜从壁层向脏层移行，或从一器官移行于另一器官，构成双层的腹膜结构，两层腹膜间常有血管、神经和淋巴管走行。这些形成物依据其与特定脏器的联系而分别命名为韧带、系膜、网膜等（图6-9）。韧带是连于相邻脏器之间或脏器与腹膜之间的腹膜形成结构。系膜是将肠管等器官固定于腹后壁的双层腹膜结构，双层腹膜间有供应其所固定器官的血管、淋巴结和神经等。网膜是与胃大弯、胃小弯相连的腹膜结构，网膜内有血管、淋巴管、淋巴结、神经和结缔组织等。

腹膜透析

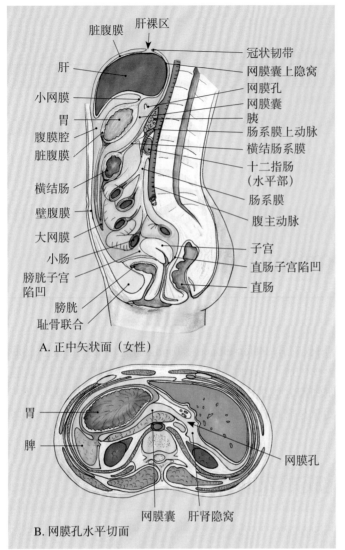

A. 正中矢状面（女性）

脏腹膜　肝裸区
肝
小网膜
胃
腹膜腔
脏腹膜
横结肠
壁腹膜
大网膜
小肠
膀胱子宫陷凹
膀胱
耻骨联合

冠状韧带
网膜囊上隐窝
网膜孔
网膜囊
胰
肠系膜上动脉
横结肠系膜
十二指肠（水平部）
肠系膜
腹主动脉
子宫
直肠子宫陷凹
直肠

B. 网膜孔水平切面

胃
脾
网膜孔
网膜囊　肝肾隐窝

图 6-9　腹膜和腹膜腔示意图

三、腹膜腔的分区和间隙

腹膜腔以横结肠及其系膜为界分为结肠上区和结肠下区（图 6-9、10）。

1. 结肠上区　位于膈与横结肠及其系膜之间，亦称**膈下间隙**（subphrenic space）。膈下间隙以肝为界，分为肝上间隙和肝下间隙。

（1）肝上间隙：介于肝的上面与膈的下面，被纵行的镰状韧带分为右肝上间隙（right suprahepatic space）和左肝上间隙（left suprahepatic space）。左肝上间隙又被左三角韧带分为左肝上前间隙（anterior left suprahepatic space）和左肝上后间隙（posterior left suprahepatic space）。膈的下方与冠状韧带两层间为膈下腹膜外间隙，肝脓肿可经此侵蚀膈而流入胸腔。

（2）肝下间隙：介于肝的下面与横结肠及其系膜之间，被肝圆韧带分为右肝下间隙（right subhepatic space）和左肝下间隙（left subhepatic space）。右肝下间隙的深处是位于肝右叶下面与右肾上端之间的肝肾隐窝（hepatorenal recess），肝肾隐窝是平卧位时腹膜腔的最低部位，上腹部的脓液及渗出液多聚积于此。左肝下间隙以小网膜和胃为界分为左肝下前间隙（anterior left subhepatic space）和左肝下后间隙（posterior left subhepatic space），后者即网膜囊。

网膜囊（omental bursa）是位于小网膜、胃后壁腹膜后方的扁窄间隙，又称小腹膜腔，属于腹膜腔的一部分。囊的前壁由上向下依次为小网膜、胃后壁腹膜和大网膜的前两层；后壁是大网膜后两层、横结肠及其系膜以及覆盖于胰、左肾和左肾上腺前方的壁腹膜；上壁为肝尾状叶和膈下面的腹膜；下壁为大网膜前两层与后两层的愈合部；左壁为脾、胃脾韧带、脾肾韧带；右侧借网膜孔通向大腹膜腔。

网膜孔（omental foramen）是网膜囊与大腹膜腔之间的唯一通道，一般仅可通过 1～2 个手指。其上界为肝尾状叶；下界为十二指肠上部；前界为肝十二指肠韧带；后界为覆盖下腔静脉的壁腹膜。

2. 结肠下区　是指横结肠及其系膜与盆底上面之间的区域，包括左、右**结肠旁沟**（paracolic sulcus）和左、右**肠系膜窦**（mesenteric sinus）4 个间隙。

右结肠旁沟位于升结肠右侧与右腹腔侧壁的壁腹膜之间，又称升结肠旁沟。由于右侧膈结肠韧带缺如或不明显，故右结肠旁沟向上通向肝肾隐窝，向下通向右髂窝，并转入骨盆腔。左结肠旁沟位于降结肠左侧与左腹腔侧壁的壁腹膜之间，又称降结肠旁沟。由于左侧膈结肠韧带发育良好，故向上不直接与膈下间隙相通，向下则可经左髂窝再转入骨盆腔。因此，左侧膈下感染的机会较右侧为少。

右肠系膜窦又称右结肠下间隙，呈三角形，位于小肠系膜根的右侧。其内侧界为小肠系膜根；外侧界为升结肠；上界为横结肠及其系膜的右半部；后界为贴附于腹后壁的壁腹膜，故此窦周围几乎是封闭状态。窦内为小肠祥所占据，当此间隙感染时，可形成肠间脓肿或引起局限性腹膜炎，向下不能直接通向盆腔。左肠系膜窦又称左结肠下间隙，位于小肠系膜根左侧，呈向下开放的斜方形。其内侧界为小肠系膜根；外侧界为降结肠；上界为横结肠及其系膜的左半部；下

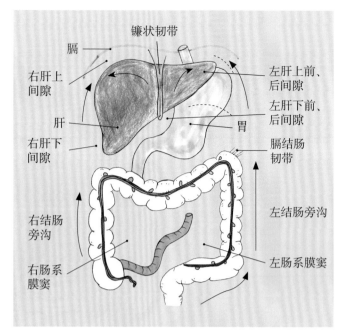

图 6-10　腹膜腔间隙（箭头示渗液流动的方向）

界为乙状结肠及其系膜根；后界为贴附于腹后壁的壁腹膜。由于左肠系膜窦向下开放，此间隙感染时，积液或积脓可沿乙状结肠向下流入盆腔。

四、结肠上区主要器官

结肠上区介于膈与横结肠及其系膜之间，主要有食管腹部、胃、肝、肝外胆道和脾等器官结构（图 6-9）。十二指肠和胰的大部分位于腹膜后隙，但为了叙述方便，并入结肠上区介绍（图 6-11）。

（一）食管腹部

食管腹部（abdominal part of esophagus）在第 10 胸椎高度，穿膈的食管裂孔进入腹腔，长 1～2 cm，位于肝左叶的食管切迹处。食管腹部右缘与胃小弯之间无明显界限，而左缘与胃底之间借贲门切迹明显分界。食管腹部前面有迷走神经前干经过，后面有迷走神经后干，均由腹膜覆盖。动脉供应来自膈下动脉和胃左动脉的食管支。

（二）胃

1. 位置与毗邻　胃（stomach）中度充盈时，大部分位于左季肋区，小部分位于腹上区。贲门位于第 11 胸椎左侧，幽门位于第 1 腰椎右侧。活体胃的位置常因体位、呼吸和胃内容物的多少而变化，直立时胃大弯可降到脐水平或脐以下水平。

胃前壁的前方，右侧份邻接肝左叶，左侧份上部邻膈，两者下方的胃前壁与腹前外侧壁相接触，此部移动性较大，通常称为胃前壁的游离区（胃裸区）。胃后壁隔网膜囊与脾、胰、左肾上腺、左肾、横结肠及其系膜相毗邻，这些结构与器官共同形成**胃床**（gastric bed）（图 6-12）。胃后壁的癌症或溃疡可侵犯胰，多与胰粘连，甚至穿入胰内而形成穿透性溃疡。

2. 胃周的网膜与韧带

（1）**大网膜**（greater omentum）：连接于胃大弯和十二指肠上部与横结肠之间的腹膜，共 4 层，自胃大弯和十二指肠起始部下垂形成大网膜的前两层，下垂一段距离后折转向上形成后两层，包绕横结肠并与横结肠系膜延续，其长度因人而异。成人大网膜前两层和后两层通常愈合，使前两层上部直接由胃大弯连至横结肠，形成胃结肠韧带（gastrocolic ligament），内有胃网膜左、右血管走行。大网膜具有很大的活动性，当腹腔器官发生炎症时（如阑尾炎），大网

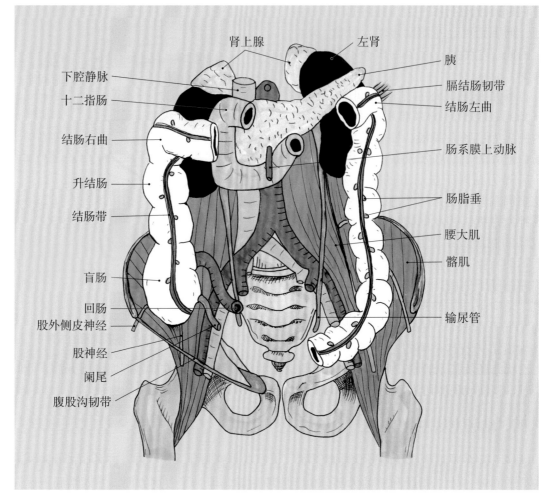

图 6-11　腹腔器官

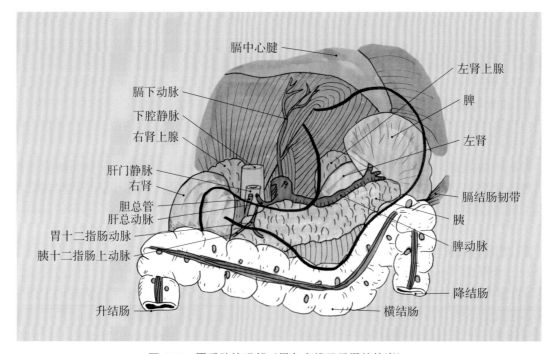

图 6-12　胃后壁的毗邻（黑色实线显示胃的轮廓）

膜能迅速将其包绕以限制炎症的蔓延。

（2）**小网膜**（lesser omentum）：是连于肝门与胃小弯和十二指肠上部之间的双层腹膜，分为左侧的肝胃韧带（hepatogastric ligament）和右侧的肝十二指肠韧带（hepatoduodenal ligament）。肝胃韧带系肝门与胃小弯之间，其内含有胃左、右血管，胃的淋巴结及胃的神经。肝十二指肠韧带系肝门与十二指肠上部之间，构成小网膜的游离右缘，内包有胆总管（右前）、肝固有动脉（左前）和肝门静脉（后方），胆总管探查手术可在此进行。

（3）**胃脾韧带**（gastrosplenic ligament）：由胃底连于脾门的双层腹膜结构，其上部内有胃短血管，下份有胃网膜左动、静脉通过。

（4）**胃胰韧带**（gastropancreatic ligament）：是由胃幽门窦后壁至胰头、颈或颈与体的移行部的腹膜皱襞。施行胃切除术时，需将此韧带切开并进行钝性剥离，才能游离幽门与十二指肠上部的近侧份。

（5）**胃膈韧带**（gastrophrenic ligament）：由胃底后面连至膈下的双层腹膜。全胃切除术时，须先将此韧带切断方可游离胃贲门部和食管。

3. 血管与淋巴

（1）动脉：来自腹腔干及其分支，先沿胃大弯、胃小弯侧分别形成 2 个动脉弓，小弯侧的动脉弓由胃左、右动脉组成；大弯侧的动脉弓由胃网膜左、右动脉组成，再由弓发出许多小支至胃前、后壁，在胃壁内进一步分支，吻合成网（图 6-13）。

1）**胃左动脉**（left gastric artery）：又称胃冠状动脉，起于腹腔干，向左上方走行至贲门附近，转向前下，在肝胃韧带内沿胃小弯向右行，与胃右动脉吻合。胃左动脉在贲门处分出食管支，行经胃小弯时发 5～6 支至胃前、后壁。胃大部切除术常在第 1、2 胃壁分支间切断胃小弯。偶尔有肝固有动脉左支或副肝左动脉起于胃左动脉。

2）**胃右动脉**（right gastric artery）：起于肝固有动脉，也可起于肝固有动脉左支、肝总动脉或胃十二指肠动脉，下行至幽门上缘，转向左上，在肝胃韧带内沿胃小弯向左行，与胃左动脉吻合成胃小弯动脉弓，沿途分支至胃前、后壁。

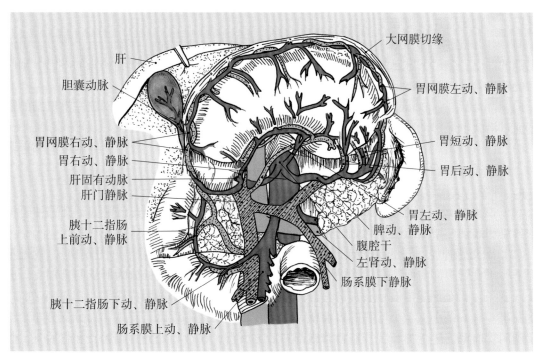

图 6-13　胃的血管（胃向上翻起）

3）**胃网膜左动脉**（left gastroepiploic artery）：起于脾动脉末端或其脾支，经胃脾韧带入大网膜前两层腹膜间，沿胃大弯下缘向右行，与胃网膜右动脉吻合，形成胃大弯侧动脉弓，途中发出分支至胃前、后壁和大网膜。胃大部切除术常以其第 1 胃壁支与胃短动脉间作为胃大弯侧切断胃壁的标志。

4）**胃网膜右动脉**（right gastroepiploic artery）：起于胃十二指肠动脉，在大网膜前两层腹膜间沿胃大弯左行，与胃网膜左动脉吻合，途中发出分支至胃前、后壁和大网膜。

5）**胃短动脉**（short gastric arteries）：起于脾动脉末端或其分支，一般有 3 ~ 5 支，经胃脾韧带至胃底前、后壁。

6）**胃后动脉**（posterior gastric artery）：出现率为 60% ~ 80%，大多 1 ~ 2 支，常起于脾动脉中部，上行于网膜囊后壁腹膜后方，经胃膈韧带至胃底后壁。

此外，左膈下动脉也可发 1 ~ 2 小支分布至胃底上部和贲门。这些小支对胃大部切除术后保证残留胃的血供有一定意义。

（2）静脉：胃的静脉多与同名动脉伴行，均汇入肝门静脉系统。胃左静脉和胃右静脉汇入肝门静脉，胃左静脉的属支食管支与食管静脉丛相交通，构成肝门静脉 - 上腔静脉之间的侧支吻合；胃右静脉的属支幽门前静脉经幽门前面上行，是辨认幽门的标志。胃网膜右静脉沿胃大弯向右行，汇入肠系膜上静脉。胃网膜左静脉、胃短静脉、胃后静脉均汇入脾静脉。在肝门静脉高压时，血液可经胃左静脉、食管静脉、半奇静脉和奇静脉逆流入上腔静脉。

（3）淋巴：胃的淋巴管向胃大、小弯血管周围的淋巴结引流，最后汇入腹腔淋巴结。胃各部淋巴回流虽大致有一定方向，但因胃的淋巴管在胃壁内有广泛吻合，故几乎任何一处的胃癌皆可侵及胃其他部位的淋巴结（图 6-14）。

1）胃左、右淋巴结（left and right gastric lymph node）：沿同名血管排列，分别引流同名动脉供血区胃壁的淋巴，其输出管注入腹腔淋巴结。

2）胃网膜左、右淋巴结（left and right gastroomental lymph node）：沿同名血管排列，引流同名动脉供血区的淋巴。胃网膜左淋巴结的输出管注入脾淋巴结，胃网膜右淋巴结的输出管注入幽门下淋巴结。

3）贲门淋巴结（cardiac lymph node）：常归于胃左淋巴结，位于贲门周围，引流贲门附近的淋巴，其输出管注入腹腔淋巴结。

4）幽门淋巴结（pyloric lymph node）：包括幽门上、下淋巴结，在幽门上、下方，引流胃幽门部的淋巴。幽门下淋巴结还接受胃网膜右淋巴结以及十二指肠上部和胰头的淋巴。幽门淋巴结的输出管汇入腹腔淋巴结。

5）脾淋巴结（splenic lymph node）：位于脾门附近，接受胃底部和胃网膜左淋巴结的输出管，通过沿胰上缘脾动脉分布的胰上淋巴结汇入腹腔淋巴结。

6）其他途径：胃的淋巴管与邻近器官的淋巴管亦有广泛联系，故胃癌细胞可向邻近器官转移，也可通过食管的淋巴管和胸导管末端逆流至左锁骨上淋巴结。

4. 神经　支配胃的神经有交感神经、副交感神经及内脏传入神经。

（1）交感神经：胃的交感神经来自腹腔神经丛，随腹腔干的分支至胃壁。交感神经抑制胃的分泌和蠕动，增强幽门括约肌的张力，并使胃的血管收缩。

（2）副交感神经：胃的副交感神经节前纤维来自迷走神经前、后干（图 6-14）。迷走神经前干下行于食管腹部前面，在食管中线附近浆膜的深面，在胃贲门处分为肝支与胃前支。肝支有 1 ~ 3 条，于小网膜内右行参加肝丛。胃前支伴胃左动脉在小网膜内距胃小弯 1 cm 处右行，沿途发出 4 ~ 6 条小支至小弯侧的胃前壁，最后在胃角切迹附近以"鸦爪"形分支分布于幽门窦及幽门管前壁。迷走神经后干贴食管腹部右后方下行，在贲门处分为腹腔支和胃后支。腹腔支沿胃左动脉加入腹腔丛；胃后支沿胃小弯深面右行，沿途分出小支至小弯侧的胃后壁，最后

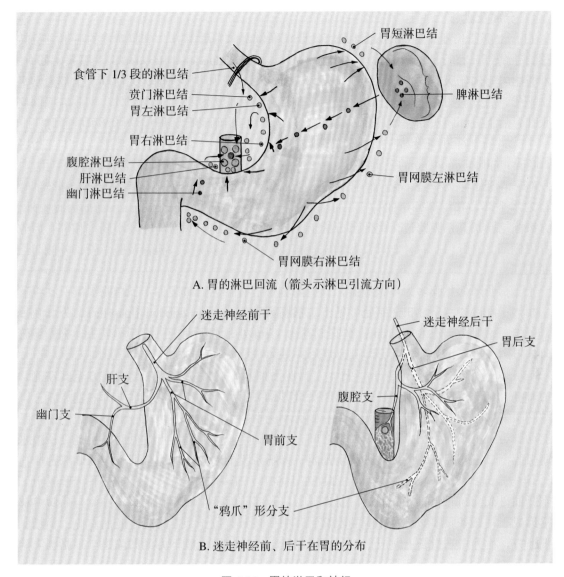

食管下 1/3 段的淋巴结

贲门淋巴结

胃左淋巴结

胃右淋巴结

腹腔淋巴结

肝淋巴结

幽门淋巴结

胃短淋巴结

脾淋巴结

胃网膜左淋巴结

胃网膜右淋巴结

A. 胃的淋巴回流（箭头示淋巴引流方向）

迷走神经前干

肝支

幽门支

胃前支

"鸦爪"形分支

迷走神经后干

胃后支

腹腔支

B. 迷走神经前、后干在胃的分布

图 6-14 胃的淋巴和神经

也以"鸦爪"形分支分布于幽门窦及幽门管的后壁。迷走神经各胃支在胃壁神经丛内换神经元，发出节后纤维，支配胃腺与胃壁平滑肌，促进胃酸和胃蛋白酶的分泌，增强胃的运动。

行高选择性迷走神经切断术时需要保留肝支、腹腔支和胃前、后支主干与"鸦爪"形分支，只切断胃前、后支的胃壁支。此法既可减少胃酸分泌，达到治疗溃疡的目的，又可保留胃的排空功能及避免肝、胆、胰、肠的功能紊乱。

（3）内脏传入神经：胃的感觉神经纤维随交感神经和副交感神经分别进入脊髓和延髓。胃的痛觉冲动主要随交感神经通过腹腔丛和交感干传入第 6 ～ 10 胸髓节段。胃手术时，封闭腹腔丛可阻滞痛觉的传入。胃的牵拉感和饥饿感冲动则由迷走神经传入延髓，胃手术时过度牵拉或强烈刺激迷走神经，偶可引起心搏骤停，虽属罕见，但后果严重，值得重视。

（三）十二指肠

十二指肠（duodenum）介于胃和空肠之间，是小肠的第一段，长约 25 cm，其上端始于胃的幽门，下端至十二指肠空肠曲延续为空肠（图 6-11、15）。整个十二指肠呈"C"形弯曲，包绕胰头，除始、末两端外，均为腹膜外位器官，紧贴腹后壁第 1 ～ 3 腰椎右前方。十二指肠分为上部、降部、水平部和升部。

1. 分部及毗邻

（1）上部：长 4 ~ 5 cm，起自幽门，呈水平位走向右后上方，至胆囊颈的后下方急转向下移行于降部，移行部的弯曲称十二指肠上曲（superior duodenal flexure）。上部起始处有大、小网膜附着，属于腹膜内位，故活动度较大；其余部分均为腹膜外位，无活动。上部通常平对第 1 腰椎，直立时可稍下降。上部的前上方与肝方叶和胆囊相邻，近幽门处小网膜右缘深侧为网膜孔；后下方邻胰头和胰颈；后方有胆总管、胃十二指肠动脉、肝门静脉及下腔静脉。

十二指肠上部近侧段黏膜面平坦无皱襞，钡餐 X 线检查时呈三角形阴影，称十二指肠球（duodenal bulb of duodenum）。此部是溃疡的好发部位，因肠管较薄，发生溃疡后易穿孔。

（2）降部：长 7 ~ 8 cm，始于十二指肠上曲，沿脊柱右侧下降至第 3 腰椎，折转向左，移行为水平部。移行部的弯曲称十二指肠下曲（inferior duodenal flexure）。降部为腹膜外位，前方有横结肠及其系膜跨过，将此部分为上、下两段，分别与肝右前叶及小肠袢相邻；后方与右肾内侧部、右肾门、右肾血管及右输尿管相邻；内侧紧邻胰头、胰管及胆总管；外侧与结肠右曲相邻。

十二指肠降部黏膜多为环状皱襞，其后内侧壁上有一纵行皱襞称十二指肠纵襞。在纵襞下端，相当于降部中、下 1/3 交界处可见**十二指肠大乳头**（major duodenal papilla），为肝胰壶腹的开口处，一般距幽门 8 ~ 9 cm；在其上方约 1 cm 处，常可见十二指肠小乳头，为副胰管的开口处（图 6-16）。

（3）水平部：长 10 ~ 12 cm，自十二指肠下曲水平向左横过第 3 腰椎前方至其左侧，移行为升部。此部也是腹膜外位，上方邻胰头及其钩突；下方邻空肠袢；后方邻右输尿管、下腔静脉和腹主动脉；前方右侧邻小肠袢，左侧有小肠系膜根及肠系膜上动、静脉跨过。由于肠系膜上动脉与腹主动脉将水平部夹于二者之间，故当肠系膜上动脉起点过低时，可能会压迫水平部而引起十二指肠腔淤积、扩大，甚至梗阻，称肠系膜上动脉压迫综合征（Wilkie 综合征）。

（4）升部：长 2 ~ 3cm，由水平部向左上斜升，至第 2 腰椎左侧折向前下，形成十二指肠空肠曲（duodenojejunal flexure），续为空肠。升部前面及左侧覆有腹膜，左侧与后腹壁移行处常形成 1 ~ 3 条腹膜皱襞及相应的隐窝。其中一条皱襞位于十二指肠空肠曲左侧、横结肠系膜根下方，称为十二指肠上襞或十二指肠空肠襞。十二指肠上襞下方的凹陷是十二指肠上隐窝（superior duodenal recess），十二指肠上隐窝开口向下，与十二指肠下襞深面的十二指肠下隐窝（inferior duodenal recess）开口相对（图 6-17）。升部右侧邻胰头和腹主动脉。

十二指肠悬韧带（suspensory ligament of duodenum）又称 Treitz 韧带，由十二指肠悬肌和包于其下端外面的腹膜皱襞共同形成。十二指肠悬肌由纤维和结缔组织构成，起于右膈脚，止于十二指肠空肠曲上部后面，有悬吊和固定十二指肠空肠曲的作用。手术时常以此韧带作为判定空肠起始端的重要标志。

2. 血管和神经

（1）动脉：十二指肠血液供应主要来自胰十二指肠上前、后动脉（anterior and posterior superior pancreaticoduodenal artery）和胰十二指肠下动脉（inferior pancreaticoduodenal artery）。胰十二指肠上前、后动脉起于胃十二指肠动脉，分别沿胰头与十二指肠降部之间的前、后方靠近十二指肠下行；胰十二指肠下动脉起于肠系膜上动脉，分为前、后两支，在十二指肠降部的内侧与胰十二指肠上前、后动脉相吻合形成前、后两个动脉弓，从弓上发出分支营养十二指肠与胰头。此外，十二指肠上部还有胃十二指肠动脉分出的十二指肠上动脉、十二指肠后动脉以及胃网膜右动脉的上行返支和胃右动脉的小支供应。

（2）静脉：多与同名动脉伴行，除胰十二指肠上后静脉直接汇入肝门静脉外，其余的均汇入肠系膜上静脉。

（3）神经：主要来自肠系膜上神经丛、肝丛和腹腔神经丛。

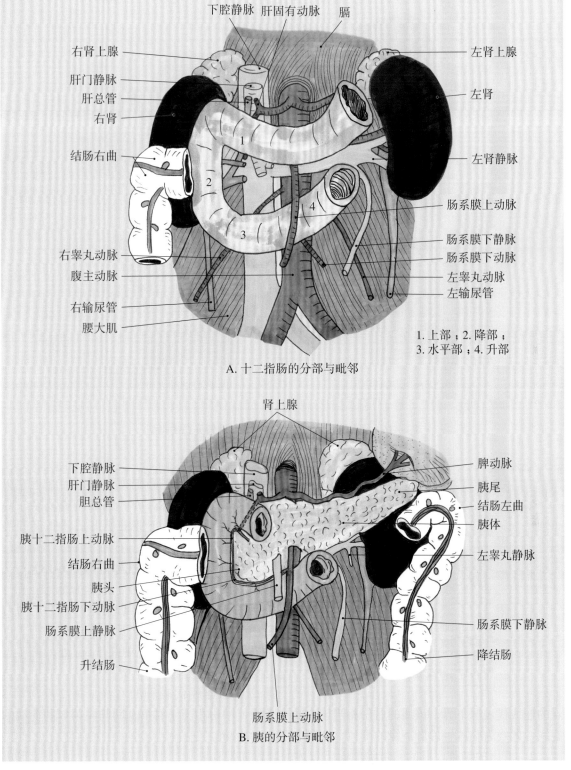

A. 十二指肠的分部与毗邻

1. 上部；2. 降部；
3. 水平部；4. 升部

B. 胰的分部与毗邻

图 6-15　十二指肠和胰的分部和毗邻

（四）肝

1. 肝的位置、毗邻与体表投影　肝（liver）是人体最大的实质性器官，大部分位于右季肋区和腹上区，小部分位于左季肋区。除位于腹上区的部分外，其余均被肋及肋软骨所覆盖。肝的上方为膈，右半部借膈与右肋膈隐窝和右肺底相邻，肝脓肿可穿破膈溃入右胸膜腔，左

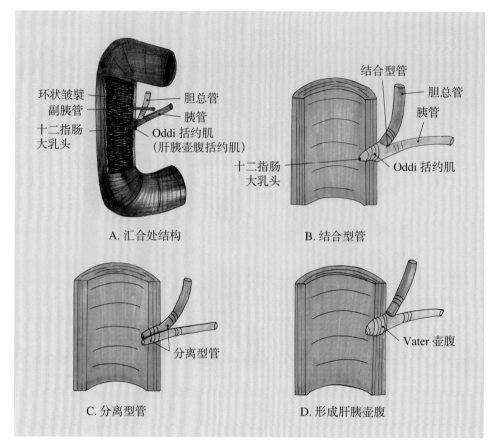

图 6-16　十二指肠大乳头及胆总管和胰管开口的类型

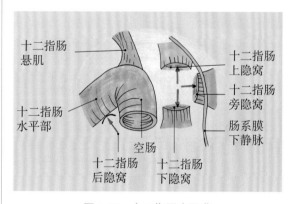

图 6-17　十二指肠空肠曲

半部借膈同心包与心膈面为邻，后缘近左纵沟处与食管相接触。肝的脏面毗邻复杂，除胆囊窝容纳胆囊、下腔静脉肝后段行经腔静脉沟以外，还与右肾、右肾上腺、胃前壁、十二指肠上部及结肠右曲紧邻（图 6-18）。

肝的体表投影可用 3 点作为标志：第 1 点为右锁骨中线与第 5 肋交点；第 2 点为右腋中线与第 10 肋的交点下 1.5 cm 处；第 3 点为左第 6 肋软骨距前正中线 5 cm 处。第 1 点与第 3 点的连线为肝上界的投影。第 1 点与第 2 点的连线代表肝的右缘。第 2 点与第 3 点的连线代表肝下界，该线的右份相当于右肋弓下缘，中份相当于右第 9 肋与左第 8 肋前端的连线，此线为临床触诊肝下缘的部位，在剑突下 2 ～ 3 cm。

2. 肝周的韧带　肝的韧带除前面已叙述的肝胃韧带和肝十二指肠韧带以外，由腹膜形成的韧带还有镰状韧带，左、右冠状韧带和左、右三角韧带（图 6-19）。

（1）**镰状韧带**（falciform ligament of liver）：呈镰刀状，是肝膈面的脏腹膜同膈下面与腹前壁的壁腹膜相互移行形成的矢状位的韧带。其下缘游离肥厚，内含由脐至肝门的脐静脉索（由胚胎时期脐静脉闭锁构成），称**肝圆韧带**（ligamentum teres hepatis）。

（2）**冠状韧带**（coronary ligament）：由膈下面的壁腹膜连于肝膈面的腹膜构成，呈冠状位，由两层腹膜构成。冠状韧带两层之间有一定距离，致这部分肝无腹膜被覆，故名肝裸区（bare area of liver）（图 6-19）。

（3）左、右三角韧带（left and right triangular ligament）：在肝冠状韧带的左、右两端处，由冠状韧带向两侧延伸而成。

3. 肝门与肝蒂　肝的脏面较凹陷，有"H"形的左、右纵沟和横沟。左纵沟前部有肝圆韧带，后部有静脉韧带通过。右纵沟前部即胆囊窝，容纳胆囊，后部为腔静脉沟，沟内有下腔静脉通过。横沟亦称**肝门**（porta hepatis）或第一肝门，有肝左、右管，肝门静脉左、右支和肝固有动脉

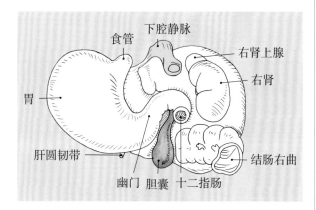

图 6-18　肝脏面的毗邻

左、右支，淋巴管及神经等出入（图 6-19，20）。这些出入肝门的结构被结缔组织包裹形成肝蒂（hepatic pedicle），走行于肝十二指肠韧带内。肝蒂内主要结构的毗邻关系是：胆总管位于右前，肝固有动脉位于左前，肝门静脉位于二者的后方。出入第一肝门的主要结构的前后关系是：肝左、右管在前，肝固有动脉左、右支居中，肝门静脉左、右支居后。在肝蒂内，肝左、右管的汇合点最高，肝门静脉的分叉点稍低，肝固有动脉的分叉点最低。

在膈面腔静脉沟的上端，肝左、中、右静脉汇入下腔静脉，此处称**第二肝门**（secondary porta of liver），被冠状韧带的上层所遮盖（图 6-21）。它的肝外标志是沿镰状韧带向上后方的延长线，此线正对着肝左静脉或肝左、中静脉合干后注入下腔静脉处。因此，手术暴露第二肝

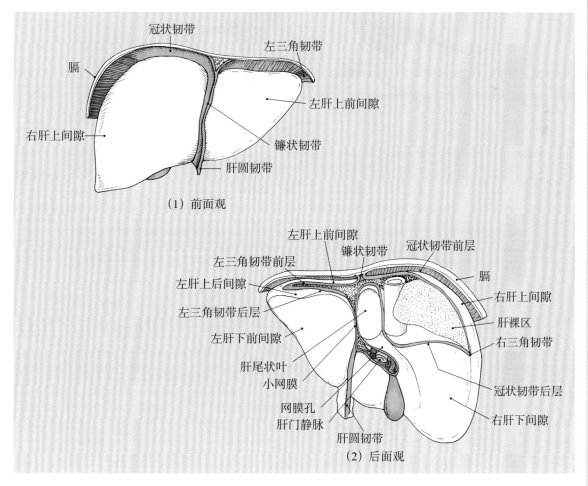

（1）前面观

（2）后面观

图 6-19　肝周的韧带

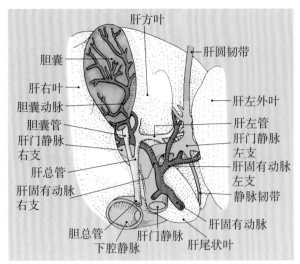

图 6-20　肝门及肝蒂

门时，可按此标志寻找。

在腔静脉沟的下端，肝右后下静脉和尾状叶静脉出肝注入下腔静脉，此处称**第三肝门**（third porta of liver）（图 6-22）。

4. 肝的分叶与分段

（1）肝段的概念：根据肝的外形将肝分为左叶、右叶、方叶和尾状叶，不完全符合肝内管道的分布规律，已不能满足肝内占位性病变定位诊断和肝外科手术治疗的需要。肝内管道可分为肝静脉系统（肝左、中、右静脉，肝右后静脉和尾状叶静脉）和 Glisson 系统两部分，后者由血管周围纤维囊（Glisson 囊）包绕肝门静脉、肝固有动脉

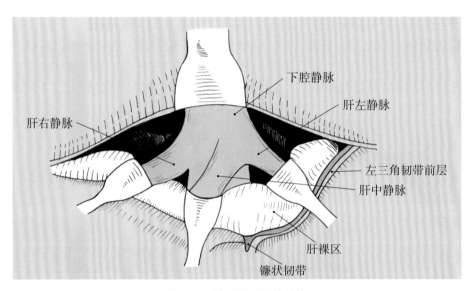

图 6-21　第二肝门及其结构

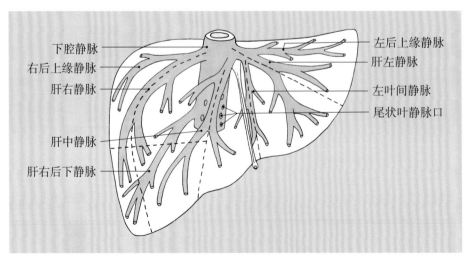

图 6-22　第三肝门（虚线示段间裂）

和肝管形成，三者在肝内的分支与分布基本一致（图 6-23）。肝段就是依 Glisson 系统的分支与分布和肝静脉的走行而划分的。Glisson 系统分布于肝段内，肝静脉走行于肝段间。关于肝段的划分法，各家的研究结果和认识尚有差异，至今尚无统一的意见，但目前国际上多采用 Couinaud 肝段划分法，并认为它较为完整和具有实用价值（图 6-24）。依 Glisson 系统的分支及分布和肝静脉的走行将肝分为若干区域，各区域内均有独立的 Glisson 系统的一、二、三级及逐渐变细的分（属）支和引流相应区域胆汁的管道，并有相应的肝静脉属支引流相邻区域的静脉血，这些区域是肝的功能单位，称肝段（segment of liver），分为左、右半肝、5 叶和 8 段。临床上，依据这种分叶与分段的方式，施行肝段、肝叶或半肝切除术。

（2）肝叶和肝段的划分：在 Glisson 系统或肝门静脉系统腐蚀铸型中，可以看到在肝的叶间和段间存有缺少 Glisson 系统分布的裂隙，这些裂隙称为肝裂（hepatic fissure），是肝叶与肝叶之间和肝段与肝段之间的分界线（图 6-22，25）。

1）正中裂：在肝膈面以胆囊切迹中点至下腔静脉左侧壁的连线；在肝脏面，经胆囊窝中份至腔静脉沟左缘的连线，又称主门裂或 Cantlie 线。裂内有肝中静脉走行，此裂将肝分为左、右半肝。

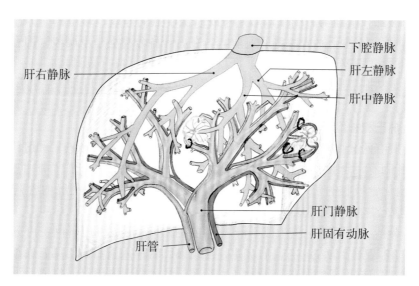

图 6-23　Glisson 系统在肝内的分布

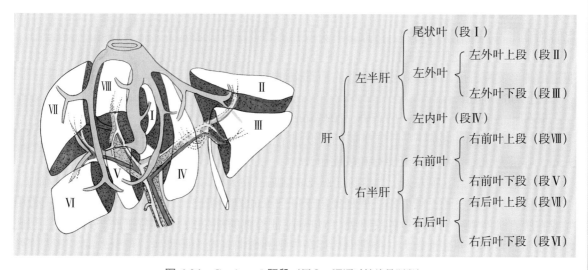

图 6-24　Gouinaud 肝段（用 Ⅰ ~ Ⅷ顺时针编号肝段）

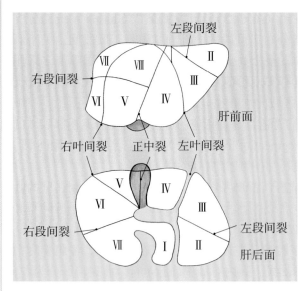

图 6-25　肝段划分法

2）左叶间裂：在肝膈面相当于肝镰状韧带附着线左侧约 1cm 的平面，在脏面即以左纵沟为代表。裂内有肝左静脉、左叶间静脉和肝门静脉左支矢状部走行，此裂分隔左内叶和左外叶。

3）右叶间裂：右叶间裂在肝膈面为下腔静脉右壁至胆囊切迹中点右侧的肝下缘外、中 1/3 交点的连线，转至脏面，连于肝门右端。裂内有肝右静脉走行，分开右前叶和右后叶。

4）左段间裂：在肝膈面为下腔静脉左壁至肝左缘上、中 1/3 交点的连线，转至脏面止于左纵沟中点稍后上方处。裂内有肝左静脉段间支走行，将左外叶分为左外叶上段（段Ⅱ）和左外叶下段（段Ⅲ）。

5）右段间裂：在脏面为肝门横沟右端至肝右缘中点的连线，转至膈面，连于正中裂。此裂相当于肝门静脉右支主干平面，将肝右前叶与右后叶各分为上、下两段，即右前叶上段（段Ⅷ）与右前叶下段（段Ⅴ）、右后叶上段（段Ⅶ）与右后叶下段（段Ⅵ）。

6）背裂：是从肝静脉出肝处至肝门横沟的弧形线，位于尾状叶前方，将尾状叶与左内叶和右前叶分隔。

5. 血管、淋巴和神经

1. 血管　肝有两套血管供血，即**肝固有动脉**（proper hepatic artery）和**肝门静脉**（hepatic portal vein）。肝固有动脉供给肝自身代谢所需的氧和营养物质。肝门静脉供血量占 70% ~ 80%，输送自消化管吸收的营养物质入肝进行中间代谢。肝静脉收集肝内含营养物质的静脉血，在腔静脉沟处注入下腔静脉。

2. 淋巴　分浅、深两组。浅组位于肝表面的浆膜下，形成淋巴管网，可分为膈面与脏面两部分。膈面的淋巴管分为左、右、后 3 组，左组淋巴管注入胃右淋巴结；右组淋巴管注入主动脉前淋巴结；后组淋巴管经膈的腔静脉孔入胸腔，注入膈上淋巴结及纵隔后淋巴结。

肝脏面的淋巴管多走向肝门注入肝淋巴结，仅右半肝的后部及尾状叶的淋巴管与下腔静脉并行，经膈注入纵隔后淋巴结。深组在肝内形成升、降两干：升干随肝静脉出第二肝门，沿下腔静脉注入纵隔后淋巴结；降干随肝门静脉分支出肝门，注入肝淋巴结。由于肝的浅、深组淋巴管均有注入纵隔后淋巴结者。因此，肝炎或膈下感染常可引起纵隔炎症或脓胸。

（3）神经：肝受腹腔神经丛、迷走神经前干的肝支和膈神经的分支支配。右膈神经参与胆道的神经支配，所以胆囊病变可引起右肩部牵涉痛。

（五）肝外胆道

肝外胆道由肝左、右管，肝总管，胆囊和胆总管组成（图 6-26）。

1. 胆囊（gallbladder）　是呈梨形的囊状器官，位于胆囊窝内，长 10 ~ 15 cm，宽 3 ~ 5 cm，容量为 40 ~ 60 ml，可储存和浓缩胆汁。

胆囊上方为肝，下后方为十二指肠上部及横结肠，左为幽门，右为结肠右曲，前为腹前壁。

胆囊分底、体、颈、管四部。底稍突出于肝下缘的胆囊切迹，其体表投影相当于右锁骨中线或右腹直肌外侧缘与右肋弓的交点处（Murphy 征检查的部位）。体部位于底与颈之间，与底之间无明显界限，伸缩性较大。体部向后逐渐变细并弯曲延续为胆囊颈，位置较深，其上部膨大，形成 Hartmann 囊，胆囊结石多停留于此囊中。

胆囊管长 2.5 ~ 4.0 cm，上端连于胆囊颈，下端呈锐角与肝总管汇合为胆总管。胆囊管近胆囊的一端有螺旋状黏膜皱襞，称 Heister 瓣。由于有 Heister 瓣的存在，可使胆囊管不致过度膨大或缩小，有利于胆汁的进入与排出；当胆道炎症而致此瓣水肿或有结石嵌顿时，常可导致胆囊积液或胆绞痛。

供应胆囊的**胆囊动脉**（cystic artery）常于胆囊三角（Calot 三角）内起自肝右动脉。该三角由胆囊管、肝总管和肝脏面围成，是手术中寻找胆囊动脉的标志。胆囊动脉常有变异，可起自肝总动脉、肝固有动脉或其左支、胃十二指肠动脉或具有双胆囊动脉等，变异的动脉常行经肝总管或胆总管的前方，胆囊或胆总管手术时应予以注意（图 6-27）。

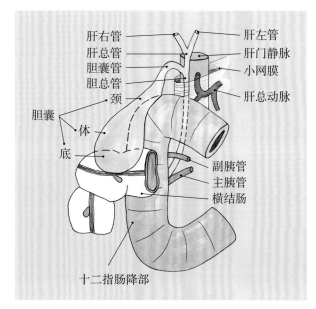

图 6-26　胆囊与肝外胆道

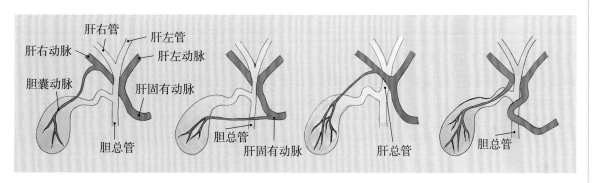

图 6-27　胆囊动脉的变异及其与肝总管和胆总管的位置关系

胆囊的静脉比较分散，胆囊与肝之间有数条小静脉相通。胆囊的小静脉汇成 1 ~ 2 条静脉经胆囊颈部汇入肝内门静脉分支。有的胆囊静脉注入肝门静脉主干或肝门静脉右支或其他属支。胆囊的淋巴管汇入肝淋巴结。胆囊的神经主要有交感神经与迷走神经，通过腹腔丛，伴随胆囊动脉走行分布至胆囊。

2. 肝管、肝总管及胆总管

（1）**肝管**（hepatic duct）：肝内小胆管汇合成肝左、右管，肝左、右管在肝门处汇合成肝总管。肝右管起自肝门的后上方，较为短粗，长 0.8 ~ 1.0 cm，其走行较陡直，与肝总管之间的角度为 150°。肝左管较细，长 2.5 ~ 4.0 cm，与肝总管之间的角度较小。

（2）**肝总管**（common hepatic duct）：长 3 cm，直径为 0.4 ~ 0.6 cm。其上端由肝左、右管合成，下端与胆囊管汇合成胆总管。肝总管前方有时有肝右动脉或胆囊动脉越过，在肝和胆道手术中应予注意。

（3）**胆总管**（common bile duct）：在肝门下方由肝总管与胆囊管汇合而成，长 7 ~ 8 cm，直径为 0.6 ~ 0.8 cm。若其直径超过 1 cm，可视为病理状态（如胆总管下段梗阻等）。根据行程可将其分为 4 段（图 6-28）。

1）十二指肠上段（第 1 段）：自胆总管起始处至十二指肠上部上缘，行于肝十二指肠韧

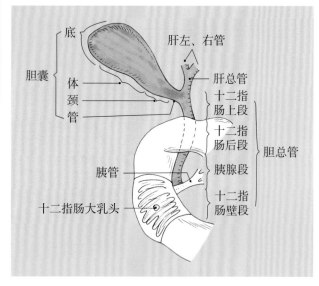

图 6-28　胆总管的分段

带内肝门静脉前方、肝固有动脉的右侧。胆总管切开探查引流术即在此段进行。

2）十二指肠后段（第 2 段）：位于十二指肠上部之后，向下内方行于下腔静脉的前方，肝门静脉的右侧。

3）胰腺段（第 3 段）：弯向下外方，在胰头实质内或胰与十二指肠降部之间下行，有时行于胰头后面的沟内。胰头癌或慢性胰腺炎时，常压迫此段出现梗阻性黄疸。

4）十二指肠壁段（第 4 段）：斜穿十二指肠降部中段的后内侧壁，与胰管末端汇合后略呈膨大，形成**肝胰壶腹**（hepatopancreatic ampulla），又称 Vater 壶腹。壶腹周围及其附近有括约肌并向肠腔突出，使十二指肠黏膜隆起形成十二指肠大乳头。肝胰壶腹经乳头开口于十二指肠腔。肝胰壶腹的开口部位绝大多数在十二指肠降部中、下 1/3 交界处的后内侧壁、十二指肠纵襞的下端（图 6-16）。

（六）胰

1. 位置、分部与毗邻　胰（pancreas）是位于腹膜后间隙内的狭长腺体，横位于腹上区和左季肋区，平对第 1、2 腰椎，长 12 ～ 15 cm。胰的前面隔网膜囊与胃相邻；后方有下腔静脉、胆总管、肝门静脉和腹主动脉；其右侧端被十二指肠环抱；左侧端靠近脾门（图 6-15）。

通常将胰分为头、颈、体、尾四部分，但各部之间并无明显的界限。

（1）胰头（head of pancreas）：位于第 2 腰椎的右侧，是胰最宽大的部分，被十二指肠从上方、右侧和下方呈 "C" 形环绕。与十二指肠壁紧贴，故胰头部肿瘤可压迫十二指肠引起梗阻。胰头下部向左突出而绕至肠系膜上动、静脉后方的部分称钩突（uncinate process of pancreas）。胰头的前面有横结肠系膜根越过，后面有下腔静脉、右肾静脉及胆总管下行。

（2）胰颈（neck of pancreas）：是胰头与胰体之间较狭窄的部分，长 2.0 ～ 2.5 cm，位于胃幽门部的后下方，其后面有肠系膜上动、静脉通过。肠系膜上静脉与脾静脉在胰颈后方汇合成肝门静脉。

（3）胰体（body of pancreas）：较长，横位于第 1 腰椎椎体前方，稍向前凸起。胰体的前面隔网膜囊与胃后壁为邻；后面有腹主动脉、脾静脉、左肾上腺、左肾等。上缘与腹腔干和腹腔神经丛相邻，脾动脉沿此缘向左走行，下缘与十二指肠空肠曲和空肠袢相邻。

（4）胰尾（tail of pancreas）：是胰体向左端的狭细部分，末端达脾门，故脾切除时应注意不要伤及胰尾，以免术后形成胰瘘。由于胰尾行经脾肾韧带的两层腹膜之间，故有一定的移动性。

2. 胰管与副胰管　胰管（pancreatic duct）位于胰实质内，起自胰尾，横贯胰腺全长达胰头右缘，并收纳各小叶导管，到达胰头右缘时通常与胆总管汇合形成肝胰壶腹，经十二指肠大乳头开口于十二指肠腔，偶尔可单独开口于十二指肠腔（图 6-16）。

副胰管（accessory pancreatic duct）位于胰头上部，主要引流胰头前上部的胰液，开口于十二指肠小乳头，起始端通常与胰管相连。胰管末端发生梗阻时，胰液可经副胰管进入十二指肠腔（图 6-16）。

3. 血管及淋巴　胰的动脉主要有胰十二指肠上前、后动脉，胰十二指肠下动脉，胰背动脉，胰下（即胰横）动脉，脾动脉胰支及胰尾动脉等。

胰头部的血液供应丰富，有胰十二指肠上前、后动脉（均起自胃十二指肠动脉）及胰十二指肠下动脉（起自肠系膜上动脉）分出的前、后支，在胰头前、后相互吻合，形成动脉弓，由动脉弓发出分支供应胰头和十二指肠。

胰颈、胰体及胰尾均由脾动脉的分支供血。其中胰背动脉多起于脾动脉起始部，向下达胰颈或胰体背面分为左、右 2 支。左支沿胰下缘背面左行，称胰下动脉，在胰尾处与胰尾动脉吻合，右支与胰十二指肠上前动脉的分支吻合。胰体部的血供还来自脾动脉胰支，一般为 4 ~ 6 支，其中最大的一支为胰大动脉，分布至胰尾部的动脉称胰尾动脉。

胰的静脉多与同名动脉伴行，其血液汇入肝门静脉系统。胰头及胰颈的静脉汇入胰十二指肠上、下静脉及肠系膜上静脉，胰体及胰尾的静脉汇入脾静脉。胰的淋巴起自腺泡周围的毛细淋巴管，主要汇入胰淋巴结和胰十二指肠前、后淋巴结，再转入腹腔淋巴结（图 6-29）。

（七）脾

1. 位置与毗邻 脾（spleen）是人体最大的淋巴器官，位于左季肋区第 9 ~ 11 肋的深面，胃底与膈之间，其后端位于左侧第 9 肋的上缘、距后正中线 4 ~ 5 cm 处；前端达左第 11 肋与腋中线相交处，其长轴与左第 10 肋平行（图 6-30）。脾与膈相贴，故脾的位置可随呼吸和体位的不同而变化。

脾的膈面与膈、膈结肠韧带接触；脏面前上份贴胃底，后下部与左肾、左肾上腺为邻；下部与结肠左曲相接；脾门邻近胰尾。

2. 韧带 脾有 4 条韧带与邻近器官相连。

（1）胃脾韧带（gastrosplenic ligament）：见前述。

（2）脾肾韧带（splenorenal ligament）：是从脾门连至左肾前面的双层腹膜结构，内含有胰尾及脾血管、淋巴结和神经丛等。

（3）膈脾韧带（phrenicosplenic ligament）：由脾肾韧带向上延伸至膈的下面，此韧带很短，有的不明显。

（4）脾结肠韧带（splenocolic ligament）：是脾的前端与结肠左曲之间的双层腹膜，较短，

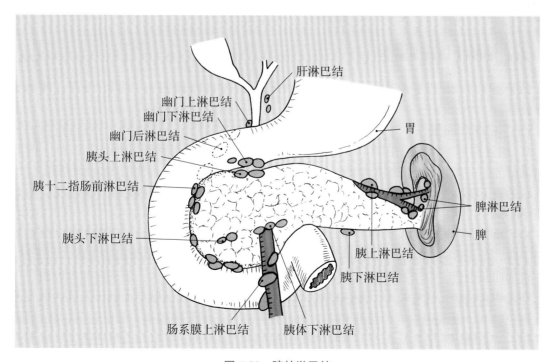

图 **6-29** 胰的淋巴结

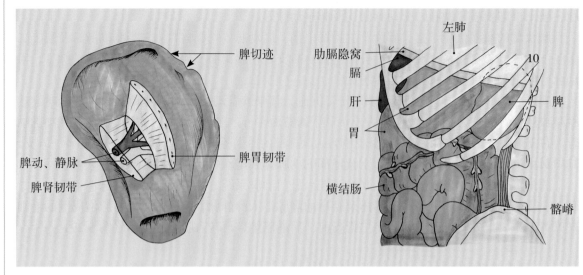

图6-30　脾的形态与毗邻

脾切除术切断此韧带时，注意勿伤结肠。

3. 血管、淋巴与神经

（1）**脾动脉**（splenic artery）：起自腹腔干，沿胰体上缘行向左侧，其远侧段入脾肾韧带内，并在韧带内发出各级分支，终末支经脾门入脾。

（2）**脾静脉**（splenic vein）：由脾门处的 2 ~ 6 条（常见 3 条）属支组成，位于脾动脉的后下方，走在胰体后上部的横沟中，在胰颈的后方与肠系膜上静脉汇合成肝门静脉。

（3）**淋巴**：脾的淋巴管注入脾门胰尾处的淋巴结，其输出管沿脾动脉向右注入腹腔淋巴结。

（4）**神经**：主要来自腹腔神经丛，与脾动脉及其分支伴行，调节脾内血流量。

4. 副脾（accessory spleen）　色泽、硬度与功能都和脾一致，出现率为 5.7% ~ 35.0%。其位置、数目和大小等均不恒定，多位于脾门、脾蒂和大网膜等处。在血小板减少性紫癜或溶血性黄疸行脾切除术时，应一并切除副脾，以免复发。

脾

五、结肠下区主要器官

结肠下区位于横结肠及其系膜与小骨盆上口之间。此区内有空肠、回肠、盲肠、阑尾及结肠等脏器。

（一）空肠和回肠

1. 位置和形态结构　结肠下区的大部被**空肠**（jejunum）及**回肠**（ileum）占据，两者间无明显分界。一般近侧的 2/5 为空肠，盘曲于结肠下区的左上部；远侧的 3/5 为回肠，位于结肠下区的右下部，并垂入盆腔。空、回肠均属腹膜内位器官，借肠系膜悬附于腹后壁，故合称系膜小肠。

X 线检查时，通常将小肠袢按部位分为 6 组：第 1 组为十二指肠，位于腹上区；第 2 组为空肠上段，位于左外侧区；第 3 组为空肠下段，位于左髂区；第 4 组为回肠上段，位于脐区；第 5 组为回肠中段，位于右外侧区；第 6 组为回肠下段，位于右髂区、腹下区和盆腔内。

空肠管径较粗，管壁较厚，颜色较红，富含血管，黏膜环状皱襞高而密，黏膜内散在分布孤立淋巴滤泡，系膜内血管弓级数和脂肪均较少；而回肠则管径较细，管壁较薄，颜色较淡，血管较少，黏膜环状皱襞低而疏，黏膜内除有孤立淋巴滤泡外，还有集合淋巴滤泡，系膜内血管弓级数较多，脂肪较丰富。

2. 肠系膜（mesentery） 由双层腹膜组成，将空、回肠连于腹后壁，其在腹后壁的附着处称肠系膜根（radix of mesentery）。肠系膜根从第 2 腰椎椎体左侧斜向右下，止于右骶髂关节前方，长 15 cm。肠系膜的肠缘连于空、回肠的系膜缘，与空、回肠全长相等。由于肠系膜的根短而肠缘长，因此肠系膜整体呈扇状，并随肠袢形成许多折叠。肠系膜两层腹膜间含有分布到肠袢的血管、神经和淋巴。血管、淋巴管和神经在小肠的系膜缘处进出肠壁。系膜缘处的肠壁与两层腹膜围成系膜三角，此三角处肠壁无浆膜，临床上小肠切除吻合术时应妥善缝合，防止发生肠瘘。

肠系膜根将横结肠及其系膜与升、降结肠和乙状结肠及其系膜之间的区域分为左、右肠系膜窦。左肠系膜窦介于肠系膜根、横结肠及其系膜的左 1/3 部、降结肠与乙状结肠及其肠系膜之间，略呈向下开口的斜方形，窦内感染时易蔓延到盆腔；右肠系膜窦位于肠系膜根、升结肠、横结肠及其系膜的右 2/3 部之间，呈三角形，几乎是封闭的，窦内感染积脓时不易引流。

3. 血管、淋巴及神经

（1）动脉：空、回肠的动脉来自**肠系膜上动脉**（superior mesenteric artery）。肠系膜上动脉在第 1 腰椎水平起于腹主动脉前壁，经胰颈后方行向前下，从胰颈下缘左侧穿出，跨十二指肠水平部前方，入肠系膜根走向右下至右髂窝。此动脉向右侧发出胰十二指肠下动脉、中结肠动脉、右结肠动脉和回结肠动脉，向左发出 12 ~ 18 条空、回肠动脉，在肠系膜内呈放射状走向肠壁，途中分支吻合，形成动脉弓。小肠近侧段一般为 1 ~ 2 级动脉弓；远侧段弓数增多，可达 3 ~ 4 级，回肠最末段又只有 1 级动脉弓。末级血管弓发出直动脉分布于肠壁，直动脉之间缺少吻合。在施行小肠切除吻合术时肠系膜应按血管走向行扇形切除，并将系膜缘侧的肠壁应稍多切除一些，以保证吻合口对系膜缘侧有充分血供，防止术后缺血坏死或愈合不良形成肠瘘。

（2）静脉：空、回肠静脉与动脉伴行，汇入**肠系膜上静脉**（superior mesenteric vein）。肠系膜上静脉伴相应动脉右侧上行至胰颈后方与脾静脉汇合，形成肝门静脉。

（3）淋巴：空、回肠淋巴管伴血管走行，注入肠系膜淋巴结。肠系膜淋巴结可达数百个，沿肠血管分布，输出管注入肠系膜上动脉根部周围的肠系膜上淋巴结。后者的输出管注入腹腔干周围的腹腔淋巴结，最后汇合成肠干注入乳糜池，部分输出管直接经肠干入乳糜池。

（4）神经：空、回肠接受交感和副交感神经双重支配。它们来自腹腔丛和肠系膜上丛，沿肠系膜上动脉及其分支到肠壁。交感神经节前纤维起于脊髓第 9 ~ 11 胸节段，经交感干和内脏大、小神经，在腹腔神经节和肠系膜上神经节内换神经元后发出节后纤维，分布到肠壁，抑制肠的蠕动和分泌，使其血管收缩。

副交感神经节前纤维来自迷走神经，至肠壁内神经节换元后发出节后纤维，支配小肠的平滑肌和腺体，促进肠的蠕动和分泌。空、回肠的内脏感觉纤维随交感和副交感神经分别传入脊髓第 9 ~ 12 胸节段和延髓。痛觉冲动主要经交感神经传入脊髓，故小肠病变时牵涉痛出现于脐的周围（第 9 ~ 11 胸神经分布区）。

（二）盲肠和阑尾

1. 盲肠（cecum） 为大肠的起始部，位于右髂窝，直立时可垂入盆腔。小儿盲肠位置较高，盲肠粗而短，长 6 ~ 7 cm。盲肠左侧接回肠末端，后内侧壁有阑尾附着（三者合称为回盲部），向上延续为升结肠，右侧为右结肠旁沟，后贴髂腰肌，前面邻腹前壁，并常被大网膜覆盖。盲肠通常为腹膜内位器官，没有系膜，偶尔连同升结肠有系膜，活动度较大，称为移动性盲肠。盲肠壁的 3 条结肠带下端会聚，续于阑尾根部，是手术时寻找阑尾根部的标志。回肠末端连通盲肠，开口处黏膜有上、下两襞，称为回盲瓣（ileocecal valve）。回肠瓣有控制小肠内容物过快进入大肠，并防止盲肠内容物反流到回肠的作用。由于回肠管径小于盲肠，二者衔接处又接近直角，易形成肠套叠，以儿童较多见。

2. 阑尾（vermiform appendix） 一般位于右髂窝内，呈蚯蚓状，长 5 ～ 7 cm，直径为 0.5 ～ 0.6 cm，阑尾腔开口于盲肠内面回盲瓣下 2 ～ 3 cm 处。阑尾根部附于盲肠后内侧壁，三条结肠带的汇合点。其体表投影在脐至右髂前上棘连线的中、外 1/3 交界处，称 McBurney 点；阑尾炎时该处常有明显压痛。阑尾属腹膜内位器官，有三角形的阑尾系膜悬附于肠系膜下端，因此阑尾位置变化较大。

据统计，国人阑尾常见位置的顺序如下：①回肠前位：占 28%，在回肠末段前方，尾端朝向左上，炎症时右下腹压痛明显。②盆位：占 26%，跨腰大肌前面入盆腔，尾端可触及闭孔内肌或盆腔脏器，炎症时可刺激腰大肌（伸髋时疼痛）或闭孔内肌（屈髋内旋时疼痛），也可出现膀胱或直肠等刺激症状。③盲肠后位：占 24%，在盲肠后方，髂肌前面，尾端向上，一般仍有系膜，盲肠后位阑尾炎时腹壁体征不明显，但常刺激髂腰肌可出现髋关节过度后伸时的疼痛。④回肠后位：占 8%，在回肠末段后方，尾端朝向左上，炎症时腹壁体征出现较晚，易导致弥漫性腹膜炎。⑤盲肠下位：占 6%，在盲肠后下，尾端朝向右下。此外，少数人尚有高位阑尾（在肝右叶下方）、腹膜外位阑尾，甚至有位于左下腹的阑尾等。

阑尾动脉（appendicular artery）起于回结肠动脉（图 6-31），多数为 1 支，少数为 2 支，在回肠末段后方入阑尾系膜内，沿其游离缘走行，分支分布于阑尾。

阑尾静脉（appendicular vein）与阑尾动脉伴行，汇入回结肠静脉，经肠系膜上静脉汇入肝门静脉。化脓性阑尾炎时细菌栓子可随静脉血流入肝，引起肝脓肿。因此，化脓性阑尾炎阑尾切除术时，切勿挤压阑尾，以免细菌进入血液，造成感染扩散。

（三）结肠

1. 分部、位置与毗邻 结肠呈"门"字形，按其行程和部位分为升结肠、横结肠、降结肠和乙状结肠四部分。

（1）升结肠（ascending colon）：在右髂窝续于盲肠，沿腹腔右外侧区上行至肝右叶下方转向左前下方移行为横结肠，移行处所形成的弯曲称结肠右曲（right colic flexure）。升结肠长约 15 cm，一般为腹膜间位器官，其后壁借疏松结缔组织与腹后壁相贴，因此，有时升结肠病

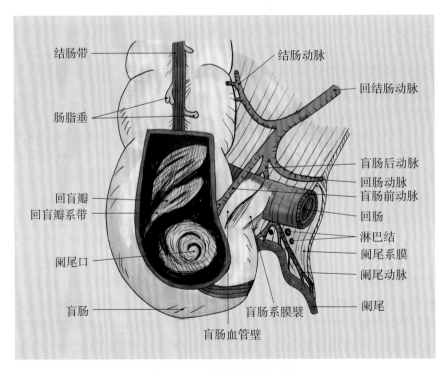

图 6-31 盲肠和阑尾的血供

变可累及腹膜后隙。少数人升结肠为腹膜内位，有系膜，活动度较大。升结肠的内侧为右肠系膜窦及回肠袢，外侧为右结肠旁沟。右结肠旁沟向上通肝肾隐窝，向下经右髂窝通盆腔，故膈下脓肿可经此沟引流至盆腔，阑尾化脓时可向上蔓延至肝右叶下方。

结肠右曲又称肝曲（hepatic flexure），后邻右肾，内侧邻十二指肠，前上方邻肝右叶与胆囊。

（2）**横结肠**（transverse colon）：起自结肠右曲，向左呈下垂的弓形横过腹腔中部，至左季肋区于脾前端下极处折转移行为降结肠，长 40 ～ 50 cm，折转处称结肠左曲（left colic flexure）。横结肠为腹膜内位器官，横结肠系膜根附着于十二指肠降部、胰与左肾的前面。横结肠左、右两端系膜较短，较固定，中间部系膜较长，活动度大。横结肠上方与肝、胆囊、胃和脾相邻，下方与空、回肠相邻。胃充盈或直立时，横结肠中部大多降至脐下，甚至可垂入盆腔。

结肠左曲又称脾曲（splenic flexure），较结肠右曲高，相当于第 10 ～ 11 肋水平，左后侧借膈结肠韧带附于膈下，后方贴靠胰尾与左肾，前邻胃大弯并为肋弓所掩盖。因此，结肠左曲的肿瘤不易被扪及，易漏诊。

（3）**降结肠**（descending colon）：起自结肠左曲，沿腹腔左外侧贴腹后壁向下，至左髂嵴水平移行为乙状结肠，长 25 ～ 30 cm，属于腹膜间位器官。其内侧为左肠系膜窦及空肠袢，外侧为左结肠旁沟。左结肠旁沟上端有膈结肠韧带，故不与肝周间隙相通；下方经左髂窝与盆腔相通，故左结肠旁沟内的积液只能向下经左髂窝流入盆腔。

（4）**乙状结肠**（sigmoid colon）：在左髂嵴处起自降结肠，至第 3 骶椎前方移行为直肠，长约 40 cm，呈乙状弯曲，横过左侧髂腰肌、髂外血管、睾丸（卵巢）血管及输尿管前方降入盆腔。乙状结肠属于腹膜内位器官，具有较长的系膜，因而活动性较大，易发生乙状结肠扭转。

2. 血管、淋巴和神经

（1）动脉：结肠的动脉有起自肠系膜上动脉的回结肠动脉、右结肠动脉和中结肠动脉，以及起自肠系膜下动脉的左结肠动脉和乙状结肠动脉。

1）**回结肠动脉**（ileocolic artery）：是肠系膜上动脉末端右侧的一条分支，在肠系膜根内向右下方走行，近回盲部分为盲肠前、后动脉，阑尾动脉，回肠支和升结肠支，分别供应盲肠、阑尾、回肠末段与升结肠下 1/3 的血液（图 6-31）。

2）**右结肠动脉**（right colic artery）：较细小，有时缺如，在回结肠动脉上方发自肠系膜上动脉或与中结肠动脉共干，行走在壁腹膜后方，跨过右睾丸（卵巢）动、静脉，右输尿管和腰大肌前方至升结肠内侧缘发出升、降两支，分别与中结肠动脉和回结肠动脉的分支吻合。升、降支再分支供应升结肠上 2/3 和结肠右曲的血液。

3）**中结肠动脉**（middle colic artery）：在胰颈下缘起自肠系膜上动脉，进入横结肠系膜，行向右下，近结肠右曲处分为左、右两支，供应横结肠的血液，并分别与左、右结肠动脉吻合。

4）**左结肠动脉**（left colic artery）：是肠系膜下动脉的最上分支，起于肠系膜下动脉起始端 2 ～ 3 cm 处，在壁腹膜后走向左上分为升、降两支，供应结肠左曲及降结肠的血液，并分别与中结肠动脉和乙状结肠动脉的分支吻合。

5）**乙状结肠动脉**（sigmoid arteries）：起于肠系膜下动脉，有 2 ～ 3 支。在乙状结肠系膜内呈扇形分布，供应乙状结肠的血液，其分支之间以及与左结肠动脉的降支之间相互有吻合。

自回盲部至乙状结肠末端，靠近肠系膜缘处，肠系膜上、下动脉的各结肠支均相互吻合形成动脉弓，称为边缘动脉（colic marginal artery）。边缘动脉发出许多直动脉，后者又分长支和短支，短支多起自长支，在系膜带处穿入肠壁；长支在浆膜下环绕肠管，至另外两条结肠带附近分支入肠脂垂后，穿入肠壁。结肠动脉的长、短支在穿入肠壁前很少吻合，因此，结肠手术分离和切除肠脂垂时，不可牵拉，以免切断长支，影响肠壁的供血（图 6-32）。

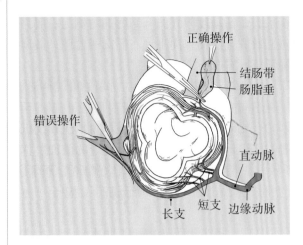

图 6-32   结肠边缘动脉的分支分布

（2）静脉：结肠的静脉基本与动脉伴行。结肠左曲以上的静脉分别经回结肠静脉、右结肠静脉和中结肠静脉汇入肠系膜上静脉；结肠左曲以下的静脉则经左结肠静脉、乙状结肠静脉汇入肠系膜下静脉，最后均汇入肝门静脉。

（3）淋巴：结肠的淋巴管穿出肠壁后伴血管走行，行程中有 4 组淋巴结。①结肠壁上淋巴结：位于肠壁和肠脂垂内，数量少。②结肠旁淋巴结：位于边缘动脉和肠壁之间。③中间淋巴结：沿各结肠动脉排列。④肠系膜上、下淋巴结：分别位于肠系膜上、下动脉的根部周围。右半结肠的淋巴大部分汇入肠系膜上淋巴结，左半结肠的淋巴大部分汇入肠系膜下淋巴结。肠系膜上、下淋巴结的输出管直接或经腹腔淋巴结汇入肠干。

（4）神经：由交感神经和副交感神经纤维组成的肠系膜上、下丛，分支伴随血管分布至肠壁。

（四）肝门静脉

1. 组成和类型   肝门静脉（hepatic portal vein）为腹腔中粗短的静脉干，长 6～8 cm，管径为 1.0～1.2 cm，主要由脾静脉与肠系膜上静脉汇合而成。但由于肠系膜下静脉及胃左静脉汇入肝门静脉的部位不同，其组成形式有 3 种基本类型（图 6-33）：Ⅰ型为肠系膜上静脉与脾静脉合成，而肠系膜下静脉汇入脾静脉，占半数以上；Ⅱ型为肠系膜上、下静脉与脾静脉共同合成，占 1/6；Ⅲ型为脾静脉与肠系膜上静脉合成，肠系膜下静脉注入肠系膜上静脉，占 1/3；其他形式为数极少。肠系膜上静脉与脾静脉汇合的部位，一般在胰颈的后方，偶在胰颈与胰体交界处或胰头的后方。因此，胰的病变常可累及肝门静脉。

2. 位置与毗邻   肝门静脉自胰颈的后方上行，通过十二指肠上部的后方入肝十二指肠韧带，上行至第一肝门下方，分为左、右两支，然后分别进入肝左叶和肝右叶。在肝十二指肠韧带内，肝门静脉的右前方为胆总管，左前方为肝固有动脉，后面隔着网膜孔（Winslow 孔）与下腔静脉相邻。

3. 属支与收集范围   肝门静脉的属支主要有脾静脉、肠系膜上静脉、肠系膜下静脉、胃左静脉、胃右静脉、胆囊静脉和附脐静脉等（图 6-33）。除胆囊静脉和附脐静脉为数条细小静脉外，其他属支与各自的同名动脉伴行。肝门静脉主要收集食管腹段、胃、小肠、大肠（至直肠上部）、胰、胆囊和脾等的血液。在正常情况下，肝门静脉血液占入肝血液总量的 70%～80%，是肝的功能血管。

4. 结构特点   肝门静脉与一般的静脉不同，它的起、止均为毛细血管，其一端始于胃、肠、胰、脾等的毛细血管网，另一端终于肝小叶的血窦；并且肝门静脉及其属支均缺乏静脉瓣。由于这些特点，无论肝内或肝外的肝门静脉受阻，均可引起肝门静脉高压，导致血液逆流，通过肝门静脉与上、下腔静脉系之间的交通回流。

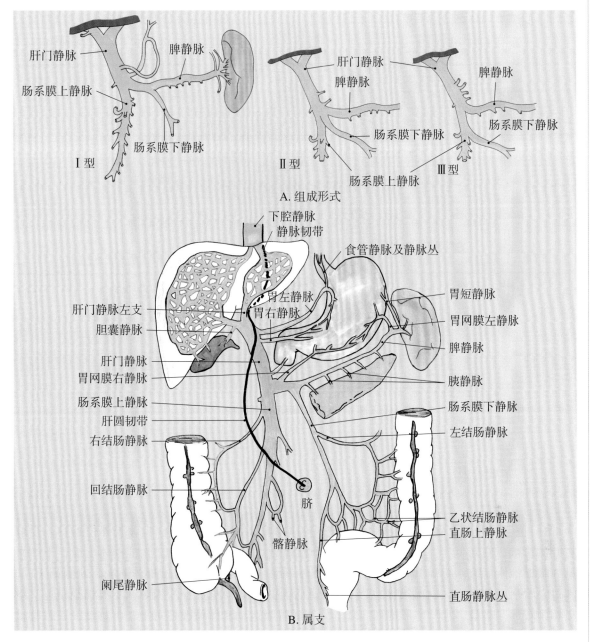

图 6-33　肝门静脉系统

第四节　腹膜后隙

一、概述

腹膜后隙（retroperitoneal space）位于腹后壁的壁腹膜与腹内筋膜之间。此间隙上至膈，经腰肋三角与后纵隔相通；下达骶岬，与盆腔腹膜后隙相延续；两侧向前外连于腹前外侧壁的腹膜外组织。因此，腹膜后隙的感染可向上、下扩散。

腹膜后隙内有肾、肾上腺、输尿管、腹部大血管、神经和淋巴结等重要结构（图 6-34），并有大量疏松结缔组织。上述器官的手术多采用腰腹部斜切口或腹腔镜经腹膜外入路。

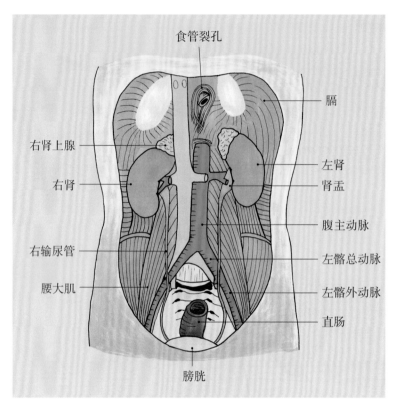

食管裂孔

膈

右肾上腺

左肾

右肾

肾盂

腹主动脉

右输尿管

左髂总动脉

腰大肌

左髂外动脉

直肠

膀胱

图 6-34　腹膜后隙内的结构

二、主要结构

(一) 肾

1. 位置与毗邻　肾 (kidney) 位于脊柱的两侧，贴附于腹后壁，为腹膜外位器官。受肝右叶的影响，右肾低于左肾 1 ~ 2 cm（半个椎体）。右肾上端平第 12 胸椎椎体上缘，下端平第 3 腰椎椎体上缘；左肾上端平第 11 胸椎椎体下缘，下端平第 2 腰椎椎体下缘。左侧第 12 肋斜过左肾后面的中部，右侧第 12 肋斜过右肾后面的上部。两肾肾门相对，上极相距稍近，下极相距较远，略呈"八"字形排列。肾的位置随呼吸运动和体位改变可上、下移动，正常移动范围不超过 3 cm，相当于一个椎体的高度。

肾门的体表投影：在腹前壁位于第 9 肋前端；在腹后壁位于第 12 肋下缘与竖脊肌外缘的交角处，该角称脊肋角或肾角。肾发生病变时，此处常有压痛或叩击痛。

肾的体表投影：在后正中线两侧 2.5 cm 和 7.5 ~ 8.5 cm 处各作两条垂线，通过第 11 胸椎和第 3 腰椎棘突各作一水平线，两肾即位于此纵、横标志线所围成的两个四边形内。当肾发生病变时，多在此四边形内有疼痛或肿块等异常表现。

毗邻：肾的上方隔疏松结缔组织与肾上腺相邻。两肾的内下方为肾盂和输尿管。左肾的内侧为腹主动脉，右肾的内侧为下腔静脉，两肾的内后方分别有左、右腰交感干。由于右肾邻近下腔静脉，故右肾病变常侵及下腔静脉。右肾切除术时，需注意保护下腔静脉。

肾前面的毗邻左、右不同（图 6-35）。左肾前面上部为胃后壁和脾，中部有胰尾横过，下部为空肠袢及结肠左曲；右肾前面上部为肝右叶，下部为结肠右曲，内侧部为十二指肠降部。行左肾切除术时，应注意勿伤及胰体和胰尾；右肾手术时，要避免损伤十二指肠降部。

肾后面毗邻两侧相同。在第 12 肋以上部分与膈相贴，并借膈与肋膈隐窝相邻。当肾手术需切除第 12 肋时，应注意保护胸膜，以免损伤而导致气胸；在第 12 肋以下部分，除有肋下血管和神经外，自内侧向外侧与腰大肌及其前方的生殖股神经，腰方肌及其前方的髂腹下神经、髂腹股沟神经以及腹横肌等相邻（图 6-36）。肾周围炎或脓肿时，腰大肌受到刺激可发生痉挛，引起患侧下肢屈曲。

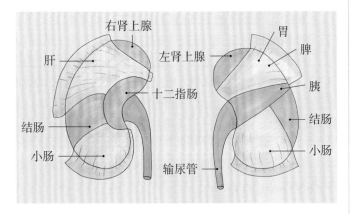

图 6-35　肾前面的毗邻

2. 肾门、肾窦和肾蒂　肾内侧缘中部凹陷处称为**肾门**（renal hilum），有肾血管、肾盂以及神经和淋巴管等出入。肾门的边缘称肾唇，有前唇和后唇，具有一定的弹性，手术需分离肾门时，牵开前唇或后唇可扩大肾门，显露肾窦。由肾实质所围成的腔隙称肾窦（renal sinus），被肾血管、肾盂、肾大盏、肾小盏、神经、淋巴管和脂肪等占据。

肾蒂（renal pedicle）由出入肾门的肾血管、肾盂、神经和淋巴管等结构组成，其内主要结构的排列规律是：由前向后为肾静脉、肾动脉和肾盂；由上向下为肾动脉、肾静脉和肾盂。

3. 肾血管与肾段

（1）肾动脉与肾段：**肾动脉**（renal artery）多平对第 1 ～ 2 腰椎间盘高度起自腹主动脉侧壁，在肾静脉后上方横行向外，经肾门入肾。由于腹主动脉位置偏左，故右肾动脉较左侧的

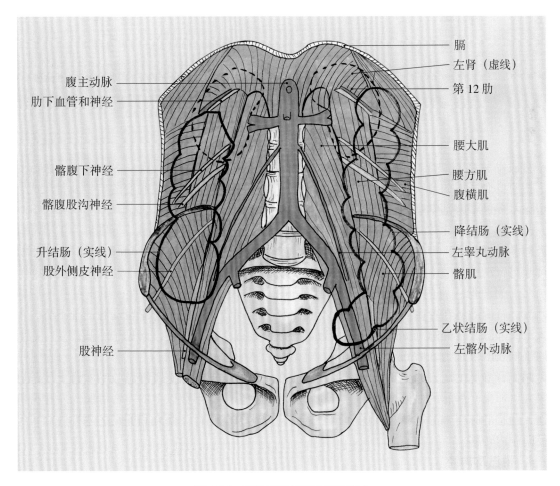

图 6-36　腹后壁的结构（前面观）

长，并经下腔静脉的后面右行入肾。肾动脉起始部的外径平均为 0.77cm；肾动脉的支数多为 1 支（85.80%）和 2 支（12.57%），3 ～ 5 支者少见（1.63%）。

肾动脉入肾门之前多分为前、后两干，由前、后干再分出段动脉。在肾窦内，前干行于肾盂的前方，发出上段动脉、上前段动脉、下前段动脉和下段动脉。后干行于肾盂的后方，入肾后直接延续为后段动脉。每条段动脉均有独立供血区域：上段动脉供给肾上端前、后面；上前段动脉供给肾前面中、上部及相应肾后面外侧份；下前段动脉供给肾前面中、下部及相应肾后面外侧份；下段动脉供给肾下端前、后面；后段动脉供给肾后面的中间部分。每一段动脉所供给的肾实质区域称为**肾段**（renal segment）。因此，肾段共有 5 个，即上段、上前段、下前段、下段和后段（图 6-37）。

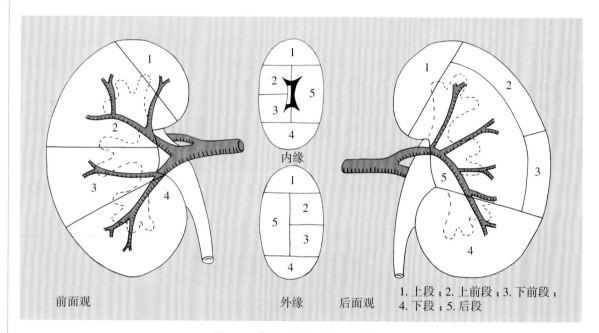

图 6-37　肾段动脉与肾段（右肾）

肾段动脉之间缺乏吻合，在各肾段的交接处形成相对缺血带，某一动脉阻塞，血流受阻时，相应供血区域的肾实质可发生缺血性坏死。肾段的存在为肾局限病变的定位及肾段或肾部分切除术提供了解剖学基础。

肾动脉的变异比较常见。其特点是不经肾门而在肾的上、下端入肾，分别称为上极动脉和下极动脉。据统计，上、下极动脉的出现率为 28.7%，上极动脉比下极动脉多见。上、下极动脉可起自肾动脉（63%）、腹主动脉（30.6%）或腹主动脉与肾动脉起始部的交角处（6.4%）。

（2）肾静脉：肾内的静脉与肾内动脉不同，有广泛吻合，无节段性，单支结扎不影响血液回流。肾内静脉在肾窦内汇成 2 ～ 3 支，出肾门后则合为一干，行于肾动脉的前下方，横行汇入下腔静脉。肾静脉（renal vein）多为 1 支，少数有 2 支或 3 支，多见于右侧。左、右肾静脉的平均长度分别为 6.47 cm 和 2.75 cm。

两侧肾静脉的属支明显不同。右肾静脉通常无肾外属支；而左肾静脉收纳左肾上腺静脉和左睾丸（卵巢）静脉的血液，其属支与周围静脉有吻合。有半数以上的左肾静脉与左腰升静脉相连，经腰静脉与椎静脉丛和颅内静脉窦相通。因此，左侧肾、睾丸和卵巢的恶性肿瘤可经此途径向颅内转移。

4．淋巴及神经

（1）淋巴：肾的淋巴管分浅、深两组。浅组位于肾纤维囊深面，引流肾被膜及肾脂肪囊内的淋巴；深组位于肾实质内血管周围，引流肾实质的淋巴。浅、深两组淋巴管相互吻合，在肾蒂处汇合成较粗的淋巴管，最后汇入腰淋巴结。

（2）神经：肾接受交感神经和副交感神经双重支配，同时有内脏感觉神经。交感神经和副交感神经皆来源于位于肾动脉周围的肾丛。一般认为分布于肾的神经主要是交感神经，副交感神经只支配肾盂平滑肌。

感觉神经随交感神经和迷走神经的分支走行，经肾丛分布到肾，所以切除或封闭肾丛可消除或减轻肾疾患引起的疼痛。

5. 被膜　肾的被膜有 3 层，由外向内依次为肾筋膜、脂肪囊和纤维囊。

（1）**肾筋膜**（renal fascia）：或称 Gerota 筋膜，质较坚韧，分为前、后两层，分别称肾前筋膜和肾后筋膜，共同包绕肾和肾上腺。在肾的内侧，肾前筋膜越过腹主动脉和下腔静脉的前面，与对侧的肾前筋膜相续。肾后筋膜与腰方肌和腰大肌筋膜汇合后，向内侧附于腰椎椎体。在肾的上方，两层肾筋膜在肾上腺的上方相融合，与腹横筋膜相连并与膈下筋膜相延续；在肾的下方，肾前筋膜向下消失于腹膜外筋膜中，肾后筋膜向下至髂嵴与髂筋膜愈着。由于肾前、后筋膜在肾下方互不融合，完全开放，故当腹壁肌薄弱、肾周围脂肪减少时，肾可向下移动，形成肾下垂或游走肾。如果发生肾积脓或有肾周围炎时，脓液可沿肾筋膜向下蔓延。

肾筋膜发出许多纤维束，穿过脂肪囊与纤维囊相连，对维持肾的正常位置有一定的固定作用。

（2）**脂肪囊**（adipose capsule）：又称肾床，为脂肪组织层，在肾的后面和边缘较为发达，成人可达 2 cm。脂肪囊有支持和保护肾的作用。肾囊封闭时药液即注入脂肪囊内。

（3）**纤维囊**（fibrous capsule）：又称纤维膜，为肾的固有膜，由致密结缔组织构成，薄而坚韧，被覆于肾表面，有保护肾的作用。正常情况下，活体时纤维膜易从肾表面剥离，利用此特点，可将肾固定于第 12 肋或腰大肌上，治疗肾下垂。肾部分切除或肾外伤时，应缝合纤维膜，以防肾实质撕裂。

（二）输尿管腹部

输尿管（ureter）左、右各一，位于腹膜后隙，脊柱两侧，是细长且富有弹性的管状器官。输尿管上端起自肾盂，下端终于膀胱，全长 25 ~ 30 cm。根据行程，输尿管可分为 3 部：①腹部：从肾盂与输尿管交界处至跨越髂血管处；②盆部：从跨越髂血管处至膀胱底处；③壁内部：斜穿膀胱壁，终于膀胱黏膜的输尿管口。

输尿管腹部长 13 ~ 14 cm，紧贴腰大肌前面向下内侧斜行，在腰大肌中点的稍下方有睾丸（卵巢）血管斜过其前方。输尿管腹部的体表投影在腹前壁与半月线相当；在腹后壁与腰椎横突尖端的连线一致。

输尿管的 3 个生理性狭窄即位于肾盂与输尿管移行处、跨越髂血管处和壁内部，直径分别为 0.2 cm、0.3 cm 和 0.1 ~ 0.2 cm，是结石易嵌顿的部位。

两侧输尿管腹部的毗邻不同，右输尿管腹部的前面为十二指肠降部和水平部、右睾丸（卵巢）血管、右结肠血管、回结肠血管、肠系膜根和回肠末段，因此，回肠后位阑尾炎常可刺激右输尿管，尿中可出现红细胞及脓细胞。左输尿管腹部的前面有十二指肠空肠曲、左睾丸（卵巢）血管和左结肠血管、乙状结肠血管及其系膜。输尿管腹部前面的大部分有升、降结肠的血管跨过，故施行左或右半结肠切除术时，要注意勿损伤输尿管。

输尿管腹部的血供呈多源性，主要由肾动脉、肾下极动脉、腹主动脉、睾丸（卵巢）动脉、第 1 腰动脉、髂总动脉和髂内动脉等的分支供应。各条输尿管动脉到达输尿管内侧缘处均分为升、降两支进入管壁，上、下相邻的分支相互吻合，形成动脉网。由于输尿管动脉多来自输尿管腹部的内侧，故手术时应在输尿管的外侧游离。

输尿管腹部的静脉与动脉伴行，分别经肾静脉、睾丸（卵巢）静脉和髂总静脉等回流。

（三）肾上腺

肾上腺（suprarenal gland）为成对的内分泌器官，位于脊柱的两侧，平第 11 胸椎高度，紧贴于肾的上端，与肾共同包在肾筋膜和脂肪囊内。左肾上腺为半月形，右肾上腺为三角形（图 6-34）。左、右肾上腺高约 5 cm，宽约 3 cm，厚为 0.5 ~ 1.0 cm，重 5 ~ 7 g。

左、右肾上腺的毗邻不同。左肾上腺前面的上部借网膜囊与胃后壁相邻，下部与胰尾和脾血管相邻，内侧缘紧邻腹主动脉；右肾上腺的前面为肝右叶，前面的外上部无腹膜覆盖，直接与肝裸区相邻，内侧缘紧邻下腔静脉。左、右肾上腺的后面均为膈，两侧肾上腺之间为腹腔神经节和腹腔丛。

肾上腺血供丰富，有上、中、下 3 条不同来源的动脉，分布于肾上腺的上、中、下 3 部。肾上腺上动脉（superior suprarenal artery）发自膈下动脉；肾上腺中动脉（middle suprarenal artery）发自腹主动脉；肾上腺下动脉（inferior suprarenal artery）发自肾动脉。这些动脉进入肾上腺后，在肾上腺被膜内形成丰富的吻合，并发出细小分支进入皮质和髓质。

肾上腺静脉通常为 1 支，左肾上腺静脉汇入左肾静脉；右肾上腺静脉通常只有 1 支，多数汇入下腔静脉，少数汇入右膈下静脉、右肾静脉等。由于右肾上腺静脉很短，且多汇入下腔静脉的右后壁，故在右肾上腺切除术结扎肾上腺静脉时，应注意保护下腔静脉。

（四）腹主动脉

腹主动脉（abdominal aorta）又称主动脉腹部，在第 12 胸椎下缘前方略偏左侧，经膈的主动脉裂孔进入腹膜后隙，沿脊柱的左前方下行至第 4 腰椎下缘水平分为左、右髂总动脉，全长 14 ~ 15 cm，周径 2.9 ~ 3.0 cm。腹主动脉在腹前壁的体表投影：从胸骨颈静脉切迹到耻骨联合上缘连线的中点（幽门平面）上方 2.5 cm 处开始，向下至脐左下方 2 cm 处的一条宽 2 cm 的带状区。腹主动脉下端在腹前壁的体表投影为两侧髂嵴最高点连线的中点。

腹主动脉的前面为肝、胰、十二指肠水平部及小肠系膜根等；后面为第 1 ~ 4 腰椎及椎间盘；右侧为下腔静脉；左侧为左腰交感干。腹主动脉周围还有腰淋巴结、腹腔淋巴结和神经丛等。

腹主动脉的分支分为脏支和壁支，脏支又分为不成对和成对两种。

不成对的脏支包括**腹腔干**（celiac trunk）、肠系膜上动脉（superior mesenteric artery）和肠系膜下动脉（inferior mesenteric artery），分别在主动脉裂孔稍下方、第 1 腰椎水平和第 3 腰椎水平发自腹主动脉前壁，供应结肠上、下区脏器以及胰、十二指肠和直肠的血液。

成对的脏支包括肾上腺中动脉（middle suprarenal artery）、肾动脉（renal artery）和睾丸（卵巢）动脉 [testicular (ovarian) artery]，前两者分别平第 1 腰椎和第 2 腰椎高度起自腹主动脉前外侧壁，后者在肾动脉起点稍下方起自腹主动脉前外侧壁，各自供应相应的脏器。

壁支有：膈下动脉（inferior phrenic artery）为 1 对，由腹主动脉的起始处发出，行向上分布于膈。**腰动脉**（lumbar arteries）通常为 4 对，由腹主动脉后壁的两侧发出，向外侧横行，分布于腹壁、背部的肌、皮肤以及脊柱。骶正中动脉（median sacral artery）为 1 条，多自腹主动脉分叉处的后上方发出，沿第 4 ~ 5 腰椎、骶骨及尾骨的前面下行，分布于盆后壁和直肠。

（五）下腔静脉

下腔静脉（inferior vena cava）由左、右髂总静脉在第 4 ~ 5 腰椎椎体右前方汇合而成，主要收集下肢、盆部和腹部的静脉血。下腔静脉在脊柱的右前方，沿腹主动脉的右侧上行，经肝的腔静脉沟，穿膈的腔静脉孔进入胸腔，最后开口于右心房。

下腔静脉的前面为肝、胰头、十二指肠水平部以及右睾丸（卵巢）动脉和小肠系膜根；后面为右膈脚、第 1 ~ 4 腰椎、右腰交感干和腹主动脉的壁支；右侧与腰大肌、右输尿管、右肾和右肾上腺相邻；左侧为腹主动脉。

下腔静脉的属支有髂总静脉、右睾丸（卵巢）静脉、肾静脉、右肾上腺静脉、肝静脉、膈下静脉和腰静脉，大部分与同名动脉伴行（图 6-38）。

膈下静脉（inferior phrenic vein）收集膈和肾上腺的静脉血。

睾丸静脉（testicular vein）起自蔓状静脉丛，穿腹股沟管深环，经腰大肌和输尿管前方上行，右侧者斜行汇入下腔静脉，左侧者几乎垂直上升汇入左肾静脉。两侧**卵巢静脉**（ovarian vein）起自卵巢静脉丛，自盆腔侧壁上行，越过髂外血管后的行程及汇入部位与睾丸静脉相同。

左侧睾丸静脉曲张较右侧常见。因为左侧睾丸静脉垂直汇入左肾静脉，经左肾静脉再注入下腔静脉，行程较长，回流阻力较大。

腰静脉（lumbar vein）有 4 对，收集腰部组织的静脉血，汇入下腔静脉。腰静脉与椎外静脉丛有吻合，并借此与椎内静脉丛相通。各腰静脉之间纵行的交通支称为腰升静脉（ascending lumbar vein）。两侧的腰升静脉向下与髂总静

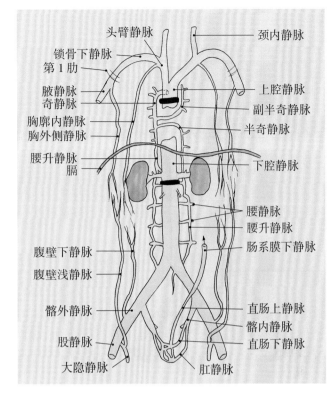

图 6-38　上、下腔静脉的侧支循环

脉、髂腰静脉及髂内静脉相连，向上与肾静脉和肋下静脉相通。两侧的腰升静脉分别经左、右膈脚入后纵隔后，左侧移行为半奇静脉，右侧移行为奇静脉，最后汇入上腔静脉。因此，腰升静脉也是沟通上、下腔静脉系统间的侧支循环途径之一（图 6-38）。

（六）腰交感干、腹腔丛和腰丛

腰交感干（lumbar sympathetic trunk）由 3～4 对交感神经节借节间支连接而成，位于脊柱与两侧腰大肌之间，表面被深筋膜覆盖，向上连于胸交感干，向下延续为骶交感干（图 6-39）。左、右腰交感干之间有横向的交通支相连。行腰神经节切除术时，不仅应切除交感干神经节，还需同时切除交通支，才能达到预期的治疗效果。

左腰交感干与腹主动脉左缘相距 1cm。右腰交感干的前面除有下腔静脉覆盖外，有时有 1～2 条腰静脉越过。两侧腰交感干的下段分别位于左、右髂总静脉的后方。左、右腰交感干的外侧有生殖股神经，附近还有小的淋巴结，行腰神经节切除术时均应注意鉴别。

腹腔丛（celiac plexus）是腹腔最大的内脏神经丛，位于腹主动脉起始段及左、右膈脚的前方，两侧肾上腺之间，围绕在腹腔干和肠系膜上动脉根部的周围。腹腔丛主要由来自两侧胸交感干的内脏大、小神经，腰上位交感神经节的节后纤维以及迷走神经后干的腹腔支共同组成。丛内有腹腔神经节和主动脉肾神经节，分别位于腹腔干根部的两侧和肾动脉的根部。来自内脏大、小神经的交感神经节前纤维，在丛内神经节中交换神经元，发出节后纤维，与腰上位交感神经节的节后纤维、迷走神经的纤维进一步交织，形成许多次级神经丛，随腹主动脉的分支分布于各脏器。成对的神经丛有膈丛、肾上腺丛、肾丛和睾丸（卵巢）丛；不成对的神经丛有肝丛、脾丛、胃上丛、胃下丛、腹主动脉丛、肠系膜上丛和肠系膜下丛等。

腰丛（lumbar plexus）位于腰大肌深面，由第 12 胸神经前支的一部分，第 1～3 腰神经前支及第 4 腰神经前支的一部分组成（第 4 腰神经前支的另一部分与第 5 腰神经前支合成腰骶干，经骨盆上口加入骶丛）（图 6-40）。腰丛主要分布于腰部、腹股沟区和股前内侧部。

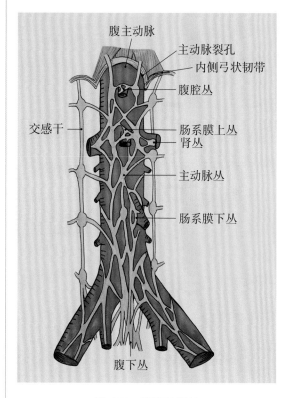

图 6-39 腹腔神经丛

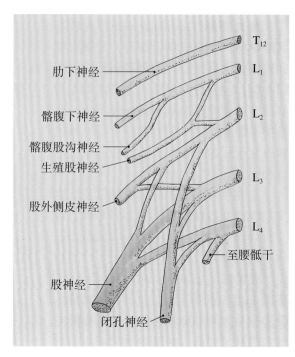

图 6-40 腰丛

（七）淋巴

腰淋巴结（lumbar lymph nodes）位于腹主动脉及下腔静脉的前方和两侧，除收纳腹后壁淋巴管外，还收纳腹膜后间隙成对器官（肾、肾上腺、输尿管、睾丸、卵巢等）的淋巴管及髂总淋巴结输出管。其输出管汇合成左、右腰干，参与乳糜池的构成。髂总淋巴结位于髂总血管的周围，收集髂外、髂内和骶淋巴结（图 6-41）。

乳糜池（cisterna chyli）为胸导管的起始部，呈一棱形囊，位于第 11 胸椎至第 2 腰椎前方、右膈脚的后方和腹主动脉的右后方，由左、右腰干和肠干汇合而成（图 6-41）。

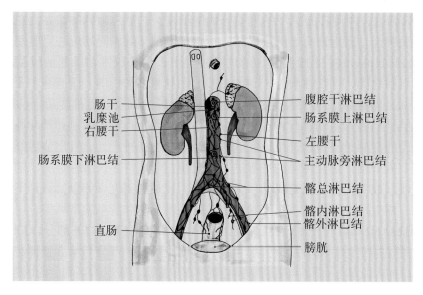

图 6-41 腹后壁的淋巴引流

第五节　解剖操作与观察

一、腹前外侧壁

首先在腹部进行 4 分区和 9 分区并认识各区名称及位置。腹前外侧壁以两侧髂前上棘连线为界划分为上部的腹前外侧区和下部的腹股沟区。触摸辨认有关体表标志。

（一）切口

尸体仰卧，做如下皮肤切口（图绪 -8）：①自剑突沿前正中线向下绕脐至耻骨联合上缘。②自剑突沿肋弓向外下切至腋中线（胸部解剖时，此切口已做）。③自耻骨联合上缘沿腹股沟向外上切至左、右髂前上棘（下肢解剖时，此切口已做）。④从前正中线上、下两端的皮瓣转角处向两侧剥离翻开皮肤。

（二）解剖浅筋膜及浅血管和皮神经

1. 寻找并观察腹壁浅血管　在下腹部浅筋膜的浅、深两层之间找出腹壁的浅血管，于髂前上棘与耻骨结节连线中点下方 1.5cm 附近，找出旋髂浅动脉和腹壁浅动脉及其伴行静脉。位于脐周的静脉为脐周静脉网，该静脉网向上汇合成胸腹壁静脉，向下连于腹壁浅静脉，注入大隐静脉。

2. 辨认 Camper 筋膜和 Scarpa 筋膜　于髂前上棘平面做一水平切口，直至前正中线，将浅筋膜切开，深至腹外斜肌腱膜浅面，钝性分离，辨认其浅层的两层结构：浅层富含脂肪，即 Camper 筋膜；深层为富含弹性纤维的膜性组织，称 Scarpa 筋膜。将手指伸入 Scarpa 筋膜与腹外斜肌腱膜之间，探查 Scarpa 筋膜的附着点。手指向内侧推进，可至白线；手指向下于腹股沟韧带下方 1.5cm 处受阻，不能伸入股部。如为男性尸体，手指向内下可进入阴囊肉膜深面。

3. 寻认腹前外侧壁神经皮支　去除浅筋膜，在前正中线两侧剖出 2 ～ 3 支肋间神经的前皮支，并在腋中线的延长线上剖出 2 ～ 3 支肋间神经的外侧皮支。在耻骨联合的外上方找出髂腹下神经的皮支。

保留浅层结构，清除全部浅筋膜，暴露腹外斜肌及其腱膜。

（三）解剖腹股沟区

1. 观察腹外斜肌及其腱膜　去除深筋膜，暴露腹外斜肌肌纤维。观察腹外斜肌的起始、纤维方向及移行腱膜的位置，察看其腱膜形成的腹股沟韧带，了解其作为重要标志的意义。在耻骨结节外上方找到腹股沟管浅环和精索（或子宫圆韧带），腹外斜肌腱膜在此延续为精索外筋膜。因精索（或子宫圆韧带）进（出）腹外斜肌腱膜，形成腹股沟浅环的内、外侧脚，连接两脚之间的纤维，称脚间纤维。提起精索，在其后方观察腹股沟韧带，该韧带内侧端的纤维自耻骨结节向内上方与腹直肌鞘前层相连，这部分纤维称为反转韧带。

2. 解剖和观察腹股沟管　由髂前上棘至腹直肌外侧缘做一水平切口，再沿腹直肌鞘外侧缘向下至浅环内侧脚的内侧切开腹外斜肌腱膜，翻向外下方（注意不要破坏浅环），打开腹股沟管前壁，显露管内的精索（或子宫圆韧带）。可见前壁主要为腹外斜肌腱膜，在外侧 1/3 处有腹内斜肌起始部的纤维加强；腹内斜肌和腹横肌下缘肌纤维呈弓形位于精索上方，构成腹股沟管上壁，仔细辨认此二肌下部分出一些小肌束随精索下行形成的提睾肌。后壁为腹横筋膜，其内侧部有腹股沟镰（联合腱）加强。下壁为腹股沟韧带，外侧尚有部分腹内斜肌起始纤维。髂腹股沟神经沿精索前外下行，伴精索（或子宫圆韧带）出浅环。

3. 探查腹股沟管深环　提起精索（或子宫圆韧带），向外上方牵拉腹内斜肌下缘，在腹股沟韧带中点上方一横指处可见腹横筋膜延续为精索内筋膜。腹横筋膜围绕精索（或子宫圆韧带）形成一圆形凹陷，此即腹股沟管深环。

4. 观察腹股沟管的内容　在男性标本找出精索，在精索的前外寻找髂腹股沟神经。在女性标本找出子宫圆韧带，追踪至其出腹股沟浅环为止。

5. 确认腹股沟三角　在腹股沟管深环内侧找出腹壁下动脉，该动脉与腹直肌外侧缘和腹股沟韧带内侧半围成三角形区域，为腹股沟三角。

（四）解剖腹前外侧壁的肌和血管、神经

1. 解剖腹外斜肌和腹内斜肌　自腹直肌外侧缘与肋弓的交点，沿肋弓向外侧切开腹外斜肌至腋中线，在腹直肌外侧缘纵行切开腹外斜肌，将腹外斜肌翻向外侧，显露腹内斜肌，去处其深筋膜，观察腹内斜肌的纤维走向及移行为腱膜的位置。

2. 解剖腹横肌，以及血管和神经　沿上述腹外斜肌切口切开腹内斜肌，并由髂前上棘至腹直肌外侧缘做一水平切口，将腹内斜肌翻向外侧。修洁腹横肌表面的深筋膜，观察其纤维走向及移行为腱膜的部位。腹内斜肌与腹横肌之间有第 7 ~ 11 对肋间神经、1 对肋下神经及其伴行的血管经过。去除筋膜时，仔细分离这些血管、神经，观察其走向和节段性分布的情况。

（五）解剖腹直肌和腹直肌鞘

1. 解剖腹直肌鞘　在白线两侧腹直肌鞘的中线上，纵向切开腹直肌鞘前层，向两侧分离，显露腹直肌。分离时，在鞘的前层与腹直肌腱划结合处用刀尖仔细剥离。

2. 探查腹直肌及其血管和神经　钝性分离腹直肌，可把手指从肌的外侧缘伸到其后方和内侧，并向上、下分离。在其外侧缘观察第 7 ~ 11 对肋间神经、1 对肋下神经及相应血管分支进入腹直肌的情况。平脐平面横行切断腹直肌并翻向上、下方，在其后面寻找腹壁上、下动脉，注意观察其吻合情况。

3. 观察弓状线　在脐下 4 ~ 5 cm 处，腹直肌鞘后层下缘呈弓形游离，即弓状线。此线以下，腹直肌与腹横筋膜相贴。

（六）观察腹横筋膜和腹膜外筋膜

观察腹横筋膜在上、下腹部的分布及与腹横肌和腹直肌鞘后层的愈着情况，观察腹横筋膜与壁腹膜之间腹膜外筋膜的分布和交通情况。

二、探查腹膜和腹膜腔

（一）打开腹膜腔

自剑突沿正中线至耻骨联合，切开腹壁的各层，显露壁腹膜。在脐上方中线处先将壁腹膜切一小口，用手指推开大网膜及小肠等。然后将左手示指和中指伸入腹膜腔内，提起腹前外侧壁，使壁腹膜与内脏分开，向上、下切开壁腹膜使之与腹壁切口等长。再平脐下缘水平切开腹前外侧壁各层，直至腋中线附近。将切开的腹壁翻向四周，打开腹膜腔。

（二）观察腹膜腔

1. 观察腹腔的境界　打开腹膜腔后，可见围裙状的大网膜。在探查腹膜腔之前，先按腹部的分区观察腹腔脏器的配布和位置。用手探查腹膜及腹膜腔时，动作要轻柔，不要破坏腹膜及腹膜形成的结构。观察完毕后将内脏恢复原位。

将手伸入肝与膈之间，向上可触及膈穹窿，为腹腔及腹膜腔的上界。把大网膜及小肠袢翻向上方，可见小骨盆上口，为腹腔的下界。比较腹腔、腹膜腔的境界与腹壁的境界。

2. 观察腹膜形成的结构

（1）观察网膜：上提肝的前缘，观察位于肝门与胃小弯和十二指肠上部的小网膜（肝胃韧带和肝十二指肠韧带）。提起大网膜的下缘，观察大网膜两侧缘及下缘的位置、上缘的附着点。提起大网膜的上部，查看胃大弯与横结肠之间的胃结肠韧带，若无胃结肠韧带，大网膜的前两层和后两层在此处是分开的。

（2）探查肝的韧带：上提右侧肋弓并将肝拉向下方，从右侧观察矢状位的镰状韧带。将手伸入肝右叶与膈之间，可触及镰状韧带。在镰状韧带的游离缘，可触及肝圆韧带。将手在肝右叶与膈之间向后上方探查，指尖触及的结构为冠状韧带上层。将手移至肝左叶边缘与膈之间，向后探查，指尖可触及左三角韧带。

（3）探查胃与脾的韧带：将胃底推向右侧，可见连于胃底与脾门的胃脾韧带，将手伸入脾和膈之间，绕脾的后外侧，可伸达脾与肾之间，指尖触及的结构为脾肾韧带。在脾的前端探查连于结肠的脾结肠韧带。注意观察胃脾韧带、脾结肠韧带与大网膜的关系。

（4）辨认十二指肠空肠襞：将横结肠翻向上，在十二指肠空肠曲左缘、横结肠系膜根下方，脊柱左侧的腹膜皱襞，即十二指肠空肠襞。

（5）观察系膜：将大网膜、横结肠及其系膜翻向上方，把小肠拉向左下，将肠系膜根舒展平整，观察肠系膜的形态、位置及肠系膜根的附着处。在盲肠下端找出阑尾，将阑尾游离端提起，观察阑尾系膜的形态、位置及系膜游离缘处的阑尾血管，记录其位置类型。将横结肠、乙状结肠分别提起，观察其系膜及附着处。

3. 探查膈下间隙

（1）右肝上间隙：将手伸入肝右叶与膈之间，探查右肝上间隙的范围。

（2）左肝上间隙：将手伸入肝左叶与膈之间，探查左肝上间隙的范围。触摸左三角韧带游离缘，左肝上前间隙和左肝上后间隙在此处相交通。

（3）右肝下间隙：此间隙向上可达肝右叶后面与膈之间，向下通右结肠旁沟。其后份为肝肾隐窝，在平卧时为腹膜腔最低点，观察有无积液。

（4）左肝下间隙和网膜孔：探查左肝下前间隙的境界。胃和小网膜后方为左肝下后间隙，即网膜囊。在胃大弯下方一横指处剪开胃结肠韧带，注意勿损伤沿胃大弯走行的胃网膜左、右动脉。将右手由切口伸入网膜囊内，向上可达胃和小网膜的后方。将左手示指伸入肝十二指肠韧带后方的网膜孔，使手会合。探查和证实围成网膜孔的边界。再次确认脾肾韧带和胃脾韧带，两者构成网膜囊的左界。

4. 观察结肠下区的间隙，确认肠系膜窦和结肠旁沟　翻动小肠襻和小肠系膜根，观察左、右肠系膜窦位置及形态特征。小肠系膜根的左下部为左肠系膜窦，向下通盆腔；小肠系膜根的右上部为右肠系膜窦，下方有横位的回肠末段，形成相对独立的间隙。在升、降结肠的外侧，分别为左、右结肠旁沟，两者均向下通盆腔。右结肠旁沟还向上通膈下间隙，用手指体验腹膜腔间隙的交通关系。

5. 观察腹前壁下份的腹膜皱襞和窝　在脐平面以下，腹前外侧壁的腹膜形成 5 条皱襞和3 对浅窝。观察纵行的腹膜皱襞，自正中向外侧依次为脐正中襞、脐内侧襞和脐外侧襞；脐正中襞与脐内侧襞之间的腹膜凹陷为膀胱上窝；脐外侧襞两侧的凹陷分别为腹股沟内、外侧窝。剥去壁腹膜，观察腹膜皱襞内的结构。

三、结肠上区

（一）解剖肝外胆道

纵行剖开肝十二指肠韧带，用剪刀分离，可见并排的肝固有动脉和胆总管，两者的后方有粗大的肝门静脉。在肝固有动脉的右侧确认胆总管，向上追踪，可见肝总管和胆囊管，顺胆囊管追至胆囊。观察由胆囊管、肝总管及肝下面围成的胆囊三角，其内有胆囊动脉经过。

（二）解剖腹腔干及其分支

1. 解剖胃左动脉　暴露小网膜，于胃小弯的中份撕开小网膜前层并清除脂肪组织即可找到胃左动脉。尽量将胃小弯向下拉，自贲门处解剖胃左动脉至网膜囊后壁，找出其起始处的腹腔干，在胃小弯右侧解剖出由肝固有动脉发出的胃右动脉。

2. 解剖脾动脉　将胃翻起，在胰头的上缘找出脾动脉，向右追踪至腹腔干，向左追至脾门。观察其沿途分出到胰腺的胰支和进入脾门附近分出的胃网膜左动脉、胃短动脉和胃后动脉。

3. 解剖肝总动脉　从腹腔干向右分离找出肝总动脉，肝总动脉至十二指肠上部的上方分为上、下两支；上支即行于肝十二指肠韧带内的肝固有动脉，在肝门处分为左、右支，经肝门入肝，在胆囊三角内找出胆囊动脉并追查其发出部位；下支即胃十二指肠动脉，该动脉经十二指肠上部后方，在胆总管左侧下行，发出胃网膜右动脉及胰十二指肠上动脉；后者走行于胰头和十二指肠降部之间的沟内。

（三）观察十二指肠和胰

1. 观察和解剖十二指肠　辨认十二指肠的上部、降部、水平部和升部。切开十二指肠降部的前壁观察内部结构，其内除有很多环状襞外，还有一条纵襞；纵襞下端有十二指肠大乳头，为肝胰壶腹的开口。

2. 观察和解剖胰　被十二指肠包绕的为胰头，胰尾较细，在脾门处与脾接触。胰头与胰尾之间为胰颈、胰体。剖开胰前面的胰组织，寻找与胰长轴平行的胰管，在十二指肠降部的左侧追踪胆总管，观察其与胰管汇合后形成肝胰壶腹的情况。检查胰管的上方有无副胰管。

四、结肠下区

（一）观察和辨认小肠和大肠

1. 辨认空肠和回肠　以位置、管壁、管腔、颜色、脂肪以及血管弓的数目等来区别和辨认。

2. 找寻十二指肠空肠曲　将横结肠向上翻起，找到空肠的上端，小肠袢固定于脊柱处的部分即为十二指肠空肠曲。将其向下拉紧时其上方与脊柱间的腹膜皱襞即十二指肠悬韧带。

3. 辨认结肠　寻找结肠带、结肠袋和肠脂垂，确认盲肠和结肠，以此与小肠区别。根据位置和行程辨认结肠的分部。

4. 寻找阑尾　沿盲肠的 3 条结肠韧带向下汇集于阑尾根部。

（二）解剖肠系膜上动脉和静脉

1. 解剖肠系膜上动脉和静脉　将大网膜和横结肠及其系膜向上翻起，全部小肠系膜翻向左侧，显露小肠系膜根；细心分离系膜根全长，划开腹膜，解剖出肠系膜上动脉以及伴行的肠系膜上静脉，向上追踪至其与脾静脉汇合形成肝门静脉处为止。

2. 解剖空、回肠动脉　用镊子剥离肠系膜的腹膜，显露肠系膜上动脉向左侧发出的空、回肠动脉，向左下继续剥离腹膜至肠壁，观察血管弓的级数与直血管的分布特点。

3. 解剖肠系膜上动脉右缘的分支　从小肠系膜根部向右剥离腹膜，沿肠系膜上动脉右缘自上而下，解剖出中结肠动脉、右结肠动脉以及回结肠动脉，分别追踪修洁至横结肠、升结肠和回盲部。观察阑尾动脉的起止、分部及其与阑尾系膜的关系。

（三）解剖肠系膜下动脉和静脉

1. 解剖肠系膜下动脉　将小肠和肠系膜翻向右侧，显露左腹后壁腹膜，在第 3 腰椎前方有斜向左下的腹膜皱襞，剥离其表面的腹膜，显露肠系膜下动脉。向左下剥离解剖出左结肠动脉、乙状结肠动脉和直肠上动脉，追踪修洁至降结肠、乙状结肠和直肠上部为止。

2. 解剖肠系膜下静脉　在乙状结肠动脉附近找出肠系膜下静脉，向上追踪至汇入脾静脉处为止。

五、腹膜后隙

（一）观察腹膜后隙境界、交通和器官排列

1. 观察腹膜后隙境界和交通　剔除腹后壁残存的壁腹膜，暴露腹膜后隙，其上界为膈，经腰肋三角与后纵隔相通，下达骶岬，与盆腔腹膜后间隙相延续，两侧向前外侧连于腹前外侧壁的腹膜外组织。

2. 观察器官排列　自上而下可观察到十二指肠、胰、肾上腺、肾和输尿管腹部等，自左向右观察到腹主动脉和下腔静脉等。

（二）解剖腹后壁静脉和淋巴结

1. 解剖肾前筋膜　在中线处纵行切开肾前筋膜，向两侧掀起直至两肾的外侧。

2. 解剖腹主动脉和下腔静脉　剥离肾前筋膜及其深面的疏松结缔组织，显露腹主动脉和其右侧的下腔静脉，追踪和修洁腹主动脉的成对脏支和壁支。追踪下腔静脉的属支。

3. 观察肾上腺血供　修洁肾上腺，寻找来源不同的肾上腺上、中、下动脉，并观察各伴行静脉的注入情况。注意观察左、右睾丸静脉（或卵巢静脉）注入的静脉及注入处角度的不同。于肾门处找出肾静脉，于肾上腺前面找出肾上腺静脉，沿此追踪至其注入下腔静脉或左肾静脉处。

4. 解剖淋巴结　在腹主动脉和下腔静脉周围寻找淋巴结，在腹腔干和肠系膜上、下动脉根部周围清理各同名淋巴结。这些淋巴结大小不等，形态各异，需注意辨认。

（三）解剖肾及相关结构

1. 原位观察肾　肾前筋膜的深面是肾脂肪囊，观察肾脂肪囊各部的差异，清除脂肪，显露肾，在原位观察肾的形态、位置和毗邻。

2. 解剖分离肾　平右肾下端切断右输尿管，切断肾血管取出右肾。切开肾纤维囊，观察其与肾实质的愈着关系。经肾门以连续切拉方式将肾切成前、后两半，去除肾窦内的脂肪，观察肾窦及肾实质内的内部结构。

3. 解剖原位肾蒂　清除左肾蒂内的脂肪，分离肾蒂结构，观察肾动脉、肾静脉和肾盂三者的排列关系。肾盂向下移行为输尿管，自上而下修洁输尿管腹部至小骨盆上口，注意观察输尿管腹部与睾丸（卵巢）血管和结肠血管的毗邻关系。

4. 解剖肾上腺　在肾上端确认肾上腺，观察左、右肾上腺的形态与毗邻。

（四）解剖膈

1. 观察位置和分部　膈位于胸、腹腔之间，中央部称中心腱，周围部为肌纤维，观察胸骨部、肋部和腰部。

2. 观察裂隙和裂孔　在膈的腰部与肋部起点之间观察腰肋三角，在膈的胸骨部与肋部起点之间观察胸肋三角，在第 12 胸椎平面观察主动脉裂孔，平第 10 胸椎平面观察食管裂孔，在第 8 胸椎平面观察腔静脉孔。

（五）解剖腹腔神经丛、腰交感干和腰淋巴干

1. 解剖腹腔神经丛　清除腹腔干根部的疏松结缔组织，找出腹腔神经节。该神经节质地坚硬、形状不规则。在胃后壁再次确认迷走神经后干及其发出的腹腔支和胃后支。在膈肌上方脊柱两侧，寻找内脏大神经。内脏大神经与腹腔神经节相连，牵拉内脏大神经，腹腔神经节可随之活动。内脏小神经与主动脉肾节相连，牵拉内脏小神经，可以找到主动脉肾节。

2. 修洁腰交感干　沿腰大肌内侧缘与脊柱之间修洁腰交感干，观察腰交感干神经节和交通支。

3. 解剖乳糜池及其输入淋巴干　将腹主动脉上部翻向左侧，找出较大的淋巴管，并沿淋巴管向上追查，在腹主动脉后方可找到较大的左、右腰干。在第 1 腰椎平面，左、右腰干汇于

囊状的乳糜池。观察乳糜池的形态，其上部变细即为胸导管，向上追踪至主动脉裂孔处。在腹腔干和肠系膜上动脉根部的淋巴结中，寻找较粗大的淋巴管，并沿其追向深部找到肠干，追溯肠干至其注入乳糜池处。

第六节　系统回顾与临床关联

一、系统回顾

（一）腹前外侧壁

1. 结构特点　与腹后壁、胸壁在结构上不同的是：腹前外侧壁主要由软组织构成，且较薄。但其规律性明显，即斜肌在外侧，直肌在中线两侧，肌纤维排列有序，层次可辨；腹前外侧壁肌的名称是以肌纤维走行方向和位置命名的，腹外斜肌和腹内斜肌的肌纤维方向与肋间外肌和肋间内肌相类似，即腹外斜肌的肌纤维由外上斜向前下，正如我们双手插入大衣兜内的姿势，与腹外斜肌（肋间外肌）纤维方向相一致的形象比喻必然会联想到腹内斜肌（肋间内肌）的肌纤维方向与其交叉等。如此，对腹前外侧壁肌的纤维方向、层次必然会更加印象深刻。由于多数腹腔脏器的手术要经腹前外侧壁的切口，故熟悉腹前外侧壁的层次和纤维方向对外科手术甚为重要。

另外，腹前外侧壁肌纤维的排列有极大的功能意义，它对维持腹压和保护内脏尤为重要。在有准备的情况下，腹壁肌的收缩致腹壁坚强如板，如人们所熟悉的"中国功夫"，在"运气"时腹壁坚硬如铁，能抵挡猛烈的打击，而内脏却无损伤。反之，如事出意外，腹壁肌毫无准备，则腹壁可能无损伤或有微伤，但某些内脏器官则可能会破裂。在正常情况下，腹前外侧壁肌是保护腹腔脏器的良好"屏障"，但也存在某些解剖结构上的弱点，如腹内斜肌下缘高位所致的较一般宽大的腹股沟三角、先天性腹膜鞘突未闭、脐环闭锁不全和腹壁白线缺损等，这都是疝发生的形态学基础。

2. 腹前外侧壁神经支配特点　腹前外侧壁神经支配的对称性和节段性极为明显。以平脐的带状区为 T_{10} 胸神经支配，向上 T_9、T_8……依次递减，向下 T_{11}、T_{12}、L_1……依次递增。

（二）结肠上区

1. 结肠上区器官的排列规律　有两点有助于记忆：一是肝、胆、胰、脾、胃等均为非对称性的器官排列，其中胰位置最深，取横位，脾居胃底偏后，右肝左胃，肝门与胃小弯遥相对应，借小网膜相连，供应两者的血管由此发出，有序地走向肝与胃；二是结肠上区间隙最多，但只要记住这些间隙均与肝密切相关，并依与肝的位置而命名即可。

2. 结肠上区的血管和淋巴回流　结肠上区的动脉分支和静脉属支有如其他部位相同的规律：①动、静脉多数是伴行且同名的，但有例外，如肝门静脉、肝总动脉等。②管状器官（如胃、食管、胆囊和胆道等）一般是多源性血供，血管经行于韧带、网膜或系膜而达器官之一边或两边，相互吻合成血管弓，由弓发出许多支至器官壁内。③实质性器官（如肝和脾），血管经门出入；另一类无门器官（如胰），则由经行于邻近的主干血管分出多支血管，节段性地伸入器官实质。

以下两点在临床应用上有参考意义：

（1）至胃的动脉分支在胃壁内彼此有广泛的吻合，因此，胃大部分动脉被结扎后，胃发生严重的缺血性坏死是很少见的。但据临床资料显示还是有 0.2% 以上的发病率。从胃的血供情况看，在行胃大部切除时，对残胃的血供应有足够的注意。从解剖角度考虑应保留下述动脉：胃左动脉的食管支、胃短动脉、胸部食管动脉的下行支、左膈下动脉至胃底的分支和胃后动脉。

（2）异常的胆囊动脉。由于其起源、数目、行程等变异较多，且由于胆囊疾患时局部病理改变的影响等，在胆囊切除处理胆囊动脉时应加以注意。

淋巴回流：上腹部各器官壁内或实质内及其被膜内小的淋巴管（脾无）汇入各器官供血血管旁或邻近的（局部）淋巴结 →输出管最终汇入 →腹腔淋巴结和肠系膜上淋巴结（均在同名血管周围）→输出管汇成 →肠干 →乳糜池 →胸导管。

3. 上腹部器官的神经支配　上腹部器官由内脏运动和感觉神经支配。所有的神经都是缠绕于相关器官的供血血管至相应器官。

内脏运动神经包括交感和副交感神经。交感神经节前神经元位于第 5～10 胸髓侧角，节前纤维经相应的胸神经、胸交感干、内脏大神经至腹腔神经丛；由丛内的腹腔神经节细胞发起的节后纤维，随着至各器官之动脉而达器官壁、血管壁平滑肌和腺体等，作用是减少器官壁平滑肌张力，减少蠕动，抑制腺体分泌，增加括约肌张力，使血管壁平滑肌收缩。脾的交感神经纤维至脾动脉及其分支的管壁平滑肌。副交感神经节前神经纤维来自延髓内迷走神经背核，节前纤维参与构成迷走神经，随着迷走神经的胃支、肝支和腹腔支，至各器官壁内或器官邻近或门处的器官内神经丛；丛内神经节的部分神经节细胞是副交感神经节后神经元，它发起的节后纤维至器官壁平滑肌和腺体。脾有无副交感神经支配现尚不清楚。副交感神经的作用是增加器官壁平滑肌张力，促进蠕动，增加腺体分泌，减少括约肌张力，使之松弛。

感觉神经也是双重支配，随交感神经走行的感觉纤维来自第 5～10 胸神经后根神经节细胞，随交感神经节前、节后纤维走行而达器官壁，一般认为与器官痛觉传导有关。随副交感神经走行的感觉纤维来自迷走神经颈下（结状）神经节，这一部分感觉纤维被认为是传导器官各种活动反馈到各级中枢的信息，参与器官功能活动的调节。

（三）结肠下区

结肠下区各器官排列的规律性在正常情况下是井然有序的，由结肠围成向下开放的"∩"形框架，其内空、回肠的肠袢自左上向右下绵亘排列，这是由于小肠系膜根起自第 2 腰椎左侧，斜向右下至右侧的骶髂关节。空肠与回肠两者互相逐渐移行，没有明显的界标。由于对空、回肠的鉴别在手术中的实用意义，通常较可靠的方法是要熟记：Treitz 韧带一侧为空肠，近回盲部为回肠。如果能记取前面叙述的空、回肠的局部位置、形态结构和血供方面的特点，对区别空、回肠会有所帮助。由于小肠位于结肠下区，所占位置最大，受伤的机会也最多，当腹部穿透性伤做剖腹探查，进行小肠检查时，最好从回盲部或十二指肠空肠曲有序地由下往上或由上往下探查，方不致有所遗漏。从解剖学角度言是合理的，也是必要的。

1. 小肠系膜　空、回肠属腹膜内位器官，几乎全被腹膜所包绕，仅在系膜缘（即系膜附着处）的一个小三角区没有腹膜覆盖，称为系膜三角。由于保持系膜的完整对小肠的生理功能十分重要，在小肠切除吻合术时，要特别注意此处的吻合，以免发生肠瘘。吻合完毕后还应将两侧系膜的切缘对位缝合，以保持系膜完整，防止发生内疝。

2. 空、回肠的血供　主要来自肠系膜上动脉，其分支、分布的规律性表现如下。

（1）全部均经小肠系膜向左的分支，由于小肠系膜根长约 15 cm，远短于小肠，致小肠系膜呈扇状。因此，至小肠的血管有规律地自肠系膜上动脉呈放射状分布。

（2）从已有资料显示，空、回肠动脉的支数差异较大，可以是 8～28 支不等，其中以 12～16 支多见。但小肠动脉支数不论多少，均有规律地与彼此相邻的血管吻合成弓。基于此，施行小肠切除吻合术时，除肠系膜须做扇形切除外，对肠管的切断也必须在系膜缘向保留侧增加 20°～30° 角的面积，以保证相应肠管的供血。

（3）供应小肠的动脉均由相邻小肠动脉间吻合形成动脉弓的凸侧分出这一规律性的形态结构，与小肠的功能也是一致的。这是由于小肠是消化和吸收最主要解剖部位，血管弓的存在可保证肠管在任何生理状态下得到足够的血液供应。因此，在手术中处理肠系膜时，必须注意到血管弓这一形态学特点，尽量减少不必要的血管弓损害。当需游离较大一段肠管作为代替食管、胃或膀胱之用时，可在靠近肠系膜根部结扎切断血管分支，这样将能保持较好的血管弓，并可游离较大范围的肠管。但要注意，在结扎血管之前，按相应局部的解剖，须预先做好设计，并确认无误后方可结扎。

小肠的静脉属门静脉系，其血液经各级静脉支回流至肠系膜上静脉（均与同名动脉伴行），并与脾静脉汇合成门静脉。由于各种原因，可能发生肠系膜上静脉血栓形成静脉炎，其结果可导致小肠静脉末梢充血、肿胀、坏疽，甚至引起肠梗阻和肠穿孔。

3. 结肠的血供　结肠的动脉很有规律地来自边缘动脉。而结肠边缘动脉是沟通肠系膜上、下动脉各分支间的桥梁，营养结肠的终末动脉即由此发出，它们对维持肠壁血供起着重要作用。所以，熟悉每条结肠血管的走行和分布范围在结肠外科中具有重要的实用意义。但由于每条结肠动脉的起点、走行和分布范围有较大的个体差异，如右结肠动脉与中结肠动脉共干者有 15.1% ~ 31.5%，与回结肠动脉共干者占 7.9% ~ 19.6% 等，其走行和分布也相应地有变化。外科工作者在实际操作中，对这些可能出现的变异要有足够的认识。当要结扎某一条动脉，而不切除由该动脉所供应的肠管时（如肠管移植），显然保持结肠边缘动脉的完整性是不可或缺的条件，但组成边缘动脉各分支间的吻合程度并不相同，有的良好，也有的薄弱甚至中断。从解剖学角度看，结扎前最好先阻断血流，稍待证实，欲结扎的结肠动脉分布区的边缘动脉有搏动，肠管色泽正常，确认边缘动脉的侧支循环良好后，再行结扎，最为稳妥。不然若误伤了共干，将使其他血管分布区域的循环发生障碍，甚至导致坏死。

4. 结肠的淋巴管和淋巴结　结肠淋巴管走向与结肠的血管分布范围基本一致，故熟悉每条结肠动脉的分布范围，即可大致判断相应结肠的淋巴流向和淋巴结位置。结肠癌的淋巴转移始自黏膜层，然后扩大到肠壁全层。首先受累的是沿边缘动脉排列的结肠旁淋巴结。因此，判认结肠旁淋巴结是否受侵犯，是判断病变肠段有无淋巴转移的标志之一。

5. 腹部的大血管

（1）动脉：腹部器官的动脉是腹腔动脉和肠系膜上、下动脉的分支，而静脉最终汇入肝门静脉；腹部主要血管有序地排列在腹后壁。有助于记忆的要点是：大血管干多数为不对称的单支，如腹主动脉、下腔静脉、肠系膜上静脉、肠系膜下静脉、腹腔动脉等。主要结构特点为各动脉分支间吻合较丰富，这些吻合是腹主动脉梗阻后侧支循环建立的形态学基础。腹主动脉主要分支与吻合见图 6-42。

（2）肝门静脉：肝门静脉是特殊的介于两端毛细血管系之间的一短静脉干，汇集腹部从食管腹部到直肠上段、胰腺、肝外胆道和脾的静脉血，经肝门入肝后反复分支。门静脉血与肝动脉血共同汇入肝窦，而后经肝静脉的各级属支，最后经肝左、中、右静脉汇入下腔静脉。其主要属支见图 6-43。

（四）腹膜后间隙和腹后壁

腹膜后间隙前面是腹膜壁层，后为腹后壁肌；肠系膜根部、腹膜两层之间也可视为腹膜后间隙的延伸部分。其主要特点是：

1. 对称性的器官排列在中线两侧（中线的大血管例外），如肾、肾上腺、输尿管、交感干、腰动脉、腰静脉等。

2. 间隙中的疏松结缔组织中有较多的脂肪组织，是一个潜在的大间隙，其前方为腹膜腔，阻力很大，所以，此间隙的出血和感染很容易大面积扩散。同样，直肠感染发生的骨盆直肠间隙胀肿也可向上蔓延至腹膜后间隙。

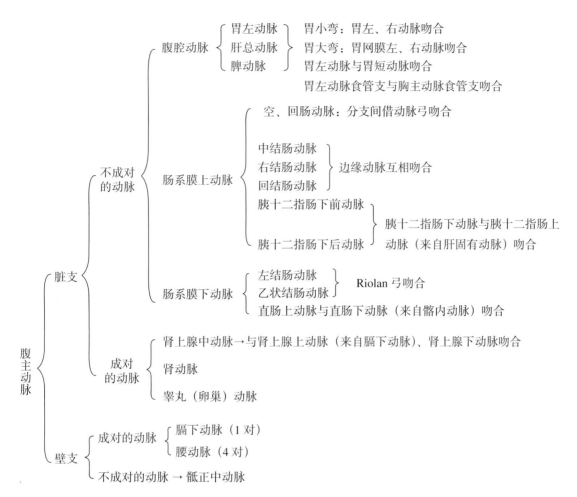

图6-42　腹部动脉

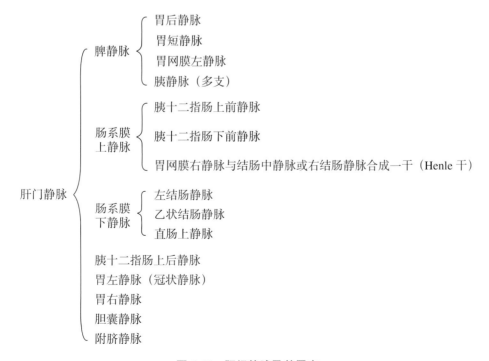

图 6-43　肝门静脉及其属支

3．腹膜后间隙向上借腰肋三角与后纵隔相通，向下经盆腔入口与盆腔相通，这是炎症易扩散的形态学基础。因比，腹膜后间隙的感染可向上蔓延至纵隔组织引起纵隔炎，同样纵隔的感染也可向下扩散造成腹膜后蜂窝织炎。

腰肌对称性的排列最为明显。腹后壁是一些器官手术不经腹膜腔进入腹膜后间隙的最佳手术入路必经的解剖位置，如肾、肾上腺等手术是最直接的途径。必须熟记其层次、位置和毗邻结构。

应该熟悉的是第 12 肋毗邻关系对外科的重要性，其中第 12 肋与肋膈窦的关系，正常情况下肋膈窦（胸膜下界）左、右侧均低于肋椎角（第 12 肋与脊柱夹角），在腰背区手术入路或经第 12 肋下手术入路有实用意义。从解剖学观察和临床实践都认为第 12 肋可能短小甚至缺如。中国人群的资料表明第 12 肋过短未达竖脊肌外侧缘者占 27.5%。当在此做切口深达第 12 肋与竖脊肌外侧缘之夹角时，如第 12 肋过短未达竖脊肌外侧缘，在该处扪及者为第 11 肋，而非第 12 肋，则会损伤胸膜窦。此外，还需注意肋下神经、髂腹下神经和髂腹股沟神经在这一局部的位置关系并加以保护。

二、临床关联

（一）腹壁与腹膜疾病的解剖学基础

1. 下腹部皮瓣　下腹部皮肤血管网丰富，浅动脉与同名静脉伴行，皮肤张力较小，供皮区皮肤缺损常能直接缝合，可提供优良皮瓣。临床常用髂腹股沟皮瓣和下腹部皮瓣，前者的血管蒂为旋髂浅动脉，后者的血管蒂为腹壁浅动脉。

2. 腹股沟斜疝和直疝　腹股沟斜疝发生时，腹腔内容物从腹股沟外侧窝处连同腹膜经腹股沟深环突出，沿腹股沟管出腹股沟管浅环后进入阴囊，其方向是自外上走向内下斜行脱出。腹股沟直疝为腹腔内容物从腹股沟内侧窝处连同腹膜经腹股沟三角向前突出，一般不进入阴囊。当疝的内容物还纳入腹腔后，按压腹股沟管深环处，增加腹内压不复出现突出者为斜疝，反之则为直疝。

3. 大网膜移植术　大网膜的血液供应主要来源于胃网膜左、右动脉，二者在胃大弯相互吻合形成网膜动脉弓，弓上发出网膜动脉分布于大网膜。由于大网膜具有丰富的血管、淋巴管、脂肪组织和巨噬细胞等，具有吸收、粘连和修复功能，故可利用大网膜修补器官、提供血运、保护创面，移植后能很快建立侧支循环。因此，临床上大网膜移植术的成活率较高。

（二）胃肠疾病的解剖学基础

1. 胃大部切除术　常以胃左动脉的第 1、2 支作为小弯侧切断胃壁的标志，以胃网膜左动脉第 1 胃壁支与胃短动脉作为大弯侧切断胃壁的标志。注意胃后动脉和左膈下动脉在胃底和贲门处的动脉分支。

2. 十二指肠溃疡　十二指肠上部是溃疡的好发部位，由于肠壁较薄，故发生溃疡后易导致穿孔。十二指肠球部（上部）溃疡行胃大部切除术中，封闭十二指肠残端时，需避免损伤肝十二指肠韧带内的胆总管、肝门静脉或肝固有动脉。

3. 阑尾炎　阑尾炎是临床上常见病、多发病，寻找阑尾是非常重要的。阑尾的方位变化较大，但阑尾根部附着于盲肠的位置一般比较恒定，3 条结肠带向下汇集于阑尾根部，是手术中寻找阑尾根部的标志。

4. 结肠癌　结肠癌是常见的发生于结肠部位的消化道恶性肿瘤，好发于直肠与乙状结肠交界处，以及右半或左半结肠。行乙状结肠镜和纤维结肠镜检查可发现癌肿，观察其大小、位置及局部浸润范围（图 6-44）。

5. 肠段移植　因大部分肠管具有肠系膜，活动性大，血管粗，具有丰富的血管弓吻合，故可利用显微外科技术，使用带蒂肠管转移修复食管缺损，施行以肠管代胃、代膀胱手术，肠段移植代阴道手术等。

（三）肝胆胰脾疾病的解剖学基础

1. 肝移植　肝移植行受体肝切除时，肝固有动脉、肝门静脉和肝管应紧贴肝切断，下腔静脉紧靠第二肝门或第三肝门处离断，以保证留在受体体内的上述血管尽可能长；切断供体肝时，上述血管尽量远离肝处切断，如此可保证移植时血管和肝管有足够的长度进行吻合。

2. 胆囊切除术　胆囊动脉变异较大，异常的胆囊动脉常经肝总管和胆总管的前方入胆囊三角，胆囊切除术或胆总管切开引流时，均应予以注意。

3. 梗阻性黄疸　胰头被十二指肠所环绕，二者紧贴，胰头肿瘤可压迫十二指肠引起梗阻；胰头后面及其与十二指肠降部左后壁之间有胆总管通过，如果胰头肿瘤压迫胆总管，就可引起进行性的梗阻性黄疸。

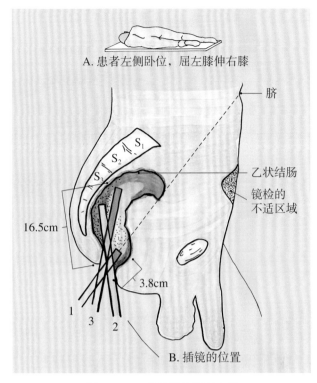

图 6-44　乙状结肠镜检示意图

4. 脾切除术　脾切除时必须切断所有韧带和血管以及神经，在切断胃脾韧带时应注意胃短血管和胃网膜左血管，切断脾肾韧带时应先结扎切断脾动脉的脾支，还应注意不可伤及胰尾，否则术后可能胰液漏出形成胰瘘。脾功能亢进行脾切除时应检查有无副脾，如有则需一并切除，以免症状复发。

5. 胰腺炎　胆总管富于弹性，阻塞时可扩张而不破裂，但可被胆结石压迫导致管壁血运障碍引起坏死、穿孔。胆总管和胰管汇合形成胆汁与胰液的共同通道肝胰壶腹，阻塞时可使胆汁逆流入胰管，引起胰腺炎。

6. 肝门静脉高压症　呕血和柏油样便是肝门静脉高压导致食管静脉丛曲张而破裂出血所致，便血是肝门静脉高压导致直肠静脉丛曲张而破裂出血所引起；脐周"海蛇头"样体征是肝门静脉高压导致脐周静脉网曲张所引起；脾大是门静脉高压导致脾内淤血所引起；腹水是由于肝门静脉系统无静脉瓣，肝门静脉高压导致毛细血管静水压升高，引起组织水肿。

对于大量腹水引起难以忍受的呼吸困难及腹胀者需做腹腔穿刺。其穿刺部位选择：①脐与耻骨联合上缘间连线的中点上方 1 cm、偏左或右 1～2 cm，此处无重要器官，穿刺较安全。此处无重要脏器且容易愈合。②左下腹部穿刺点：脐与左髂前上棘连线的中、外 1/3 交界处，此处可避免损伤腹壁下动脉，肠管较游离不易损伤。放腹水时通常选用左侧穿刺点，此处不易损伤腹壁动脉（图 6-45）。腹腔穿刺术还用于腹水原因不明，或疑有内出血者的辅助诊断。

7. 皮肤、巩膜黄染　无论是肝内的毛细血管、胆小管还是肝外的肝胆管、胆总管等处，任何部位发生阻塞，均可致阻塞上方的胆管使其压力不断增高，胆管扩张，终致胆小管与毛细血管破裂，胆汁中胆红素反流入血中，从而使皮肤、巩膜黄染。

（四）肾疾病的解剖学基础

1. 肾移植　随着免疫排斥反应的逐步解决和显微外科技术的发展，肾移植已成为常用的疗法，也成为最为成熟和成功率较高的器官移植手术。由于肾静脉支数单一而恒定，血管长度比右肾长，故肾移植供体多以左肾为宜。右髂窝作为受区操作方便，故常将供者的左肾移植到受者的右髂窝（图 6-46）。

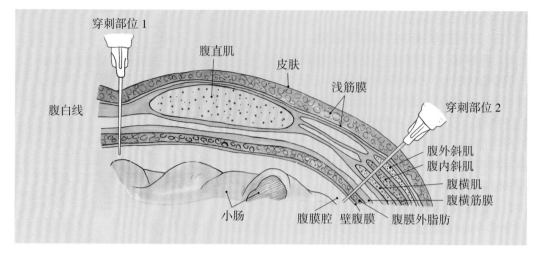

图 6-45 腹腔穿刺示意图

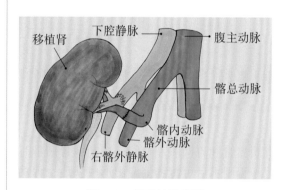

图 6-46 肾移植示意图

2. 肾的变异 肾的形态、位置和数目均可因胚胎发育异常而有变异，导致临床误诊而造成严重后果。常见的变异有马蹄肾、多囊肾、低位肾、异位肾和单肾等。

（五）牵涉痛

某些内脏器官病变时，在体表一定区域产生感觉过敏或疼痛感觉的现象，称为**牵涉痛**（referred pain）。这是内脏痛觉的一种重要生理特性。例如阑尾炎的早期，疼痛常发生在上腹部或脐周围；心肌缺血或梗死患者常感到心前区、左肩、左臂尺侧或左颈部体表发生疼痛；胆囊疾患时，常在右肩体表发生疼痛等（图 6-47）。

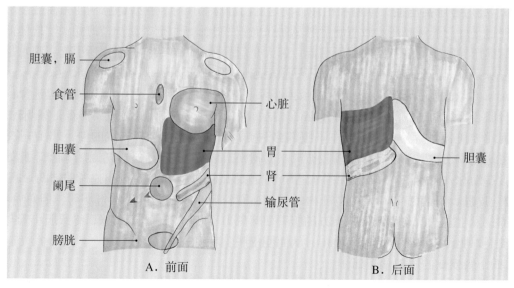

图 6-47 某些内脏器官牵涉痛的体表部位

（金昌洙 蔡昌平 周正丽）

第一节　概　述

盆部（pelvis）与**会阴**（perineum）位于躯干下部。盆部由骨盆、盆壁、盆膈、盆腔脏器等组成。会阴是指盆膈以下封闭骨盆下口的全部软组织，亦即广义的会阴。狭义的会阴在男性是指阴囊根与肛门之间的软组织，在女性是指阴道前庭后端与肛门之间的软组织，又称为产科会阴。

一、境界与分区

骨盆构成盆部和会阴的支架。骨盆上口由耻骨联合上缘、耻骨结节、耻骨嵴、弓状线、骶髂关节前缘和骶骨岬围成。骨盆下口由耻骨联合下缘、耻骨下支、坐骨支、坐骨结节、骶结节韧带、尾骨尖围成。骨盆下口由盆膈封闭，盆膈以下所有软组织为会阴，会阴境界略呈菱形，由骨盆下口围成。以两侧坐骨结节之间的连线将会阴分为前方的**尿生殖区**（urogenital region）和后方的**肛区**（anal region）（图 7-1）。

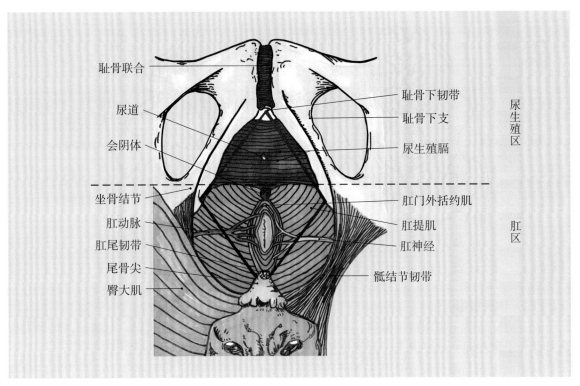

图 7-1　会阴分区（男性）

二、表面解剖

（一）体表标志

1. 骨盆上口　从腹前正中线下端可触及耻骨联合，耻骨联合两侧为耻骨嵴，耻骨嵴的外侧端可触及耻骨结节。腹股沟韧带两端可触及耻骨结节和髂前上棘。

2. 骨盆下口　会阴部可扪及耻骨弓、坐骨结节及尾骨尖，它们均是界定会阴的骨性标志（图 7-2）。

在后方，可触及髂后上棘和骶角。左、右骶角之间是骶管裂孔，骶角为骶管麻醉穿刺的标志。两侧髂嵴最高点连线通过第 4 腰椎棘突。两侧髂后上棘连线平第 2 骶椎棘突。会阴部的耻骨弓、坐骨结节及尾骨尖也可扪及，是产科常用的骨性标志。

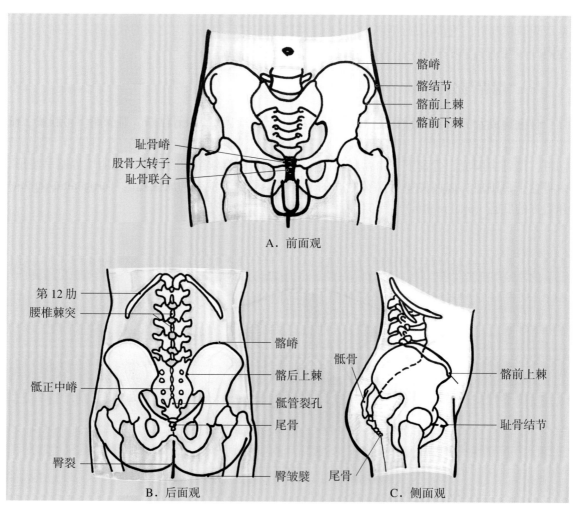

图 7-2　盆与会阴部体表标志

坐骨结节的
解剖学意义

（二）体表投影

直立时，骨盆上口向前下倾斜，耻骨联合上缘与两侧髂前上棘位于同一冠状面，尾骨尖与耻骨联合上缘在同一水平面上，盆部位于骶骨岬与耻骨联合上缘连线的后下方。

从髂前上棘与耻骨联合连线的中点至脐下 2 cm 处作一连线，此线的上 1/3 段为髂总动脉的体表投影；下 2/3 段为髂外动脉的体表投影；上、中 1/3 交界点为髂内动脉起点。

三、体格检查

在病情需要时要对生殖器、肛门、直肠进行全面、系统的体格检查。辨认会阴部结构的正常外观是进行体格检查必不可少的步骤。在女性，用扩阴器可直视子宫颈；在男性，经直肠指检可评定前列腺的大小和质地。男、女两性的直肠与盆腔内结构有密切的毗邻关系，而这些盆腔内结构又在体表扪不到，因此，临床上常采用直肠指检的方法以帮助诊断。

自骨盆上口到下口范围内，连接前壁到后壁各直径中点的连线称为骨**盆轴**（axis of pelvis）。轴的上段向后下，中段向下，下段转向前下。分娩时，胎儿即循此轴娩出（图 7-3）。

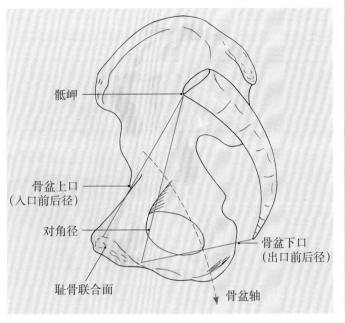

图 7-3　骨盆轴

骨盆腔的测量

第二节　盆　部

一、盆壁和盆底

（一）盆壁

盆壁由骨盆、盆壁肌及其筋膜构成。其中髋骨、闭孔内肌及其筋膜构成盆侧壁；向外侧穿经坐骨大孔的梨状肌及骶骨构成弯曲的盆后壁（图 7-4）。闭孔内肌位于盆侧壁的前份，肌束

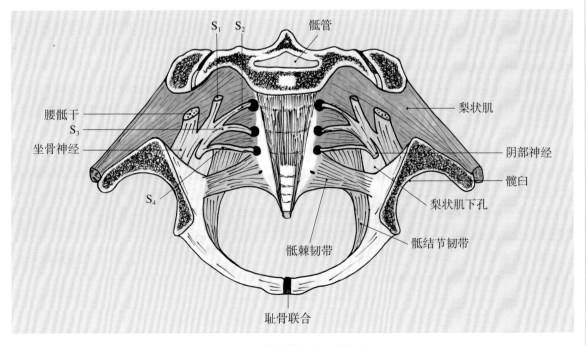

图 7-4　骨盆后壁（上面观）

汇集成腱穿经坐骨小孔至转子窝（图 7-5）。梨状肌起自骶骨前面，穿经坐骨大孔至大转子尖，它把坐骨大孔分为梨状肌上孔和梨状肌下孔，孔内有神经血管出入盆腔。

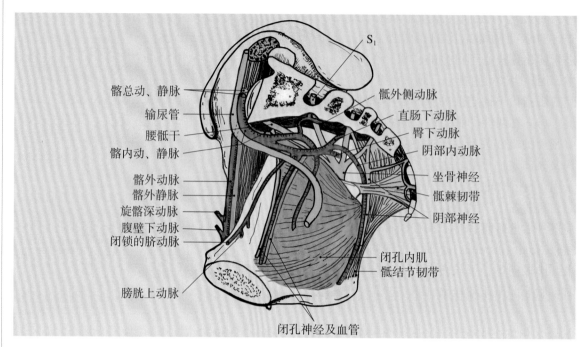

图 7-5　骨盆侧壁

（二）盆底

盆底由漏斗状的**盆膈**（pelvic diaphragm）封闭。盆膈由肛提肌、尾骨肌和盆膈上、下筋膜构成。覆盖于肛提肌、尾骨肌上表面的筋膜称盆膈上筋膜（superior fascia of pelvic diaphragm），覆盖于其下表面的筋膜称盆膈下筋膜（inferior fascia of pelvic diaphragm）。盆膈封闭骨盆下口的大部分，仅在其前方两侧肛提肌的前内侧缘之间留有一狭窄裂隙，称盆膈裂孔，由下方的尿生殖膈封闭。盆膈有支持和固定盆内脏器的作用，并可与腹肌和膈协同增加腹压。

1. 肛提肌（levator ani muscle）　为一对四边形的扁肌，起于耻骨后面及其与坐骨棘之间的肛提肌腱弓（tendinous arch of levator ani），纤维向下、向后、向内，止于会阴中心腱、直肠壁、尾骨和肛尾韧带。左、右肛提肌联合成漏斗状（图 7-6）。

按纤维起止和排列，肛提肌可分为四部分：①耻骨直肠肌（puborectalis）为肛提肌内侧的狭窄部，起自耻骨盆面，其纤维绕过直肠肛管交界处的两侧和后方，并与对侧的肌纤维连接，构成"U"形祥，具有重要的括约肛门功能。②耻尾肌（pubococcygeus）为肛提肌宽薄的中间部，起自耻骨体后部和肛提肌腱弓前部，肌束几乎水平向后。其外侧纤维向后附于尾骨，内侧纤维与对侧纤维融合参与构成肛尾韧带。③髂尾肌（iliococcygeus）为肛提肌的后外侧部，起自肛提肌腱弓后份和坐骨棘，止于尾骨侧缘及肛尾韧带，有固定直肠的作用。④耻尾肌的短纤维向内侧与中线处结构的筋膜融合，在男性形成前列腺提肌（levator prostatae）（女性为耻骨阴道肌 pubovaginalis），夹持男性前列腺尖两侧（女性尿道及阴道两侧）。

2. 尾骨肌（coccygeus）　位于肛提肌后方，呈三角形，起自坐骨棘盆面，紧贴骶棘韧带上面，止于尾骨和骶骨下部侧缘。

盆底整体理论

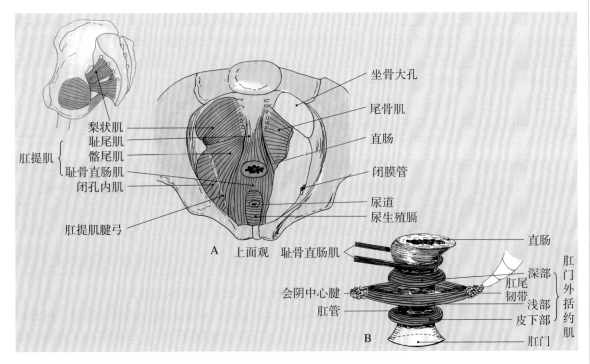

图 7-6　盆底肌（A）和肛门外括约肌（B）

二、血管、淋巴和神经

（一）动脉

1. 髂外动脉（external iliac artery）　在骶髂关节前方由髂总动脉分出，沿腰大肌内侧缘下行，经腹股沟韧带中点深面至股部，移行为股动脉。髂外动脉起始段前方有卵巢血管、右输尿管跨过，外侧段前方有输精管、子宫圆韧带跨过，睾丸血管、生殖股神经行于其外侧。髂外动脉外侧段发出旋髂深动脉和腹壁下动脉两条分支。

2. 髂内动脉（internal iliac artery）　为一短干，由髂总动脉分出后斜向内下进入盆腔。其前方有输尿管和输卵管伞，后方邻近髂内静脉、腰骶干和骶髂关节。主干行至坐骨大孔上缘处分为前、后两干，前干分为壁支和脏支，后干全属壁支。

壁支有：

（1）髂腰动脉（iliolumbar artery）：发自后干，向后外方斜行，分布于腹后壁。

（2）骶外侧动脉（lateral sacral artery）：有两支，发自后干，沿骶前孔内侧下行，分布于梨状肌、尾骨肌和肛提肌等。

（3）臀上动脉（superior gluteal artery）：为后干的延续，向下穿梨状肌上孔至臀部。

（4）臀下动脉（inferior gluteal artery）：为前干的终末支，向下穿梨状肌下孔至臀部。

（5）闭孔动脉（obturator artery）：发自前干，经闭膜管至股部，分布于大腿内侧肌群。

脏支有：

膀胱上动脉、膀胱下动脉、子宫动脉（女）、阴部内动脉及直肠下动脉等，各动脉的行程与分布，将在盆腔脏器及会阴叙述。

3. 骶正中动脉（median sacral artery）　自腹主动脉末端后壁发出，跨第 4、5 腰椎椎体前面下行入盆腔，其分支与骶外侧动脉吻合。

（二）静脉

髂内静脉（internal iliac vein）由盆腔内静脉在坐骨大孔的稍上方汇聚而成。其属支较多，分脏支与壁支。壁支的属支与同名动脉伴行（除外脐动脉和髂腰动脉）；脏支起自环绕在盆内脏器周围的静脉丛（如直肠静脉丛、膀胱静脉丛、男性的前列腺静脉丛或女性的子宫静脉丛、阴道静脉、卵巢静脉丛等），并各自汇合成干，注入髂内静脉。在骨盆侧缘、骶髂关节前方，髂内静脉与髂外静脉汇合成髂总静脉。

直肠静脉丛位于直肠后方和两侧，在下部最发达，可分为内、外两部分。直肠内静脉丛位于直肠和肛管黏膜上皮的深面；直肠外静脉丛位于肌层的外面，两丛之间有广泛的吻合。

膀胱静脉丛位于膀胱底部周围，是盆腔内最大的静脉丛，收集膀胱、尿道和阴道的静脉。

除髂内静脉的属支外，骶正中静脉注入左髂总静脉或两髂总静脉的汇合处。女性卵巢和输卵管附近的卵巢静脉丛汇集为卵巢静脉，伴同名动脉上行，分别注入左肾静脉和下腔静脉。

盆腔内静脉丛无瓣膜，各静脉丛之间吻合丰富，存在广泛的侧支循环途径，有利于血液的回流。明确各动、静脉的走向和静脉丛的解剖位置，对增加手术安全性、减少术中并发症有重要意义。

（三）淋巴

盆腔内有丰富的淋巴管和淋巴结，均随相应的血管排列。主要淋巴结群有：

1. 髂外淋巴结（external iliac lymph nodes）　分为 3 组，分别沿髂外动脉的外侧、内侧和前方排列，收纳腹股沟浅、深淋巴结的输出管，以及下肢和腹前壁下部、膀胱底、子宫颈、阴道上部等脏器的淋巴。

2. 髂内淋巴结（internal iliac lymph nodes）　沿髂内动脉及其分支排列，收纳大部分盆腔脏器、会阴深部、臀部和股后部的淋巴。

3. 骶淋巴结（sacral lymph nodes）　沿骶正中血管排列，收纳盆后壁、盆腔后下部脏器的淋巴。

上述 3 组淋巴结的输出管注入髂总淋巴结（common iliac lymph nodes），其输出管注入左、右腰淋巴结。

妇科恶性肿瘤手术中腹腔、盆腔淋巴的切除是重要步骤之一。

（四）神经

1. 躯体神经　闭孔神经（obturator nerve）行经盆侧壁，经闭膜管离开盆腔，分布于大腿内侧群肌和大腿内侧面皮肤。

盆部的**骶丛**（sacral plexus）由腰骶干、第 1～4 骶神经前支组成，位于梨状肌前面。其多数分支经梨状肌上、下孔出盆。

尾丛（coccygeal plexus）由第 4、5 骶神经前支和尾神经合成，位于尾骨肌上面，分布于邻近的皮肤（图 7-7，8）。

2. 盆部的内脏神经　**骶交感干**（sacral sympathetic trunk）由腰交感干下部延续而来，沿骶前孔内侧下降，至尾骨前方，两侧骶交感干汇聚于单一的奇神经节（尾神经节）（ganglion impar）。

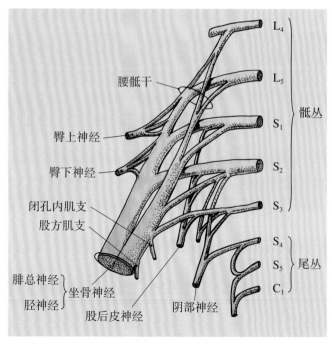

图 7-7　骶丛和尾丛示意图

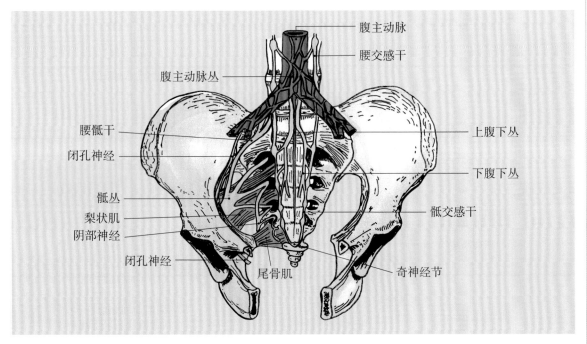

图 7-8　盆腔的内脏神经

盆内脏神经（pelvic splanchnic nerve）又称盆神经，较细小，由第 2～4 骶神经前支中的副交感神经节前纤维组成。此神经加入盆丛，节后纤维分布于结肠左曲以下的消化管、盆内脏器及外阴等。

上腹下丛（superior hypogastric plexus）是腹主动脉丛向下延续的部分，位于第 5 腰椎椎体前面，两髂总动脉之间。此丛发出左、右腹下神经沿直肠两侧行至第 3 骶椎高度，与同侧的盆内脏神经分别组成左、右**下腹下丛**（inferior hypogastric plexus），又称盆丛（pelvic plexus）。该丛位于直肠两侧和膀胱外下方。其纤维随髂内动脉分支分别形成膀胱丛、前列腺丛、子宫阴道丛、卵巢丛和直肠丛等（图 7-8）。

骶丛神经的切断对子宫内膜异位症和慢性盆腔痛有临床治疗意义。

三、盆腔脏器

（一）盆腔脏器的位置安排

盆腔主要容纳消化管的末段、部分泌尿系统和生殖系统器官。它们的配布关系是：泌尿系统器官位于前方，消化管末段位于后部，中间为生殖系统器官。在男性，膀胱后面为输精管壶腹、精囊和输尿管末端，前列腺位于膀胱颈下方。在女性，其生殖系统器官所占范围较大，中间有子宫和阴道上部，两侧有子宫阔韧带包裹的卵巢和输卵管（图 7-9）。

（二）盆腔脏器与腹膜的关系

1. 男性　壁腹膜自腹前壁下降进入男性盆腔后，先覆盖膀胱上面，至膀胱底处下降，覆盖精囊和输精管壶腹；再向后覆盖直肠中 1/3 段的前方；继续上升到达直肠上 1/3 段时，腹膜还覆盖直肠的两侧。直肠下 1/3 段位于腹膜外，是腹膜形成直肠膀胱陷凹处。

2. 女性　女性盆腔内腹膜配布的不同点在于，膀胱上面的腹膜在膀胱上面后缘处反折至子宫、阴道后穹和阴道上部后面，继而转向后上到直肠中 1/3 段前面。在膀胱、子宫和直肠间形成膀胱子宫陷凹、直肠子宫陷凹。覆盖子宫体前、后面的腹膜在子宫体两侧汇集成**子宫阔韧带**（broad ligament of uterus），并向两侧延伸，与盆侧壁的壁腹膜相移行。卵巢借卵巢系膜与子宫阔韧带后层相连，卵巢上端借卵巢悬韧带与髂总血管分叉处的壁腹膜相连。

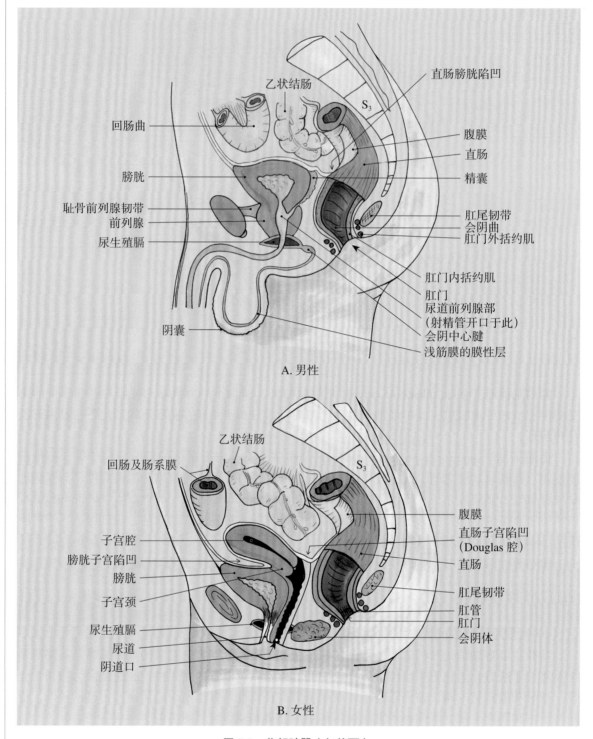

图 7-9   盆部脏器（矢状面）

（三）盆腔内消化和泌尿器官

1. 直肠

（1）位置与形态：**直肠**（rectum）位于盆腔后部，骶骨前方，于第 3 骶椎平面续接乙状结肠，向下沿骶、尾骨的曲线在尾骨前方穿盆膈延续为肛管，全长 14 ～ 16 cm。直肠下部膨大形成直肠壶腹（ampulla of rectum）。在冠状面上，直肠有 3 个侧曲，从上到下依次凸向右、左、右。直肠在矢状面上有两个弯曲，上部的弯曲与骶骨曲度一致，称骶曲（sacral flexure）；

下部绕尾骨尖时形成凸向前的会阴曲（perineal flexure）。

（2）毗邻：直肠后面借疏松结缔组织与骶骨、尾骨、梨状肌邻接，其间有骶丛和骶交感干等。直肠两侧的上部为腹膜腔的直肠旁窝，有直肠上血管通过，两侧下部与盆丛、直肠下血管等毗邻。男、女性直肠前方的毗邻关系有很大差别。在男性，腹膜反折线以上的直肠隔着直肠膀胱陷凹与膀胱底上部、精囊和输精管壶腹相邻，反折线以下的直肠借直肠膀胱隔与膀胱底下部、前列腺、精囊、输精管壶腹及输尿管盆部相邻。在女性，腹膜反折线以上的直肠隔直肠子宫陷凹与子宫及阴道穹后部相邻，反折线以下的直肠借直肠阴道隔与阴道后壁相邻。

（3）血管、淋巴和神经：**直肠上动脉**（superior rectal artery）分布于直肠上 2/3。**直肠下动脉**（inferior rectal artery）经盆底筋膜行向内侧，分布于直肠下部和肛管上部。直肠上、下动脉之间有吻合支相连（图 7-10）。骶正中动脉发出分支分布于直肠后壁。上述各动脉均有同名静脉伴行，

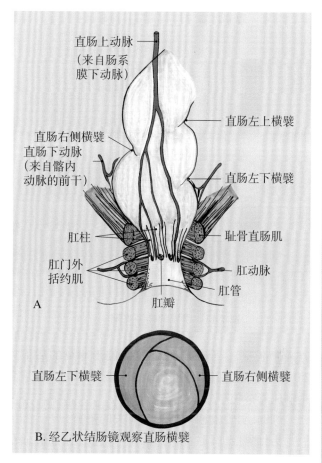

A

直肠指检的解剖学基础

图 7-10　直肠和肛管的动脉

起自直肠肛管静脉丛，此丛又分为内丛和外丛两部分，直肠肛管内丛静脉曲张可形成痔。

直肠壁淋巴多引流至直肠外侧的直肠旁淋巴结（pararectal lymph node），其上份沿直肠上血管至直肠上淋巴结、肠系膜下淋巴结；下份向两侧沿直肠下血管和肛动脉注入髂内淋巴结。

支配直肠的交感神经来自上腹下丛和盆丛，副交感神经来自盆内脏神经，随直肠上、下血管和直肠侧韧带分布于直肠和肛管。与排便反射相关的传入纤维也经盆内脏神经传入。

2. 膀胱

（1）位置与毗邻：**膀胱**（urinary bladder）位于小盆腔内、耻骨后方。根据尿液的充盈程度和邻近器官的状态，膀胱的形状、大小、位置和壁的厚度均有不同程度改变。膀胱空虚时其上界约与骨盆上口相当。充盈时呈卵圆形，膀胱尖上升至耻骨联合以上。

膀胱上面与小肠襻相邻，女性还与子宫相邻。膀胱下外侧面与肛提肌、闭孔内肌及其筋膜相邻，其间充满疏松结缔组织等，称为膀胱旁组织。男性膀胱底上部借直肠膀胱陷凹与直肠相邻，下部与精囊和输精管壶腹相贴；女性的膀胱底与子宫颈和阴道前壁直接相贴。膀胱底两侧为输尿管口，两口相距 2.5cm。男性膀胱颈与前列腺毗邻，并接尿道内口与尿道相通；女性膀胱颈直接与尿生殖膈相接。

儿童的膀胱位置较高，上界超过骨盆上口，位于腹腔内，6 岁左右才逐渐降至盆腔。

（2）血管、淋巴和神经：供应膀胱的主要动脉是来自髂内动脉的膀胱上动脉（superior vesical artery）和膀胱下动脉（inferior vesical artery）[女性的则为阴道动脉（vaginal artery）]，前者分布于膀胱前上部，后者分布于膀胱底、膀胱颈、精囊及输尿管盆部等处。闭孔动脉和臀下动脉也发出小的分支至膀胱。在女性尚有来自**子宫动脉**（uterine artery）的分支分布。

膀胱的变异

膀胱的静脉在膀胱下部的周围形成膀胱静脉丛，汇成膀胱静脉与同名动脉伴行，注入髂内静脉。

膀胱的淋巴管多注入髂外淋巴结。

膀胱的交感神经来自第 11、12 胸髓和第 1、2 腰髓节段，经盆丛随血管分布至膀胱。副交感神经来自第 2～4 骶髓节段，经盆内脏神经到达膀胱，支配**膀胱逼尿肌**（detrusor of bladder）（图 7-11）。

3. 输尿管盆部与壁内部　左、右**输尿管**（ureter）腹部在骨盆上口处分别越过左髂总动脉末段和右髂外动脉起始部的前面进入盆腔。输尿管盆部位于盆侧壁的腹膜下，行经髂内血管、腰骶干和骶髂关节前方，向后下走行，在坐骨棘平面，转向前内穿入膀胱底的外上部（女性经阴道穹侧部顶端绕向前

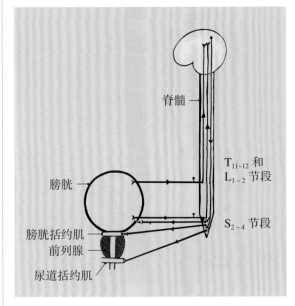

图 7-11　膀胱的神经支配

图中标注：脊髓；T$_{11-12}$ 和 L$_{1-2}$ 节段；膀胱；S$_{2-4}$ 节段；膀胱括约肌；前列腺；尿道括约肌

膀胱逼尿肌

方入膀胱壁）。女性输尿管盆部位于卵巢的后下方，在经子宫阔韧带基底部至子宫颈外侧约 2.0 cm 处（适对阴道穹侧部的上外方）时，有子宫动脉从其前上方跨过。壁内部长约 1.5 cm，是输尿管最狭窄处。

（四）男性盆腔内与生殖有关的器官

男性盆腔内与生殖有关的器官包括前列腺、精囊和输精管道。

1. 前列腺

（1）位置与毗邻：**前列腺**（prostate）位于膀胱颈和尿生殖膈之间，包绕男性尿道前列腺部（图 7-12），长约 2.5 cm。上部为前列腺底，与膀胱颈邻接，前列腺底前部有尿道穿入，后份双侧有射精管穿入；下端尖细，称前列腺尖，与尿生殖膈相邻。尖与底之间为前列腺体，前面临耻骨后隙，后面借直肠膀胱隔与直肠壶腹相邻。前列腺的外上方有输精管和精囊。精囊的排泄管与输精管壶腹末端汇合成射精管，开口于尿道前列腺部。

（2）被膜：前列腺实质表面包裹一层薄的纤维肌性组织，称为前列腺囊（prostatic capsule）。囊外有源自盆内筋膜的前列腺鞘，鞘的前份和两侧部内有前列腺静脉丛。

2. 输精管盆部、精囊及射精管

（1）输精管盆部：自腹股沟管深环处接输精管腹股沟部，从外侧绕腹壁下动脉起始部，急转向内下方，越过髂外动、静脉前方进入盆腔。在坐骨棘附近从前内侧与输尿管交叉，继而转至膀胱底。输精管约在精囊上端平面以下膨大为输精管壶腹（ampulla of deferent duct），行于精囊内侧，在前列腺底稍上方，与精囊的排泄管以锐角汇合成**射精管**（ejaculatory duct），向前下穿前列腺底后部，开口于尿道前列腺部。

（2）**精囊**（seminal vesicle）：为一对长椭圆形的囊状腺体，长约 3.8 cm，位于前列腺底后上方、输精管壶腹后外侧、膀胱底与直肠之间。

（3）**射精管**（ejaculatory duct）：左右成对，长 1.5～2.3 cm，穿入前列腺，开口于尿道前列腺部后壁的精阜两侧，是排精管道中最短、最细的一段。

（五）女性盆腔内与生殖有关的器官

女性盆腔内与生殖有关的器官包括子宫、卵巢、输卵管和阴道等。

1. 子宫

（1）位置与毗邻：**子宫**（uterus）位于膀胱与直肠之间，正常成人子宫位置呈轻度前倾前

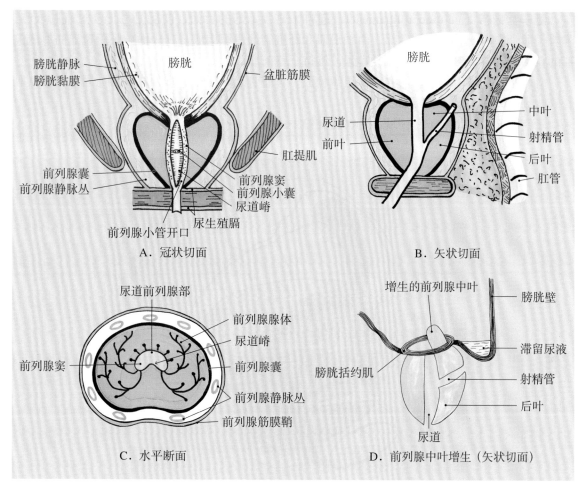

膀胱静脉　膀胱　盆脏筋膜
膀胱黏膜
肛提肌
前列腺囊
前列腺静脉丛
前列腺窦
前列腺小囊
尿道嵴
前列腺小管开口　尿生殖膈
A. 冠状切面

膀胱
尿道　中叶
前叶　射精管
后叶
肛管
B. 矢状切面

尿道前列腺部
前列腺腺体
尿道嵴
前列腺囊
前列腺窦
前列腺静脉丛
前列腺筋膜鞘
C. 水平断面

增生的前列腺中叶
膀胱壁
滞留尿液
膀胱括约肌
射精管
后叶
尿道
D. 前列腺中叶增生（矢状切面）

图 7-12　前列腺

屈位，前倾即子宫向前倾斜，与阴道长轴之间形成向前开放的夹角（约 90°），前屈为子宫体向前屈曲，与子宫颈之间形成向前开放的钝角（约 170°）。

直立时，子宫底伏于膀胱的后上方，子宫颈保持在坐骨棘平面以上。若由于先天发育不良或炎症粘连等，子宫可发生病理性前屈、后倾或后屈。子宫前面隔膀胱子宫陷凹与膀胱上面相邻，子宫颈阴道上部的前方借膀胱阴道隔与膀胱底部相邻；子宫后面借直肠子宫陷凹及直肠阴道隔与直肠相邻（图 7-13，14）；两侧有输卵管、子宫阔韧带和卵巢悬韧带，子宫颈两侧有子宫主韧带，下部接阴道。

（2）子宫的韧带：子宫借韧带、尿生殖膈、盆底肌、阴道及周围结缔组织共同构成复杂的盆底支持系统，支持承托并保持子宫正常位置（图 7-14，15）。

子宫圆韧带（round ligament of uterus）：位于子宫阔韧带内，呈圆索状，由平滑肌和纤维结缔组织构成，起自子宫角，穿经腹股沟管，止于阴阜和大阴唇皮下，维持子宫前倾。

子宫阔韧带（broad ligament of uterus）：为子宫前、后面的腹膜向两侧伸展而形成的呈冠状位的双层腹膜皱襞，上缘游离，下缘和外侧缘分别与盆底和盆侧壁的腹膜相移行。其内 2/3 包围输卵管，外 1/3 由输卵管伞下方延伸到盆腔侧壁，形成骨盆漏斗韧带。子宫阔韧带可限制子宫向两侧移动。

子宫主韧带（cardinal ligament of uterus）：位于子宫阔韧带下部，子宫颈两侧和骨盆侧壁之间，由平滑肌和纤维结缔组织构成，起自子宫颈水平，两侧至肛提肌筋膜，支持子宫和阴道，有固定子宫颈，维持子宫在坐骨棘平面以上的作用。

骶子宫韧带（uterosacral ligament）：起自子宫颈上部的后面，向后呈弓形绕过直肠外侧，附着于骶骨前面的盆筋膜弓后部。由平滑肌和纤维结缔组织构成，其表面由腹膜覆盖而形成弧形的直肠子宫襞。向后上方牵引子宫颈，维持子宫前屈。

耻骨子宫韧带由两束坚韧的结缔组织构成，自耻骨后方延至子宫颈，并参与固定膀胱（耻骨膀胱韧带）。

子宫切除术要切断子宫韧带，可在腹腔镜下进行。

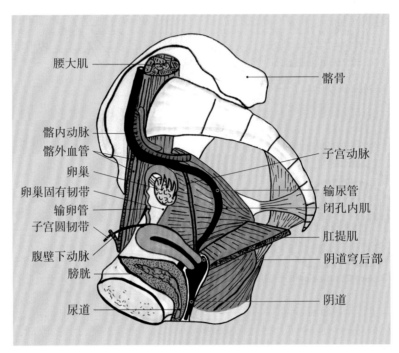

图 7-13　子宫（盆腔右侧面观）

（3）血管、淋巴与神经：**子宫动脉**（uterine artery）沿盆侧壁向前内下方走行，进入子宫阔韧带基底部，在距子宫颈外侧约 2 cm 处，横向越过输尿管盆部的前上方，至子宫颈侧缘后，沿子宫两侧缘迂曲上行。主干行至子宫角处即分为输卵管支和卵巢支，后者与卵巢动脉分支吻合。子宫动脉在子宫颈外侧还向下发出阴道支，分布于阴道上部（图 7-13、14）。

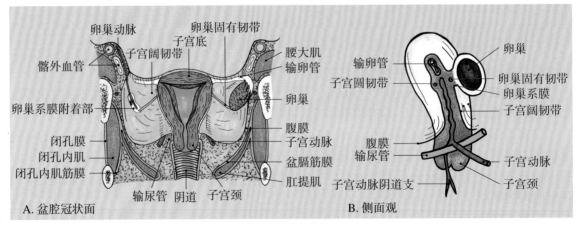

图 7-14　子宫及其周围结构

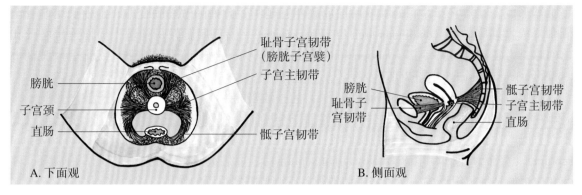

图 7-15　子宫的固定装置

子宫静脉伴随同名动脉，最后汇入髂内静脉。

子宫底和子宫体上部的多数淋巴管沿卵巢血管上行，注入髂总淋巴结和腰淋巴结。子宫底两侧的一部分淋巴管沿子宫圆韧带注入腹股沟浅淋巴结。子宫体下部及子宫颈的淋巴管沿子宫血管注入髂内淋巴结或髂外淋巴结。

子宫的交感和副交感神经主要来自盆丛的子宫阴道丛，位于阔韧带基部内，分布于子宫和阴道上部。

2. 卵巢（ovary）　位于髂内、外动脉分叉处的卵巢窝内。其前缘借卵巢系膜连于子宫阔韧带后方，称卵巢系膜缘，中央有血管、神经出入，称卵巢门。其上端以卵巢悬韧带（suspensory ligament of ovary）连于盆侧壁，此韧带为隆起的腹膜皱襞，内有卵巢血管、淋巴管及卵巢神经丛等。卵巢下端借卵巢固有韧带（proper ligament of ovary）与子宫角相连（图 7-14）。

卵巢动脉下行至骨盆上口，跨髂总血管前方，向前下经卵巢悬韧带入卵巢。卵巢静脉在骨盆腔内伴同名动脉，左侧上行注入左肾静脉，右侧上行注入下腔静脉。

3. 输卵管（uterine tube）　位于子宫阔韧带的上缘内，长 8 ~ 12 cm。由内向外依次分为输卵管子宫部、输卵管峡、输卵管壶腹和输卵管漏斗四部分。输卵管峡短而细直，为输卵管结扎的部位，炎症易导致此部管腔堵塞。输卵管漏斗有输卵管腹腔口，通向腹膜腔。女性腹膜腔经输卵管腹腔口、输卵管、子宫腔以及阴道与外界相通，故女性生殖系统感染有累及腹膜腔的可能。

输卵管子宫部和输卵管峡由子宫动脉的输卵管支供血，输卵管壶腹与输卵管漏斗则由卵巢动脉的分支供应，彼此间有广泛的吻合。同样，一部分输卵管静脉汇入卵巢静脉，一部分汇入子宫静脉。

4. 阴道（vagina）　位于子宫下方，为前后壁相贴的肌性管道，上端包绕于子宫颈阴道部，斜向前下穿尿生殖膈，开口于阴道前庭。前方上部与膀胱底、颈相邻，中下部与尿道后壁直接相贴。阴道后壁上部 1/3 与直肠子宫陷凹相邻，中部与直肠壶腹相邻，下部与肛管之间有会阴中心腱。

（六）盆筋膜和筋膜间隙

1. 盆筋膜（pelvic fascia）　可分为盆壁筋膜和盆脏筋膜两部分。

（1）盆壁筋膜：也称盆筋膜壁层，向上与腹横筋膜和髂腰筋膜相延续，覆盖于盆壁、盆壁肌和盆底肌的内表面，各部厚度变异较大，并因覆盖部位不同名称不同。位于骶骨前方的为骶前筋膜，覆盖梨状肌表面的为梨状肌筋膜，而在闭孔内肌内表面的为闭孔筋膜。从耻骨体盆腔面到坐骨棘的闭孔筋膜呈线形增厚，称肛提肌腱弓，为肛提肌和盆膈上、下筋膜提供起点和附着处。另外，覆盖于盆膈上、下表面的筋膜称盆膈筋膜，分为覆盖于上表面的盆膈上筋膜和覆盖于下表面的盆膈下筋膜。

（2）盆脏筋膜：在盆腔内脏器穿经盆膈和尿生殖膈时，由盆壁筋膜向上反折，呈鞘状包裹脏器形成。在器官穿盆底处脏壁两层筋膜相互延续，此处的壁筋膜变厚，沿盆底由耻骨至骶骨形成盆筋膜腱弓（tendinous arch of pelvic fascia）。盆筋膜腱弓最前部，男性连接耻骨和前列腺，为耻骨前列腺韧带（puboprostatic ligament），女性连接耻骨和膀胱，为耻骨膀胱韧带（pubovesical ligament）（图7-15）。

腹膜会阴筋膜（peritoneoperineal fascia）为一致密的带状盆内脏筋膜，连于直肠膀胱陷凹（女性为直肠子宫陷凹）与盆底之间。男性直肠与膀胱、前列腺、精囊及输精管壶腹之间（女性在直肠与阴道之间），盆内脏筋膜形成一冠状位的结缔组织隔，称直肠膀胱隔（rectovesical septum）[女性为直肠阴道隔（rectovaginal septum）]。盆腔筋膜也形成一些韧带，由血管、神经和包裹的结缔组织形成，如子宫主韧带等，有维持脏器位置的作用。

2. 盆筋膜间隙　盆壁筋膜与覆盖盆腔的腹膜之间，除盆脏筋膜、韧带外，脏器之间的疏松结缔组织还形成潜在的筋膜间隙。这些筋膜间隙有利于手术尤其腔镜手术时分离脏器，血液及其他液体也易于在间隙内积聚。

与盆腔手术有关的重要间隙有：

（1）**耻骨后隙**（retropubic space）：也称膀胱前隙，位于耻骨联合与膀胱之间，内有大量疏松结缔组织和一些静脉丛；向上与腹膜下间隙连续。在对女性压力性尿失禁行耻骨后Cooper韧带悬吊术时须充分暴露和分离该间隙。耻骨上腹膜外引流、膀胱及子宫下部等手术时，均可通过此间隙进行。

（2）**骨盆直肠间隙**（pelvirectal space）：位于盆膈上方，由直肠周围的腹膜外疏松结缔组织构成。该间隙借直肠侧韧带分为前部的直肠子宫隙或直肠膀胱隙和后部的直肠后隙，也称骶前间隙，前者中通行有盆腔的血管、神经，并充满结缔组织；后者中有直肠上、下静脉等通过，在妇科恶性肿瘤手术和盆底重建手术时，该区域应注意避免血肿的发生。

第三节　会　阴

以两侧坐骨结节连线将**会阴**（perineum）分为前方的尿生殖区和后方的肛区。

一、肛区

肛区又称为肛门三角，有肛管和坐骨肛门窝。

（一）肛管

肛管（anal canal）长约4 cm，上续直肠壶腹，向后下绕尾骨尖终于肛门。没有粪便通过时，肛管处于塌陷状。

肛管周围环绕**肛门内括约肌**（sphincter ani internus）和**肛门外括约肌**（sphincter ani externus）。前者属不随意肌，为肛管壁内上2/3的环行肌层明显增厚形成，有协助排便作用；后者属随意肌，为环绕肛管下2/3周围的横纹肌，按其纤维的位置又可分为皮下部、浅部和深部，但各部纤维不易区分，是括约肛门的主要功能肌。

（二）坐骨肛门窝

1. 位置与境界　坐骨肛门窝（ischiorectal fossa）是位于肛管两侧的锥形间隙。底为肛门三角区的浅筋膜及皮肤；尖由盆膈下筋膜与闭孔内肌筋膜汇合而成；内侧壁的下部为肛门外括约肌，上部为肛提肌、尾骨肌及其筋膜；外侧壁为闭孔内肌及其筋膜；前壁为尿生殖膈；后壁为臀大肌下份及其筋膜和深部的骶结节韧带。窝内有大量的脂肪组织，称坐骨肛门窝脂体。此体具有弹簧垫作用，排便时允许肛门扩张（图7-16）。

2. 血管、神经和淋巴　阴部内动脉（internal pudendal artery）起自髂内动脉前干，为供应会阴及外生殖器的动脉主干，其与**阴部神经**（pudendal nerve）伴行，经梨状肌下孔出盆腔，

排便的形态学基础

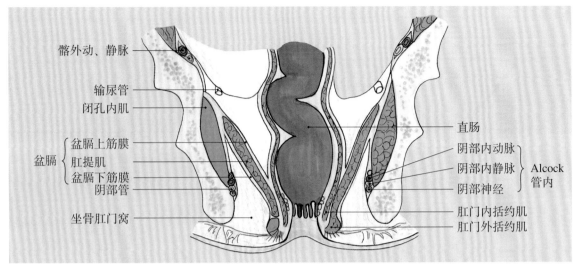

图 7-16　肛三角（冠状断面）

绕坐骨棘，穿坐骨小孔至坐骨肛门窝。主干沿此窝外侧壁的**阴部管**（pudendal canal）（为阴部内血管和阴部神经穿经闭孔筋膜的裂隙，又称 Alcock 管）前行。在管内，阴部内动脉发出**肛动脉**（anal artery），分布于肛管及肛门周围的肌和皮肤。至阴部管前端，阴部内动脉分为会阴动脉和阴茎动脉（女性为阴蒂动脉）进入尿生殖区。阴部神经的分支与阴部内动脉的分支相似。

阴部内静脉（internal pudendal vein）及其属支均与同名动脉伴行，阴部内静脉汇入髂内静脉。

齿状线以下肛管的淋巴及肛门外括约肌、肛门周围皮下的淋巴汇入腹股沟浅淋巴结；齿状线以上肛管的淋巴汇入直肠旁淋巴结，继而汇入髂内淋巴结（图 7-17）。

二、男性尿生殖区

尿生殖区又称尿生殖三角，男性此区层次结构特点明显。

（一）层次结构

1. 浅层结构　皮肤被以阴毛，富含汗腺和皮脂腺。此区浅筋膜呈膜状，又称会阴浅筋膜（superficial fascia of perineum）或 Colles 筋膜。两侧附于耻骨弓和坐骨结节，向后附着于尿生殖膈的后缘，前接阴囊肉膜、阴茎浅筋膜和腹前壁的浅筋膜深层（Scarpa 筋膜）（图 7-18）。

2. 深层结构　包括深筋膜、会阴肌等。深筋膜可分为浅层的尿生殖膈下筋膜（inferior fascia of urogenital diaphragm）［又称会阴膜（perineal membrane）］和深层的尿生殖膈上筋膜（superior fascia of urogenital diaphragm）。两侧附于耻骨弓，后缘终于坐骨结节连线上，并与会阴浅筋膜三者一起相互愈着；前缘在耻骨联合下相互愈着，并增厚形成会阴横韧带（transverse perineal ligament）（图 7-19）。

3. 会阴浅隙（superficial perineal space）　又称会阴浅袋，位于会阴浅筋膜与尿生殖膈下筋膜之间。会阴浅隙向前上开放，与阴囊、阴茎和腹壁相通。

在浅隙内有阴茎海绵体左、右脚附着，脚表面覆盖有一对坐骨海绵体肌。尿道海绵体后端（尿道球）的下表面有球海绵体肌覆盖。一对狭细的**会阴浅横肌**（superficial transverse perineal muscle）位于浅隙的后份，起自坐骨结节，止于会阴中心腱。

此外，浅隙内还有自阴部管前端发自阴部内动脉的**会阴动脉**（perineal artery）及其分支会阴横动脉和阴囊后动脉（支）。

会阴神经（perineal nerve）伴行会阴动脉进入浅隙，发出阴囊后神经伴同名动脉分支分

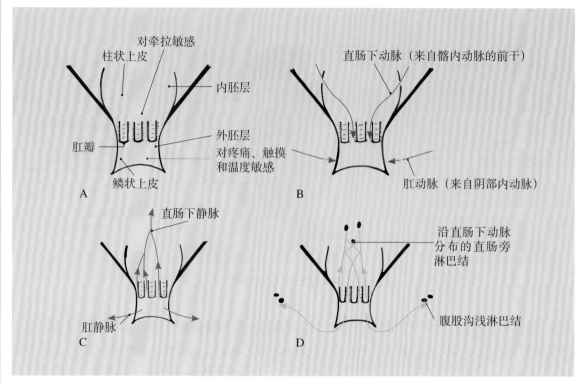

图 7-17   齿状线上、下肛管的上皮、动脉、静脉和淋巴（箭头示流动方向）

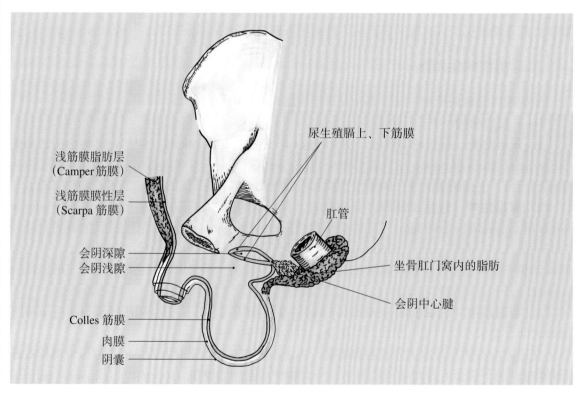

图 7-18   尿生殖区浅筋膜的分布

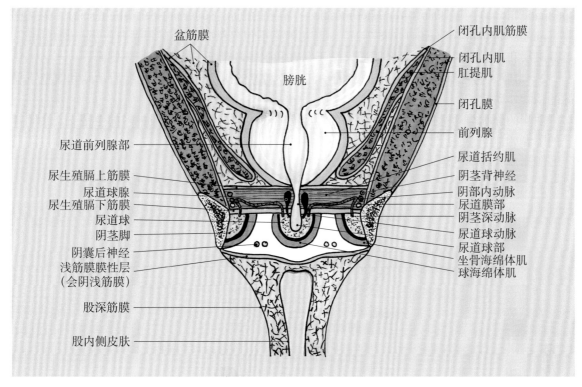

图 7-19　男性盆腔冠状切面

布，肌支支配会阴浅隙和深隙内的骨骼肌
（图 7-20）。

4. 会阴深隙（deep perineal space）　又称
会阴深袋，位于尿生殖膈上、下筋膜之间，因
两层筋膜在前后端紧密愈合，使会阴深隙成
为一密闭的间隙。深隙内的主要结构为一层
扁肌，张于耻骨弓，前面的大部分围绕尿道
膜部称为**尿道括约肌**（sphincter of urethra），
后面的称**会阴深横肌**（deep transverse perineal
muscle）。深隙内还有一对豌豆大小的**尿道球
腺**（bulbourethral gland），位于男性尿道膜部
后外侧。尿道括约肌和会阴深横肌与覆盖它
们上、下面的尿生殖膈上、下筋膜共同构成
尿生殖膈（urogenital diaphragm）。

　　阴茎动脉进入会阴深隙后，分出：①尿
道球动脉，向内穿出尿生殖膈下筋膜，分布
于尿道球和尿道海绵体后部；②尿道动脉，
在阴茎脚结合的附近进入尿道海绵体；③阴茎背动脉，穿入浅隙，经阴茎悬韧带两脚间行于阴
茎的背面；④阴茎深动脉，由会阴深隙入浅隙，斜穿入阴茎海绵体。

（二）阴囊

　　阴囊（scrotum）容纳睾丸、附睾和精索下部，悬于耻骨联合下方，两侧大腿前内侧之间。

1. 层次结构　由外向内依次为皮肤、浅筋膜（阴囊肉膜）、精索外筋膜（external

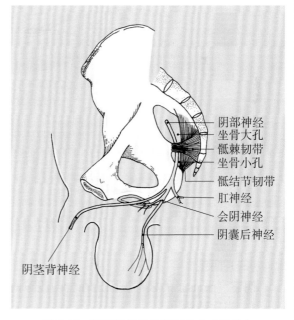

图 7-20　阴部神经的走行和分支（男性）

spermatic fascia)、提睾肌（cremaster muscle）、精索内筋膜（internal spermatic fascia）、睾丸鞘膜（tunica vaginalis of testis）（图 7-21）。睾丸鞘膜不包裹精索，仅在阴囊内包绕在睾丸周围，可分脏层和壁层，两层之间为鞘膜腔，贴于睾丸和附睾的前面、内侧面和外侧面。

2. 血管、神经和淋巴 供应阴囊的动脉有股动脉的阴部外动脉、阴囊后动脉和腹壁下动脉的精索外动脉。

阴囊的静脉与动脉伴行。到达阴囊的神经有髂腹股沟神经、生殖股神经的生殖支、会阴神经的阴囊后神经、股后皮神经的会阴支。

阴囊皮肤的淋巴注入腹股沟浅淋巴结。

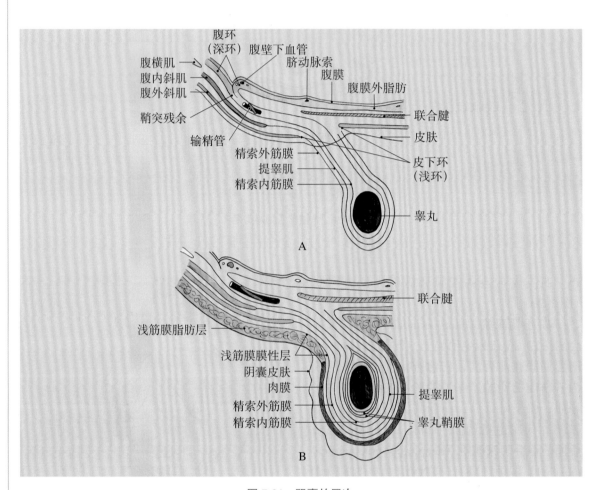

图 7-21   阴囊的层次

（三）阴茎

阴茎（penis）的根部被固定在会阴浅隙内，阴茎体和头游离，悬于耻骨联合前下方。

1. 层次结构

（1）皮肤：薄而柔软，有明显的伸缩性。

（2）阴茎浅筋膜（superficial fascia of penis）：为阴茎的皮下组织，疏松无脂肪，内有阴茎背浅血管及淋巴管。该筋膜与阴囊肉膜、会阴浅筋膜及腹前外侧壁的浅筋膜深层相延续。

（3）阴茎深筋膜（deep fascia of penis）（又称 Buck 筋膜）：包裹 3 条阴茎的海绵体，其前端始于冠状沟，后端至阴茎根部上续腹白线，在耻骨联会前面有弹性纤维参加形成阴茎悬韧带。

（4）白膜（albuginea）：分别包裹 3 条海绵体，称为阴茎海绵体白膜和尿道海绵体白膜，并在左、右阴茎海绵体之间形成阴茎中隔（图 7-22）。

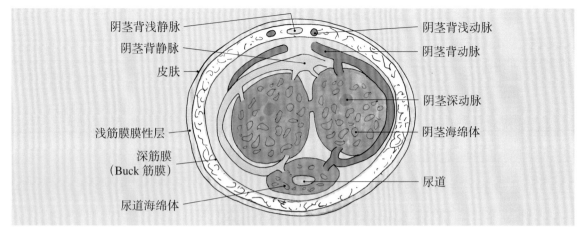

图 7-22　阴茎的横断面

（标注文字：阴茎背浅静脉、阴茎背静脉、皮肤、浅筋膜膜性层、深筋膜（Buck 筋膜）、尿道海绵体、阴茎背浅动脉、阴茎背动脉、阴茎深动脉、阴茎海绵体、尿道）

2. 血管、神经和淋巴　阴茎海绵体和尿道海绵体的血供主要来自阴茎深动脉和阴茎背动脉。这些动脉均为阴部内动脉的分支。

阴茎的静脉汇入大隐静脉和前列腺静脉丛。

阴茎的神经分布主要为阴茎背神经和盆丛。阴茎背神经发自阴部神经，伴同名动脉行于阴茎背部两侧，是包皮切除术和阴茎手术时需要麻醉的神经。盆丛中的副交感神经来自盆内脏神经，随血管分布于海绵体的勃起组织，为阴茎勃起的主要神经，故称为勃起神经。

阴茎的淋巴管分浅、深两组。浅组与阴茎背浅静脉伴行，注入两侧的腹股沟浅淋巴结；深组与阴茎背深静脉伴行，注入腹股沟深淋巴结或直接注入髂内、外淋巴结。

（四）男性尿道

男性尿道分为前列腺部、膜部和海绵体部，分别穿过前列腺、尿生殖膈和尿道海绵体。临床上将海绵体部称为前尿道，膜部和前列腺部称为后尿道。

三、女性尿生殖区

在女性，尿生殖区的结构特点如下。

（一）层次结构

女性尿生殖区的层次结构基本与男性相似，有浅、深层会阴肌，尿生殖膈上、下筋膜和会阴浅、深间隙。但女性的两个间隙因有尿道和阴道通过，被不完全分隔开，故没有男性尿外渗那样的临床意义。会阴浅隙内有前庭球和前庭大腺。会阴深隙内的肌为尿道阴道括约肌和会阴深横肌（图 7-23）。

女性尿生殖区血管和神经的来源、行程和分布，以及淋巴回流也基本与男性一致，仅阴茎和阴囊的血管和神经改为阴蒂和阴唇的血管和神经（图 7-24）。会阴浅隙内，会阴动脉发出会阴横动脉和阴唇后动脉(支)；阴蒂动脉进入会阴深隙后，发出前庭球动脉、阴蒂背动脉、阴蒂深动脉和尿道动脉。

（二）女性尿道

女性尿道长 3 ～ 5 cm。自尿道内口向前下方穿过尿生殖膈，开口于阴道前庭。尿道的后面为阴道，两者的壁紧贴在一起。尿道外口周围有许多尿道旁腺的小开口。女性尿道较男性的易于扩张。

（三）女性外生殖器

阴阜（mons pubis）为耻骨联合前方的皮肤隆起，皮下富含脂肪，性成熟期后，生有阴

L7-9a
排尿的形态学基础

L7-18a
女性尿道的周围结构

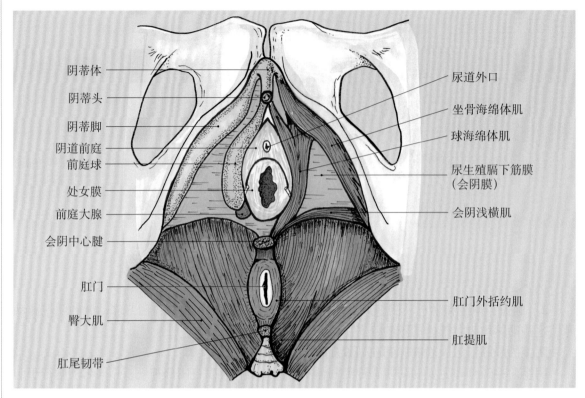

图 7-23　女性尿生殖区的层次结构

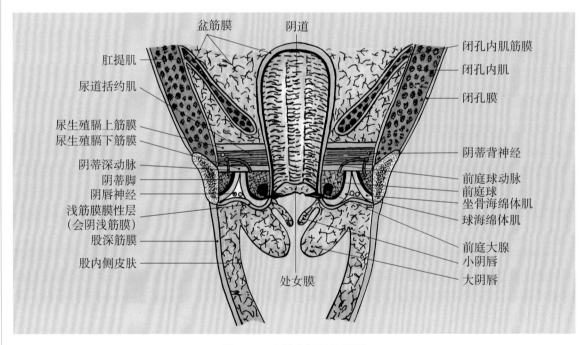

图 7-24　女性盆腔冠状切面

毛。**大阴唇**（greater lip of pudendum）为一对纵长隆起的皮肤皱襞，起于阴阜，止于会阴。**小阴唇**（lesser lip of pudendum）为一对较薄的纵行皮肤皱襞，位于大阴唇内侧，光滑无毛，富含神经末梢。两侧小阴唇后端借阴唇系带连接，前端包绕**阴蒂**（clitoris），构成阴蒂系带。阴蒂由两个阴蒂海绵体（cavernous body of clitoris）组成。**阴道前庭**（vaginal vestibule）为两侧小阴唇之间的裂隙，阴道前庭中央有阴道口，周围的黏膜形成皱襞，称处女膜（hymen）。阴道口后外侧各有一个前庭大腺的开口。阴道前庭的前部有较小的尿道外口。

（四）会阴中心腱

会阴中心腱（perineal central tendon）又称会阴体（perineal body），位于肛门与外生殖器之间，矢状位上呈楔形。此处附着会阴部的肌，具有加固盆底、承托盆内脏器的作用。

第四节　解剖操作与观察

一、盆部

（一）观察盆腔器官的排列

在腹腔器官解剖的基础上，从男性和女性尸体的盆腔内移出有系膜的小肠和乙状结肠，暴露盆腔腹膜和盆腔脏器，观察盆腔脏器的位置排列。注意盆腔内前为膀胱，后为直肠，两者之间：男性为输精管壶腹、精囊；女性为子宫、输卵管和卵巢；男性膀胱下方可见前列腺。

（二）观察盆腔腹膜

沿腹前壁和盆侧壁向前下滑动手指，辨认腹膜在盆腔脏器之间反折所形成的陷凹、皱襞和系膜。观察腹膜从盆腔脏器延续到腹盆壁后形成的韧带，牵拉盆腔脏器，观察和体会韧带的起止和作用。

（三）解剖输尿管、输精管或子宫圆韧带

1. 辨认腹部的输尿管，向下追踪至左髂总动脉下段和右髂外动脉起始部的前方，找到左、右输尿管盆段，追踪至膀胱底。在男性，观察它与输精管盆部的位置关系；在女性，追踪至子宫颈外侧时注意其前方跨过的子宫动脉。

2. 在腹股沟管深环处找到输精管（男性）或子宫圆韧带（女性），并追踪输精管至膀胱底，追踪子宫圆韧带至子宫角，牵拉子宫圆韧带，体会其作用。

（四）观察盆筋膜间隙

1. 用镊子将膀胱尖提起并拉向后，手指或刀柄插入膀胱与耻骨联合之间，探查两者之间有大量的疏松结缔组织、脂肪，此即潜在的耻骨后隙。

2. 手指或刀柄伸入直肠与骶前筋膜之间，钝性分离并查证直肠后隙内的结构，观察走行在其间的直肠上、下血管和骶前血管。

（五）观察血管、淋巴引流和神经

1. 从乙状结肠与直肠交接处向上推挤内容物，间隔 1 cm 用线绳双重结扎乙状结肠的下段。于两结扎绳之间切断乙状结肠，并切断乙状结肠系膜在盆腔内的附着，将乙状结肠推向上方。平第 4、5 腰椎间水平锯断躯干。

2. 自腹主动脉分叉处起，向下沿血管走行修洁髂总血管至骶髂关节处，追踪其分支髂外血管至腹股沟管深环内侧。保留跨越髂外血管前面的输尿管、输精管、子宫圆韧带和卵巢血管。找到和观察沿髂总及髂外血管排列的淋巴结后可将其除去。

3. 在髂外血管外侧找到睾丸血管，追踪至腹股沟深环。在女性的卵巢悬韧带深面剖露卵巢血管，向下追踪至卵巢和输卵管。

4．在乙状结肠系膜内修洁出直肠上血管，向下追踪到直肠。

5．在骶骨前面正中线上，寻找并修洁细小的骶正中动脉及沿血管排列的骶淋巴结。

6．自髂总动脉分叉处，向下清理髂内动脉至坐骨大孔上缘，再修洁其壁支和脏支。壁支有闭孔动脉、臀上动脉、臀下动脉、髂腰动脉和骶外侧动脉，脏支有脐动脉、膀胱下动脉、直肠下动脉和阴部内动脉，女性还有子宫动脉。注意再次观察女性子宫动脉与输尿管的交叉关系。

7．在腰大肌下部的外侧缘找出股神经，内侧缘找出闭孔神经及其伴行的闭孔动脉。于腰大肌内侧缘与第 5 腰椎、骶岬之间的深面寻找腰骶干。沿腰骶干向下，清理出位于髂内动脉深面、梨状肌前面的骶丛，追踪参与此丛的骶神经前支至骶前孔。观察骶丛发出的臀上神经、臀下神经、股后皮神经、坐骨神经和阴部神经。

8．提起盆丛，观察第 2～4 骶神经前支各发一条细小的盆内脏神经，加入盆丛。清理骶前孔内侧，辨认骶交感干和位于尾骨前方的奇神经节。

二、会阴部

（一）肛区解剖

1．将尸体置于俯卧位，绕肛门呈弧形切开周围皮肤，从坐骨结节向内横行切开皮肤。

2．钝性清除肛门周围、坐骨结节内侧的脂肪组织，显露坐骨肛门窝。

3．分离出横过此窝的肛血管（肛动脉和静脉）和肛神经，追踪至肛门。

4．用镊子细心剔除坐骨肛门窝外侧壁的脂肪，在坐骨结节的内侧面、闭孔内肌筋膜上见有一个结缔组织筋膜鞘，即为阴部管。

5．沿前后方向切开阴部管，分离出管内走行的阴部内动脉、静脉和阴部神经。

6．清除肛门外括约肌表面的筋膜，辨认其皮下部、浅部和深部。从会阴部的中点至尾骨追踪括约肌的浅部环行纤维，观察肛管与尾骨之间致密结缔组织构成的肛尾韧带。

7．保留已解剖出的血管和神经，进一步清理窝内的脂肪，显露窝的各壁、尖和盆膈下筋膜。

8．解剖肛门外括约肌。

（二）尿生殖区解剖

1．绕阴囊（女性为阴裂）做弧形切口，并清除会阴区残留皮肤和皮下脂肪，暴露会阴浅筋膜。

2．将小指或刀柄从断面伸入会阴浅筋膜深面，在尿生殖区后缘横行切开会阴浅筋膜，将会阴浅筋膜翻向外侧。

3．清除浅隙内的结缔组织，显露覆盖两侧的坐骨海绵体肌、正中线上的球海绵体肌和后方的会阴浅横肌。剥离坐骨海绵体肌和球海绵体肌以暴露阴茎（蒂）脚和尿道球（前庭球和前庭大腺）。

4．剖查会阴深隙结构。沿尿生殖膈下筋膜的后缘和前缘切开筋膜，翻筋膜向外。清理后份的会阴深横肌和前份的尿道括约肌（尿道阴道括约肌），在坐骨支附近寻找阴茎（蒂）背血管及其伴行的神经，在会阴深横肌浅面寻找尿道球腺。在尿生殖区的后缘中点清理会阴中心腱，观察附着于此处的肌。

第五节　系统回顾与临床关联

一、系统回顾

1. 盆与会阴部结构的对称性　人体结构的对称性在盆部和会阴对认识和记忆有关内容或有所裨益。如髋骨，它是由髂骨、坐骨、耻骨融合而成，在个体上摸认髂嵴则很快联想到髂前上棘和髂后上棘。肛提肌、闭孔内肌、会阴浅横肌、盆段输尿管、输卵管、输精管等对称性均明显。骶骨虽仅一块，但主要结构亦可视为对称，如骶前孔、骶后孔、骶粗隆及耳状面、骶髂关节。前列腺、膀胱及子宫是单一器官，但它们两侧分别有射精管、输尿管及输卵管相通连，也可视为对称，这亦有利于记忆和应用。

2. 盆腔器官排列的规律性　盆腔内主要器官有消化管的末段部分、泌尿系统及两性生殖系统，虽有明显的性别差异，但其基本布局相似，即泌尿系统于盆部居前，消化管末段在后，两性生殖器官居中及两侧，主要的血管、神经紧靠盆侧壁和后壁，对照实物标本加以观察，会使人印象深刻。

3. 骨盆的形态结构有明显的性别差异　对女性有特别重要的意义，它是"骨产道"的主要部分。女性骨盆正常结构的改变，都有可能影响胎儿的娩出，所以观察对比两性骨盆结构的差异，辨认女性骨盆形态结构的特点，即骨盆上口呈圆形或卵圆形，耻骨弓较宽，坐骨棘不突出，骨盆侧壁较直等，这对估计骨产道是否正常、评价产妇能否顺利娩出胎儿有参考意义。

4. 盆会阴部应用解剖要点　盆腔是一个完整的骨环，它有上、下两口，即骨盆腔的入口和出口；进出盆腔的结构都必须经过骨盆入口才能进入盆腔（乙状结肠、输尿管、输精管、动脉、神经等）或由盆腔进入腹腔（静脉、淋巴管），对照解剖标本复习其结构安排的规律，当能印象深刻。骨盆出口则为盆底有关的肌和筋膜等软组织所封闭，即会阴。因此，凡自盆腔通向体外的管腔器官（如尿道、肛管和阴道）都必须通过会阴，即盆底的相关结构。会阴的结构可对照实物标本等进行观察学习，其中须特别注意尿生殖膈及盆膈的解剖结构和通过的内容。

阴道是产科软产道的一个组成部分，也是女性内生殖器主要内容之一，复习与临床应用密切相关的正常形态结构和毗邻关系，如阴道口，阴道后壁长于前壁；阴道穹后部以及与直肠、膀胱、尿道等，可理解阴道正常结构的改变（如先天性阴道隔、阴道囊肿或肛提肌痉挛等）有可能是造成难产的原因之一。直肠指检不仅能了解胎先露部，也是了解盆内病变的位置、性质等较常用的一种检查方法。

5. 盆腔的动脉　见图 7-25。

髂内动脉

壁支

　髂腰动脉：向外、上行，分出 ┤ 髂支　分别与末位肋间动脉、腰动脉、闭孔
　　　　　　　　　　　　　　　　　　　动脉、旋髂深动脉（来自髂外动脉）相吻合
　　　　　　　　　　　　　　　腰支　及旋股外侧动脉（来自股动脉）

　骶外侧动脉：沿骶前孔内侧下行，与骶中动脉（来自腹主动脉）及对侧同名动脉吻合

　闭孔动脉：与同名静脉、神经，┤ ①与腹壁下动脉、髂腰动脉、臀下动脉、
　　　　　　穿闭膜管至股部　　　　　旋股内侧动脉相吻合
　　　　　　　　　　　　　　　　　②闭孔动脉异常起始较多见，多来自腹
　　　　　　　　　　　　　　　　　　壁下动脉的耻骨支，此动脉异常与
　　　　　　　　　　　　　　　　　　股管关系密切，股疝手术要顾及

　臀上动脉：与髂腰动脉、骶外侧动脉、臀下动脉、闭孔动脉、旋髂深动脉（来自
　　　　　　髂外动脉）、旋股外侧动脉相吻合

　臀下动脉：与臀上动脉，旋股内、外侧动脉，股深动脉第 1 穿支形成"十"字吻合

脏支

　膀胱上动脉 ┤ ①尚有分支至输尿管末段、精囊腺和前列腺及女性尿道
　　　　　　　②与膀胱下动脉及对侧同名动脉相吻合

　膀胱下动脉 ┤ ①多见于男性，有分支至输精管末段、精囊腺和前列腺
　（阴道动脉）②与膀胱上动脉、直肠下动脉、对侧同名动脉相吻合
　　　　　　　③与女性阴道动脉相当，与子宫动脉的阴道支相吻合

　子宫动脉 ┤ ①在子宫颈外侧 2.0 cm 处与输尿管交叉至子宫侧缘，此局部
　　　　　　　　关系有重要的临床意义
　　　　　　　②分出卵巢支、输卵管支及阴道支

　直肠下动脉 ┤ ①起端不恒定的动脉，也可缺如
　（痔中动脉）②与直肠上动脉、肛动脉、对侧同名动脉相吻合

　阴部内动脉 ┤ ①与同名静脉、阴部神经一起经 Alcock 管至尿生殖区
　　　　　　　②分支有：肛动脉（痔下动脉）、会阴动脉、
　　　　　　　　阴茎（蒂）动脉 ┤ 阴茎（蒂）背动脉
　　　　　　　　　　　　　　　　　阴茎（蒂）深动脉
　　　　　　　③与直肠下动脉（痔中动脉）、对侧同名动脉
　　　　　　　　相吻合，阴茎背动脉与阴茎深动脉相吻合

图 7-25　盆腔的动脉

　　髂内动脉分支的规律：分支间的吻合，双侧同名动脉间的吻合及腹主动脉分支间、髂外动脉、股动脉均有丰富的吻合，是结扎髂内动脉后建立侧支循环的形态学基础。

6. 盆腔的静脉　主要的静脉与动脉伴行，同名。但其主要形态学特点是：

（1）在器官周围有规律地形成相应的静脉丛（图 7-26）。

阴部静脉丛，因位于耻骨联合后方，也称**耻骨奇丛**（plexus pubicus impar）。

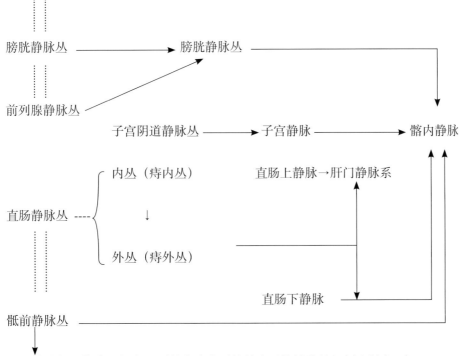

图 7-26　盆腔的静脉

（2）相邻静脉丛间彼此有交通。

（3）盆内静脉壁相对较薄，瓣膜也不完善。

（4）通过直肠上、下静脉，构成肝门静脉 - 腔静脉系侧支循环途径之一。

7．盆腔的淋巴结　盆腔内淋巴结配布的规律是：多沿大血管排列，或位于盆腔内脏器的周围，称之为某器官周围淋巴结或某器官旁淋巴结。对照有关器官（如子宫、直肠等）淋巴管引流内容进行系统回顾、复习，必有较全面的了解。

由于盆腔窄小，各脏器关系紧密，相邻的淋巴结间又有淋巴管相通连，因此，认为盆部肿瘤手术时如何处理好有关淋巴结对治疗、预后极为重要。其中解剖位置较恒定的淋巴结有：①闭孔淋巴结；②骶淋巴结；③髂内、外淋巴结等。它们是子宫颈、膀胱、直肠等盆内重要器官肿瘤手术时必须顾及的淋巴结群。

8．两性生殖器官对应结构的比较见表 7-1；男、女性会阴间隙内容比较见表 7-2。

表 7-1　两性生殖器官对应结构的比较

分部		男性生殖器	女性生殖器
内生殖器	生殖腺	睾丸	卵巢
	生殖管道	附睾、输精管、射精管、男性尿道	输卵管、子宫、阴道
	附属腺	精囊、前列腺、尿道球腺（Cowper 腺）	尿道旁腺（Skene 腺）、前庭大腺（Bartholin 腺）
外生殖器		阴囊、阴茎、阴茎缝	大阴唇、阴蒂、小阴唇
		尿道前列腺部、尿道海绵体部、尿道膜部	尿道、阴道前庭

表 7-2　男、女性会阴间隙（袋）内容比较

会阴浅隙		
	男性	女性
海绵体	尿道球和左、右阴茎脚	前庭球和左、右阴蒂脚
肌肉	球海绵体肌、坐骨海绵体肌和会阴浅横肌	同男性
腺体		前庭大腺
血管、神经	会阴血管、神经	同男性

会阴深隙		
	男性	女性
肌肉	尿道括约肌、会阴深横肌	尿道阴道括约肌、会阴深横肌
腺体	尿道球腺	
神经	阴茎背神经	阴蒂背神经

二、临床关联

（一）直肠疾病的解剖学基础

1. 直肠脱垂　直肠经肛门的部分和完全脱垂是比较常见的临床情况（图 7-27）。部分脱垂时，直肠的黏膜和黏膜下层突出肛门较短。完全脱垂时，整个直肠壁突出肛门外。很多致病因素均可导致这两种情况。然而，分娩时肛提肌受损和老年肌张力差是重要的致病因素。完全的直肠脱垂可被视为通过盆膈的滑动性疝。

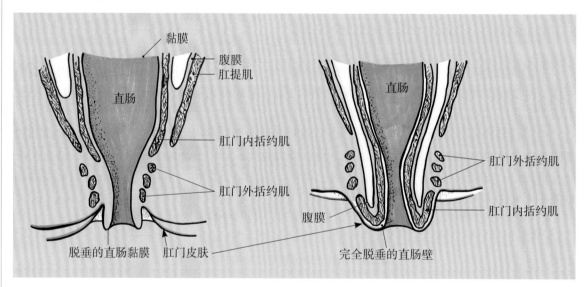

图 7-27　直肠脱垂示意图

2. 直肠癌　直肠癌是一种常见的临床疾病，相当长的时间可局限于直肠壁内。常见的直肠癌转移通过三种途径：一是沿肠管纵轴和周围直接蔓延，甚至侵犯邻近组织和器官，扩散的范围大小与癌的恶性程度有关；二是经肠管周围的淋巴转移，沿直肠上、下血管的淋巴管向上和两侧播散，依次转移至直肠上淋巴结、结肠旁淋巴结、中结肠淋巴结、肠系膜淋巴结等处；三是血液转移，多发生于晚期，一般经肝门静脉（直肠上静脉为其属支）转移至肝，或经下腔

静脉入体循环转移至肺、骨、肾上腺等脏器。

　　一旦恶性肿瘤已扩展至直肠以外，熟知直肠的毗邻关系就使医生能够评估肿瘤涉及的结构和器官对于切除肿瘤非常重要。癌肿向后可侵犯骶神经丛，并可能导致沿坐骨神经分布的严重顽固性下肢疼痛。直肠癌向两侧可能侵犯输尿管，在男性向前可能累及前列腺、精囊或膀胱；女性的阴道和子宫可能受累。

　　很显然，熟知直肠的解剖特点及其淋巴引流，广泛切除直肠及周围的淋巴组织不失为最佳的治疗方案。对恶性程度低的肿瘤已扩散到相邻的器官时，行盆内脏器摘除术可能是合理的选择。

　　掌握用戴手套的示指通过肛管以检查直肠下部的内部结构对一名医学生是一项重要而又必需的操作。肛管长约 4 cm，所以示指指腹可以很容易触知直肠下端的黏膜。通过这种手段可以诊断大多数直肠癌。将另一只手放在腹前壁下部也可进行检查。膀胱空虚时，利用双合诊可检查直肠前壁。检查女性时，一个手指在阴道内，另一个在直肠内配合可使医生能够彻底检查直肠前壁的下部（图 7-28）。

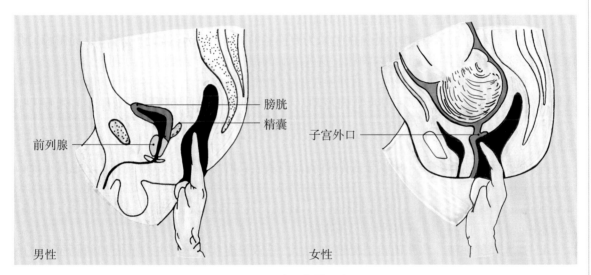

前列腺　　膀胱　　精囊　　子宫外口　　男性　　女性

图 7-28　直肠指检示意图

　　3. 直肠损伤　　直肠穿伤的处理决定于其与腹膜的覆盖关系。直肠上 1/3 的前面和两侧由腹膜覆盖，中间 1/3 仅覆盖其前面，下 1/3 则没有腹膜覆盖。腹膜内位直肠的处理与结肠穿透伤是相同的，因为已经污染了腹膜腔。而腹膜外位的直肠穿伤的处理，采用腹部结肠造口术暂时分流粪便，并给予抗生素，修复和引流骶骨前的组织。

　　4. 盆位阑尾　　如果发炎阑尾下垂进入盆腔，右髂区可能不会有腹部压痛，但耻骨联合上方可能会出现深压痛。右侧盆腔直肠检查（或女性行阴道检查）可能引出腹膜触痛。如果此种阑尾发生炎症、穿孔，可能会导致局部盆腔腹膜炎。

　　（二）泌尿器官疾病的解剖学基础

　　1. 输尿管结石　　输尿管跨过髂血管沿骨盆上口进入盆腔和穿过膀胱壁时变窄。这些狭窄可导致泌尿系结石滞留。当结石进入盆部输尿管下端时，可引起睾丸和阴茎的前端疼痛及女性的大阴唇疼痛。

　　2. 膀胱膨胀　　正常成人膀胱的容量约 500 ml。男性出现下尿路梗阻时，膀胱可能变得极大但没有永久性膀胱壁损坏；这种情况下，通过导管可引流 1000 ~ 1200 ml 尿液。对膀胱高度膨胀且又极度虚弱的患者，第一次放尿不应超过 1000 ml，以免导致血压下降而虚脱，或因膀胱内突然减压，引起黏膜急剧充血而发生血尿。

3. 尿潴留　成年男性尿潴留通常由良性或恶性肿大的前列腺阻塞尿道引起，急性尿道炎或前列腺炎也可导致尿潴留。女性急性尿潴留较少发生，唯一的解剖原因是急性尿道周围炎症（例如疱疹）。

4. 膀胱损伤　膀胱破裂可能位于腹膜腔内或腹膜腔外。膀胱上壁破裂常发生于腹膜腔内，此时膀胱充盈，并延伸至腹腔，尿液和血液扩散入整个腹膜腔；腹膜反折水平以下的膀胱前壁破裂发生于腹膜腔外，常发生在骨盆骨折时，骨碎片刺破膀胱壁。大多数患者可有下腹部疼痛感和尿中带血（血尿）。

年幼时，膀胱是腹部器官，腹部外伤可损伤空虚的膀胱。

（三）生殖器官疾病的解剖学基础

1. 良性前列腺增生　良性前列腺增生常见于 50 岁以上的男性。原因可能是控制腺体的激素分泌失衡。腺体中叶增生向上侵入位于膀胱颈内的括约肌；尿道前列腺漏尿引起激烈的排尿反射。腺体的中叶和侧叶扩大导致尿道拉长、压缩和变形，使患者出现排尿困难和尿不尽。增大的膀胱垂（由于扩大的中叶）在膀胱内尿道口后方形成一个停滞的尿袋。停滞尿频繁感染，使膀胱发生炎症（膀胱炎），可加重患者的症状。

前列腺上所有的手术操作，外科医生认为要注意前列腺静脉丛，静脉壁较薄、无瓣膜，并由几个大的静脉干直接引流至髂内静脉。这些静脉的损伤可以导致严重的出血。

2. 前列腺癌和前列腺静脉丛　前列腺静脉丛和椎静脉之间存在许多吻合。咳嗽、打喷嚏或腹部紧张时，前列腺静脉可以反方向流动，并流入椎静脉。这就解释了为什么前列腺癌患者频繁发生低位脊柱和骨盆的骨转移。癌细胞还通过这条路线经无瓣膜的前列腺和椎静脉进入颅腔。

3. 包皮环切术　包皮环切术是去除阴茎上多余包皮的手术。许多新生男婴的包皮不能回缩暴露龟头。这样可能会导致包皮下分泌物的感染，导致炎症、肿胀和包皮纤维化。反复的炎症导致包皮（包茎）口狭窄，出现排尿阻塞。现在，人们普遍认为慢性炎症诱发包皮龟头癌。出于这些原因，可普遍实行预防性包皮环切。

4. 睾丸鞘膜积液　睾丸鞘膜是腹膜的延续，呈双层囊状包围睾丸的前面和两侧面，壁层与脏层间为鞘膜腔。在睾丸部分，精索内筋膜的深面有一层较厚、内表面光滑的睾丸鞘膜壁层，切开鞘膜壁层即见鞘膜腔及紧贴睾丸表面的鞘膜脏层。鞘膜积液的类型与鞘状突是否闭锁有关。其中以睾丸鞘膜积液最常见。鞘膜积液形成的原因可分原发性和继发性两种。

胚胎早期，睾丸位于腹膜后第 2～3 腰椎旁，以后逐渐下降，随之下移的腹膜形成一个鞘状突，而睾丸则紧贴在鞘状突的后壁。鞘状突在婴儿出生后不久即自行萎缩闭锁而遗留一纤维索带。如不闭锁，就可形成先天性斜疝。有时，未闭的鞘状突只是一条非常细小的管道，则在临床上并不表现为疝，仅形成交通性睾丸鞘膜积液。右侧睾丸下降比左侧略晚，鞘状突闭锁也较迟，因此，右侧腹股沟疝较为多见。如在小儿鞘膜积液多因淋巴系统发育迟缓，鞘状突闭合太早，鞘膜囊内的分泌液不能完全吸收，形成先天性积液。此外，先天性鞘膜异常还有精索内包裹性积液（图 7-29）。后天性鞘膜积液多有急性睾丸炎、附睾丸炎、精囊炎、创伤等。

鞘膜积液一般无症状，当积液量大时囊腔张力增加后可有牵扯痛或下坠感，巨大鞘膜积液可影响行动、排尿和性生活。根据阴囊内的肿物及透光实验阳性即可初步诊断，如行阴囊穿刺抽出液体，可诊断该病，但应与睾丸肿瘤、腹股沟疝、精液囊肿和鞘膜积血区别（图 7-30）。

5. 异位妊娠　受精卵的着床和生长，可发生在子宫腔以外的输卵管壁上。由于管内没有蜕膜形成，滋养层细胞的侵蚀作用迅速破坏管壁。输卵管流产或破裂导致大量的血液进入腹膜腔。

血液涌入直肠子宫陷凹，可能会很快渗入腹膜腔，引起剧烈腹痛、压痛和反跳痛。膈下腹

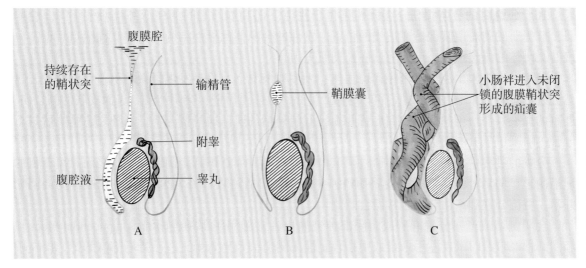

图 7-29　先天性鞘膜异常示意图

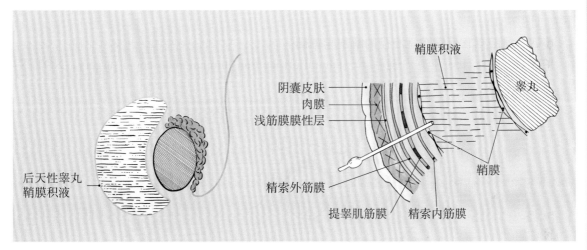

图 7-30　后天性鞘膜积液及阴囊穿刺示意图

膜的刺激（膈神经）可能会引起肩部皮肤的牵涉痛（锁骨上神经）。

6. 子宫脱垂　已经强调肛提肌的张力对支持子宫的重要性，也阐述了子宫主韧带、骶子宫韧带固定子宫的作用。在分娩过程中或肌张力减弱损伤这些结构，可能会导致子宫向下移位的子宫脱垂。也常见于绝经后，由于盆腔器官内脏器筋膜趋于萎缩导致子宫脱垂；子宫颈沿阴道长轴下降，并可突出阴道口。

由于子宫颈贴近阴道穹，子宫脱垂总是伴有阴道脱垂。

7. 阴道创伤　性交损伤、栅栏式刺穿伤和水囊引产及滑水是引起阴道创伤常见的原因。阴道壁撕裂可涉及阴道穹后部和 Douglas 腔，导致小肠脱垂进入阴道。

8. 外阴感染　在外阴部有许多腺体和导管开口，使得这个区域容易发生感染。大阴唇的皮脂腺、前庭大腺的导管、阴道（与腹膜腔间接相通）、尿道和尿道旁腺都可以被感染。阴道本身没有腺体，但内衬复层鳞状上皮。如果其内部的 pH 值保持在较低水平，就能使抗感染能力显著提高。

9. 外阴和妊娠　由于妊娠时静脉充血，妊娠诊断的一个重要标志是外阴及阴道的蓝色变。随着妊娠的进展，明显的蓝色变出现在第 8 ～ 12 周。

10. 分娩时的会阴损伤　会阴体是位于阴道下部和肛门之间的楔形纤维肌性组织。会阴肌、肛提肌的附着使其保持在适当的位置。女性的会阴体比男性结构大，并支撑阴道后壁。分娩时会阴体的撕裂损害，可伴随盆底长期肌无力。

分娩过程中很少有妇女避免产道损伤。大多数情况下，只是发生轻微的阴道后壁磨损。自然分娩的患者如果不注意保护，可以导致严重的 1/3 阴道后壁、会阴体及其表面皮肤的撕裂伤。严重的撕裂，伤口可向后延伸到肛管并损害肛门外括约肌。这些情况下，当务之急是尽快进行肛管、阴道和会阴体修复。

分娩的过程中，婴儿的头部通过阴道口时，产科医生意识到会阴撕裂发生之前，可有目的地沿阴道口向后外侧方向做一皮肤切口，并避开肛门括约肌（图 7-29）。此过程被称为会阴切开术。臀位分娩和产钳分娩时常做会阴侧切。

会阴侧切或产钳分娩麻醉或对阴部神经痛患者常施用阴部神经阻滞术（pudendal block）。经阴部神经阻滞时术者左手示指或中指轻轻插入阴道扪及坐骨棘；右手持局部麻醉针，沿左手中、示指间，将针尖刺达近坐骨棘阴道壁，再进针刺入坐骨棘后侧的骶棘韧带；当针穿破韧带时，有一个明显的阻力消失感。经皮阴部神经阻滞时需确认一侧坐骨结节和肛门间做局部麻醉皮丘；插入直肠或阴道内的示指触及坐骨棘作为引导，经会阴软组织将局部麻醉针刺达坐骨棘下方（图 7-31）。

（四）盆腔器官疾病腔镜治疗的解剖学基础

2004 年，经自然腔道内镜手术（natural orifice transluminal endoscopic surgery，NOTES）

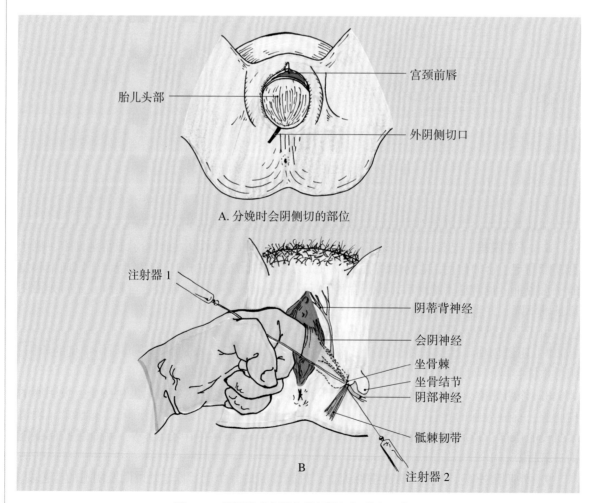

A. 分娩时会阴侧切的部位

B

图 7-31　经阴道或会阴部阴部神经阻滞术示意图

概念的首次提出，改变了对微创手术的认识，它是利用人体的自然通道，如口腔、食管、胃、肛门、阴道等，将软质或硬质内镜插入到病变部位，进行手术探查、标本活检或手术切除。腹腔镜下视野因为是非立体的，故手术操作中要明确盆腔内这些邻近的消化、泌尿和生殖器官的解剖关系，以减少损伤邻近器官的并发症。

有学者提出了阴道支持结构的 3 个水平的理论。①第一水平：顶端支持，由骶子宫韧带 - 子宫主韧带复合体垂直支持子宫、阴道上 1/3，是盆底最为主要的支持力量。②第二水平：水平支持，由耻骨宫颈筋膜附着于两侧腱弓形成白线和直肠阴道筋膜肛提肌中线，水平支持膀胱、阴道上 2/3 和直肠。③第三水平：远端支持，耻骨宫颈筋膜体和直肠阴道筋膜远端延伸融合于会阴体，支持尿道远端。

现代解剖学对盆底结构分类更加精细，从垂直方向将盆底结构分为前盆腔、中盆腔和后盆腔。前盆腔包括阴道前壁、膀胱、尿道；中盆腔包括阴道顶部、子宫；后盆腔包括阴道后壁、直肠。

前盆腔功能障碍主要是指阴道前壁的膨出，同时合并或不合并尿道及膀胱膨出。阴道前壁松弛可发生在阴道下段，即膀胱输尿管间嵴的远端，称前膀胱膨出；也可发生在阴道上段，膀胱输尿管间嵴的近端，称后膀胱膨出。临床上两种类型的膨出常同时存在。前膀胱膨出与压力性尿失禁密切相关，后膀胱膨出为真性膀胱膨出，与压力性尿失禁无关。重度膀胱膨出患者可出现排尿困难，有时需将膨出的膀胱复位来促进膀胱排空。重度膀胱膨出可以掩盖患者压力性尿失禁的症状，需将膨出组织复位后明确诊断。选择手术时一定要明确解剖缺陷的具体部位。所以，前盆腔功能障碍常表现为下尿道功能障碍疾病。对压力性尿失禁的微创手术治疗之一即腹腔镜下的 Cooper 韧带悬吊术。中盆腔功能障碍以子宫或阴道穹脱垂以及肠膨出、直肠子宫陷凹疝形成为特征。所以，中盆腔功能障碍表现为盆腔器官膨出疾病，腹腔镜下的修补手术为骶骨阴道固定术和封闭直肠子宫陷凹术。后盆腔功能障碍主要指直肠膨出和会阴体组织的缺陷，所以，后盆腔功能障碍表现为结直肠功能障碍疾病，在腹腔镜下完成其重建手术值得探讨。

（黄明玉　李建华）

第8章 背区

第一节 概　述

一、境界与分区

背区（back region）又称脊柱区（vertebral region），是指脊柱及后方和两侧的软组织共同配布的区域。其上界为枕外隆凸和上项线；下界为尾骨尖至髂后上棘的连线；两侧界为自上而下连接斜方肌前缘、三角肌后缘、腋后襞和腋后线、髂嵴后份的连线。背区从上向下可分为项区、胸背区、腰区和骶尾区。由于背部的骨骼、肌肉等结构与项部、腰部和骶尾部密切相关，在此一并叙述。

项区：又称颈后区，为斜方肌前缘与脊柱颈部后面之间的区域。上界即脊柱区的上界，下界为第7颈椎棘突至两侧肩峰的连线。颈椎有横突孔，第1颈椎、第2颈椎、第7颈椎也分别称为寰椎、枢椎和隆椎，第7颈椎棘突末端分叉。颈曲自然前凸，项区可进行主要的屈曲和一定角度的后伸扩展运动，但过度伸展易造成急性扭伤。

胸背区：上界为项区下界，下界为第12胸椎棘突、第12肋下缘、第11肋前份的连线。该区的胸椎与肋相连；椎体有肋凹与肋头相连，肋颈与椎骨横突连结；棘突细长，有利于旋转运动。

腰区：上界为胸背区的下界，下界为两侧髂嵴后份至两侧髂后上棘的连线。腰区有巨大腰椎椎体和棘突，对于主要的承重部位来说这是必要的；腰区结构允许脊柱做侧屈、后伸和前屈运动，但这些运动过度可引起腰部疼痛。

骶区：相当于骶骨在背部的投影区。骶区的骶椎融合在一起。

二、表面解剖

（一）体表标志（图 8-1）

1. **棘突**　大多数棘突可在后正中线上触到。第7颈椎棘突较长，常作为辨认椎骨序数的标志。胸椎棘突细长，呈叠瓦状斜向后下方。腰椎棘突宽短，呈水平位伸向后方。骶椎棘突融合成骶正中嵴。

2. **骶管裂孔和骶角**　骶管的下部开口为骶管裂孔（sacral hiatus），是骶管麻醉的部位。裂孔两侧向下的突起为骶角（sacral cornua），易于触及，是进针定位的标志。

3. **尾骨**　大致呈三角形，尾骨底与骶骨尖连结。

4. **髂嵴和髂后上棘**　髂嵴为髂骨翼的上缘，是计数椎骨的标志，两侧髂嵴最高点的连线平对第4腰椎棘突。髂后上棘是髂嵴后端突向后下方的棘。

5. **肩胛冈**　是肩胛骨背面斜向外上方走行并逐渐隆起的骨嵴。两侧肩胛冈内侧端的连线跨过第3或第4胸椎棘突。

6. **肩胛骨下角**　两侧肩胛骨下角的连线跨过第7胸椎棘突。

7. **第 12 肋**　在竖脊肌外侧缘可触及此肋。

8. **竖脊肌**　位于脊柱两侧的沟内。该肌外侧缘与第 12 肋的交角，称脊肋角。

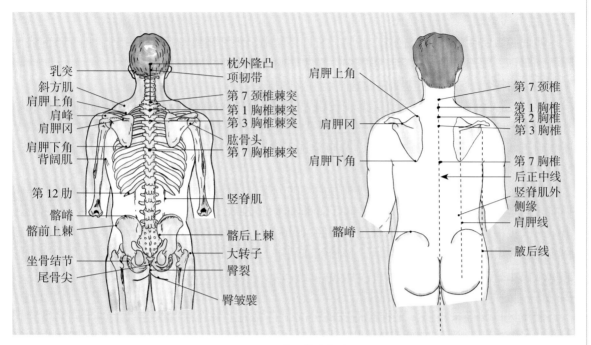

图 8-1　背区体表标志

此外，背区有 3 条纵行标志线，即通过棘突的后正中线、通过肩胛骨下角的肩胛线和通过腋后襞的腋后线。4 条水平定位线：两侧肩胛冈内侧端连线，通过第 3 胸椎棘突；两侧肩胛骨下角的连线横过第 7 胸椎棘突，下角平对第 7 肋；两侧髂嵴最高点连线，经过第 4 腰椎棘突，是腰椎穿刺定位的标志；两侧髂后上棘的连线，通过第 2 骶椎的中部。

（二）体表投影

脊髓位于椎管内，上端平枕骨大孔与延髓相连，下端在成人平第 1 腰椎下缘，新生儿平第 3 腰椎。

左、右髂后上棘与第 5 腰椎棘突和尾骨尖的连线，构成一菱形区。菱形区上下角连线的深部为骶正中嵴，其外侧的隆嵴为骶外侧嵴。

三、体格检查

检查脊柱时，应脱去上衣，双足并拢站立，双下肢直立，双手自然下垂。检视脊柱背面是否正中，有无侧凸畸形，上身倾向何侧。脊柱侧面观视诊正常人体有颈曲、胸曲、腰曲、骶曲 4 个生理性弯曲，其中颈曲和腰曲凸向前，胸曲和骶曲凸向后。

第二节　背区的层次结构

背区由浅入深有皮肤、浅筋膜、深筋膜、肌层、血管、神经等软组织和脊柱、椎管及其内容物等结构。

一、浅层结构

（一）皮肤

皮肤较厚，移动性小，有较丰富的毛囊和皮脂腺，是疖和痈的好发部位。

（二）浅筋膜

浅筋膜致密而较厚，含有较多脂肪，有许多结缔组织纤维囊与深筋膜相连。项上部的浅筋膜特别坚韧，腰部的浅筋膜含脂肪较多。在浅筋膜内分布有皮神经和浅血管。

1. 皮神经　均来自相应部位的脊神经后支的皮支。

项区皮神经来自颈神经后支，其中较粗大的皮支有**枕大神经**（greater occipital nerve）和第3枕神经（third occipital nerve）的后支。枕大神经是第2颈神经后支的分支，在斜方肌起点上项线附近浅出，伴枕动脉分支上行，分布至枕区皮肤。第3枕神经是第3颈神经后支的分支，穿斜方肌浅出，分布至项上部皮肤。

胸背区和腰区皮神经来自胸、腰神经后支的分支。各支在棘突两侧浅出后，上部者几呈水平向外侧走行；下部者斜向下外，分布于背部和腰部皮肤。第12胸神经后支的分支可至臀区。第1~3腰神经后支的分支组成**臀上皮神经**（superior gluteal cutaneous nerves），行经腰部，穿胸腰筋膜浅出，越髂嵴分布至臀区。该神经在髂嵴上缘腰部区域浅出处，是一比较集中通过的部位（位于竖脊肌外侧缘内、外侧2.0 cm范围内）。当腰部急剧扭转时，在上述部位此神经易被拉伤，是导致腰腿痛的常见原因之一。

骶尾区皮神经来自骶、尾神经后支的分支。自髂后上棘至尾骨尖连线上的不同高度穿臀大肌起始部浅出，分布至骶尾部皮肤。其中第1~3骶神经后支的分支参与组成**臀中皮神经**（middle gluteal cutaneous nerves）。

2. 浅血管　项部浅动脉主要有枕动脉、颈浅动脉、肩胛背动脉的分支；胸背区动脉来自肋间后动脉、肩胛背动脉、胸背动脉的分支；腰区有腰动脉的分支分布；骶区血供来自臀上、下动脉的分支。各动脉均有伴行静脉。

二、深层结构

（一）深筋膜

项区的深筋膜分为浅、深2层，浅层覆盖在斜方肌表面，深层在该肌的深面，称项筋膜（nuchal fascia）。胸背区和腰区的深筋膜也分浅、深层，浅层位于斜方肌和背阔肌的表面；深层较厚，称**胸腰筋膜**（thoracolumbar fascia），包裹竖脊肌与腰方肌，在腰部明显增厚，可分前、中、后3层。骶尾区的深筋膜较薄弱，与骶骨背面的骨膜相结合。

1. 项筋膜　位于斜方肌深面，包裹颈夹肌和半棘肌。其内侧附于项韧带，上方附于上项线，向前移行为胸锁乳突肌筋膜，向下移行为胸腰筋膜后层。

2. 胸腰筋膜　覆于竖脊肌表面。在上后锯肌前方向上续项筋膜，向下至腰区增厚，并分为前、中、后3层；①后层内侧附于腰椎棘突和棘上韧带，外侧在竖脊肌外侧缘与中层愈合，形成竖脊肌鞘；②中层位于竖脊肌与腰方肌之间，内侧附于腰椎横突尖和横突间韧带，向上附于第12肋下缘，向下附于髂嵴。中层上部张于第12肋与第1腰椎横突之间的部分增厚，形成腰肋韧带，肾手术时，切断此韧带可加大第12肋的活动度，便于显露肾；③前层位于腰方肌前面，内侧附于腰椎横突尖，向下附于髂腰韧带和髂嵴后份，上部增厚形成内、外侧弓状韧带。

（二）肌层

背区肌肉由浅至深大致分为3层：浅层有斜方肌、背阔肌和腹外斜肌后部；中层有夹肌、肩胛提肌、菱形肌、上后锯肌、下后锯肌和腹内斜肌后部；深层有竖脊肌和腹横肌后部；此外，还有枕下肌、横突棘肌和横突间肌等（图 8-2）。浅层肌与肩胛带的结构连结；中层肌参与胸廓的运动；深部肌形成较粗大的肌组织并填充棘突两侧的腔隙。

1. 背阔肌（latissimus dorsi） 为宽大的三角形扁肌，位于背的下半部及胸的后外侧浅层，以腱膜起自下 6 个胸椎的棘突、全部腰椎的棘突、骶正中嵴及髂嵴后部等处，肌束向外上方集中，以扁腱止于肱骨小结节嵴。

2. 斜方肌（trapezius） 位于项部和背上部的浅层，为三角形的阔肌。该肌起自上项线、枕外隆凸、项韧带、第 7 颈椎和全部胸椎的棘突，上部的肌束斜向外下方，中部的平行向外，下部的斜向外上方，止于锁骨的外侧 1/3 部分、肩峰和肩胛冈。

3. 竖脊肌（erector spinae） 又称骶棘肌，为背肌中最长、最大的肌，位于脊柱两侧的沟内，起自骶骨背面和髂嵴的后部，向上分出 3 群肌束（髂肋肌、最长肌和棘肌），沿途止于椎骨和肋骨，向上可到达颞骨乳突。

由于躯体的重量大部分位于脊柱前部，背区深层肌对维持人体站立位时脊柱的正常弯曲非常重要（图 8-2）。

4. 枕下三角（suboccipital triangle） 内上界为头后大直肌，外上界为头上斜肌，外下界为头下斜肌。三角的底为寰枕后膜和寰椎后弓，浅面为夹肌和半棘肌，枕大神经行于其间。三角内有枕下神经和椎动脉经过（图 8-3）。

5. 听诊三角（auscultatory triangle）**或肩胛旁三角** 位于肩胛骨下角的内侧，由斜方肌的外下缘、肩胛骨脊柱缘和背阔肌上缘围成（图 8-2）。该三角表面仅覆以皮肤和浅筋膜，是背部听诊呼吸音最清楚的部位。

6. 腰上三角（superior lumbar triangle） 位于背阔肌深面、第 12 肋下方。其内下界为竖脊肌外侧缘，外下界为腹内斜肌后缘，上内界为下后锯肌和第 12 肋。三角的底为腹横肌的腱膜，腱膜深面有 3 条神经，自上而下为肋下神经、髂腹下神经和髂腹股沟神经。腱膜的前方有肾和腰方肌。故肾手术腹膜外入路必经此三角，切开此腱膜须注意保护上述 3 条神经。第 12 肋前方与胸膜腔相邻，为扩大术野常切断腰肋韧带，将第 12 肋上提时，须注意保护胸膜，以免损伤引起气胸。腰上三角是腹后壁薄弱区之一，腹腔器官可经此向后突出，形成腰疝。肾周围脓肿时亦可在此切开引流。

7. 腰下三角（inferior lumbar triangle） 位于腰区下部，腰上三角外下方，由髂嵴、腹外斜肌后缘和背阔肌前下缘围成，三角的底为腹内斜肌。该三角是腰疝的好发部位。在右侧，此三角前方与阑尾、盲肠相对应，故盲肠后位深部阑尾炎时，在此三角区有明显压痛。

（三）血管和神经

1. 动脉 主要有：

（1）**枕动脉**（occipital artery）：来自颈外动脉，在斜方肌与胸锁乳突肌的枕骨附着部之间的间隙内。大多在枕外隆凸外侧一横指处可见到动脉有一小段横向上后穿过斜方肌附着区皮下，分布于枕部皮肤。

（2）**肩胛背动脉**（dorsal scapular artery）：起自锁骨下动脉，经肩胛提肌深面至肩胛上角处与肩胛背神经伴行，分布至菱形肌、背阔肌和斜方肌，并形成动脉网。

（3）**椎动脉**（vertebral artery）：来自锁骨下动脉，向上经第 6 至第 1 颈椎横突孔，经枕骨大孔进入颅，供应脑和脊髓。

2. 静脉 脊柱区的深静脉都伴随着相应的动脉。项部的静脉进入椎静脉、颈内静脉或锁骨下静脉；胸背区静脉主要汇入奇静脉；腰区部位的静脉进入下腔静脉；骶尾部静脉汇入髂内静脉。

3. 神经 脊柱区的神经主要来自 31 对脊神经后支、副神经、胸背神经和肩胛背神经。

（1）脊神经后支：自椎间孔处由脊神经分出后，绕上关节突外侧向后行，至相邻横突间

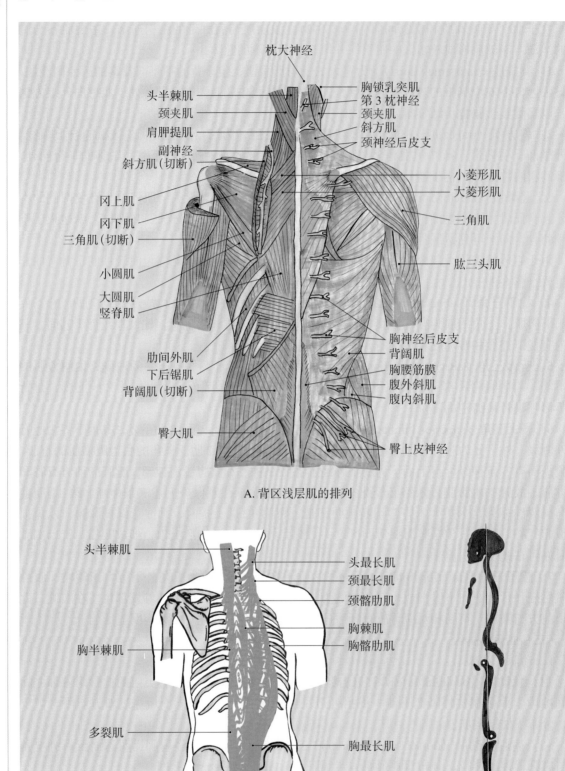

A. 背区浅层肌的排列

B. 背区深层肌的排列　　　　　　　　　　　　　C. 骨骼侧面示重力线

图 8-2　背区肌的排列

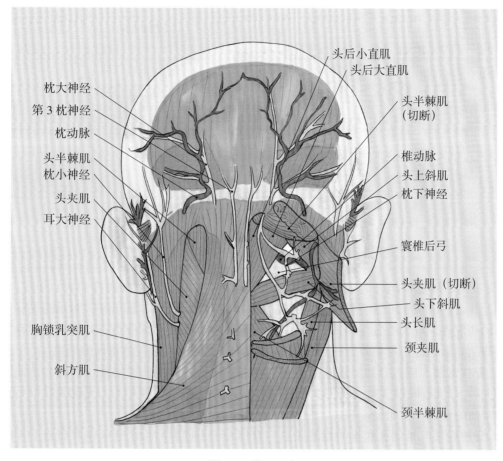

图 8-3　枕下三角

分为内侧支（后内侧支）和外侧支（后外侧支）。其中肌支分布于项、背部和腰骶部的肌肉；皮支分布于枕、项、腰、臀部的皮肤。

（2）**副神经**（accessory nerve）：在胸锁乳突肌后缘中上 1/3 交点处斜向外下进入斜方肌，支配胸锁乳突肌和斜方肌。

（3）**胸背神经**（thoracodorsal nerve）：起自臂丛后束，沿肩胛骨外侧缘伴随肩胛下血管下行，分支支配背阔肌。

（4）**肩胛背神经**（dorsal scapular nerve）：起自臂丛，在肩胛骨内侧缘与脊柱之间伴随肩胛背动脉下行，分支支配菱形肌和肩胛提肌。

（四）骨纤维孔

骨纤维孔（osseofibrous aperture）又称脊神经后支骨纤维孔，位于椎间孔的后外方，开口向后，与椎间孔的方向垂直。其上外侧界为横突间韧带的内侧缘，下界为下位椎骨横突的上缘，内侧界为下位椎骨上关节突的外侧缘（图 8-4）。

（五）骨纤维管

骨纤维管（osseofibrous canal）又称腰神经后内侧支骨纤维管，位于腰椎乳突与副突间的骨沟处，由四壁构成。前壁为乳突副突间沟，后壁为上关节突副突韧带，上壁为乳突，下壁为副突。管的前、上、下壁为骨质，后壁为韧带，故称为骨纤维管（图 8-4）。

三、脊柱

脊柱（vertebral column）是躯干的中轴，由 24 块椎骨（7 块颈椎、12 块胸椎、5 块腰椎）、

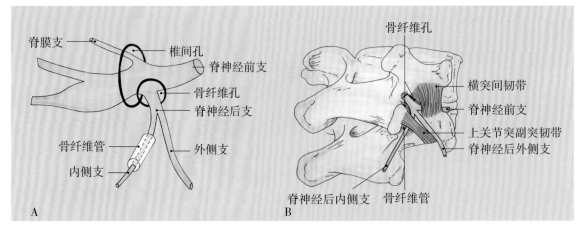

图 8-4　骨纤维孔(A)和骨纤维管(B)

1 块骶骨（由 5 块骶椎融合而成）和 1 块尾骨（通常由 3 ～ 4 块尾椎融合而成）组成。除骶、尾骨外，其余各部椎骨可赋予脊柱一定的柔韧性和灵活性。肌肉、韧带和椎骨形态则保证了脊柱连结的稳定性。成人的脊柱约长 70 cm，女性略短。其长度可因姿势不同而略有差异，如长期静卧与站立后相比，可相差 2 ～ 3 cm，这是由于站立时椎间盘被体重压缩所致。

1. 脊柱弯曲　成人脊柱呈现 4 个生理性弯曲：胸曲和骶曲凹面向前，颈曲和腰曲凹面向后。凸向后方的胸曲和骶曲，在胚胎时已形成；出生后，婴儿开始抬头、坐起及站立行走，对颈曲和腰曲的形成产生明显影响。

2. 脊神经根与椎间孔和椎间盘的关系　脊神经根出硬膜后借硬脊膜鞘紧密连于椎间孔周围，位置固定，然后穿出椎间孔，此段脊神经根在椎间孔处最易受压。椎间孔的上、下壁为椎弓根上、下切迹，前壁为椎间盘和椎体，后壁为关节突关节，故椎间盘位于脊神经根的前方。椎间盘向后外侧突出、黄韧带肥厚和椎体边缘及关节突骨质增生是压迫脊神经根的最常见原因，临床手术减压主要针对这些因素。

脊神经经椎间孔穿出椎管或骶管。第 1 颈神经经寰椎与枕骨之间离开椎管，第 2 ～ 7 颈神经经同序数颈椎上方的椎间孔穿出椎管，第 8 颈神经则经第 7 颈椎下方的椎间孔穿出椎管，胸神经和腰神经均经同序数椎骨下方的椎间孔穿出椎管，第 1 ～ 4 骶神经要经同序数的骶前、后孔穿出骶管，第 5 骶神经和尾神经则经骶管裂孔穿出。故当腰椎间盘突出时，受到压迫的是突出椎间盘序数的下 1 ～ 2 位的腰脊神经（图 8-5）。

3. 脊髓节段与椎骨的对应关系　成人脊髓颈部第 1 ～ 4 节段与同序数椎体相对应；颈髓第 5 ～ 8 节段和胸髓第 1 ～ 4 节段与同序数椎体的上一个相对应；胸髓第 5 ～ 8 节段与同序数椎体的上 2 个相对应；胸髓第 9 ～ 12 节段与同序数椎体的上 3 个相对应；腰髓第 1 ～ 5 节段与第 10 ～ 11 胸椎椎体相对应；所有骶和尾部脊髓节段与第 12 胸椎和第 1 腰椎椎体相对应。了解脊髓节段与椎骨的对应关系，对病变和麻醉的定位具有重要意义。

四、椎管内容物

1. 椎管及其内容物　由椎骨的椎孔、骶骨的骶管与椎骨之间的骨连结共同组成的骨纤维性管道称为**椎管**（vertebral canal），该管上经枕骨大孔与颅腔相通，下达骶管裂孔。其内容物有脊髓、脊髓被膜、马尾、脊神经根、血管、神经、淋巴及结缔组织等。

脊髓表面被覆 3 层被膜，由外向内依次为**硬脊膜**（spinal dura mater）、**脊髓蛛网膜**（spinal arachnoid mater）和**软脊膜**（spinal pia mater）（图 8-6）。蛛网膜与软脊膜之间为**蛛网膜下隙**（subarachnoid space），其内充满脑脊液。此隙下部，自脊髓下端至第 2 骶椎水平扩大为**终池**

腰椎间盘突出

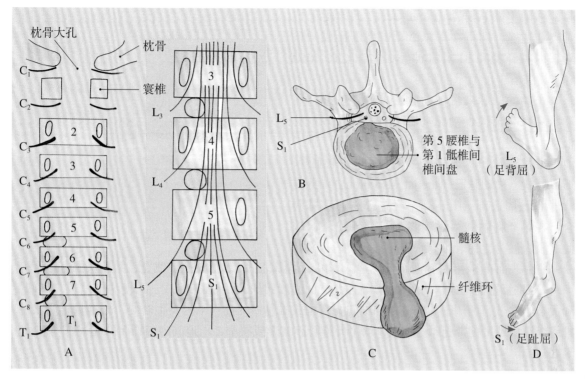

图 8-5　脊神经根与椎间孔和椎间盘的关系

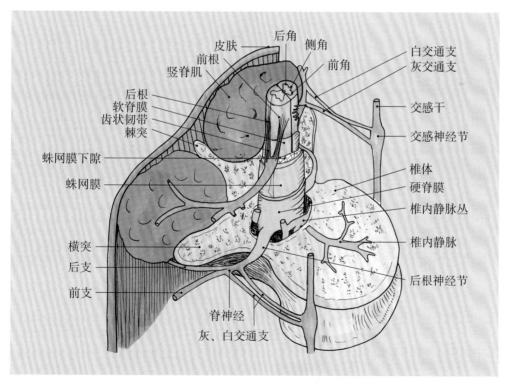

图 8-6　脊髓及其被膜血管

（terminal cistern），内有腰、骶、尾部脊神经根构成的**马尾**（cauda equina）（图 8-7）。蛛网膜紧贴硬脊膜内面，在 CT、MRI 和脊髓造影上，硬脊膜和蛛网膜之间的硬膜下隙不能显影，故可把硬脊膜和蛛网膜两层膜视为一层结构。硬脊膜由致密结缔组织构成，形成一长筒状的囊腔，称**硬（脊）膜囊**（dural sac），上方附于枕骨大孔边缘，向下在平第 2 骶椎高度形成一盲囊，内有脊髓和 31 对脊神经根。在 CT、MRI 和脊髓造影上能显示硬膜囊。

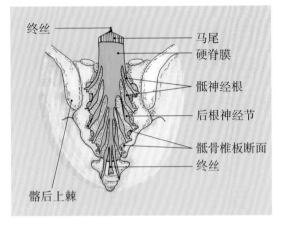

图 8-7　马尾（骶骨后面观，已切除骶骨椎板）

脊髓的动脉来自椎动脉发出的脊髓前、后动脉和来自节段性动脉（如肋间后动脉等）的根动脉。在脊髓表面有连接脊髓前、后动脉，前、后根动脉和两条脊髓后动脉间的动脉血管，形成环状，称**动脉冠**（arterial vasocorona），分支营养脊髓周边部（图 8-8）。营养脊髓的动脉吻合，在第 4 胸髓和第 1 腰髓节段常较缺乏，故此 2 段脊髓为乏血管区，易发生血液循环障碍。

脊髓表面有 6 条纵行静脉，行于裂、沟内。静脉之间有许多交通支吻合，并注入椎内静脉丛。

2. 椎管壁的构成　前壁由椎体后面、椎间盘后缘和后纵韧带构成；后壁为椎弓板、黄韧带和关节突关节；两侧壁为椎弓根和椎间孔。构成椎管壁的任何结构发生病变，如椎骨骨质增生、椎间盘突出及黄韧带肥厚等因素，均可使椎管腔变形或狭窄，压迫其内容物而引起一系列症状。

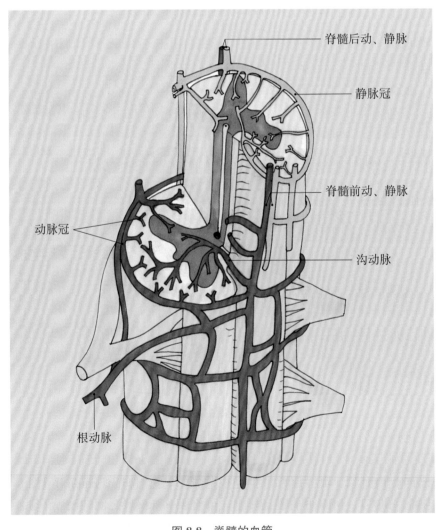

图 8-8　脊髓的血管

3. 硬膜外隙（epidural space） 是位于椎管骨膜与硬脊膜之间的间隙，内有脊神经根（脊神经的脊膜支——窦椎神经）、椎内静脉丛、脂肪组织和淋巴管等结构，并有脊神经根及其伴行血管通过，正常呈负压。此隙上端起自枕骨大孔高度，下端终于骶管裂孔，并与颅内不相通，为硬膜外麻醉注入药物的部位。硬膜外隙被脊神经根划分为前、后两隙。前隙窄小，后隙较大。在正中线上，前隙有疏松结缔组织连于硬脊膜与后纵韧带之间，后隙有纤维隔连于椎弓板与硬脊膜后面。这些结构在颈段和上胸段出现率较高，有时十分致密，可能是导致硬膜外麻醉有时会出现单侧麻醉或麻醉不全的解剖学因素。

骶段硬膜外隙上大下小，前宽后窄，硬脊膜紧靠骶管后壁，间距极小，故骶管麻醉时应注意入针的角度。硬脊膜囊平第 2 骶椎高度变细，其前、后方有纤维索把它连于骶管前、后壁，结合较紧，似有中隔作用，而且隙内常充满脂肪，这可能是骶管麻醉有时也会出现单侧麻醉的解剖学原因。

在骶管内，骶神经根行于硬膜外隙内，外面包绕由硬脊膜形成的神经鞘。第 1 ~ 3 骶神经鞘较厚，周围脂肪常较多，这可能是有时会发生骶神经麻醉不全的解剖学因素。

4. 硬膜下隙（subdural space） 位于硬脊膜与脊髓蛛网膜之间，腔隙极为狭小，是一潜在间隙，内含浆液。

5. 蛛网膜下隙（subarachnoid space） 位于脊髓蛛网膜与软脊膜之间。其与脑蛛网膜下隙相通，充满脑脊液。成人在第 1 腰椎以下已无脊髓，蛛网膜下隙较大，称终池，内含马尾和终丝。

第三节　解剖操作与观察

一、浅层结构

1. 辨认下列体表标志 骨性标志有棘突、骶管裂孔、骶角、尾骨、髂嵴、髂后上棘、肩胛冈、肩胛骨下角和第 12 肋。肌性标志是竖脊肌。

2. 切口 将尸体标本置于俯卧位，颈下垫木枕以免其鼻、颊部受压，两臂左右平伸并固定于操作台上。做下列皮肤切口并向两侧翻开皮瓣（图绪 -8）。

（1）自枕外隆凸向下至第 5 腰椎棘突纵向切开皮肤。

（2）自枕外隆凸向外沿上项线至乳突横向切开皮肤。

（3）自第 7 颈椎棘突至肩峰尖横向切开皮肤。

（4）自第 5 腰椎棘突向外沿髂嵴至髂前上棘切开皮肤；将皮肤由正中纵切口自上而下向两侧切开。

3. 解剖浅层结构 解剖皮神经和血管，沿皮肤切口小心地翻开项部、背部及腰部区域的皮瓣。解剖皮神经，靠近椎旁线附近浅出深筋膜。查找枕大神经，在枕外隆凸外侧 2 ~ 3 cm。

4. 观察背部浅层肌 辨认斜方肌、背阔肌和菱形肌，观察其纤维走向。

二、深层结构

清理背阔肌和斜方肌表面的浅、深部筋膜，保留胸腰筋膜。

1. 观察浅层肌、听诊三角和腰下三角 浅层肌包括斜方肌、背阔肌和腹外斜肌后部。听诊三角由斜方肌外侧缘、背阔肌上缘和肩胛骨内侧缘围成。观察腰下三角，由腹外斜肌后缘、背阔肌的外侧缘与髂嵴后缘围成。观察胸腰筋膜浅层。

2. 解剖斜方肌 观察起点、项韧带。沿中线向上分离肌 2 ~ 3 cm，沿上项线切断斜方肌起点。翻开肌至其止点，并注意不要损坏枕动脉、枕大神经和副神经外支。

3. 解剖背阔肌　清洁和分离背阔肌。观察其起点和止点。在其起点外侧 1 cm 切开肌并翻向外侧。查找菱形肌、下后锯肌、肩胛提肌和腰上三角。

4. 观察中层肌和腰上三角　中层肌包括夹肌、肩胛提肌、菱形肌、上后锯肌、下后锯肌和腹内斜肌后部。菱形肌起自第 6、7 颈椎和上胸椎棘突。从中线外侧 2 ~ 3 cm 切断肌肉起点并翻向外侧。然后观察上后锯肌、肩胛背动脉、静脉和神经。

腰上三角由下后锯肌下缘、竖脊肌外侧缘和腹内斜肌后缘围成。观察穿经三角的肋下神经、髂腹下神经和髂腹股沟神经。

5. 解剖胸腰筋膜　胸腰筋膜包括 3 个层次，包绕着竖脊肌和腰方肌。从第 12 肋至髂嵴垂直切开后层，翻开筋膜瓣，查找竖脊肌。向内侧推竖脊肌，并观察胸腰筋膜的中层，它覆盖腰方肌和胸腰筋膜前层。

6. 解剖深层肌和枕下三角　深层肌包括竖脊肌、横突棘肌、横突间肌和枕下肌。由椎骨的棘突分开夹肌，并翻开暴露头半棘肌。从起点处切开头半棘肌，向下翻开，可以找到枕下三角，此三角的内侧是头后大直肌，外侧界是头上斜肌，下界是头下斜肌。在三角内，可见到第 1 颈神经后支——枕下神经。它支配头后大、小直肌，头上斜肌和头下斜肌。在枕下神经附近还可找到向内侧走行的椎动脉，它位于枕下神经深面。

7. 解剖椎管

（1）打开椎管：切除所有的背部肌肉，保留脊神经的背支。沿关节突内侧切断椎弓板。移开椎管后壁，并观察连接相邻椎弓板的黄韧带。

（2）观察脊髓内容物：硬膜外隙是位于椎管骨膜与硬脊膜之间的间隙。清理硬膜外隙的脂肪组织和静脉丛，暴露脊髓的硬膜。在后中线切开硬膜暴露蛛网膜。观察硬膜下隙。沿中线切开蛛网膜，暴露脊髓和软脊膜。观察齿状韧带、脊髓、终丝和马尾。观察椎管内脊髓的 2 个膨大，辨认脊髓节段和椎骨的关系，终池和脊髓神经的前根与后根。

第四节　系统回顾与临床关联

一、系统回顾

1. 背区结构的节段性与功能相适应　表现在几个方面：①脊柱是由节段性的各椎骨排列组合而成，包括 7 块颈椎、12 块胸椎、5 块腰椎、5 块骶椎融合的 1 块骶骨及 3 ~ 4 块尾椎合成的尾骨，各部椎骨的特征见表 8-1；②神经主要来自脊神经后支，呈节段性分布；③血管供应的区域，无论是椎管外还是椎管内，都具有明显的节段性；④肌在脊柱附近的排列也呈节段性，每一个运动都是由各节段的肌共同作用的结果。

背区结构与功能相适应的最典型例子便是脊柱生理曲度的形成。脊柱发育成直立的姿态，4 个生理性弯曲，特别是颈曲和腰曲功不可没。此外，由于对体重的支撑，腰椎的形体特别硕大，就像一个建筑物的基底部一样，从而很好地保持了人体的稳定性。

2. 脊髓节段与椎骨有对应关系　见表 8-2。

3. 背区局部解剖结构　见表 8-3，熟悉它们有很重要的临床意义。

4. 背区结构发育的不均衡　脊髓与脊柱的长度不相等，显示出在生长方面明显的差异。从这一点我们可以看出，脊髓是发育、成熟较早的组织结构。随着年龄的增大，特别是成年以后，如果因为某些原因造成损伤，其恢复的可能性较小，脊髓再生十分困难。这一点可以从进化的角度来理解。进化过程中较先出现和发育的结构，特别是稳定性很好的结构，一旦遭受损伤，其结构和功能的恢复也是最困难的。试想看，在漫长的进化过程中，它能抵御各种因素的影响而保持相对稳定，只有受到相当大的伤害，才可能引起其结构和功能受损或丧失，恢复起来自然也就困难了。所以，截瘫的治疗效果一直不能令人满意，也是可想而知的。

表8-1　颈椎、胸椎、腰椎的特征比较

名称	椎体形状	椎孔形状	横突	棘突	关节突关节面方位
颈椎	较小，椭圆形	三角形	横突孔	第 2～6 颈椎短，末端分叉	近水平位
胸椎	心形，有肋凹	圆形	横突肋凹	较长，向后下呈叠瓦状	近冠状位
腰椎	粗壮，肾形	三角形	向两侧	短而宽，板状，水平伸向后	近矢状位

表8-2　脊髓节段与椎骨的对应关系

脊髓节段	平对椎骨的序数	举例
$C_1 \sim C_4$	同序数椎骨	C_3 平对第 3 颈椎
$C_5 \sim T_4$	同序数椎骨 −1	T_3 平对第 2 胸椎
$T_5 \sim T_8$	同序数椎骨 −2	T_7 平对第 5 胸椎
$T_9 \sim T_{12}$	同序数椎骨 −3	T_{10} 平对第 7 胸椎
$L_1 \sim L_5$	第 10～12 胸椎	
$S_1 \sim S_5$, Co_1	第 1 腰椎	

表8-3　背区局部解剖

结构	描述/边界	临床意义
枕外隆凸	枕骨后面正中线上的突出部	上项线内侧端在枕外隆凸处交汇，项韧带附着于此处，为重要体表标志
腰上三角	位于背阔肌深面，内侧界为竖脊肌外侧缘，外下界为腹内斜肌后缘，上界为第 12 肋	肾手术经过此结构，为腰疝的发生部位
腰下三角	内侧界为背阔肌前下缘，外侧界为腹外斜肌后缘，下界为髂嵴，底为腹内斜肌	腰下三角可能是腹部疝的部位，也称为 Petit 三角
臀裂（沟）	臀部之间的中线裂	臀沟位于两侧臀大肌之间，为体表标志
椎旁线	位于身体后正中线外侧的假想线，与脊柱平行	椎旁线是用来作为一个描述的标志
四边孔	位于背后面，上界为小圆肌，下界为大圆肌，内侧界为肱三头肌长头，外侧界为肱骨	腋神经和旋肱后动脉、静脉通过这个结构
听诊三角（肩胛旁三角）	位于肩胛骨下角的内侧，上界为斜方肌，上界为大菱形肌，下界为背阔肌，底为胸后壁	肺部听诊的部位，听诊器放置在此三角靠近胸壁
下三边孔	上界为大圆肌，内侧界为肱三头肌，外侧界为肱骨	桡神经由腋窝经过此结构到肱骨后面
三边孔	上界为小圆肌，下界为大圆肌，外侧界为肱三头肌长头	旋肩胛血管通过此结构由腋窝到肩胛骨背面
隆椎	第 7 颈椎，如此命名是因为它易见和被触摸到	隆椎是易扪及的体表标志，为从颈椎到胸椎的过渡
脊柱沟	背部正中纵行的沟	体表标志，指示椎骨棘突的位置，竖脊肌位于其两侧

二、临床疾病的解剖学基础

（一）脊椎脱位

因为颈椎关节突关节面处于水平位，脊柱颈段发生错位时而不发生颈椎突起骨折。胸、腰椎部位脱位只伴随有垂直位的关节突骨折。

第 4 和第 5 颈椎或第 5 和第 6 颈椎活动性最大，也是关节错位的易发部位。一个椎下关节突的单侧脱位使其突出下位椎上关节突的前缘。由于关节突正常处于重叠位，脱臼使关节呈锁定位置。在椎间孔处同一侧的脊神经受压，产生剧烈疼痛。幸运的是，在大多数情况下，较大的椎管使脊髓免于损坏。

双侧颈椎脱位几乎总是伴有严重脊髓损伤。如果上部颈椎脱位损伤脊髓，导致呼吸肌瘫痪，包括膈肌（膈神经，由 $C_3 \sim C_5$ 支配），可引起患者死亡。

（二）脊柱骨折

脊柱骨折包括棘突、横突、椎板骨折。受直接伤害或在极少数情况下，剧烈的肌肉活动可引起棘突、横突、椎板骨折。

1. 前部和外侧压缩骨折　椎体前部压缩骨折通常是由过度屈曲压缩损伤引起，多发生于活动度较大部位或活动区与稳定区的交界处。有趣的是，此部位椎体发生粉碎骨折时，强有力的后纵韧带保持结构完整。椎弓无骨折和椎间盘未受损，使椎体不位移则脊髓损伤不发生。当损伤导致过度侧屈和过度屈曲时，椎体两侧可发生压缩骨折。

2. 骨折脱位　骨折脱位通常由弯曲和旋转的联合损伤引起，即上部椎骨被过度弯曲而下部脊柱扭曲。通常活动性最大的部位易发生骨折脱位，如腰部，或活动区与稳定区的交界处（如下部腰椎）。由于关节突骨折和韧带撕裂造成椎骨的不稳定，可使脊髓严重损坏或横断，发生截瘫。

3. 垂直压缩骨折　垂直压缩骨折发生在颈椎和腰椎部位，可使脊柱变直。在颈部，颈部伸直，从上面施加过度垂直力会导致寰椎的前、后弓破裂和侧块横向位移。如果颈部稍稍弯曲，而下部颈椎保持在一条直线上，压缩负载传至下位椎骨，造成椎间盘破裂和椎体骨折。椎体骨折片通常被压向脊髓。严重的骨质疏松症可能诱发创伤性压缩骨折，即发生病理性骨折。腰椎拉伸时，可导致椎体骨折，同时碎片向后突入椎管。

4. 枢椎齿突骨折　齿突骨折是比较常见的，跌倒或打击头部是其常见原因。齿突片段活动或横韧带破裂可导致脊髓压迫损伤。

5. 脊椎前移　脊椎前移时，下位腰椎椎体中，通常是第 5 腰椎，相对下位椎骨向前移动，从而整个脊柱的上部前移。其主要缺陷是在前移椎骨的椎弓根。现在，人们普遍认为，在这种情况下，椎弓根形成和骨化中心异常导致椎弓根缺如。由于椎弓板在后部，椎管并没有缩小，但可能压迫神经根，造成腰痛和坐骨神经痛。严重情况下，躯干缩短，下位肋与髂嵴接触。

（三）椎静脉丛和盆腔肿瘤转移

由于椎静脉丛呈纵向、壁薄、无瓣膜，其向上与颅内静脉窦及节段性的胸部、腹部和盆腔静脉相交通，因而是临床上一种重要的结构。盆腔静脉血液不但进入下腔静脉，也注入椎静脉丛，并通过这条路线也可能进入颅腔。腹腔内压力增加会导致椎静脉丛压力增加。腹、盆腔静脉压力增加往往会使腹部及骨盆腔血液进入椎管内静脉。盆腔肿瘤（如子宫颈癌、前列腺癌等）可通过椎静脉丛转移到脊柱和颅腔。

（四）神经根痛

脊神经根通过椎间孔出椎管。椎间孔上下为椎弓根，前方为椎间盘与椎体，后方为关节突关节。在腰部区域，最大的椎间孔位于第 1 和第 2 腰椎之间，最小的位于第 5 腰椎和第 1 骶椎之间。

脊柱骨性关节炎的并发症之一是骨赘增长，其中常见的是侵犯椎间孔，导致沿神经分布的节段性疼痛。第 5 腰神经是最大的腰神经，却从最小椎间孔穿出椎管。出于这个原因，它是最易受损的神经。

骨关节炎患者神经根痛的原因要考虑年龄因素，其起病隐袭，背部疼痛持续时间长，只有当所有其他原因已被排除时才能做出诊断。例如，脱出的椎间盘通常发生在年轻患者，往往有急性发作。

（五）椎间盘突出症

椎间盘的耐压缩力量是巨大的，例如，马戏团的杂技演员可以支持多位同事在其肩膀上。然而，椎间盘又容易受到突然冲击，尤其是当脊柱弯曲和椎间盘发生退行性改变时，导致椎间盘髓核突出。

胎儿期椎间盘内有血管，出生后逐渐闭锁消失，除周围部外，其余部分无血管分布，其营养和代谢以渗透形式进行，所以随年龄的增长，椎间盘易发生退行性变。椎间盘到 30 岁以后可因血供改变出现组织变性，过度劳损或外伤等可引起纤维环的破裂，以致髓核、纤维环或两者同时向外突出，称为**椎间盘突出症**（prolapse of intervertebral disc）。

受影响最常见的椎间盘部位是活动部位与一个相对固定部位的结合处，也就是颈胸交界处和腰骶交界的地方。在这些部位，纤维环后部破裂，就像挤牙膏一样，髓核向后挤出，结果是在中线的髓核中央部突入到椎骨后的纵韧带下或在椎间孔附近的后纵韧带向两侧突出。髓核突出就会产生椎体之间的空间变窄，这通过 X 线检查可见。前、后纵韧带变松导致椎体运动异常的，产生局部疼痛和随后产生骨关节炎病变。

与腰椎间盘突出相比，颈椎间盘突出是不太常见的。最容易受影响的颈椎间盘位于第 5 与第 6 或第 6 与第 7 颈椎之间。横向突起导致脊神经或根受压，每对脊神经在相应椎骨的上方穿出。因此，第 5 和第 6 颈椎之间椎间盘突出可能会导致第 6 颈神经或其根受压。附近的下颈部和肩部及沿脊神经分布区域可感觉疼痛。向后中央突起，可以压迫脊髓和脊髓前动脉，并涉及不同的脊髓传导束。

与颈椎间盘突出相比，腰椎间盘突出症较常见（图 8-5）。第 4 与第 5 腰椎之间以及第 5 腰椎与骶骨之间的椎间盘通常受到影响。腰部的马尾根部向后跨过椎间盘。椎间盘侧突可以压迫 1 条或 2 条神经根，还往往涉及在相应椎间孔正下方的神经根。另外，第 5 腰神经根（L_5）在第 5 腰椎和第 1 骶椎之间穿出。因为神经根向两侧穿出，对应于椎间盘的神经根（L_4 对应第 4～5 腰椎椎间盘）太靠外而不受压。第 4～5 腰椎之间椎间盘脱出通常产生涉及 L_5 神经根的症状，尽管 L_5 根穿出第 5 腰椎和第 1 骶椎之间。髓核脱出偶尔直接向后，如果它是一个大的突出，整个马尾可能被压缩，并产生截瘫。

椎间盘损伤通常导致初期背部疼痛。因为脊神经根受压，导致背部肌肉痉挛，特别是髓核突出周围。其结果是脊柱侧凸及其病变侧的凹状改变。疼痛沿受影响神经分布的小腿和足部放射。由于最常见的受压部位在第 5 腰椎和第 1 骶骨，背部和腿的外侧面通常感到疼痛，辐射至足部。这种情况通常称为坐骨神经痛。严重的情况下，可能导致感觉异常或实际感觉缺失。

脊神经前根受压会导致肌无力。涉及第 5 腰神经运动根可产生踝关节背伸无力，而第 1 骶神经根受压则导致跖屈无力（图 8-5）。较大的中央部髓核突出可能会引起双腿疼痛和肌无力，也可引起急性尿潴留。

（六）脊髓缺血

与脊髓对身体的重要性而言，脊髓的血液供应量是不相称的，其仅为脑组织的 30%～45%。纵行的脊髓前动脉和后动脉较小且直径变化较大，补充血供的节段动脉数目和大小变异也较大。因此，脊髓对缺血反应更为敏感，临床上局部区域麻醉、疼痛阻滞或主动脉手术很容易导致脊髓缺血。

（七）脊髓损伤

不同椎体水平的脊髓损伤程度主要受解剖因素影响。在颈部，关节脱位或骨折脱位是常见原因，但较大的颈段椎管往往可避开脊髓的严重伤害。然而，出现相当大的移位会导致脊髓横断，患者可立即死亡。如果病变发生在膈神经（C_3～C_5）起源以上的脊髓，则可导致呼吸停止。

胸椎区域的骨折脱位，移位程度较大，而且较小的胸段椎管即可导致脊髓严重伤害。腰部骨折脱位的脊髓损伤程度要考虑两个解剖因素：首先，成人脊髓只延伸至第 1 腰椎下缘水平；

其次，较大的腰段椎孔为马尾提供了充足的空间。因此，这一部位神经损伤可能是最小的。

　　脊髓损伤可以导致病变部位的功能部分或完全丧失，以及损伤平面以下的传入和传出神经元的功能部分或完全丧失。如脊髓损伤后膀胱功能障碍一直是未能很好解决的临床难题之一（图 8-9），它常引起严重的尿潴留和尿路感染，甚至引起肾衰竭导致死亡。探索解决这一问题的途径，对于提高截瘫患者的生活质量，降低其死亡率有着积极的意义。许多相关研究围绕着以混合神经根、脊神经前根与后根、盆腔神经、闭孔神经、下腹神经丛、迷走神经及肋间神经、躯体神经等，通过神经吻合、神经移植等方法来重建膀胱的神经支配，开展网膜膀胱固定术、回肠膀胱成形术、肠黏膜下层膀胱移植术等膀胱功能重建手术，以及探讨通过建立一种新的反射通路来重建膀胱的神经支配，并通过形成新的人工扳机点来重建截瘫患者的排尿功能，取得了一些进展。有关脊髓休克和截瘫的症状、体征可进一步阅读神经病学教科书。

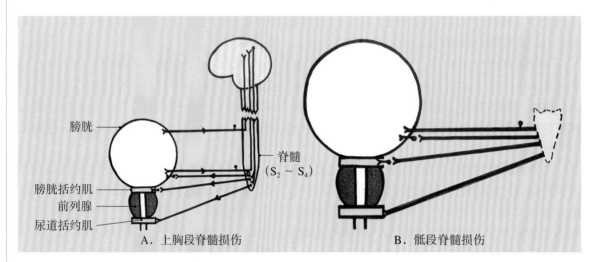

图 8-9　脊髓损伤后膀胱的神经支配

A. 上胸段脊髓损伤（膀胱充盈使牵张感受器受刺激，传入冲动至 $S_2 \sim S_4$，传出冲动控制膀胱肌并使其收缩，膀胱括约肌和尿道括约肌开放，称为自主反射性膀胱）；B. 骶段脊髓损伤（该段损伤后膀胱完全失去神经反射控制，膀胱尿量达一定容积时会自动由尿道溢出，称自主膀胱）

三、一些常见操作技术的解剖学基础

　　1. 骶管麻醉术　通过骶管裂孔向骶管注入麻醉药，药物经疏松结缔组织向上扩散，并浸泡穿出硬脊膜的脊神经（图 8-10）。骶管麻醉用于骶部手术；在第一和第二阶段产程时妇产科

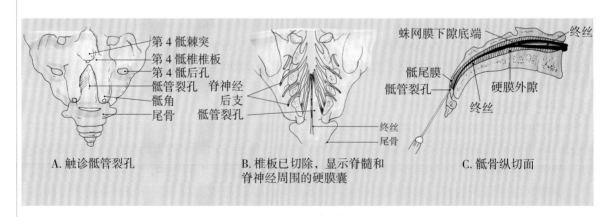

图 8-10　骶管麻醉术示意图

神经阻滞也常使用此方法以减轻疼痛,其优点是麻醉不影响胎儿。

于中线的两臀之间上部尾骨尖上方 4 cm 可触诊骶管裂孔,裂孔呈三角形或"U"形,两侧为骶角(图 8-10A)。裂孔的大小和形状取决于椎弓板的数量在中线处融合的多少。通常骶管裂孔是没有融合的第 5 骶椎和有时为第 4 骶椎的椎弓板部位。针头刺穿皮肤、筋膜和填充在骶管裂孔的骶尾膜(图 8-10)。该膜由致密的纤维组织形成,即融合的棘上、棘间韧带和黄韧带。一个明显的落空感觉即提示韧带被刺透。

需要注意因骶管弯曲,需沿骶骨曲线进针。骶管前壁由骶椎融合,且粗糙不平;骶管后壁由融合的薄层椎弓板构成,比较平滑。成人骶管裂孔至蛛网膜下隙下端的第 2 骶椎之间的平均距离大于 5 cm。还要注意的是骶管包含硬膜囊(含马尾),这是终丝拴至尾骨的结构;骶、尾神经穿出硬脊膜之前围绕终丝。

椎管内还有薄的椎静脉丛壁。

2. 腰椎穿刺术 临床常用于椎管内麻醉或检查脑脊液成分和测定颅内压力。由于成人脊髓下端大约平第 1 腰椎下缘,而马尾浸泡在终池的脑脊液中,故在第 3～4 或第 4～5 腰椎间进行腰椎穿刺或麻醉,将针穿至终池,一般不会损伤脊髓和马尾。穿刺时,穿刺针经皮肤、浅筋膜、深筋膜、棘上韧带、棘间韧带、黄韧带、硬脊膜和脊髓蛛网膜而到达富含脑脊液的终池(图 8-11)。当针头穿过黄韧带时,有阻力突然消失的落空感。

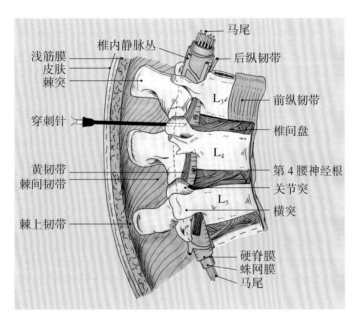

图 8-11 腰椎穿刺示意图(腰椎矢状面,屈曲位)

3. 后路椎间盘镜技术 为目前国际上先进的脊柱外科微创手术方式,临床常用于治疗腰椎间盘突出症和腰椎管狭窄症。定位针一般从第 4～5 腰椎或第 5 腰椎～第 1 骶椎间隙靠近中线或旁开一些进针,突破黄韧带是手术成功的关键。皮肤创口仅 1.5 cm,不剥离椎旁肌,保留棘上、棘间韧带,以及大部分上、下关节突、未破损的纤维环和后纵韧带,尽可能保持了脊柱的稳定性。该术式去除突出的髓核组织、肥厚的黄韧带及增生内聚的关节突等神经致压因素。

(高 尚 杨 喜)

第9章

人体主要横断层解剖

第一节　概　述

一、人体断层解剖的特点

（一）断层解剖学的地位

断层解剖学（sectional anatomy）是用断层方法研究和描述正常人体器官组织的形态结构、毗邻关系及其基本功能的科学，是人体解剖学的重要分支，是解剖学与医学影像学等学科相互渗透、相互结合而形成的边缘学科，已成为现代影像医学的重要基础学科。断层解剖学既不是单纯的解剖学描述，也不是影像诊断学，而是联系两者之间的桥梁，它填补了解剖学与临床影像学教学之间的空白。其基本任务是探讨人体结构在连续断面上的变化规律，为疾病的影像学诊断和介入放射治疗提供形态学基础，为临床诊断及其治疗服务。

与系统解剖学和局部解剖学相比，断层解剖学有以下特点：①能在保持机体结构于原位状态下，准确地显示其断面形态变化及位置关系。②可通过追踪连续断层或借助计算机进行结构的三维重建和定量分析。③密切结合影像诊断学和介入放射学，是医学影像学对疾病作出诊断并进行介入治疗的形态学基础。

（二）头部横断层解剖的常用基线

1. 眦耳线（orbito-meatal line，OML）　为外眦与外耳门中点的连线，颅脑横断层扫描多以此线为基线（图 9-1）。

2. Reid 基线（Reid base line，RBL）　即下眶耳线，又称人类学基线，为眶下缘最低点至外耳门中点的连线，头部横断层标本常以此线为准制作。

3. 上眶耳线（supraorbito-meatal line，SML）　为眶上缘中点至外耳门中点的连线，经该线的平面常与颅底平面一致。故采用 SML 扫描，可减少颅底骨结构的伪影，尤其有利于颅后窝结构的显示。

4. Frankfort 平面　为眶下缘最低点和左、右外耳门上缘组成的平面，接近于 Reid 基线平面。

5. 连合间线（AC-PC 线）　为前连合（anterior commissure，AC）后缘中点至后连合（posterior commissure，PC）前缘中点的连线。脑立体定位手术和 X 刀、γ 刀治疗多以此线为准。

二、CT、MRI、超声成像、介入放射治疗的概念

1. X 线计算机断层成像（X-ray computed tomography，CT）　用 X 线束从多个方向对人体检查部位具有一定厚度的层面进行扫描，由探测器接收透过该层面的 X 线，转变为可见光后，由光电转换器转变为电信号，再经模拟 / 数字转换器转为数字，输入计算机处理。图像处理时将选定层面分成若干个体积相同的立方体，称之为体素。扫描所得数据经计算而获得每个体素的 X 线衰减系数或称吸收系数，再排列成数字矩阵。数字矩阵中的每个数字经数字 / 模拟

怎样学习断层解剖

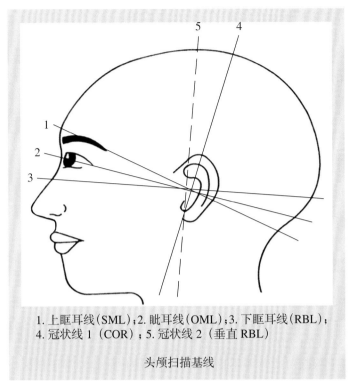

1. 上眶耳线（SML）；2. 眦耳线（OML）；3. 下眶耳线（RBL）；
4. 冠状线 1（COR）；5. 冠状线 2（垂直 RBL）

头颅扫描基线

图 9-1　头部横断层解剖的常用基线

转换器转为由黑到白不等灰度的小方块，称之为像素，并按原有矩阵顺序排列，即构成 CT 图像。所以，CT 图像是计算机重建的灰阶断层图像。

2. 磁共振成像（magnetic resonance imaging，MRI）　是利用原子核在磁场内所产生的信号经重建成像的一种影像技术。分为 T1 和 T2 加权像。

在均匀磁场内，水的氢原子沿磁场方向排列产生磁化矢量，其有一定的振荡频率，当外加振荡频率相同的射频脉冲（radiofrequency，RF）进行激发，氢原子核共振。当射频脉冲去除之后，高能状态的磁化矢量将向原始状态恢复，磁化矢量的恢复过程 - 弛豫，有纵向和横向弛豫，所用时间分别是 T1 和 T2。T1 加权像（主要反映组织间 T1 特征参数）：脂肪为白色高信号，水为黑色低信号，易于识别解剖结构。T2 加权像（主要反映组织间 T2 特征参数）：水及水肿组织为高信号，脂肪呈暗灰色，显示病变较好。

3. 超声成像（ultrasound imaging，USI）　是利用超声波的物理特性和人体器官组织声学特性相互作用后所产生的信息，经信息处理形成图像的成像技术，借此进行疾病诊断。超声诊断应用普及，在医学影像学中占有重要地位。

超声同超声成像有关的物理性质有：①指向性，超声在介质中呈直线传播，有良好的指向性，是超声对人体器官进行定位探查的基础。②反射、折射与散射，超声在介质中传播，遇到两种不同声阻抗物体的接触界面时，发生反射、折射和散射，利用这一特性可显示不同组织的界面轮廓；③衰减与吸收，超声在介质中传播时，其声能逐渐减少，称之为衰减。不同组织对超声的吸收程度不同，主要与蛋白质和水含量有关。超声通过液体几乎无衰减，而通过骨质或钙质，则明显衰减。④多普勒效应，是超声遇到运动的反射界面时，反射波的频率发生改变。利用这一效应可测血流速度及方向，判断血流是层流或湍流。

具有一定频率的超声在人体组织中传播时，经过不同器官，不同组织，包括正常与病变组织的多层界面，在每层界面由于它们的声阻抗不同而发生不同程度的反射或（和）散射。这些反射或散射形成的回声，含有超声在传播途中所经过的不同组织的声学信息，经过接收、放大和信息处理而在影屏上以图像或波形显示，形成声像图。

4. 介入放射治疗（interventional radiology）　是以影像诊断学为基础，在影像设备的导引下，利用穿持针、导管、导丝及其他介入器材，对疾病进行微创治疗或取得组织学、细胞学、细菌学及生理、生化资料进行诊断。介入治疗已经在许多方面取代了开放性手术，成为与内科、外科治疗并列的三大治疗学之一。

介入放射学的影像引导设备包括 X 线电视透视、超声、CT 和 MRI。介入放射治疗技术主要包括栓塞术、灌注术、成形术、穿刺引流术、穿刺活检术、消融术、取异物术等，分属于血管介入技术和非血管介入技术。

第二节　人体各部的主要横断层解剖

一、头、颈部

1. 经半卵圆中心的横断层　本断层恰经胼胝体上方，可见大脑半球髓质形成半卵圆中心，由投射纤维、连合纤维和联络纤维共同组成，半卵圆中心的纤维主要为有髓纤维，髓鞘含有较多的脂质，故在 MRI T1 加权图像上呈高信号，在 CT 图像上为低密度。脑内的脱髓鞘病变（如多发性硬化、肾上腺脑白质营养不良以及脑结节硬化症等）常于该区出现单发或多发病灶（图 9-2）。

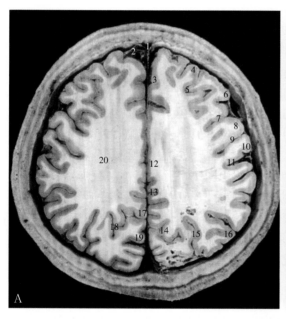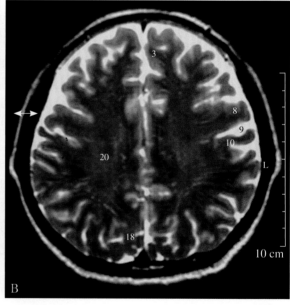

图 9-2　经半卵圆中心的横断层

A. 断层标本；B. MRI T2WI

1. 上矢状窦；2. 蛛网膜下隙；3. 额内侧回；4. 额上回；5. 额中回；6. 额下回；7. 中央前沟；8. 中央前回；9. 中央沟；10. 中央后回；11. 中央后沟；12. 大脑镰；13. 扣带回；14. 楔前叶；15. 月状沟；16. 枕叶外侧面；17. 楔前叶；18. 顶枕沟；19. 楔叶；20. 半卵圆中心

2. 经内囊的横断层　侧脑室的前角位于胼胝体膝、尾状核头和透明隔之间（图 9-3）。侧脑室的三角区出现，其前内侧可见海马伞。屏状核为一薄层灰质，在岛叶与壳之间，分开外囊与最外囊。内囊呈"＞＜"形，其前肢居尾状核和豆状核之间，后肢位于豆状核与背侧丘脑之间，前、后肢的交汇处为内囊膝。在横断面上辨认距状沟较为困难，禽距为距状沟在侧脑室三角区后内侧壁上形成的隆起，易于辨认，是识别距状沟的标志。

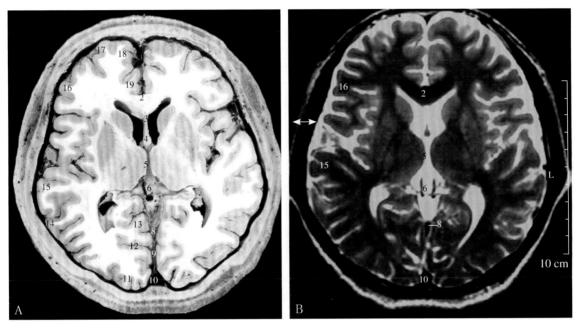

图 9-3　经内囊的横断层

A. 断层标本；B. MRI T2WI

1. 大脑镰；2. 胼胝体膝；3. 透明隔；4. 穹窿；5. 第三脑室；6. 大脑内静脉；7. 小脑幕；8. 直窦；9. 大脑镰；10. 上矢状窦；11. 枕叶；12. 距状沟后份；13. 舌回；14. 角回；15. 缘上回；16. 额下回；17. 额上回；18. 额内侧回；19. 扣带回

3. 经乳头体的横断层　此断面以出现乳头体和鞍上池为主要特征（图 9-4）。鞍上池为 CT 和 MRI 等影像学用语。该池位于蝶鞍上方，是交叉池、脚间池或桥池在轴位扫描时的共同显影。影像上鞍上池表现为六角形，前方为大脑纵裂池，内有大脑前动脉；前外侧为外侧窝池，内有大脑中动脉；后外侧为环池，内有大脑后动脉、小脑上动脉和滑车神经；后方为脚间池，内有动眼神经。乳头体在断面上表现为一对椭圆形结构，居中脑前方，靠近脚间窝，海马发出的穹窿止于其内的乳头体核。乳头体是海马环路中的重要结构，主要参与记忆与情绪等活动。颅前、中窝分别容纳额叶、颞叶，颅后窝容纳小脑及中脑。

4. 经小脑中脚的横断层　此断面第四脑室近似三角形。此断面最大的特征是出现垂体及其两侧的海绵窦。垂体居蝶鞍的中心，其前方可见蝶窦，后方可见鞍背，两侧为海绵窦，颈内动脉和展神经行于窦内，三叉神经腔位于海绵窦后外侧壁，内容纳三叉神经节（图 9-5）。

5. 经下颌头的横断层　该断层恰经中耳咽鼓管。断层前方为鼻中隔，两侧为大小不等的筛窦；左侧见上颌窦位于筛窦的后外侧。上颌窦的后外侧为颞下窝，容纳颞肌（外侧）和翼外肌，上颌骨与蝶骨大翼之间为翼腭窝。脑干与小脑位置靠后，位于颅后窝内（图 9-6）。

6. 经甲状软骨的横断层　颈部结构可大致分为 4 个部分，前方为内脏部分，后方为支持部分及两侧的神经、血管部分，每部分均有完整的筋膜层包裹。喉与咽位于内脏部分，甲状软骨是断层影像诊断中指示喉腔位置的标志。脊柱及其周围的颈、项部肌属于支持部分，占据断面后份较大区域。血管部分位于断面两侧的中份，颈深筋膜中层包绕颈总动脉（或颈内动脉）、颈内静脉和迷走神经，形成颈动脉鞘和血管神经间隙。该间隙上起颅底，下达前纵隔，其积脓或积血可向下蔓延至前纵隔。在颈动脉鞘内，颈总动脉居内，颈内静脉在外，迷走神经位于二者之间的后方（图 9-7）。

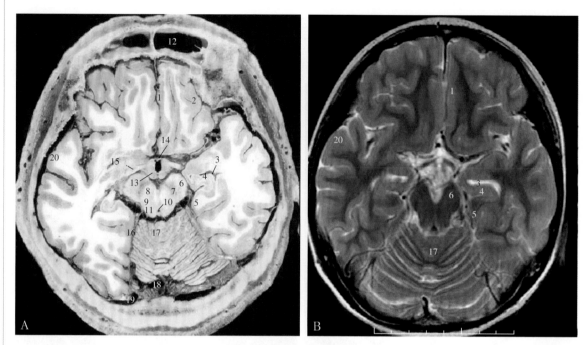

图9-4　经乳头体的横断层

A．断层标本；B．MRI T2WI

1．额叶直回；2．眶回；3．侧脑室下角；4．海马；5．海马旁回；6．大脑脚；7．黑质；8．红核；9．被盖；10．中脑导水管；
11．下丘；12．额窦；13．乳头体；14．视交叉；15．视束；16．小脑幕；17．小脑蚓；18．直窦；19．横窦；20．颞叶

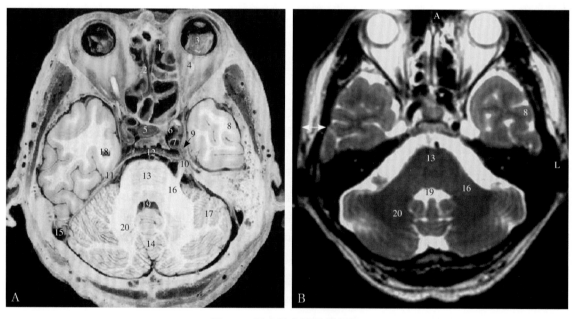

图9-5　经小脑中脚的横断层

A．断层标本；B．MRI T2WI

1．筛窦；2．鼻中隔；3．眼球；4．视神经；5．垂体；6．海绵窦；7．颈内动脉；8．颞叶；9．滑车神经；10．三叉神经；11．小脑幕；
12．基底动脉；13．脑桥；14．小脑蚓；15．乙状窦；16．小脑中脚；17．小脑；18．颞下回；19．第四脑室；20．齿状核

7．经环状软骨的横断层　此断面上出现的声门下腔比较狭窄，下部逐渐扩大通气管。甲状软骨前端已融合成拱形，环状软骨板呈半环形位于甲状软骨下角的内侧，分隔喉和咽。甲状腺前邻舌骨下肌群，内侧贴近喉、咽，后外侧有颈动脉鞘，甲状腺肿大时可压迫其邻近的结

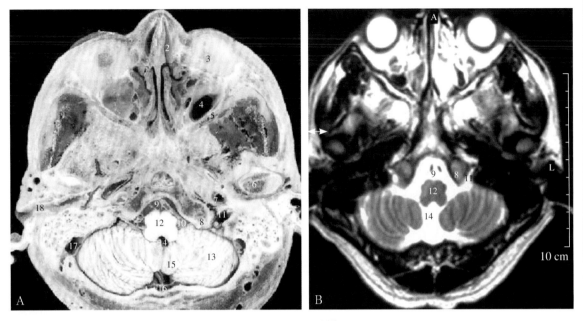

图 9-6　经下颌头的横断层

A．断层标本；B．MRI T2WI

1．鼻中隔；2．下鼻甲；3．眼球；4．上颌窦；5．翼腭窝；6．下颌头；7．颈动脉管外口；8．枕骨基底部；9．基底动脉；10．椎动脉；
11．颈静脉孔；12．延髓；13．小脑；14．第四脑室；15．小脑扁桃体；16．小脑延髓池；17．乙状窦；18．外耳道

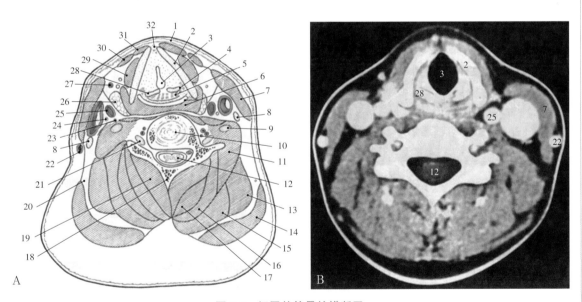

图 9-7　经甲状软骨的横断层

A．解剖线条图；B．CT 图像

1．颈阔肌；2．甲状软骨；3．喉中间腔；4．甲杓肌；5．杓横肌；6．咽腔与咽缩肌；7．胸锁乳突肌；8．颈外侧深淋巴结；
9．第 5 颈神经；10．第 5 颈椎间盘；11．中、后斜角肌；12．脊髓；13．肩胛提肌；14．斜方肌；15．颈夹肌与头夹肌；
16．头半棘肌；17．颈半棘肌；18．棘突；19．颈棘肌；20．副神经；21．第 6 颈神经；22．颈外静脉；23．颈交感干；24．迷走神经；
25．颈总动脉；26．甲状腺；27．甲状腺上动脉；28．杓状软骨；29．甲状舌骨肌；30．肩胛舌骨肌上腹与封套筋膜；
31．胸骨舌骨肌；32．甲状会厌韧带

构。椎前筋膜浅面、胸锁乳突肌与斜方肌之间为颈后三角，内含结缔组织和神经、血管。颈后三角在 CT 和 MRI 影像上清晰可见（图 9-8）。

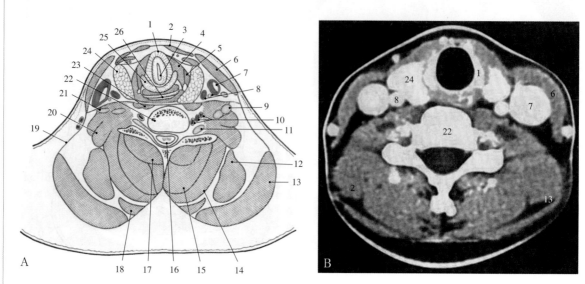

图 9-8　经环状软骨的横断层

A．解剖线条图；B．CT 图像

1．甲状软骨；2．胸骨舌骨肌；3．声门下腔；4．甲杓肌与环杓侧肌；5．环甲肌；6．胸锁乳突肌；7．颈内静脉；8．颈总动脉与迷走神经；9．第 5、6 颈神经；10．椎动、静脉；11．第 7 颈神经；12．肩胛提肌；13．斜方肌；14．头夹肌；15．头半棘肌；16．脊髓；17．颈棘肌；18．小菱形肌；19．颈筋膜浅层；20．中斜角肌；21．第 5 颈神经；22．第 6 颈椎；23．颈长肌和椎前筋膜；24．甲状腺；25．环状软骨板；26．喉咽和气管前筋膜

8．经颈根部（胸膜顶）的横断层　此断层的最大特征在于胸膜顶出现，其前方邻臂丛和锁骨下动脉，后为第 1 肋，内侧邻星状神经节。气管位居断面前部的中央，食管位于气管的左后方，其前方和两侧有甲状腺包绕。甲状腺两侧邻颈动脉鞘。在颈动脉鞘内，颈总动脉居内侧，颈内静脉在外侧，迷走神经位于二者之间的后方（图 9-9）。

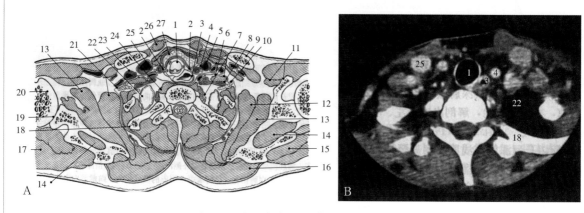

图 9-9　经颈根部（胸膜顶）的横断层

A．解剖线条图；B．CT 图像

1．气管；2．喉返神经；3．食管；4．左颈总动脉；5．迷走神经；6．膈神经；7．前斜角肌和星状神经节；8．左锁骨下动脉；9．锁骨；10．臂丛；11．胸小肌和喙突；12．前锯肌；13．肩胛下肌；14．冈上肌；15．小圆肌；16．斜方肌；17．三角肌；18．第 2 肋；19．肩关节；20．肱骨头；21．前锯肌和臂丛；22．胸膜顶；23．锁骨下静脉；24．颈长肌；25．颈内静脉；26．胸锁乳突肌；27．甲状腺

二、胸部

1. 经主动脉弓的横断层　此断层是认识上纵隔结构的关键层面，主动脉弓自右前向左后斜行，在 CT 和 MRI 图像上清楚易辨（图 9-10）。主动脉弓前方为血管前间隙，内有胸腺，密度与胸壁软组织相仿；幼儿时期胸腺较大，青春期后逐渐萎缩，由脂肪组织所替代。主动脉弓右侧由前向后分别为上腔静脉、气管和食管。

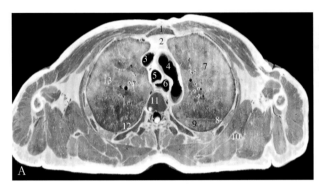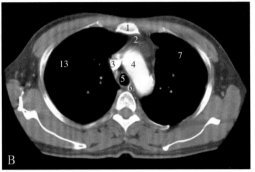

图 9-10　经主动脉弓的横断层
A．断层标本；B．CT 的纵隔窗

1. 胸骨柄；2. 血管前间隙；3. 上腔静脉；4. 主动脉弓；5. 气管；6. 食管；7. 左肺上叶；8. 斜裂；9. 左肺下叶；10. 肩胛骨；11. 胸椎；12. 右肺下叶；13. 右肺上叶

2. 经肺动脉杈的横断层　肺动脉干在升主动脉的左后方发出左、右肺动脉，左肺动脉行向左肺门，右肺动脉在升主动脉和上腔静脉的后方行向右肺门。升主动脉与上腔静脉间有心包上隐窝，呈新月状，影像上应注意与主动脉夹层瘤相鉴别。气管已分叉，分为左、右主支气管，分别位于左、右肺动脉的后方，食管位于左、右主支气管的后方。奇静脉行于食管右壁与椎体间，右侧胸膜腔突入食管后方形成奇静脉食管隐窝（图 9-11）。

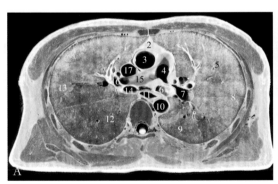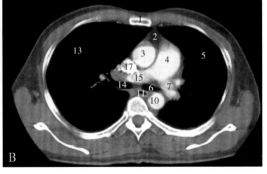

图 9-11　经肺动脉杈的横断层
A．断层标本；B．CT 的纵隔窗

1. 胸骨体；2. 血管前间隙；3. 升主动脉；4. 肺动脉干；5. 左肺上叶；6. 左主支气管；7. 左肺动脉；8. 左肺斜裂；9. 左肺下叶；10. 胸主动脉；11. 食管；12. 右肺下叶；13. 右肺上叶；14. 右主支气管；15. 右肺动脉；16. 右肺上叶支气管；17. 上腔静脉

3. 经四个心腔的横断层　可见心的 4 个腔室，右心室居正前方，与后方的左心室隔以室间隔，右心房位居心右侧，居后正中者为左心房。食管位于左心房的后方，胸主动脉在食管的左后方，紧邻胸椎下行（图 9-12）。

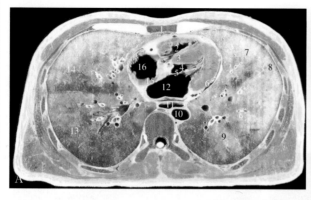
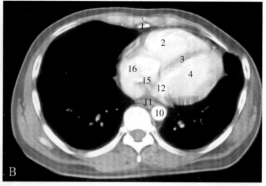

图 9-12　经四个心腔的横断层

A. 断层标本；B. CT 的纵隔窗

1. 胸骨体；2. 右心室；3. 室间隔；4. 左心室；5. 二尖瓣；6. 心包；7. 左肺上叶；8. 左肺斜裂；9. 左肺下叶；10. 胸主动脉；
11. 食管；12. 左心房；13. 右肺下叶；14. 右肺中叶；15. 房间隔；16. 右心房

三、腹部

1. 经贲门的横断层　腹腔内大部分被肝所占据，胃底、降结肠、脾居左侧。脾呈新月状，后隔膈与左胸膜腔相邻。此断层位第二肝门的下方，肝右、中、左静脉远离下腔静脉，它们是划分肝段的标志。静脉韧带裂清晰可见，分隔肝尾状叶与左外叶。此裂内有小网膜连于胃小弯（图 9-13）。

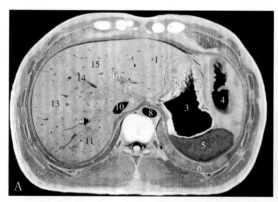
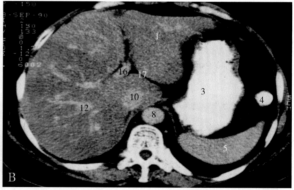

图 9-13　经贲门的横断层

A. 断层标本；B. CT 增强扫描

1. 肝左叶；2. 贲门；3. 胃；4. 降结肠；5. 脾；6. 左肺下叶；7. 膈；8. 腹主动脉；9. 肝尾状叶；10. 下腔静脉；11. 肝右后叶；
12. 肝右静脉；13. 肝右前叶；14. 肝中静脉；15. 肝左内叶；16. 肝门静脉；17. 静脉韧带裂

2. 经左肾上部的横断层　此层面的特点是胰颈、体和尾出现，胰位于腹膜后肾旁前间隙内，横跨第 1、2 腰椎前方，胰尾抵达脾门，胰头位于十二指肠降部的内侧。肝门静脉居胰颈的后方，其左壁为胰颈与胰体的分界，右壁则为胰颈与胰头的分界（图 9-14）。由于上述毗邻关系，胰的疾病，特别是急性胰腺炎，常可以通过多条途径在腹膜后间隙内或向腹腔内扩散。

3. 经肾门的横断层　肾门通常出现于第 1～2 腰椎平面，左肾门常高于右肾门。此断层上脾消失，肝进一步缩小，胰仅存胰头和钩突（图 9-15）。

4. 经十二指肠水平部的横断层　此断面上见十二指肠空肠曲出现，与降部之间可见胰头和钩突。胆总管行于胰头与下腔静脉（寻找胆总管的标志）之间。钩突位于肠系膜上静脉与下

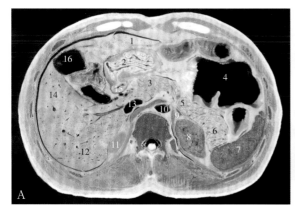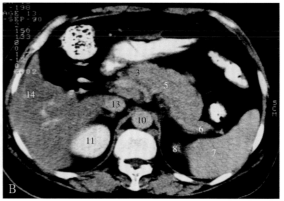

图 9-14　经左肾上部的横断层

A. 断层标本；B. CT 增强扫描

1. 肝左外叶；2. 幽门；3. 胰头；4. 胃体；5 胰体；6. 胰尾；7. 脾；8. 左肾；9. 膈；10. 腹主动脉；11. 右肾；12. 肝右后叶；13. 下腔静脉；14. 肝右前叶；15. 十二指肠；16. 胆囊

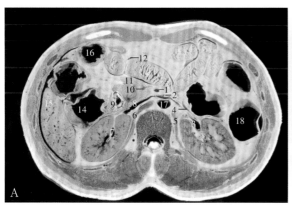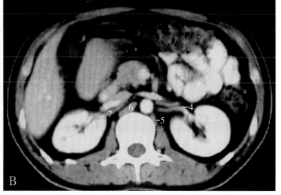

图 9-15　经肾门的横断层

A. 断层标本；B. CT 增强扫描

1. 肠系膜上静脉；2. 肠系膜上动脉；3. 左肾静脉；4. 左肾动脉；5. 膈左脚；6. 膈右脚；7. 右肾动脉；8. 下腔静脉；9. 十二指肠降部；10. 主胰管；11. 胰头和钩突；12. 空肠动脉；13. 肝胰壶腹；14. 升结肠；15. 肝右后叶；16. 横结肠；17. 腹主动脉；18. 降结肠

腔静脉之间，肾门下份层面。十二指肠升、降部之间可见胰头，左、右肾盂出现于肾门处，升结肠出现（图 9-16）。

四、男性盆部与会阴

1. 经股骨头中份的横断层　此断层经过膀胱体，膀胱的大小随充盈程度而变化，直肠位居后方，二者之间有输尿管和输精管壶腹，尾骨居断面的后方，前方隔直肠后隙与直肠相邻（图 9-17）。影像上可显示膀胱与直肠。

2. 经股骨大转子中份的横断层　此断层经耻骨联合和股骨颈，精囊位于膀胱底部的后方和直肠之间，呈对称性分布，周围有脂肪组织衬托。直肠两侧的肌为肛提肌，肌外侧为坐骨肛门窝（图 9-18）。

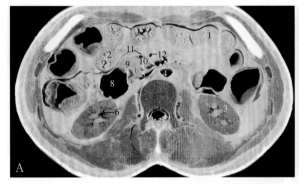
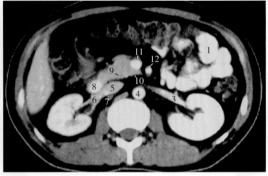

图 9-16　经十二指肠水平部的横断层

A．断层标本；B．CT 增强扫描

1．空肠；2．回肠；3．左肾静脉；4．腹主动脉；5．下腔静脉；6．右肾静脉；7．右膈脚血管；8．十二指肠降部；9．胰头和钩突；
10．胰颈；11．肠系膜上静脉；12．肠系膜上动脉

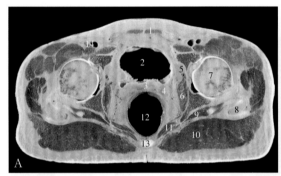
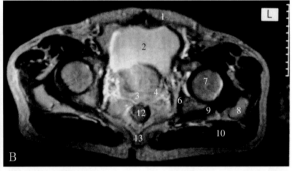

图 9-17　经股骨头中份的横断层

A．断层标本；B．MRI T2WI

1．腹直肌；2．膀胱；3．输精管壶腹；4．精囊；5．闭孔血管、神经；6．闭孔内肌；7．股骨头；8．股骨大转子；9．上孖肌；
10．臀大肌；11．尾骨肌；12．直肠；13．尾骨；14．股血管

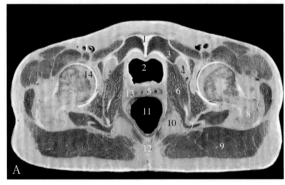
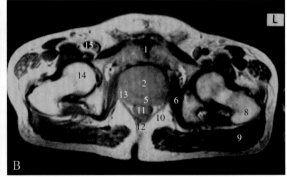

图 9-18　经股骨大转子中份的横断层

A．断层标本；B．MRI T2WI

1．耻骨联合；2．膀胱；3．耻骨；4．闭孔血管；5．输精管壶腹；6．闭孔内肌；7．坐骨；8．股骨颈；9．臀大肌；10．坐骨肛门窝；
11．直肠；12．尾骨；13．精囊；14．股骨头；15．股血管

五、女性盆部与会阴

1．经子宫中部的横断层　此断层经子宫体、底交界处。在膀胱空虚情况下，子宫体的高度

可超出膀胱，因而子宫前方邻回肠或乙状结肠。卵巢位于子宫两侧，大小尤其形态可因位置变化而不同。子宫后为直肠起始部，两侧邻梨状肌，其后方紧邻骶骨，其间为直肠后隙（图 9-19）。

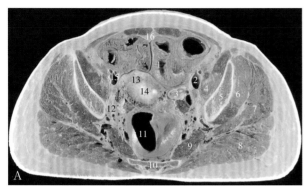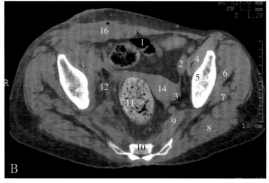

图 9-19　经子宫中部的横断层

A．断层标本；B．CT 横断层

1．回肠；2．左髂外静脉；3．左卵巢；4．髂肌；5．髂骨体；6．臀小肌；7．臀中肌；8．臀大肌；9．梨状肌；10．骶骨；11．直肠；12．输卵管；13．子宫；14．子宫腔；15．右髂外静脉；16．腹直肌

2．经阴道穹后部的横断层　此断层经阴道和阴道穹后部，阴道静脉丛围绕两结构。阴道穹后部后邻直肠，直肠两侧可见"八"字形肛提肌（女性较纤细），两侧为坐骨肛门窝。膀胱位居前方，壁的厚度与充盈情况有关（图 9-20）。

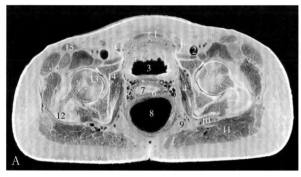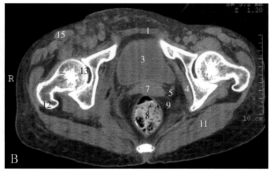

图 9-20　经阴道穹后部的横断层

A．断层标本；B．CT 横断层

1．腹直肌及锥状肌；2．股静脉；3．膀胱；4．闭孔内肌；5．阴道静脉丛；6．阴道穹后部；7．阴道；8．直肠；9．坐骨肛门窝；10．闭孔内肌腱；11．臀大肌；12．股骨大转子；13．股骨头；14．闭孔血管；15．缝匠肌

第三节　系统回顾与临床关联

不同成像的观察与分析，各种影像学方法的成像原理不同，其组织学特点在图像上的表现亦不同。X 线成像和 CT 显示出的是组织器官间、正常组织与病理组织间的密度差异；MRI 体现的是它们之间的信号强度不同；超声则是以它们之间因不同的声阻抗和衰减差别产生的不同回波构成图像。它们的共同点都是以不同的灰度构成解剖图像，如同一张黑白照片。但对于不同的成像方法而言，相同的组织或病变则表现为不同的灰度，如骨骼组织在 X 线平片和 CT 上呈白影，而在 MRI 上则呈黑影，这是因骨骼组织含钙多，而含氢质子少的原因。由此可见，

只有在了解了各种影像学方法的成像原理后，才能正确解读各种图像。而用各种影像学方法判认结构的解剖学基础是断层解剖学。

超声成像、X 线计算机断层成像和磁共振成像等断层影像技术的临床应用，促进了断层解剖学研究和学科的发展。这些断层影像技术既需要断层解剖学为其提供详尽的诊断依据，又成为研究活体断层解剖的有力手段。从此，断层解剖学摆脱了以往纯尸体研究的状态，进入活体功能影像研究的新领域。其研究范围扩展为紧密联系着的两个方面：解剖断层和影像断层。前者是后者的形态学基础，培养医学生按照断层解剖结构分析 CT、MRI、超声、介入等影像的能力；后者又从诊治的需要不断提出新的要求，两者相辅相成，共同发展。密切结合断层解剖、影像诊断和介入放射学治疗，从而成为现代断层解剖学研究的主要特征。

（陈胜国   赵振美）

中英文专业词汇索引

主要参考文献

1. Andrew Biel. 推拿按摩的解剖学基础. 丁自海, 汪华侨, 译. 济南: 山东科学技术出版社. 2014.

2. 凯尔. 功能解剖—肌与骨骼的解剖、功能及触诊. 汪华侨, 译. 天津: 天津科技翻译出版有限公司, 2013.

3. 初国良, 汪华侨. 医用解剖学标本彩色图谱. 北京: 北京科学技术出版社, 2004.

4. 崔慧先. 系统解剖学. 6 版. 北京: 人民卫生出版社, 2017.

5. Susan Standring. 格氏解剖学. 41 版. 丁自海, 刘树伟, 译. 济南: 山东科学技术出版社. 2017.

6. 高秀来. 系统解剖学. 2 版. 北京: 北京大学医学出版社, 2012.

7. 靳安民, 汪华侨. 骨科临床解剖学 (钟世镇现代临床解剖学全集). 济南: 山东科学技术出版社, 2010.

8. 李云庆. 神经科学基础. 3 版. 北京: 高等教育出版社, 2017.

9. 刘树伟, 张绍祥. 局部解剖学. 8 版. 北京: 人民卫生出版社, 2012.

10. 刘树伟. 断层解剖学. 北京: 高等教育出版社, 2011.

11. 刘树伟. 人体断层解剖学图谱. 济南: 山东科学技术出版社, 2003.

12. 罗学港. 人体解剖学 (下册局部解剖学). 北京: 高等教育出版社, 2011.

13. 洛树东, 高振平. 局部解剖学. 8 版. 北京: 人民卫生出版社, 2011.

14. 裴福兴, 邱贵兴. 骨科临床检查法. 北京: 人民卫生出版社, 2008.

15. 人体解剖学和组织胚胎学名词审定委员会. 人体解剖学名词. 2 版. 北京: 科学出版社, 2014.

16. 汪华侨 金昌洙. 局部解剖学. 北京: 北京大学医学出版社, 2013.

17. 汪华侨, 初国良. 人体解剖学现代学习基础. 北京: 人民军医出版社, 2005.

18. 汪华侨, 初国良. 基础解剖学标本彩色图谱 (双语版). 北京: 北京科学技术出版社, 2008.

19. 王启华, 张为龙. 细说临床解剖学: 腹部、骨盆及会阴部. 新北: 合记图书出版社, 2007.

20. 王启华, 张为龙. 细说临床解剖学: 头颈、背部、胸部及四肢. 新北: 合记图书出版社, 2007.

21. 姚志彬. 临床神经解剖学. 北京: 世界图书出版公司. 2001.

22. 姚志彬. 医用解剖学. 2 版. 北京: 人民卫生出版社, 2016.

23. 张朝佑. 人体解剖学. 2 版. 北京: 人民卫生出版社, 1998.

24. 张绍祥, 张雅芳. 局部解剖学. 3 版. 北京: 人民卫生出版社, 2015.

25. 中国解剖学会体质调查委员会. 中国人解剖学数值. 北京: 人民卫生出版社, 2002.

26. 钟世镇. 临床应用解剖学. 北京: 人民军医出版社, 1997.

27. 朱长庚. 神经解剖学. 2 版. 北京: 人民卫生出版社, 2009.

28．Richard S. Snell．局部临床解剖学．丁自海，原林，译．西安：世界图书出版社公司．2009．

29．Drake RL，Vogl W，Adam WM．Mitchell Gray's Anatomy for Students．Singapore：Elsevier Pte Ltd．2005．

30．Mac Kinnon PCB，Morris JF．Oxford Textbook of Functional Anatomy．Oxford：Oxford University Press，1994．

31．Moor KL，Agur AMR．Essential Clinical Anatomy，2nd ed．Philadelphia：Lippincott Williams & Wilkins，2002．

32．Snell RS．Clinical Anatomy by Regions，8th ed．Philadelphia：Lippincott Williams & Wilkins，2012．

33．Standring S．Gray's Anatomy，40th ed．London：Churchill Livingstone，2008．